西尔斯

全新升级版
DR. Sears

怀孕百科
THE PREGNANCY BOOK

〔美〕威廉·西尔斯　玛莎·西尔斯　琳达·霍尔特　BJ·斯内尔　著

荀寿温　译

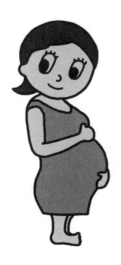

南海出版公司

新经典文化股份有限公司
www.readinglife.com
出　品

致　谢

　　最诚挚的感谢,要送给那些在临床中与我们分享怀孕和分娩故事的妈妈们,撰写本书时,她们成为我们的"顾问团"。

　　特别要谢谢我们的编辑丹尼斯·马希尔（Denise Marcil）、特瑞西·巴哈（Tracy Behar）、佩吉·弗洛伊德桑尔（Peggy Freudenthal）、凯伦·怀斯（Karen Wise）,谢谢她们对如何本书改版提出的中肯建议。

　　我们还要感谢翠西·泽尼（Tracee Zeni）,她勤勤恳恳地帮了我们25年。

　　感谢我们的 L.E.A.N. 期待工作坊教练,尤其是丽萨·迪瓦恩（Lisa Devine）,谢谢她从学生那儿获得的宝贵反馈,让我们知道准妈妈最希望看些什么。

　　还要感谢凯西·奈斯皮尔（Kathy Nesper）的帮助,她帮我们调整了对父母分娩教育这个部分。

　　最后,而且最重要的是,要感谢我们自己的孩子,谢谢那些我们一直珍视的分娩回忆。

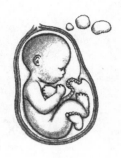

目　录

第一部分　健康怀孕计划

第 7 章　孕期如何睡得安稳

第 8 章　过绿色生活

第 9 章　练习自我保健的"内部药物"模式

第二部分　从怀孕到分娩：孕期逐月详解

第 10 章　第 1 个月：刚刚怀孕的心情

第 11 章　第 2 个月：我真的怀孕了

第 14 章　第 5 个月：孕味十足

第 15 章　第 6 个月：感觉宝宝在动

第16章 第7个月：享受带球跑的日子

第 19 章 第 9 个月：迎接新生命

第 20 章 产后第 1 周

第三部分　如果你的怀孕具有挑战性

致准妈妈：如何使用本书

怀孕，是每个妈妈人生中的头等大事，而本书是准备做妈妈的你一定要阅读的书。

我们是最棒的怀孕书作者。在本书的酝酿阶段，我们走访了一些准妈妈，了解她们对本书的期待，她们不约而同地表示：希望作者富有经验，具有权威专家的资质。

是的，准妈妈想从有经验的妈妈那里获得建议，而我们的团队中就有这么一位——玛莎·西尔斯（Martha Sears），她是 8 个孩子的妈妈（其中 7 个是亲生的），是分娩教练，还是注册护士，她的经验有多么丰富，可想而知。

准妈妈还想从有经验的产科医生那里获得建议，而我们团队中的琳达·霍尔特博士（Dr. Linda Holt）就是这样的人，她既是一位妈妈，又是一位产科专家。她是芝加哥大学的产科教授，从事产科工作 32 年，亲手接生了超过 3000 个宝宝。

准妈妈不仅希望顺利生出健康的宝宝，而且希望生出的宝宝能够健康成长，因此，我们团队中的威廉·西尔斯博士（Dr. Willian Sears），他是拥有 40 年经验的儿科专家，曾是大学医院新生儿护理科的主任，同时，还作为专家参与接生了一千多个难产的宝宝。

我们的团队里还有一位成员，是一位持有资格证的经验丰富的助产士——BJ. 斯内尔博士（Dr. BJ Snell），她是两个孩子的妈妈，曾作为专业助产士工作了 25 年，助产并照料过三千多个婴儿，经验非常丰富。我们相信她是美国最有资质和经验的助产士之一，她能参与本书，我们感到非常荣幸，她的加入意味着：怀孕绝对不是充满恐惧的过程，而是正常的、和谐的、美好的事。

准妈妈希望知道什么？ 我们问过许多准妈妈："在《西尔斯怀孕百科》里，你最希望看到哪些内容？"她们表示，最希望看到的是，能指导准妈妈健健康康走好孕期的每一步，孕育出健康宝宝的最新信息。为此，我们在本书的开头部分着重提出了11项保证准妈妈孕前和孕期身体健康的建议，然后再逐月详细讲述迎接宝宝到来过程中的各种各样的情况。

很多准妈妈反映，她们不清楚分娩时体内的激素是如何变化的。为了让她们弄清楚这种美妙的变化，我们特意谱写了"分娩的激素交响曲"（参见第347页）这一必读的篇章。

孕期不适合阅读像教科书一样枯燥无味的书，简单有趣的读物才是准妈妈的最爱。为此，我们设计了一些十分有趣的"宝宝对话框"，想让你不管翻到哪一页都能会心一笑。希望你喜欢这些时常冒出来的"宝宝对话框"，你可以把它想象成体内的孕期小教练，帮助你关注孕期健康。

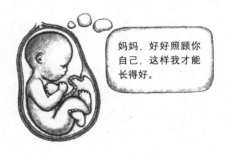

妈妈，好好照顾你自己，这样我才能长得好。

我们还征求过产科医生的意见："你最希望准妈妈看到哪些内容？"他们说："希望她们能从书中学会好好照顾自己的身体，健健康康地度过孕期，轻松顺利地生下健康的宝宝。"

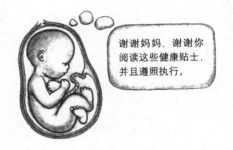

谢谢妈妈，谢谢你阅读这些健康贴士，并且遵照执行。

在旅程一开始，我们将带你参观子宫，看看你体内的变化，看看胎儿的发育过程，直观地告诉你如何做才能梦想成真——生一个健康的宝宝。

在过去10年中，新的研究成果表明，准妈妈的生活习惯是否健康，不仅会影响新生儿的健康，而且会影响孩子终身的健康。但是，在撰写"健康怀孕计划"这一部分时，我们查阅了那么多书、那么多孕产教材，令人费解的是，都没有提到这些新的研究成果，可能他们担心，把这些新成果告诉准妈妈，会让她们产生愧疚感。

我们认为，他们的担心已经过时，而且对胎儿是有害的。根据我们的经验，准妈妈非常渴望得到有科学依据的健康建议，告诉她们怎样做才能顺利地生下健康的宝宝。所以，我们在书中引用这些翔实可靠的最新科研成果，让准妈妈弄清母婴之间令人惊奇的生命连接，会帮助她们认清自己的责任，增强她们实现愿望的信心。

我们正在进入分娩方法变革的新时期。第一次变革（20 世纪 60 年代～80 年代），妈妈们开始醒悟，相信自己的身体有能力自然分娩，而不需要别人接生（taking birth）。第二次变革，分娩实践导致婴儿通过另外的通道产出，即婴儿不是通过阴道而是通过手术产出。技术的使用增加了，药物助产的使用增加了，剖宫产率是原来的 3 倍。

在当前的变革中，那些懂得怀孕和分娩是一个自然的过程的妈妈们"站了起来"（躺着分娩是造成生育乱相的始作俑者），呼吁自身生理性分娩而非药物助产的权利。我们相信，未来的 20 年将迎来分娩方式的成熟期，医院周边将会出现更多认证的分娩中心，会出现更多认证的助产士。这次分娩方法的变革，主要由那些明白自己的身体为分娩的激素交响曲而生的妈妈们引导，她们会选择那些允许自己主导分娩的分娩中心和助产士。

准妈妈不想看哪些内容？ 我们不仅问过准妈妈最想读什么，还问过她们最讨厌什么。她们说，最讨厌那些把关注点放在各种问题上。我们确实会提到一些孕期可能出现的状况，也承认即便是准备最充分、最注重孕期健康的准妈妈还是可能会遇到困难，但我们想贯穿本书的理念是：即使有可能出差错，准妈妈还是可以学习一些策略来提高她们生出健康宝宝的概率。我们希望这本书提供有用的信息，而不是敲响警钟；让准妈妈满怀信心，而不是忧心忡忡。

如何使用本书。 1997 年，《西尔斯怀孕百科》问世，十余年来广受欢迎。但是，令人兴奋的新的研究成果表明，准妈妈的生活习惯是否健康，不仅对胎儿有很大的影响，而且能够极大地影响孩子的智力、体质和情感发展。所以，我们参考新的研究成果全面修订了《西尔斯怀孕百科》。

为了帮你走好孕前和孕期的每一步，我们在第一部分里提出了 11 项健康建议。有一些意料之外的情况可

给我讲讲科学

随着越来越多的医学研究成果出现在网络上，准妈妈们也越来越懂科学了。很多"妈妈顾问"告诉我们，她们想看到一本既有专业经验又有科学依据的怀孕书。我们听取了她们的意见，所以在书中你会发现"科学说"专栏时不时跳出来。

能导致怀孕变得困难，也可能造成婴儿不够健康，但我们可以保证，只要你尽可能多地按照这些建议去做，就会极大地提高健康怀孕的概率，生一个健康的宝宝。

在你了解了健康建议并付诸行动之后，第二部分将带你逐月了解怀孕期间体内的微妙变化，详细介绍这些变化出现的原因，告诉你怎样做才能推动它们向好的方向发展。在这一部分中，还会逐月介绍胎儿在子宫里的惊人变化，提醒你注意自身的生活习惯对胎儿的影响；分析每个阶段可能出现的某些感觉和反应，告诉你如何应对。

在第三部分，我们列出了一些准妈妈可能会出现的常见疾病和异常反应。我们把这一部分放在最后，因为大部分准妈妈不会经历这些，这部分内容也是准妈妈最不愿意看的。事实上，孕期少担心，保持放松的心态，正是本书最重要的健康建议。

好吧，令人期待的健康怀孕之旅现在开始！旅程中，请务必时刻铭记：你正在利用绝佳的机会和手中的特权，为完成从准妈妈到妈妈的蜕变，不断地调整自己的身体，充实自己的大脑。

计划怀孕：提高受孕机会的 11 个建议

如果希望宝宝从受孕之日起就拥有健康，医生一定会要求你做好孕前准备。那么，你的身体是否已经为生宝宝做好了准备？

儿童成长方面的最新研究证实，妈妈受孕时的身体是否健康，决定着

为什么不要等待时机才怀孕

如果你等待"完美的时机"才怀孕，那么怀孕的可能性就会降低。根据生殖科学的研究结果和自身的经验，我们认为，等待存在如下风险：

• 据美国生殖医学会报告：不孕率随年龄的增加而增加，二十多岁的女性不到 10%，而三十多岁的女性几乎达到 20%，四十几岁的女性则为 30%。

• 四十几岁与二十几岁相比，流产的概率差不多高一倍。

• 在生育能力最强的年纪使用化学避孕手段的女性，之后出现受孕问题的可能性更大，因为这些手段干扰了激素的正常分泌。

• 等待的时间越长，怀孕就可能会越困难，情况越复杂。

• 等待的时间越长，宝宝出现基因异常的可能性就越大。

现任哈佛公众健康学院营养系主任的著名医学教授瓦尔特·维莱特博士（Dr. Walter Willett），在《生育指南》（*The Fertility Guide*）一书中强调：对于夫妻来说，等待孩子的时间越长，他们出现生育问题的可能性就越大。

宝宝胎儿期、婴幼儿期乃至长大成人后的身体是否健康。医学研究还证实，受孕能力与受孕前的健康状况密切相关。因此，越早开始按照本书中的建议去做，就能越早怀孕。希望这些信息可以激励你执行我们的健康怀孕计划，现在就开始吧！

等待时机受孕的女性，低估了孕期的身心会经历的巨大变化。怀孕期间，准妈妈的每个器官都会发生变化，每种激素都会发生变化，整个身体每一天每一小时都要比以往任何时候工作得更辛苦。比如心脏，孕期的血流量会比平时升高 50%，因而心脏必须非常努力地工作才能为你以及你体内正在生长的小人儿提供足够的营养。

最棒的一点是，健康女性的身体天生就有能力逐渐地、优雅地适应这种变化。

你的健康状况能否适应这种巨变呢？这个问题不能等怀孕以后再考虑，因为怀孕后，你的体力和精力都将不遗余力地用于胎儿的生长发育，哪里还能顾及自身的健康？那时候再改变生活习惯，肯定是相当困难的事情。

怀孕前，也只有怀孕前，才是做出更健康选择的最佳时机。为此，我们提出如下孕前健康计划：

1．对不良生活习惯和身体健康状况进行全面检查：

怀孕前，你有没有某些 L.E.A.N.（即生活方式 lifestyle、体育锻炼 exercise、心态 attitude、营养 nutrition）方面的问题需要解决？

• 你是否有某些可能会影响受孕和孕期健康的饮食习惯？

• 如果你正在服药，是否需要减量或换药？

• 你是否患有需要控制病情的慢性病，比如说糖尿病？

• 你是否有某些可能影响受孕和怀孕的不良生活习惯？（参见第 98 页）

• 你是否有情绪问题，需要在激素大变化之前先稳定住？（参见第 79 页）

• 你是否有需要在怀孕前处理的恶习，比如吸毒、吸烟、酗酒等？（参见第 98 页）

• 你是否在使用化学避孕手段？如果是，那么是扔掉药丸的时候了。跟医生商量马上停止使用药物，转用自然避孕法，并开始测定你的受孕高峰期。在受孕前，起码要给身体 3 个月的恢复期，以便消除化学避孕的影响，这一点非常重要。

没必要等待最好的时机、最佳的生活方式、最棒的健康状况出现才怀孕。许多生活方式不够理想、有严重慢性病的妈妈也生下了健康的宝宝。不过，你现在把自己照顾得越好，宝宝就越有可能生长得更好，你的分娩过程就越有可能更顺利。

2. 把健康行为当成爱好：

有些事，可能你的妈妈一直唠叨着催促你去做，也可能是医学访谈节目一直强调你应该做，但是你却一直没有做的。准备怀孕正是你需要的那个动力，借着这个动力，你可以从沙发上站起来，光顾超市的农副产品区，在家做饭吃而不是出去吃，开始去做各种对身体有益的事情。把这个提醒张贴在家里和办公室里吧！

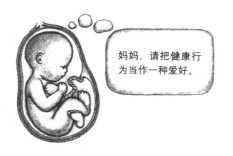

妈妈，请把健康行为当作一种爱好。

3. 规划孕前检查：

跟你的医生或是新找的妇产科医生、助产士讨论做一次全面的检查，除了基本的健康检查，医生还要：

• 了解你的医疗史和家族遗传史，看看有没有会影响你怀孕的问题。记得去看医生之前准备好你的医疗史和家族遗传史资料。

• 了解之前的流产史或尝试怀孕的经历，寻找线索来提高目前受孕和将来足月分娩的可能性。

• 为你预约一次全面的检查，确保怀孕前身体的生化指标稳定，激素处于最佳平衡状态。

• 就如何控制慢性病提出建议。除非你的医生建议，否则不要因为某种慢性病（比如免疫性疾病、糖尿病或情绪障碍）而推迟怀孕。通常，女人怀孕时身体的激素和生化指标的变化对已存在的疾病具有治疗作用，由此有些女人总结说："我一怀孕，健康状况就变得前所未有的好。"

• 了解你的免疫接种情况。你的医生可能会对你进行各种抗体效价检查，看看你是否需要注射免疫加强针。一定要带着你的接种记录，尤其是过去 10 年里的接种情况。（参见网站 askdrsears.com/topics/vaccines "怀孕时安全接种"。）

一个完整的孕前检查计划，不仅应该包括全科检查，还应该包括牙科检查。孕前要确保牙龈和牙齿健康，因为：如果孕前没有根治牙龈或牙齿方面的疾病，怀孕后的激素变化会让原有的状况更糟糕，让疼痛更严重；

牙龈炎或牙周炎会使引发炎症的生化物质和细菌进入血液，可能会危及胎儿。

4．为身体预存营养：

现在是多吃一些你和小家伙需要的东西的时候了，少吃那些你们不需要的。此外，还要提前吃一些营养补充剂（参见第 28 页"如何选择适合你的孕期补充剂"），多吃含有以下 9 种营养素的食物：

- Omega-3 脂肪酸
- 叶酸
- 铁
- 钙
- 维生素 B$_{12}$
- 维生素 D
- 维生素 C
- 锌
- 碘

（参见第 51 页，了解为什么你和宝宝需要多摄入这些营养素，以及哪些食物富含这些营养素。）

我们之所以把这称为"预存"，是因为现在是你能耐受饮食改变的最佳时期，恶心和挑食的孕早期不适合进行重大饮食改变，如果等那时才改变，你的肠胃可能受不了。所以，现在就开始储存这些必需的营养素吧！

5．多吃 12 种怀孕超级食物：

在第 2 章，你会了解计划怀孕期间应该多吃什么，为什么要多吃。简而言之，从现在开始，你应该遵循"真正的食物饮食法"。你需要成为一个"挑剔的吃货"，根据质量和营养密度（即最少的质量含有最多的营养素）来挑选食物。对要吃的东西，必须进行科学的选择，这对你来说可能是人生头一次，但这并不是说你必须吃得毫无乐趣，把吃东西变成做数学题，其实，医生并不要求在怀孕期间计算热量摄入量，重要的是热量的质量而不是数量。

在第 3 章，我们将学习去吃含有优质脂肪和优质碳水化合物的食物，而不是低脂低碳的食物。

重塑你的口味。 在孕前这个时期调整饮食，可以让你的身体习惯于你和宝宝需要的食物，而不只是那些你想吃的食物。在重塑口味的时候试着基本上只吃 12 种怀孕超级食物，在 90% 的时间里都按照第 2 章和第 3 章"怎么吃"和"吃什么"的建议去做，过不了几个月，你就会经历一次代谢重组（简单说，就是口味重塑），你对食物的渴望和肠胃的需要就会从假食物转向真正的食物。等到精子遇上卵子，宝宝开始生长，你的身体已经习惯于渴望那些不仅有益于你那越来越敏感的肠胃，而且能为你的宝宝提供最佳的"成长营养"的食物和饮食方式了。

6. 习惯少食多餐；

在第2章，你会发现关于孕期饮食的3个神奇词汇——少食多餐、啜饮、蘸食。这种吃法对各种年龄各个阶段的人来说都很健康，尤其适合怀孕女性的肠胃。

7. 保持苗条；

苗条，意味着对于你的身材来说，你拥有合适的体重及合适的脂肪，可以满足你和宝宝的需要。苗条不是"瘦骨嶙峋"。事实上，女人需要一定量的脂肪才能分泌有助于排卵的激素，这也是青少年女运动员，比如女子体操运动员，经期常常会延迟的原因，她们的体内的脂肪太少了。

另一方面，体脂太多不仅会降低受孕的可能性，还会增加怀孕期间出现并发症的风险（参见第57页）。所以，控制体重将会提高你的受孕概率，降低出现孕期并发症、妊娠期糖尿病和生出不健康宝宝的概率。（参见第58页，更多控制孕期体重的信息；参见第63页，L.E.A.N.期待计划。）

8. 为怀孕而过绿色生活；

你呼吸的空气、摄入的食物、使用的护肤品甚至是唇彩，越洁净越绿色，你怀上并生出健康宝宝的可能性就越高。为了能够在"绿色的"房子里孕育宝宝，现在就开始过绿色的生活吧！（参见第8章，孕期如何过绿色生活的建议和策略。为了提高你过绿色生活的动力，请先看第20页，了解关于绿色环境将如何提高孕育健康宝宝的概率最新科学进展。）

9. 别担心，怀孕吧！

如果你深受压力大或情绪不稳定的困扰，那就赶快寻求帮助吧！第6章会告诉你相关的最新研究成果。这些研究成果告诉我们，压力大或情绪不稳定，必然会引发准妈妈体内激素的变化，而妈妈和宝宝将共同承担其后果。如果你正在服用改善情绪的药物，那么尝试一些非药物的缓解压力改善情绪的方法（参见第81页）非常重要，因为大多数药物在孕期服用都是不安全的。

10. 动起来！

如果你不喜欢运动，而现在又打算怀孕，那么是动起来的时候了，现

实践"内部药物"模式

如果你是那种一看到医生就会问"医生，我该吃什么药"的病人，那么现在就是你改变思维模式，换成问"医生，我该怎么做"的时候了。这意味着你将获得一些不使用药物的方法，这种方式对你和宝宝来说更安全。

在第 59 页，你将会了解到，身体就像一个巨大的移动药房，能够制造出自己的"内部药物"，在正确的时间发放正确的剂量，而且没有副作用。当然，在没有跟医生讨论如何安全地减少用量之前不要扔掉你的药，因为很多药物，尤其是缓解情绪、调节血糖和血压的药物，需要逐步减少用量。

在多活动，肯定比怀着孩子失去平衡好。我们常常很惊讶，了解锻炼有助于身体制造"内部药物"这一事实的人太少了（参见第 65 页更多相关信息）。对你来说，最好的锻炼计划就是你能够坚持的计划。所以，当你还处在计划怀孕的阶段，应该选择一种你感觉不错的计划坚持锻炼。

11."我们怀孕了！"

在你和伴侣为怀孕试纸上那条蓝色的短线欢呼之前，要记住：你的宝宝需要快乐的父母。既然制造宝宝、孕育宝宝和养育宝宝可以稳固婚姻，那么你的伴侣越早学会分担责任越好，孕前就让他跟你一起在生活方式上做出改变非常重要，尤其是当他有抽烟、酗酒或吸毒等习惯时。例如，二手烟对胎儿的危害跟妈妈自己吸烟几乎一样，会让宝宝出现婴儿猝死综合征的风险翻倍。

遵照上述建议，提高受孕概率，回报你的将是作为女人最大的特权——孕育一个新生命。接下来，你将会学习到一些习惯，它们将会提高你健康受孕、健康怀孕并生出健康宝宝的概率。

第一部分
健康怀孕计划

　　自己的生活习惯对胎儿的成长有什么影响？这是每个准妈妈都非常关心的。人们一度认为，基因的遗传能力非常强大，是胎儿发育的决定性因素，只要准妈妈照顾好自己，腹中的胎儿就自然而然地会按照遗传基因设定的蓝图发育成长，极少会因为准妈妈的所作所为而发生改变。换言之，对于胎儿期的发展来说，人们认为基因要比养育重要得多。

　　然而，新的研究成果表明，基因怎么表现以及如何影响胎儿的发育，在很大程度上受准妈妈的饮食习惯和行为习惯影响，甚至受她尚未解决的压力影响。而且，表观遗传学这个新的研究领域发现，子宫环境能够设定胎儿一生是否健康的基调。这是不是说，糖尿病或心脏病都始于子宫呢？

　　准妈妈是胎儿的第一道防护网。在整个孕期，尤其是最后3个月，胎儿的大脑发展最快，对毒素最敏感，而准妈妈与腹内的胎盘联合构筑起了抵御各种毒素的防护网。可以想见，进入你嘴里、胃里的东西，甚至你的想法，都会传递给胎儿。这一切是怎样发生的呢？这一部分内容将详细为你介绍。首先，送给你拥有健康孕期和健康宝宝最重要的9条建议：

1. 了解胎儿期对宝宝的影响；

2. 少食多餐，吃得健康；

3. 吃对怀孕最有益的 12 种食物；

4. 适当增重；

5. 为你和宝宝两个人正确锻炼；

6. 别担心，怀孕吧！

7. 睡得安稳；

8. 过绿色生活，避开环境污染；

9. 实践自我保健的"内部药物"模式。

第1章

为健康计划添动力

很多妈妈说，是怀孕推动她们终于开始了一直拖延的健康计划。遵照我们的健康怀孕计划，准妈妈更有可能：

- 孕期感觉更舒服；
- 正常分娩宝宝；
- 更容易胜任母亲角色；
- 生出更聪明的宝宝；
- 生出更健康的宝宝；
- 在情绪和身体方面更健康。

我们对健康的讨论意在告诉你，

胎儿期影响

这是我们在医疗实践中创造的一个词，用来帮助准妈妈认识到她的健康习惯对胎儿健康的影响。我们的目的就是帮助准妈妈给予发育中的胎儿最好的"胎儿期影响"。

怀孕是一种特权，使你能够把在40周的时间里做的事转化到更健康的婴儿、更健康的儿童乃至更健康的成人身上。看完这一部分，我们希望你不但拥有改变的动力。而且也了解实现改变的方式。

对疾病源自胎儿期的思考

疾病源自胎儿期是本章的主题。预防医学权威一度宣称："成人期疾病开始于儿童期，让我们从养育更健康的儿童开始吧！"而新的发现表明，预防医学需要提前一步——胎儿期。关于疾病源自胎儿期的科学研究告诉我们：健康的社会从健康的准妈妈开始。准妈妈孕期越健康，孕育的宝宝就越有可能带着健康的生命蓝图诞生。

疾病源自胎儿期的研究告诉我

们，如果胎儿在胎儿期营养和内分泌方面失衡，就会导致器官结构、体质和代谢的永久性改变，娩出成年后更容易出现心血管、代谢和内分泌疾病的宝宝。这种"程序设定"，还意味着胎儿在敏感、关键的发育期受到的化学损害会产生长远的影响。源自胎儿期的心血管疾病，尤其是高血压，似乎是最有力的证明。在这种情况下，受损最大的是胎儿的血管内皮，从而导致这些孩子带着更僵硬的血管长大。

反对疾病源自胎儿期理论的人认为，这些情况可能更多是出生后的生活方式和饮食习惯造成的。但在分析数据的时候，研究者把这种认识考虑进去后，结论仍然是，胎儿期影响是个重要因素。另一方面，毫无疑问，出生后的生活方式和饮食习惯对胎儿期的"程序设定"有很大影响。实验结果表明，胎儿期和出生后的环境都不健康的动物承受了双重打击。如果孩子生命之初的这两个环境都不健康，那么他们就比只经历一种不利情况的孩子更有可能在成年后罹患疾病。

源自胎儿期的疾病是怎样产生的

准妈妈产前的各种习惯对宝宝的健康具有长远影响。最常见的例子就是，如果准妈妈的饮食习惯不够健康，宝宝在子宫里得不到足够多的优质营养，却得到太多的坏营养，那么一个强大的适应机制就会启动。宝宝的细胞组织就会被设定为要储存糖和脂肪，这样的宝宝出生后，会成为热量储存者，而不是热量燃烧者。在婴儿期就过度肥胖，长大成人后仍会过度肥胖。

都怪胎儿的大脑。请记住，对于正在成长中的胎儿，大脑是发展最快、

科学说：更健康的子宫环境会带来更健康的成年生活

• 无数的研究证实了疾病源自胎儿期的理论——胎儿的几乎每个系统都会受到准妈妈健康习惯的影响：

• 心血管系统：受损的内皮功能和僵硬的血管使他们在成年后易于出现高血压；

• 内分泌系统：不稳定的胰岛素水平和血糖代谢；

• 生殖系统：多囊卵巢综合征的发病率增加；

• 骨骼系统：骨骼的矿物质含量减少；

• 消化系统：肝代谢问题，例如胆固醇异常；

• 免疫系统：过敏和发炎。

消耗能量最多的器官，胎盘的营养首先要输送给它，如果输送的营养不够，大脑就会从其他器官那里窃取营养，比如从肝脏，因而导致肝脏在胎儿期就被预先设定为代谢异常。

不只是遗传。人们一度认为，婴儿的出生体重主要由基因决定，而胎儿期决定论的研究者则认为，宫内营养可能比基因具有更大的影响力。关于后一种观点，下面的研究可以提供一点证据：捐赠者的受精卵被植入代准妈妈的子宫，对以这种方式出生的婴儿进行的研究表明，这些代准妈妈或者说分娩妈妈子宫内的健康和营养水平比捐赠者的基因对胎儿后期的发展具有更大的影响力；而就胎儿对疾病的易感性来说，子宫内发生的一切至少与基因具有同等的重要性。

支持疾病源自胎儿期理论的早期证据之一出现在第二次世界大战期间，那些经历过饥荒的妈妈们生育的子女，成人后更有可能出现葡萄糖代谢异常。这是最早质疑"胎儿是个完美寄生虫"——当营养不足时，胎儿仍会得到足够的营养，而妈妈得不到，这种说法的研究之一。事实是，当营养不足时，胎儿和妈妈都得不到足够的营养。

宫内营养对胎儿发展具有长期影响的另一个可能的解释是，如果胎儿在子宫里得不到足够的营养，某些保护性机制就会启动，胎儿的机体组织就会降低对营养的需求，并被设定为今后都无法得到最大化利用的营养。这样的胎儿娩出后，婴幼儿乃至长大成人后，一直都无法改变发育不良的状态，这就好像他们的机体组织被设定成只是用较少的营养素来维持生命，而不要变得健壮。现实生活中，大多数人可以在出生后通过补充优质营养而健康成长，但有些人一生都无法摆脱发育不良的状态，增加多少营养都于事无补。

特定时期的子宫内营养不良，最有可能影响到的是胎儿在同一时期高速发育的器官。生殖器官发育的关键期是在孕早期，而肾脏发育的关键期就比较晚，在第 26～34 周。好消息是，胎儿对营养的需要在孕早期是最低的，而那个时候妈妈正因为肠胃不适而对饮食特别挑剔。

祖母效应。一些研究甚至说，胎儿期影响甚至会持续至后代，也就是说，营养不良的准妈妈影响到腹中的胎儿营养不良，这种影响将延续至胎儿成人后的下一代并持续下去。准妈妈们，行动起来吧，给你的孙子孙女一个健康的开始！

进入你正在培育的基因

让我们一起进入正在成长的胎儿

基因里，看看源自胎儿期的疾病是怎样产生的吧！每个胎儿的基因都带着"家族印记"，比如说罹患糖尿病的遗传倾向，这种印记可以被看作是基因上的旋钮，妈妈孕期的生活方式、体育锻炼、心态和营养习惯可以把旋钮调大，增加宝宝日后患上糖尿病的概率，也可以把旋钮调小，降低宝宝日后患病的概率。那么胎儿期发生的事情是怎样影响到日后的健康的呢？

吃什么，决定了你和胎儿的状态。你一定听说过这句关于营养的至理名言："吃什么，决定了你的状态。"遗传营养学这个崭新领域的研究证实了妈妈们长久以来的猜测——食物影响基因。下面就来看看为什么会这样：假如你的宝宝，绝非因为你的错，携带了糖尿病或心脏病的基因，好消息是，这些基因是否有机会表现，部分取决于你，因为每个人体内都有遗传

糖尿病基因

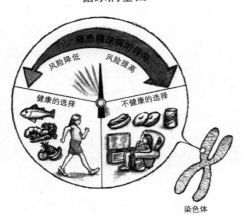

染色体

开关，这些遗传开关是否会被启动，饮食和生活方式起着至关重要的作用。

请记住，一个人胎儿期的细胞生长得比其他任何时期的都要快，这种快速生长时期的细胞的基因，比成熟组织的细胞的基因，更容易受到准妈妈的饮食和生活习惯的影响。

科学怎么说

胎儿期决定论刚刚开始发展，但是已经有了一些令人着迷的早期研究成果，现在就让我们看看这些成果吧！

糖尿病开关。准妈妈的血糖水平可以提高或降低孩子今后罹患糖尿病的可能性。比如有个准妈妈，她的生活、运动、饮食等方面的习惯和心态都不健康，导致她的血糖水平较高，患上了妊娠期糖尿病，如果病情长时间得不到控制，那么胎儿的血糖调节机制就会启动，使他日后患上高血糖乃至糖尿病的概率升高。

这种新的科研成果符合我们的观察，妊娠期糖尿病的发病率一直在上升，儿童期和成年期糖尿病的发病率也在上升。下面的消息令人震惊：美国疾病控制和预防中心预测，除非美国家庭改变饮食和生活习惯，否则1/3的儿童注定会患上糖尿病。这个

可怕的消息是否足以让准妈妈们扔掉苏打饮料，开始运动呢？

心脏病开关。想帮你的胎儿——婴幼儿——长大的孩子打造一颗更健康的心脏吗？想想这个推断吧：高血压（目前大约 25% 的成人患有心脏病）的流行可能源于子宫。导致血压升高的是动脉弹性低（这是心脏病学对动脉柔韧性的叫法）。僵硬的动脉导致血压升高，而长时间持续的高血压，又会使心脏变得衰弱，因为心脏必须用更大的力量才能把血液泵进僵硬的动脉里。

由此可见，只要准妈妈的饮食健康，那么经由胎盘进入胎儿正在发育的动脉里的营养物质就会强化动脉的弹性，让宝宝更有可能拥有一颗强健、长寿的心脏。

科学说：糖尿病源自子宫

胎儿期营养不良会造成胰腺生产胰岛素的 beta 细胞数量减少，导致我们称之为糖尿病的现象。进一步说，妈妈过度饮食造成的胰岛素水平长期较高，似乎会将胎儿正在发育的身体预设成较高的胰岛素和血糖水平，提高婴儿患上糖尿病的风险。美国现实生活中的新的不幸就是，很多婴儿生来就注定要患上糖尿病。

癌症开关。如果准妈妈营养不良，宝宝出生时就有可能不成熟或"小于胎龄"，意思就是说，宝宝出生时的器官比应该发育的要小，这样的宝宝在代谢方面就与营养良好的婴儿不同。回到代谢开关：为了获得补偿性增长，婴儿的生长激素会启动，让他长得更快。听起来很不错吧？但是不要这么快回答，要知道，这种加速生长激素叫作 IGF-1（胰岛素生长因子1），具有一直维持在较高水平的倾向，而不会在补偿性增长完成之后自动降低。血液中的 IGF-1 持续维持在较高水平，将导致儿童在成年期患糖尿病、心血管疾病甚至癌症的风险增加。

当细胞的遗传密码被搞乱，细胞生长失控时，癌细胞就会出现。健康的细胞内置有遗传定时器，告诉它们何时生长繁殖，何时自我摧毁，为更年轻更健康的细胞腾出空间。而 IGF-1 就像是一个细胞生长施肥器，当它的水平长时间居高不下时，就会扰乱正常的细胞复制过程，提高一个细胞变成癌细胞的风险。

过敏开关。食物过敏正在美国流行，流行的还有关节炎、气管炎、结肠炎、皮炎等各种炎症。过敏症和各种炎症之所以流行，是因为我们的免疫系统过度敏感，而这种敏感是否与源自胎儿期的疾病有关呢？我们认为是有关的。众所周知，胎儿的免疫系统尚在发育的过程中，很不完善，如果接触太多的化学物质，就很难辨别哪些是"正常的"，对身体无害，可以不去管它；哪些是外来的，对身体有害，必须予以攻击，尤其是当这些外来入侵者过多的时候，要一直做出最明智的决定简直是不可能的事。久而久之，必然造成胎儿的免疫系统超级敏感。

免疫系统超级敏感的胎儿娩出后，其免疫系统难以区分食物和其他化学物质对身体是好是坏，最后甚至可能会攻击自身的某些组织。这种设定错误的免疫系统，使宝宝在成长过程中出现各种炎症的风险极高。

代谢开关。如果准妈妈的代谢系统健康，胎儿就有机会拥有更健康的代谢系统；如果准妈妈的代谢系统紊乱，血糖忽高忽低，脂肪代谢不健康，胎儿娩出后，在他的人生之初更有可能出现代谢困难，难以控制体重、血糖、胆固醇和食量。这种情况一点也不奇怪，被称为胎儿期预设。

支持这种说法的证据来自动物实验：用垃圾脂肪喂养的小动物长大后会出现胆固醇代谢异常，细胞膜上的胰岛素接受点异常，使它们更有可能患上 II 型糖尿病。这种代谢预设模式，不管好坏，都会在宝宝一生的体重方面显示出来，如果妈妈在孕期获取了过多脂肪，宝宝就注定要与控制体重斗争一辈子。

源自胎儿期的疾病包括情绪问题吗？不只是身体疾病源自胎儿期，心理问题可能也不例外。准妈妈如果长期处于高度焦虑状态，其高居不下的焦虑激素就有可能调高胎儿的应激激素调节旋钮，结果是，在调节激素舒缓情绪方面，宝宝可能一出生就带着放大了的困难。关于这种"过度焦虑"给胎儿带来的影响，研究人员持两种观点：一种认为胎盘会分解达到过高水平的激素，保护胎儿不受准妈妈身心压力的影响；另一种则认为，营养不良的胎盘可能无法代谢过高水平的激素，例如肾上腺皮质醇等。

为谨慎起见，请记住，这方面的研究尚不成熟，初步研究提示的只是一种统计上的风险增加，不是对心理特质的终生判决。儿童的身体弹性很大，即使子宫环境不够健康，出生后仍然能够健康地成长。出生后良好的生活习惯通常能够减轻，甚至克服不健康的胎儿期带来的影响。不过，从一开始，在子宫里，就尽你所能给宝宝一个最好的代谢开端，显然是明智之选。

为什么胎儿很脆弱

胎儿体内正在发生的某些事会让胎儿正在发育的机体组织更容易受到

胎盘的力量——不尽完美

胎盘的功能很神奇，连接着母亲和正在发育中的胎儿。就像胎儿一样，胎盘也需要养护，才能够为正在成长的胎儿提供最佳的环境。旧的不科学的说法是，胎盘是个完美的过滤器，保护胎儿安全地巢居在妈妈的子宫里，不受大气里有害的化学物质以及食物污染的影响。

针对母婴激素联系的新研究发现，妈妈吸进的空气、吃的食物、生活习惯，或多或少都会影响子宫里的胎儿。这一新的研究结果让人们开始质疑旧的观念——子宫是胎儿躲避外界损害健康的因素的最完美的藏身之处。

母亲的孕期营养如何影响到胎盘乃至胎儿生长呢？一些研究的结论是，高碳水化合物、低蛋白质的饮食会导致胎盘生长速度减缓，导致婴儿出生体重降低。

研究表明，母亲饮食中蛋白质含量越高，胎盘就越重。掌握必要的知识吧，让自己能够为宝宝打造更健康的子宫环境。

血液中毒素的侵害。在头3个月，胎儿有很多干细胞，这些干细胞具有发展成特定器官细胞的可能性，比如说心脏细胞、肺细胞、脑细胞等，这些将要执行不同任务的细胞很容易受到激素破坏者或生物诱变剂的伤害。正如诱变剂这个名字，这些化学物质能够改变干细胞的生物发展方向，使某个器官的发展无法完成，结果就会出现兔唇、独肾或单心室等现象。

胎儿的大脑更脆弱。因为大脑是身体中最容易受到伤害的器官，为了保护大脑免受伤害，大自然特意准备了血脑屏障——位于血管和大脑组织之间的细胞层，这是个好消息。坏消息是，在胎儿期，血脑屏障尚未发育完善。

有证据表明，很多学习和行为问题，比如多动症以及其他各种"症"，都开始于胎儿期。事实上，越来越多的儿科医生和婴儿行为专家怀疑，血脑屏障有漏洞是导致上述问题的原因之一。除此之外，胎儿正在发育中的大脑具有的其他特质也使它更容易受食物中的化学物质（统称为神经毒素）侵害。

胎儿的身体和大脑的健康取决于组成它们的细胞。细胞膜，尤其是大脑的细胞膜，就像一个包容性很强的袋子，用来保护细胞内所有的能量和生长架构，如基因。妈妈吃下的食物提供的营养素和附带吸收的化学物质通过胎盘进入胎儿的血液，渗透过这些细胞膜，为细胞内的基因以及微小的"能量储存电池"——线粒体提供养分。

健康的细胞膜有一项生化特技，被称为选择性渗透，意思就是，它会让细胞所需的营养素进入，而把有害的化学物质挡在外面。细胞膜可能会因为营养不良或过多的神经毒素而遭到破坏。预防医学专家和神经外科医生罗素·布莱洛克博士（Dr. Russell Blaylock）也把这些神经毒素称为兴奋性毒素。

胎儿的垃圾处理系统尚不完善。进入血液的毒素通常会被肝脏挡住，通过肾脏排出。但胎儿的肝脏和肾脏

科学家在脐带里发现了化学物质

从前，人们认为胎盘完全可以隔离环境污染物的损害，然而，新的研究不断打破这个神话。那么，食物和环境中究竟有多少化学物质能够通过胎盘进入胎儿血液呢？很多。

• 2004 年，一项对 10 个胎儿的研究发现，他们的脐带血中含有 232 种可能有毒的化学物质。

• 对 2007 和 2008 年出生的 10 个婴儿的脐带血进行分析，发现了大约 200 种有毒的环境污染物，包括一些塑料制品中使用的双酚 A（BPA）以及不粘和不锈涂层使用的多路联苯（PCBs）和全氟化合物（PFCs）。

• 2009 年，一项对 62 对母婴血液的研究发现，母亲血液中可能有毒的化学物质水平越高，新生儿脐带血中同类物质的水平就越高。

• 2011 年，一项对 30 位孕妇的研究揭示，婴儿的脐带血中含有转基因农产品生产过程中使用的化学物质。

• 2011 年的一项研究分析了疾控中心采集的数据，发现被研究的孕妇尿液中至少含有 8 类有毒化学物质。

研究人员得出结论，胎盘或许可以通过与某些化学物质结合，使其无法进入胎儿的循环系统，解除它们的毒性。但是胎盘可能因此而过度劳累，无法保质保量地完成促进胎儿生长和保护胎儿器官的任务。

（胎儿主要的垃圾处理器官）还没发育好，这会让毒素累积到有害的水平。

胎儿有更多的脂肪。按比例来讲，胎儿具有比成人更多的脂肪，而和其他有害物质主要存于脂肪之中。

正在发育的组织很容易受害。控制快速生长和分裂（在子宫内速度最快）的细胞的遗传装置（machinery）更容易受到毒素的损害。

很多化学物质从未被证实对胎儿安全。很多食品中添加的化学物质和家居用品中的化学物质从未被证实对胎儿安全。真希望添加物都能贴上可信的认证标签，比如说 SPS（科学证明安全）。可是，目前政府机构能做的最好的事就是给化学物质盖章认证——GRAS（即通常认为安全），注意"通常"这个字眼，你完全可以理解为"我们不太确定"，这说明政府检验机构也在躲闪。

受到怀疑的化学物质通常用老鼠进行实验，如果老鼠存活下来而且不生病的比例可以接受，那么这种化学物质就能得到 GRAS 认证。政府监督机构的运行原则是"最大的可接受水平"，而且是基于对成人是否有害而做出的检测。由于显而易见的原因，没有任何研究可以拿来证实这些化学物质对子宫里的胎儿是安全的。所以，把针对成人进行研究的结论理解成"对婴儿无害"是不科学的，也是

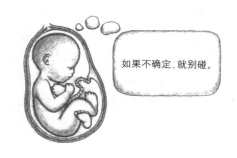

如果不确定，就别碰。

不安全的。

如何为宝宝打造更聪明的大脑

研究表明，怀孕的女性把自己照顾得越好，宝宝的大脑就有可能发展得越好。仔细思考一下每个准妈妈都必须知道的下列关于大脑的事实吧！

• 你的生活习惯对宝宝的大脑的影响比其他任何器官都大，尤其是你的饮食习惯。

• 到了怀孕的第 3 个月，胎儿正在发育的大脑要用掉 70% 通过胎盘供给胎儿的食物能量。

• 胎儿的大脑在怀孕最后 3 个月期间生长最迅速（会长大 3 倍多）。

• 动物实验表明，那些饮食中缺乏大脑生长所需脂肪的动物妈妈更有可能生出大脑较小的后代。

• 胎儿的大脑将会最先得到营养，即使妈妈的营养不足，也会这样。儿科医生发现，即使是那些出生时体

重较轻的婴儿，头与身体其他部分相比也比较大，显得不成比例，就好像是大脑这个最重要的器官窃取了那些相对不太重要的器官的营养，尤其是在那些发育的关键期。哈哈！大脑好像在对肌肉说："你们以后有的是机会，而我现在就需要营养。"

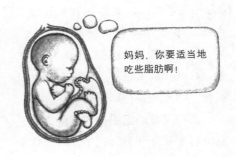

妈妈，你要适当地吃些脂肪啊！

• 胎儿的大脑有 60% 是脂肪，所以怀孕时你的饮食需要含有适当的脂肪，不适合低脂肪饮食（参见第 36 页更多关于脂肪的信息）。

• 胎儿的大脑每分钟会长出多达 250000 个神经细胞。一生中要用到的 70% 的大脑细胞出生前就已经在那儿了。6 周的时候，胎儿的大脑几乎跟身体的其他部分一样大。到出生时，胎儿的大脑将会长出 1000 亿个神经元，或者叫神经细胞，每个神经细胞都会长出成千上万个细小枝杈，与其他神经细胞的枝杈相连。一句话，为宝宝打造更聪明的大脑意味着，帮助宝宝的大脑正确连接。

那么，什么对打造大脑细胞和建立连接有帮助呢？准妈妈要怎么吃，吃什么，接下来将为你细细道来。

第2章

怎么吃：少食多餐、啜饮、蘸食

孕期的肠道和激素的变化会让准妈妈获得自己和宝宝所需的营养变得困难，日渐长大的胎儿压迫已经变得古里古怪的肠胃可能会改变你的饮食方式。请试试这些简单的办法——少食多餐、啜饮、蘸食！

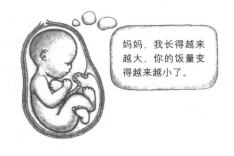

妈妈，我长得越来越大，你的饭量变得越来越小了。

为什么应该少食多餐

少食多餐对妈妈和宝宝都有好处。很多妈妈发现，随着怀孕的进展，要消除那种"总是饥饿"的感觉，一个办法就是整天不停嘴地吃点东西。你会发现成为一个少食多餐者可能不需要有意识地做出决定，身体自然会推动你这么做。作为神秘的身体内部智慧的一部分，你的肠胃开始与头脑对话，告诉你哪些食物最适合你越来越敏感的消化系统，你该吃多少东西，多长时间吃一次。下面，谈谈少食多餐为什么对你和宝宝都有好处：

缓解返流

不断增大的子宫压迫进餐后的胃部，推动胃酸进入敏感的食管，造成"妊娠烧心感"，尤其是在吃了一顿大餐后（第26页有更多关于烧心的信息）。不过，你很快就会发现自己的胃越来越缺少吃大餐的空间了。

缓解便秘

当你狼吞虎咽吃下一顿大餐，大量未被消化的食物会滞留在肠道里，导致消化不良和便秘。你会发现你的肠胃在孕期与你的对话明显增多，好像在说"别给我吃太多，也别吃得太

为两个人吃的原则

- 比平常吃的次数多一倍；
- 每次只吃平常一半的量；
- 咀嚼时间增加一倍；
- 就餐时间增加一倍。

孕期的激素和谐

在怀孕期间，你会不断听到人们把什么事都怪到激素头上，听得你都厌烦了，但是它们真的要负很大责任吗？激素是个生化信使，流遍全身，带去指示。当宝宝和你的身体发生变化时，你的激素也随之发生变化，来迎合你们不断增长的需求，在你的一生中，激素从未如此大量涌出。

知道如何与激素和谐相处，对于保持孕期健康非常重要，你可以想象体内的各种激素是交响乐队的乐手，此时这些乐手被召集在一起，倾力演出。胰岛素是主导一切的激素，也就是乐队的指挥，当胰岛素稳定时，其他激素也处于和谐状态，就会在你怀孕期间演奏出美妙的音乐——健康的感觉。

胰岛素水平越稳定，你的情绪和体重就越稳定。胰岛素是一种储存脂肪的激素，如果太高，通常是在你大吃大喝的时候（尤其是吃高糖的垃圾食品时），它会促使身体以过剩脂肪的形式储存多出来的热量。持续不断地过度分泌胰岛素（主要是由于血糖不稳定），是导致妊娠期糖尿病的常见原因。

对妈妈好的对胎儿也好。还记得第 16 页讲到的胎儿基因上的"糖尿病开关"吗？准妈妈的激素和谐可以帮助胎儿正在成熟中的内分泌系统达到自身的激素和谐，降低宝宝日后患糖尿病的风险。通过维持血糖水平的稳定，少食多餐可以帮助你和宝宝的内分泌系统演奏出和谐的乐章。你看，胰岛素夸张的波动起伏其实都在你的控制之下（参见第 168 页"倾听激素交响曲"）。

快，不然我工作得很辛苦！"

我通常吃饭比较快，为了在孕期吃得慢些，我放下了叉子，拿起了筷子，这让我不得不小口吃饭。

为两个人吃意味着吃得要比原来好两倍，而不是多两倍。当我们说起这个关于孕期饮食的简单实用的经验原则时，那些参与我们医疗实践的妈妈回应道："哦，这很简单，也很有道理，我会这么做的。"通过少食多餐，肠道上半部将会做更多的工作，这样就减少了下半部的不适，而下半部受不断增大的子宫影响更大。另一个少食多餐的好处是：减少了患痔疮的风险。

稳定血糖

你会感受到这种想吃个不停的冲动，是因为在有些日子里可能本就应该这么吃。怀孕时，情绪通常都有点儿失衡，少食多餐可以稳定血糖，而稳定的血糖可以带来稳定的情绪。(参见第 66 页，为什么稳定的血糖对胎儿的健康很重要。)

帮助你保持苗条

孕期少食多餐的另一个好处是，你增加过多体脂的可能性会低一些。

孕期饮食建议：吃一把食物

一般来说，要把你一顿正餐限制在一把的量，这大概也就是你的胃容量。特别是在怀孕后期，你所吃的 8 顿迷你餐中的任何一顿如果超过一把的量，肠胃可能就会很痛苦。每天至少要吃 12 种超级食物(参见第 31 页)中的 8 种。

对肥胖的研究很早就发现，少食多餐的人似乎比大吃大喝的人更苗条些。原因是少食多餐的人能够燃烧更多的热量。

聪明地吃零食

在孕期，聪明的零食选择应该含有至少 3 克膳食纤维、3 克蛋白质，外加健康的脂肪，而不应该含有反营养物质，如高果糖玉米浆、人工色素、不健康的添加剂。试试下面这些聪明的吃法吧！

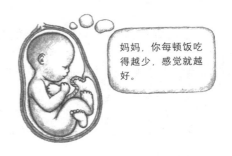

妈妈，你每顿饭吃得越少，感觉就越好。

25

- 小胡萝卜蘸鹰嘴豆泥；
- 苹果片蘸花生酱；
- 全谷物麦片配酸奶；
- 奶酪条和一块水果；
- 乡村奶酪和水果；
- 皮塔饼涂鹰嘴豆泥；
- 米糕配花生酱和香蕉；
- 一片全谷物面包涂融化的帕玛森奶酪；
- 芹菜蘸花生酱；
- 圣女果配奶酪块；
- 自制的燕麦提子小饼干；
- 生杏仁。

享受啜饮

试试我们的超级果饮（食谱参见第27页）吧！在调配这个食谱的时候，我们确保它含有准妈妈和宝宝所需的大部分营养素，而且保证它对孕期的肠胃无刺激。全天都可以啜饮超级果饮，当作早餐、午餐或零食，最后吃一顿正常的健康晚餐，例如我们推荐的孕期沙拉（参见第42页）。

在孕早期，"啜饮"这种方式显得尤为舒服，因为混合搅拌的食物更适合此时的肠胃；后期也适合，因为不断长大的婴儿和扩大的子宫会逐渐挤压你的胃，使你根本没有空间吃下整盘食物。我们的诊所推荐啜饮很多年了，准妈妈们说，当她们整天啜饮果饮时，消化不良、便秘、烧心、情绪波动、疲劳这些情况较少出现。

孕期的消化问题	啜饮如何帮助你
返流和烧心、消化不良、便秘	混合搅拌的流质食物从胃里排空的速度更快，营养吸收率更高，而且高膳食纤维的流质食物还是天然的泻药。
炎症	超级果饮中的抗氧化物质能够提升免疫力。
血糖和情绪波动	血糖和胰岛素水平更稳定，情绪也更稳定。
过度增加体重（脂肪）	少食多餐者和啜饮者通常更苗条，因为他们的肠胃已经习惯满足于更少量的食物。
疲劳	稳定的营养供应带给你稳定的能量供应。

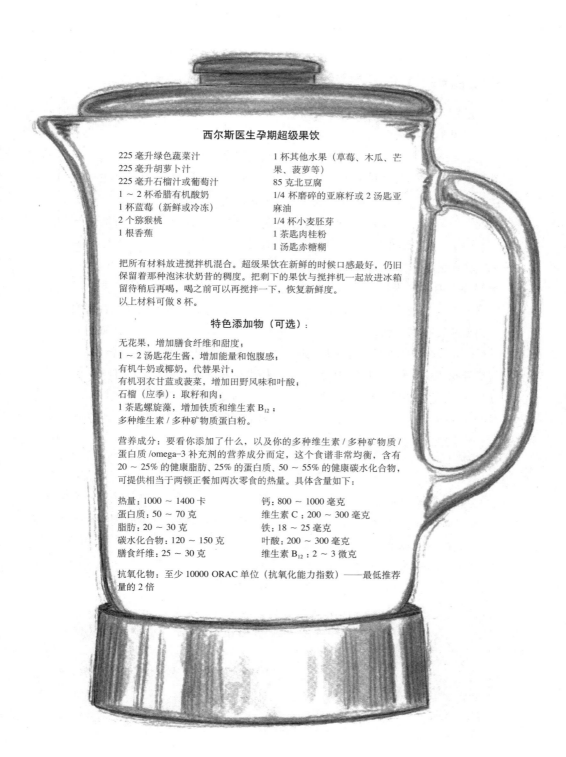

西尔斯医生孕期超级果饮

225 毫升绿色蔬菜汁
225 毫升胡萝卜汁
225 毫升石榴汁或葡萄汁
1 ～ 2 杯希腊有机酸奶
1 杯蓝莓（新鲜或冷冻）
2 个猕猴桃
1 根香蕉

1 杯其他水果（草莓、木瓜、芒果、菠萝等）
85 克北豆腐
1/4 杯磨碎的亚麻籽或 2 汤匙亚麻油
1/4 杯小麦胚芽
1 茶匙肉桂粉
1 汤匙赤糖糊

把所有材料放进搅拌机混合。超级果饮在新鲜的时候口感最好，仍旧保留着那种泡沫状奶昔的稠度。把剩下的果饮与搅拌机一起放进冰箱留待稍后再喝，喝之前可以再搅拌一下，恢复新鲜度。
以上材料可做 8 杯。

特色添加物（可选）：

无花果，增加膳食纤维和甜度；
1 ～ 2 汤匙花生酱，增加能量和饱腹感；
有机牛奶或椰奶，代替果汁；
有机羽衣甘蓝或菠菜，增加田野风味和叶酸；
石榴（应季）：取籽和肉；
1 茶匙螺旋藻，增加铁质和维生素 B_{12}；
多种维生素 / 多种矿物质蛋白粉；

营养成分：要看你添加了什么，以及你的多种维生素 / 多种矿物质 / 蛋白质 /omega-3 补充剂的营养成分而定，这个食谱非常均衡，含有 20 ～ 25% 的健康脂肪、25% 的蛋白质、50 ～ 55% 的健康碳水化合物，可提供相当于两顿正餐加两次零食的热量。具体含量如下：

热量：1000 ～ 1400 卡
蛋白质：50 ～ 70 克
脂肪：20 ～ 30 克
碳水化合物：120 ～ 150 克
膳食纤维：25 ～ 30 克

钙：800 ～ 1000 毫克
维生素 C：200 ～ 300 毫克
铁：18 ～ 25 毫克
叶酸：200 ～ 300 毫克
维生素 B_{12}：2 ～ 3 微克

抗氧化物：至少 10000 ORAC 单位（抗氧化能力指数）——最低推荐量的 2 倍

如何选择适合你的孕期补充剂？

　　最理想的是从真正的食物中而不是从补充剂中获取营养，但是怀孕之后这一点实施起来很困难。这就是为什么大多数产科医生会建议孕妇服用孕期补充剂的原因。选择补充剂的时候，请考虑以下因素：

　　•确保含有三大营养素：叶酸、omega-3脂肪酸和铁。怀孕的时候，准妈妈体内的这些营养素水平必须大幅提高，其他维生素水平在孕期只需要稍微提高一些。

　　•如果你不能每天从食物中获得推荐摄入的1200～1600毫克钙，你的补充剂应该包含每天400～800毫克钙。

　　•考虑服用含有碘化钾的补充剂以避免缺碘。

　　•考虑服用益生菌，这有助于缓解某些肠道不适。

　　•不要大剂量服用，这主要是指维生素A，如果剂量过大（每天超过10000国际单位），可能会导致婴儿出现先天缺陷——比如唇裂、腭裂和心脏缺陷——的风险提高5倍。维生素A更容易过量，是因为它是脂溶性的，能够保存在身体脂肪中。其他维生素，比如维生素C和B族维生素，都是水溶性的，如果过量很容易通过尿液排出。最安全的做法是严格按照医生建议的剂量服用维生素。

 BJ 医生笔记：

　　很多女性来做孕前检查或产前检查的时候，包里都装满营养补充剂。她们的用意非常好，而且认为多即是好。我尝试帮她们认识到补充剂不能代替均衡的营养。不幸的是，在现代生活中，很多女性声称她们"没时间"注意营养，所以才转向补充剂，让自己的营养更均衡些。

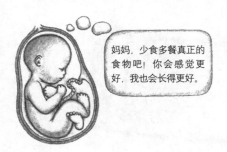

妈妈，少食多餐真正的食物吧！你会感觉更好，我也会长得更好。

你可能会遇到的营养问题

我是个素食者，我想知道怀孕的时候这么吃是否安全？

　　你的素食越严格，对宝宝来说危

险越大。素食妈妈可能不大会增加过多的体重，但是在怀孕的时候坚持素食，想要获得足够的营养很困难。事实上，准妈妈需要的几大营养素，即omega-3、维生素 D、维生素 B_{12} 和铁，主要来自海产品和动物性食品。有些素食者甚至会注意到，她们在怀孕的时候会特别想吃之前避开的某些动物性食品。怀孕或许是个好时机，让你尝试更健康的选择。

• 成为一个鱼类素食者。每周增加 350 克安全的海鲜，这将提高你获得更多自己和宝宝所需营养的概率，尤其是 omega-3 脂肪酸、维生素 B_{12} 和维生素 D。

• 在怀孕期间转变成灵活素食者。听从身体的需要，如果你特别想吃动物性食物，比如酸奶、鸡蛋或三文鱼，那么就满足这些健康的渴望吧！

• 为了补充铁质，你可以吃下面这些非肉类的怀孕最佳食品：大豆、扁豆、豆腐、无花果、李子汁、螺旋藻和赤糖糊。植物来源的铁，比如菠菜和羽衣甘蓝里含有的铁，不像肉类来源的铁那么好吸收，所以需要多吃些柑橘类水果（维生素 C 可以提高素食来源铁质的吸收）。一般来说，一杯大豆、扁豆或豆腐可以为你提供的铁质相当于 85 克肉。

• 关注钙。最好的素食来源是那些富含钙质的食物，如橙汁、豆腐、赤糖糊、无花果、豆子、蔬菜和芝麻。

• 为了保证营养，一定要服用一种含有素食中最难摄取的营养素 omega-3、维生素 B_{12} 和铁的孕期补充剂。（参见第 28 页"如何选择适合你的孕期补充剂"。）

• 在超级果饮里加入一天服用量的螺旋藻（参见第 27 页），为你提供不吃动物性食物就会缺少的两种营养素——维生素 B_{12}（9 微克）和铁（7 毫克）。

我需要在怀孕的时候多摄取多少有营养的食物呢？

头 3 个月，大多数准妈妈只需要每天多吃含 100 卡热量的有营养的食物，然后在剩下的孕期里每天多吃含 300～500 卡热量的营养食品。不过，不要去计算热量，而要多吃真正的食物；不是努力吃下"多出来的 300 卡"，而是考虑增加两份蛋白质和两份水果蔬菜。这种方法更准确，更容易做到，也更健康。或者，只是想：为了我自己和宝宝的健康，我需要每天多吃 4～5 份怀孕超级食物。（参见第 32 页的超级食物清单。）

"为两个人吃"的真实含义是：你变得比原来挑剔 2 倍，你需要吃掉原来 2 倍的蛋白质和 omega-3 脂肪酸。这并不是说你就可以大吃大喝了，你肯定不需要原来 2 倍的热量，事实上，你在为 1.2 个人吃东西，尤其是在头 3 个月。对大多数准妈妈来说，过多的脂肪储存会提供过多的热量。

尽量做到在一周里保持饮食均衡，而不是非要每顿饭或每天都公式化。你的肠胃情绪和胃口每天都会变，所以尽量保证你在一周里获得足够的营养。

虽说你每天需要增加大约 15% 的热量，但是每天所需的其他营养素，如铁、叶酸和 omega-3 脂肪酸等却需要增加 50%。从孕早期就开始补充这些微量元素显然是个好主意。

我经常听说维生素 D 缺乏症，孕妇需要多少维生素 D 呢？

维生素 D 有助于为你和宝宝打造强健的肌肉和骨骼。最新研究表明，94% 非洲裔准妈妈，60% 的拉美裔准妈妈，50% 的白种人准妈妈有维生素 D 缺乏症。母亲缺乏维生素 D 会造成：

• 剖宫产比例上升，
• 宝宝更容易过敏，
• 母婴的骨骼更脆弱。

考虑下面的建议：
• 请医生检查你的维生素 D 血液水平。

• 视你的饮食、日晒时间和血液水平情况，医生会建议你服用 1000 ～ 4000 国际单位的补充剂。
• 维生素 D 最好的两个来源是三文鱼和阳光。所以，要多吃鱼，天气允许的话，每天露出胳膊和腿去户外晒上大约 15 分钟（参见第 52 页，了解其他维生素 D 来源）。

我对食物过敏，怎样做才能不让孩子过敏呢？

你可能会很高兴地获悉：新的研究表明，你可以做出几个健康改变来保护宝宝免受过敏之苦。首先，当然是限制摄入你会过敏的食物，过去人们一直认为，准妈妈少吃那些容易引发过敏的食物，比如乳制品、小麦、贝类、豆类、坚果和蛋类，孩子对这些食物过敏的可能性就会更小，但并没有科学研究证实这一点，因而过敏专家现在只建议准妈妈不吃那些她们确定会过敏的食物。这个合理的建议降低了你出现营养不良的风险。

其次，Omega-3 鱼油，维生素 D 和益生菌被证实可以降低宝宝患上哮喘和湿疹等过敏症的风险，一定要补充足够的此类营养素。再其次，母乳喂养也是降低宝宝日后过敏概率的最佳方式之一。

第3章

吃什么：12 种怀孕超级食物

孕期要吃对食物，在怀孕的不同阶段有不同的问题。孕早期，准妈妈更关心的可能是胃舒服不舒服，而不是吃得对不对，因此，需要担心的可能是营养不足。而在胃口较好的孕中期，准妈妈会不自觉地吃得过多，营养过剩，此前对食物的挑剔厌恶，变成了对食物的渴求。在孕晚期，体内正在生长的小人儿压迫准妈妈的胃，准妈妈只能少食多餐，根本没法大吃大喝。

怀孕的一个额外好处是，很多妈妈之前一直对做出健康的饮食选择犹豫不决，而此时肚子里的小人儿最终推动她们决心改变。实际上，健康怀孕所需的饮食跟每个人平时应该吃的并没有太大差别，我们只是增加了几项可以做和不可以做的提醒。

为两个人吃并不复杂，简单说就是：

• 多吃富含营养的食物；

• 少吃会影响你和宝宝健康的食物；

• 少食多餐，就像第 2 章提到的那样。

你一定能做到！

怀孕超级食物有哪些

对准妈妈和宝宝来说，最好的食物应该是：

• 单位营养含量高，每卡热量能够提供更多营养；

• 可以饱腹，却不会增肥；

• 富含妈妈宝宝需要的营养；

• 适合孕吐期间的胃口；

• 品质好，口味佳；

• 能够提升免疫力；

• 不含有害添加物。

我们选出的 12 种怀孕超级食物：

1. 海产品

2. 生坚果

3. 绿色蔬菜

4. 牛油果

5. 蛋类

6. 酸奶

7. 蓝莓

8. 豆类

9. 亚麻籽（磨碎）

10. 橄榄油

11. 豆腐

12. 燕麦片

这 12 种食物是我们鼎力推荐的，

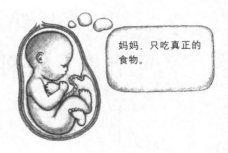

妈妈，只吃真正的食物。

能够为你和宝宝提供每日所需的额外营养。

1. 多吃鱼

我们推荐准妈妈在孕期为帮助宝宝的大脑发育应做的第一件事就是"多吃安全的海产品"。正如第 19 页上提到的，胎儿的大脑 60% 是脂肪，而鱼类富含的脂肪正是胎儿大脑发育所需的最好的脂肪。在过去的 10 年里，成千上万的研究证实了孕期摄取充足的 omega-3 脂肪酸（DHA 和 EPA）对妈妈和宝宝的益处。

研究表明，在孕期及产后 3 个月多吃安全海产品或者补充 omega-3，对妈妈和宝宝好处多多：

• 妈妈患产前或产后抑郁症的可能性更小；

• 宝宝早产或出生体重不达标的可能性更小；

• 宝宝拥有更好的视觉灵敏度的可能性更大，尤其当宝宝是早产儿时；

怀孕所需的 9 种营养

为了给正在成长的宝宝以及准妈妈正在变化的身体最好的营养，准妈妈平均每天需要增加：

1. 500 毫克 omega-3

2. 25 克蛋白质

3. 800 毫克钙

4. 400 微克叶酸

5. 12 毫克铁

6. 1000 国际单位维生素 D

7. 2 微克维生素 B_{12}

8. 220 微克碘

9. 额外 300 ~ 500 卡热量，来自健康食品（在孕中期和孕晚期）

•宝宝出现皮肤和呼吸系统过敏的可能性更小；

•宝宝智商高的可能性更大。

这个简单的"换脂"举动，对准妈妈和宝宝的情绪及智力能够产生深远的影响。

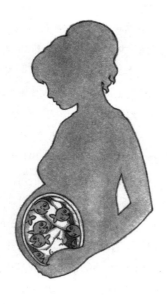

Omega-3 如何打造宝宝的聪明大脑

研究表明，在孕晚期的 3 个月里，宝宝正在发育的大脑从妈妈血液中提取的 omega-3 中的 DHA 最多，这很合理，因为这是宝宝大脑发育最迅速的时期。

一个最基本的健康原则是，身体的每个器官，尤其是大脑，"只能与身体的每个细胞一样健康"。简而言之，你的目标就是帮助宝宝正在生长的身体里的每个细胞每天毫无"错误"地繁殖上万亿次，而 Omega-3 有助于这个过程。

Omega-3 中的 DHA/EPA 被称为"膜分子"，因为它会使细胞膜更健康。Omega-3 是细胞膜最重要的组成成分和功能成分，每个细胞都被一个富含脂肪的袋子包裹着，omega-3 就像护发素使头发更柔韧一样，使这些袋子柔韧并有选择地渗透，只让好的营养进入细胞，而把坏营养挡在外面。

Omega-3 制造髓磷脂。神经细

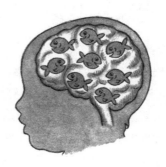

宝宝的大脑正在经历一个快速生长期。

健康怀孕小贴士：

Omega-3 中的 DHA/EPA 对大脑，就像钙质对骨骼一样重要。

胞的外面包裹着一层脂质，是一种白色的物质，称为髓磷脂，发挥着像电线外面的绝缘体一样的作用，能够使大脑的各种指令传送得更迅捷。髓磷脂的主要成分是脂肪，由脑细胞吸收 omega-3 生成。宝宝的脑细胞制造出的髓磷脂越多，脑神经的效率就越高。

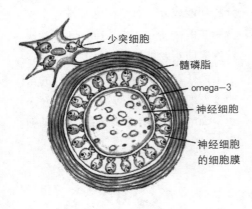

少突细胞
髓磷脂
omega-3
神经细胞
神经细胞的细胞膜

Omega-3 生成大脑连接。随着宝宝大脑的发育，上万亿个连接生成出来。位于每条神经元末端的是名为突触的微小间隙，神经元放射出神经递质——也就是带着信息的生化信使，像高速货轮一样从一个脑细胞驶向另一个脑细胞。位于接收脑细胞上的是受体，它们像锁一样，供这些像钥匙一样的神经递质插入。Omega-3 可以使这些大脑信使跑得更快、更有效率，还可以修饰受体，使其与钥匙完美契合。

Omega-3 让妈妈更开心。不仅

科学说：吃 omega-3，养健康宝宝

作为准妈妈，你想给肚子里的宝宝最佳的营养——omega-3 吗？那就吃鱼吧！

研究发现，那些在孕期摄入充足 omega-3 中的 DHA 的准妈妈更有可能生下足月的宝宝。研究者注意到，住在海岛上吃大量海产品的准妈妈更有可能生下比妊娠期长 4 ~ 8 天分娩的宝宝，宝宝的体重也会更重些。

在 2003 年，密苏里大学妇产科学系和堪萨斯大学医学中心饮食与营养系的研究人员对 291 名孕妇（24 ~ 28 孕周）进行了研究。研究开始时，逐一检测这些孕妇血液中 omega-3 的浓度，结果血液中 omega-3 的浓度普遍很低，表明她们平时从饮食中摄取的 omega-3 中的 DHA 数量很少。检测后，把这些孕妇分成两组，一组比另一组平均每人每天多补充 100 毫克 DHA（采用在蛋类里添加 DHA 补充剂的方式）。这些孕妇分娩后，对两组婴儿的情况——包括脐血检测情况——进行了比较，发现妈妈多补充了 DHA 的那组宝宝发育更好一些，尤其是：

• 妊娠期要长 3 ~ 6 天；
• 平均出生体重增加 100 克；

- 婴儿的血红细胞里 DHA 水平较高；
- 胎盘稍重一些；
- 更少早产；
- 更少先兆子痫或高血压。

为什么 omega-3 有促进宫内生长的作用？研究人员认为，omega-3 可以稍稍延迟催产激素——前列腺素——的出现。

2000 年发表在英国《妇产科通讯》（*British Journal of Obstetrics and Gynecology*）上的另一项研究结果表明，从第 20 周开始到分娩，每天摄取 2700 毫克 omega-3 中的 DHA/EPA 的丹麦女性，提前分娩的发生率较低，妊娠周期平均增加 8 天，婴儿的出生体重几乎平均增加 200 克。该项研究还指出：这些效果主要出现在原本缺乏 omega-3 的女性身上。因为针对从孕期一开始就摄取了足量 omega-3 的挪威女性进行的研究发现，妊娠周期没有延长，婴儿的出生体重也没有增加。

依据上述研究成果，我们认为 omega-3 补充剂对于那些饮食中缺乏充足的 omega-3 的女性来说，在孕期适当补充，可以让本来可能会早产或低体重的婴儿正常分娩。

正在发育的宝宝的大脑喜欢 omega-3，疲劳妈妈的大脑也喜欢。关于 omega-3 的益处，令人兴奋的最新发现是，孕期吃更多 omega-3 的准妈妈产前产后更少抑郁。饮食中缺乏 omega-3 会导致各年龄段的人出现抑郁和焦虑等情绪障碍。正如你已经知道的，宝宝需要额外的 omega-3 来供给正在发育的大脑和身体。研究表明，很多孕妇血液中的 omega-3 中的 DHA 水平在孕晚期偏低，而那时候宝宝的大脑长得最快。在孕期和哺乳期，宝宝实际上是从妈妈那里吸取 omega-3，这可能会导致妈妈缺乏 omega-3，产生抑郁症状。健康的孕期饮食意味着摄取充足的 omega-3，要足够妈妈和宝宝使用。

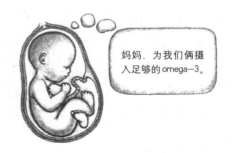

妈妈，为我们俩摄入足够的 omega-3。

心理神经免疫学揭示出孕期缺乏 omega-3 可能导致抑郁的另一个原因。想象一下身体内部的情况，在孕晚期，身体的免疫系统振作精神以保护母婴不受感染，让身体为分娩做好准备，身体进入所谓的促炎性状态，分泌出高水平的保护性生化物质——促炎性细胞因子。Omega-3 的主要生化好处之一是，能够调节炎症，保持炎性系统平衡。过度发炎有损准妈妈的神经系统，导致抑郁，同时耗费准妈妈最需要的精力和睡眠。

不要吃笨脂肪

我们已经了解到，"聪明脂肪"会在神经细胞膜上制造出合适的锁，钥匙——神经递质——可以插进去让大脑生成更多连接。"笨脂肪"，像氢化油以及其他一些工厂制造的脂肪，会通过胎盘进来，堵塞细胞膜上的锁，使得钥匙无法插入。而且，氢化油产生的反式脂肪会阻挡将植物油中的 omega-3 升级为宝宝大脑里的 omega-3 中的 DHA 所需要的酶产生。因此，怀孕时，宝宝需要准妈妈在脂肪摄入方面做出明智的改变。为了让宝宝的大脑更聪明，一定要吃对脂肪，而不是少吃脂肪。

每天我需要摄入多少 omega-3？

营养研究人员发现，美国女性平均每天只摄入 150 毫克 omega-3。尽管你可能读到过，目前对准妈妈和哺乳妈妈推荐的日摄入量是 500 毫克 omega-3，我们认为你应该至少每天摄入 1000 毫克（1 克）omega-3。为了保证每天获得 1000 毫克 omega-3：

• 准妈妈和哺乳妈妈应该每周吃 350 克安全的海产品。每周吃 2 次 175 克的野生三文鱼，相当于每天大约摄入 600 毫克 DHA/EPA。

• 每天服用 500 毫克 omega-3 补充剂。

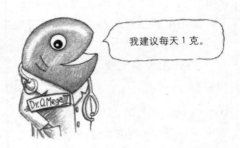

我建议每天 1 克。

下面说说我们是怎么得出每天 1000 毫克这个推荐量的。国际脂肪酸和脂类研究学会及美国国立卫生研究院都推荐所有成年人每天摄入 500 毫克来满足预防疾病的最低需要。如果 500 毫克是给所有成年人的推荐量，那么孕妇需要的肯定比 500 毫克多，因为胎儿的大脑比其他任何时候生长得更快，而 omega-3 是大脑发育所需的最基本最重要的脂肪酸。胎儿身体的其他部分也在持续快速生长，也需要大量 omega-3。美国权威机构认为，对任何成年人来说，每天摄入 1000 毫克 omega-3 不会有任何安全问题，包括孕妇和哺乳期女性。

要了解更多关于孕期需要多少 omega-3 的信息，请参考威廉·西尔斯和詹姆斯·西尔斯的书《omega-3 的作用》（*The Omega-3 Effect*）。

如果我真的不喜欢吃鱼，或者我住的地方很难吃到安全的海产品，我是否应该服用鱼油补充剂？吃多少？

绝对应该！至少每天吃 1000 毫克 omega-3 中的 DHA/EPA。看一看你的鱼油补充剂上的营养标签，确保 DHA 和 EPA 加起来是 1000 毫克，其中至少 600 毫克是 DHA。你不必担心摄入过多，虽然至今没有证据表明每日摄入量超过 1000 毫克有什么害处，每天吃 2000 毫克，也肯定是安全的。（参见 askdrSears.com/safeseafood，查看关于 omega-3 用量和安全海产品的最新信息。）

尤其是在头 3 个月，一些准妈妈闻到海产品的味道，胃会很不舒服，这时坚持吃一些腥味不大的新鲜或冰鲜的海产品，有助于克服这种暂时的不适。你也可以尝试请别人为你做饭，那样你就可以直接享用现成的美味了。还可以用你最喜欢的健康酱汁掩盖鱼的味道，或是把鱼跟蔬菜炒在一起。此外，还可以试试我们称为口味重塑的方法：首先，阅读《omega-3 的作用》，让自己确信海产品对自己和宝宝益处多多；然后，为了让孕期更健康、让宝宝更聪明而努力实践，将自己的口味从"不喜欢吃鱼"升级为"必须吃鱼"，再到"喜欢吃鱼"。

还是不喜欢吃鱼？那就看一看 2008 年发表在《临床内分泌和代谢杂志》（*Journal of Clinical Endocrinology and Metabolism*）上的一项研究的结果吧！该项研究发现，缺乏维生素 D 的准妈妈需要剖宫产的可能性会增加一倍，因为缺乏维生素 D 会影响子宫的肌肉力量，而海产品除了 omega-3 的含量很高外，还含有大量维生素 D。结论就是：为了打造足够强韧的子宫来娩出胎儿，多吃鱼吧！

我很担心海产品中的汞和其他污染物，对我和发育中的宝宝来说，哪些鱼类最安全？

所有的消费者，尤其是准妈妈，都对海产品的安全性感到困惑。以下这些指导原则会澄清大家的困惑。简而言之，对海产品有透彻研究的医学权威的结论是，每周吃 350 克任何鱼类，除了在下表中位于红灯区域的那些，对孕妇来说都是安全的，因为海产品带来的健康益处远远超过了可能有的担心。（红灯区域的鱼类都是大型的鱼龄更长的食肉鱼，更有可能受到污染。）

哪些鱼最安全，对健康最有益，最适合孕妇食用？

我们把最安全、最有营养的海产

海产品的红绿灯区域

绿灯区域 （安全，可以无限制享用）	黄灯区域 （安全，每周最多可以吃 340 克）*	红灯区域 （不要吃！）**
凤尾鱼 北极红点鲑 鲶鱼（美国） 鳕鱼（太平洋） 大比目鱼（阿拉斯加） 鲱鱼 虹鳟鱼 银鳕鱼（阿拉斯加） 鲑鱼（三文鱼），最好是太平洋的（新鲜、冷冻或罐装） 沙丁鱼 虾（太平洋） 罐装淡金枪鱼 金枪鱼***（新鲜，太平洋）	大比目鱼（大西洋） 龙虾 海豚鱼 罗非鱼 海鲈鱼 虾（大西洋） 鲷鱼 金枪鱼，新鲜的长鳍金枪鱼，黄鳍（鲐鲅鱼）	大西洋马鲛鱼（鲭鱼） 马林鱼 鲨鱼 箭鱼（旗鱼） 方头鱼

信息来源：美国农业部，《美国人饮食指南》（*Dietary Guidelines for Americans*），2010

* 美国环境保护局（EPA）推荐，此类鱼每周限制食用 350 克，尤其是怀孕和哺乳期的女性。

** 这些大型的食肉鱼类，鱼龄越长越有可能受到污染。

*** 轮钓或竿钓的金枪鱼体型较小，所含的污染物也较少；而延绳钓的深水金枪鱼更大，也就含有更多污染物。

野生阿拉斯加红鲑鱼的营养档案（175 克鱼片）

		占每日推荐量 的百分比 *
热量	287 卡	——
蛋白质	43 克	40 ~ 50%
Omega–3 中 的 DHA 和 EPA	1000 毫克 EPA；1200 毫克 DHA	200%**
维生素 B_1（硫胺素）	0.37 毫克	25%
维生素 B_2（核黄素）	0.26 毫克	14%
维生素 B_3（烟酸）	16.5 毫克	83%
维生素 B_6	1.18 毫克	60%
维生素 B_{12}	9.6 微克	100%
维生素 D	894 国际单位	100%
钠	112 毫克	5%
钾	694 毫克	20%
铁	0.8 毫克	3%
锌	1 毫克	7%
碘	100 微克	50%
胆碱	191 毫克	35%
硒	62 微克	90%
虾青素	8 毫克	***

信息来源：美国农业部营养数据库（标准版）2011。请注意，从鲑鱼片中发现的大多数营养素都是健康怀孕所需的营养素。

* 这一栏指的是美国政府推荐的成人每日最低摄取量，不一定是健康的最佳摄入量，也不是孕妇所需的最佳摄入量。

** 尚无官方的每日推荐摄入量。大多数专家推荐孕妇和哺乳妈妈每天摄入 1000 毫克。

*** 研究建议每日平均摄入 6 ~ 8 毫克。尚无美国农业部的推荐摄入量。

品这一票投给阿拉斯加红鲑鱼。野生太平洋鲑鱼是我们的第一选择，因为阿拉斯加海产品生长在原始纯净的水域，而且阿拉斯加的渔业管理者制定了规则来保证海产品安全。此外，这些鱼的omega-3含量最高，使野生鲑鱼呈现粉红色的营养素叫虾青素，是大自然中最强有力的抗氧化剂之一，能够提升人体免疫力。

我是个素食者，如何才能摄入足量的omega-3呢？

素食者怀孕时必须谨慎行事。研究表明，素食妈妈生出的婴儿血液中的DHA水平较低，素食妈妈哺乳的婴儿血液中的DHA水平大约只有非素食者的1/3，对于严格素食主义者来说，这些水平更低。尽管下面的说法可能会让严格素食者吃惊，在一些营养学家中也有争议，但是我们咨询了对omega-3进行科学研究的专家，他们都一致认为：孕妇不应只依赖植物来源的omega-3，如亚麻籽等，海产品里的omega-3含有妈妈和宝宝最需要的两种脂肪酸——DHA和EPA，而植物来源的omega-3则有所不同，而且妈妈们可能并不能够有效地将它们转化成DHA和EPA。

我们的建议是：怀孕时既吃鱼油也吃亚麻籽油，或者每天服用从海藻中提取的omega-3补充剂1000毫克，

比如马泰克（Martek）公司生产的纽曼斯（Neuromins）。（参见第40页，了解为什么亚麻籽油也是孕期的健康食品。）

2. 吃坚果

正如在孕期应该"去吃鱼"一样，也应该"吃坚果"。坚果是营养密度最高的食物之一，富含蛋白质、健康脂肪、膳食纤维、维生素E、钙，还有你和宝宝需要的很多其他维生素和矿物质，坚果还是素食者甚至严格素食者最喜爱的食物。你可能会问："坚果不是热量很高吗？"是的，但是它们的热量是健康的热量。坚果是大自然中最完美的食物，含有均衡的健康脂肪、蛋白质和膳食纤维，还能送你一件可减少热量吸收的礼物——高饱腹因子，这意味着一把坚果会比数量多得多的高碳水化合物食物（含有同样多的热量）更容易填饱你的肚子。结果就是：吃坚果，你不太可能吃过量。

制作自己的孕期什锦杂果。不同的坚果提供不同的营养，可以把不同种类的坚果（比如生杏仁、巴西果、核桃仁、开心果等）和你喜欢的水果干及瓜子混合在一起自制什锦杂果。这会让你接触到一个非常有价值的营养原则——协同效应，就是说，当你同时从不同来源获得很多营养时，其

怀孕时，在食用油上做出改变

为了从更有营养的脂肪中受益，很重要的是要少吃有损健康的油，它们会与健康油脂展开生化竞争，降低健康油脂的好处。要深入了解其中的原因，请阅读《omega-3 的作用》。

可吃的油	不可吃的油
• 鱼油 • 亚麻籽油 • 坚果油 • 橄榄油 • 初榨椰子油	• 部分氢化油，也被称为反式脂肪 • 棉籽油 *

* 棉籽油含有最多的杀虫剂残留，而 omega-3 的含量却很低。它相对稳定且价格低廉，因而成了食品工业的宠儿。

孕期不适	omega-3 的益处
情绪化	稳定情绪
视力变差	使视野更清晰
眼睛干涩	减少眼泪带走的水分
皮炎	让鳞状皮肤恢复平滑
高血压	降低血压
产后身体组织恢复慢	促进组织的恢复
腿部静脉血栓	降低静脉血栓危险

中的每一种都会帮助你的身体更好地利用其他的营养素。只要可能，就只买生坚果，因为烘烤不仅会出油，而且会破坏某些营养成分。

3. 吃绿色蔬菜

为了孕期更健康,要吃绿色蔬菜,深绿色的蔬菜,例如菠菜、西蓝花、羽衣甘蓝、甜菜、芝麻菜、芦笋等，都是孕妇所需维生素和矿物质的极佳来源，尤其是叶酸这一"大脑活力维生素"，更是来自绿色蔬菜的最好。绿色蔬菜还是极好的非乳制品钙的来源，而且与膳食纤维打包在一起，有助于缓解孕期容易出现的便秘。另外，绿色蔬菜对孕妇的眼睛也很好，含有营养眼睛的叶黄素和玉米黄素。请注意，只要有可能，尽量购买有机蔬菜。

4.了不起的牛油果

牛油果（鳄梨）是营养密度最高的水果，除了含有叶黄素和玉米黄素，还富含维生素 A、B、E，叶酸和健

玛莎的孕期沙拉

- 110 克的烤三文鱼片一块
- 110 克脱脂乡村奶酪或 28 克磨碎的帕玛森奶酪或捏碎的山羊奶酪
- 110 克煮熟的或罐装的芸豆
- 3 杯菠菜
- 1 份切碎的紫菜
- 1/4 杯切碎的西红柿
- 1 汤匙生葵花籽或芝麻
- 1 个鸡蛋（煮熟，切片）
- 1 汤匙特级初榨橄榄油
- 半个柠檬或青柠的汁
- 1/2 茶匙姜黄粉
- 1/4 茶匙黑胡椒粉

先把沙拉原材料在盘子里摆好形状，让人一看就有食欲，然后均匀地洒上橄榄油和柠檬汁以及姜黄粉和黑胡椒粉，就可以好好享用了！

这种营养均衡的沙拉很容易让人吃饱，你可能更愿意只准备一半的量，或是分两次吃完，或是慢慢吃一下午。它的营养密度特别高，热量只有 600 卡，却至少含有大部分营养素每日需要量的 50%。

营养素	怀孕时每日需要量
Omega-3：500 毫克	1000 毫克
蛋白质：60 克	100 克
钙：350 毫克	1400~1600 毫克
铁：10 毫克	30 毫克
叶酸：500 毫克	600 ~ 800 毫克
维生素 D：800IU	1000IU
维生素 B_{12}：5 微克	2.6 微克
碘：70 微克	220 微克
胆碱：320 毫克	450 毫克

康的脂肪。另外一个额外的好处是，牛油果像坚果一样给人以饱腹感。牛油果是应对准妈妈不断变化的口味最有效的食物，是其他超级食物的最佳搭配，比如煎蛋和沙拉，还可以制成牛油果酱，蘸着生蔬菜一起吃。

5. 吃鸡蛋

鸡蛋是营养密度最高的超级食物之一，仅在 75 卡热量中就可以获得 6 克蛋白质和很多种准妈妈需要的维生素和矿物质。鸡蛋含有的胆碱，是促进大脑发育的极其宝贵的营养素；蛋黄含有的抗氧化剂叶黄素和玉米黄素，有助于视力健康。（除非你的医生特别建议，否则不要只吃蛋白，而要吃全蛋。）另一个加分的地方是：鸡蛋富含具有催眠作用的氨基酸——色氨酸，睡前吃个鸡蛋可能会帮助那些出现睡眠困难的准妈妈。

下面这个关于鸡和鸡蛋的故事，准妈妈肯定喜欢。还记得我们前面说过的妈妈吃什么宝宝就会像什么吗？看看不同的鸡蛋黄，你可能会对这种说法有所领悟：那些农场喂养的、随意活动的鸡产的蛋，蛋黄是深橘色的，因为营养丰富，尤其是 DHA 含量高；而那些普通养鸡场喂养的鸡，挤在鸡笼里，整天坐在那里吃饲料，产的蛋蛋黄颜色就浅，营养素含量较少。你

希望你的宝宝像哪种蛋黄呢？

看到这里，准妈妈很可能在想，为什么前 5 种超级食物脂肪含量都很高呢？一方面，胎儿的大脑比其他任何器官需要的能量更多；另一方面，正在发育的胎儿的大脑主要是脂肪，这是我们一再重复强调的。由此可见，如果要在女人一生中评选一个吃低脂饮食最危险的时期，肯定是孕期。请记住，你和宝宝需要的是吃正确的脂肪，而不是少吃脂肪。

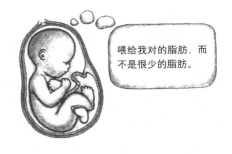

喂给我对的脂肪，而不是很少的脂肪。

6. 美味的酸奶

我们希望怀孕的你对酸奶有一种渴望。酸奶除了含有准妈妈需要的两种重要营养素——蛋白质（每杯 10 ~ 20 克）和钙（每杯 300 ~ 400 毫克）外，这种超级食物还富含益生菌，对肠胃很好。酸奶提供给你健康的缓释能量的碳水化合物，而且其培育过程使得蛋白质和乳糖变得比普通牛奶中的同类营养素更容易消化，这

对那些因为乳糖或酪蛋白不耐受而消化不良的准妈妈格外好。为了你和宝宝的健康，请选择有机酸奶，最好选择希腊酸奶，因为同样热量中，希腊酸奶比普通酸奶蛋白质含量要高出一倍左右，而且一部分乳清和大部分乳糖被过滤掉了，其蛋白质含量更高，乳糖含量更低，准妈妈会发现，这样的酸奶更适合她们不太舒服的胃口。

孕期比较健康的甜味剂

不要"加糖"，更不要使用工厂制造的甜味剂——高聚果糖玉米糖浆，请试试更健康的选择：赤糖糊。赤糖糊的营养素成分似乎正好是怀孕的身体需要的，一汤匙这种黏稠的甜味剂含有 170 毫克钙和 3.5 毫克铁，此外还有少量的其他维生素和矿物质，而热量仅有 47 卡。

---

7. 蓝莓——大脑莓

记得妈妈对你说过"要让你的餐盘丰富多彩"吗？在孕期，妈妈的这种营养智慧要加倍执行。蓝莓的蓝色外衣全是花青素——一种强有力的抗氧化剂，可以保护身体器官，尤其是大脑，免于受损和发炎。蓝莓的健康作用清单一直在加长：蓝莓被称为"大脑莓"，因为研究表明，它能起到保护神经组织免受损害的作用；它还被称为"修复莓"，因为它能够帮助身体组织愈合；蓝莓被昵称为"肚皮莓"，据日本的研究称，这种蓝色素可以钻进肚皮的脂肪细胞，降低肚皮上脂肪细胞的数量。蓝莓的味道不错，可以添加到各种超级食物中，比如酸奶、燕麦片、果昔、沙拉等。只要有可能，尽量购买有机蓝莓。

8. 多吃豆类

豆类富含营养素。像其他超级食物一样，它们也具有饱腹因子，所以用含热量较少的豆制品就可以饱。豆类的 B 族维生素、蛋白质、膳食纤维、叶酸、钙、铁等的含量很高。和鸡蛋一样，它们也是具有催眠作用的营养素色氨酸的极佳来源。

9. 极好的亚麻籽

我们推荐每天现磨 2 汤匙亚麻籽粉，或放入果饮中，或加在蛋糊面糊里，还可洒在沙拉或燕麦片粥里。两汤匙这种超级种子就含有健康的热量 100 卡，还有 4 克蛋白质和 6 克膳食纤维，而且是健康脂肪的极佳来源。现磨你的亚麻籽粉吧！因为与含有同样热量的亚麻籽油相比，磨碎的亚麻

吃有机食品！

为了有个更健康的孕期，多花钱去吃有机食品，是否值得？绝对值得！我们已经讨论了为什么"化学食物"对胎儿有害，但还是有必要在此总结一下：

• 胎儿的大脑是对有害化学物质最没有抵抗力的器官，在孕晚期和出生后头两年发育得最快。大脑60%是脂肪，而脂肪组织最易受到毒素的侵害。

• 血脑屏障是阻止某些毒素从血液中渗透到大脑组织中的保护层，出生后才能发育好，这让宝宝的大脑在子宫里时很容易被侵害。

• 宝宝的"垃圾处理系统"，也就是肝和肾还不成熟，尤其是在出生前。

• 快速生长繁殖的细胞的遗传机制易受杀虫剂和有害化学物质的侵害。

• 按比例看，宝宝体内的脂肪比成人多，因此宝宝的身体储存了更多毒素。

• 美国政府发布的化学物质的"最低可接受限度"对宝宝不适用。因为：1、宝宝代谢和排出化学物质不像成人那么容易；2、按比例看，他们吃的食物相对于他们的体重来说要比成人多；3、实际上，美国农业部并不清楚这些化学物质如何影响胎儿。

下面是我们对吃有机食品提出的最重要建议：

• **最脏的一定要吃有机的。**蔬菜水果要吃有机的，尤其是那些不削皮就可以吃的。如果你找不到有机食品，那就买一个洗蔬菜和水果的机器，它能去除表面的杀虫剂、腊和油脂，而只用水洗很难去掉。下表是环境工作小组（一个倡导消费者明智地吃有机食品的组织）分析总结的12种最脏的和15种最清洁的（杀虫剂含量低）蔬菜水果：

• **乳制品要吃有机的。**你和宝宝最不需要的就是一大堆"内分泌干扰素"，这个术语现在被用来描述在商业奶牛身上使用的激素和其他医药产品可能产生的有害作用。

• **家畜肉和家禽肉都要吃有机的。**尽量吃那些自由放养的、没有化学添加物或激素的家禽肉和家畜肉，而且要尽量选择瘦肉，因为化学添加物易积聚在脂肪里。鸡蛋也要吃有机的，人们怀疑动物可能会通过蛋和奶排泄化学物质。

• 脂肪要吃有机的。 因为化学添加物最有可能储存在脂肪中，所以明智之选就是吃有机的高脂肪食物，例如油、黄油和坚果。

最脏的 12 种 （只买有机的，认真清洗）	最清洁的 15 种 （非有机的也可以，只要认真清洗）
1. 芹菜	1. 洋葱
2. 桃子	2. 鳄梨
3. 草莓	3. 甜玉米 *
4. 苹果	4. 菠萝
5. 蓝莓	5. 芒果
6. 油桃	6. 甜豌豆
7. 灯笼椒	7. 芦笋
8. 菠菜	8. 猕猴桃
9. 樱桃	9. 卷心菜
10. 羽衣甘蓝	10. 茄子
11. 土豆	11. 哈密瓜
12. 葡萄（进口的）	12. 西瓜
	13. 柚子
	14. 红薯
	15. 白兰瓜

* 大多数甜玉米是转基因食品但并未标注。如果担心，就吃有机玉米吧。

籽能够提供更健康的营养。

10. 橄榄油

橄榄油是既营养又美味的孕期超级食物。用初榨或特级初榨的方式从橄榄中提取的橄榄油，在加工过程中压力和温度都比较低，可以保存更多橄榄中的天然营养素。橄榄油中的脂肪 90% 都是单不饱和脂肪酸，有益心脏的健康，能够降低胆固醇。在沙拉中添加橄榄油，可以促进蔬菜（例如胡萝卜和西红柿）中营养素的吸收。它是黄油更有营养的替代品，可以将

在子宫里塑造宝宝的口味

当你的宝宝大约 6 个月大的时候，你会学会喂婴儿的秘密——塑造宝宝的口味，也被称为代谢编程。早期的口味塑造，意味着宝宝的味蕾和肠胃习惯了的食物，也将是宝宝以后最有可能偏爱的食物。这种口味的塑造可以从子宫里开始吗？新的研究表明，可以。胎儿的味蕾和嗅觉大约是在怀孕 6 ~ 7 个月时发展出来的，研究人员想知道准妈妈此后吃下的食物的味道进入羊水后是否会影响宝宝以后的口味偏爱，进行了众所周知的胡萝卜汁研究，结果，那些在孕晚期喝胡萝卜汁的孕妇比只喝白水的孕妇更有可能生下喜欢胡萝卜汁味道的宝宝。同样的口味塑造还出现在动物实验的研究中。似乎胎儿在子宫中编好了程序，会喜欢准妈妈饮食中的口味，这就促使胎儿出生后渴望妈妈吃过的那些健康食物。

全麦面包蘸上一点橄榄油和香草醋来代替抹黄油。但是和其他油一样，别吃太多，每天在沙拉上洒一汤勺就可提供 125 卡健康的热量。

11. 很棒的豆腐

怀孕的时候尝试吃豆腐吧！它是蛋白质、钙、维生素和矿物质的极好来源。豆腐本身没什么味道，但是与其他食物混合时，就会带有那些食物的味道，这就是为什么用豆腐来为炒菜和做果饮增添营养很受欢迎。仅仅含 60 卡热量的豆腐就可以提供 8 克蛋白质、200 毫克钙、5 ~ 7 毫克铁以及很多其他维生素和矿物质。要吃就吃结实的北豆腐吧！它的营养密度更高。

12. 出色的燕麦粥

选择燕麦粥作为孕期的健康早餐吧！燕麦里含有的特殊膳食纤维，被称为 β- 葡聚糖，对肠胃非常好，它使碳水化合物的吸收保持稳定，稳定血压。燕麦富含蛋白质、膳食纤维、铁、锌、维生素 E 和 B 族维生素。要吃就吃纯正的燕麦，而不是速食的。玛莎怀孕期间最喜欢的早餐就是燕麦粥，准备好燕麦碎片，放在一个慢炖锅里，让它慢慢煨一个晚上，然后在新鲜燕麦的清香中醒来。可以在燕麦

多喝水！

尽管你不为两个人吃饭，但是你的确要为两个人喝水，因为你孕期体内增加的液体（额外的血容量、羊水等等）比增加的组织要多得多。增加的组织（胎儿组织、子宫、乳房组织等）的重量可能大约只有15%，因而对热量的需要也随之提高15%；而对液体的需要会增加大约50%，每天可能要多喝好几杯水。努力做到每天喝10杯225毫升的水，尿液的颜色会提示你是否缺水，透明或浅色的尿液说明你很可能喝了足够多的水，深色氨水味的尿液说明你肯定缺水。

粥里添加适量酸奶和一把蓝莓，撒点儿肉桂粉，好好享用吧！对麦麸非常敏感的妈妈，可以试试早餐杂粮粥，由其他超级谷物制作而成，例如小米、藜麦或荞麦。

不吃白色的食物

在饮食中添加更多颜色，尝试一种"不要白色"的饮食方式。如果你爱吃面包，那么不要吃白面包，改吃100%全谷物面包，它的蛋白质、膳食纤维、维生素和矿物质等营养素的单位含量都更高。下次去超市的时候，

试试下面这个我们做给孩子看的测试吧！拿起一片白面包与全谷物面包比较，你会发现，白面包更轻，更湿黏，因为它丢失了很多营养素。与白面包相比，全麦面包的蛋白质含量高出1/3，膳食纤维含量高出3～4倍，锌含量高出4倍，而且含有更多的叶酸和铁。

说到颜色，野生的和棕色的稻米比白米的营养价值高，深粉色的鱼类（如三文鱼、鳟鱼和红点鲑）比白色的鱼更有营养，黑巧克力比牛奶巧克力更有营养，红薯比土豆更有营养……你明白了吗？让孕期的饮食更丰富多彩吧！你的身体和宝宝都将感谢你。

试一试西尔斯医生的5S饮食法

我们的5S饮食法，在帮助准妈妈的身体做好分娩准备以及分娩后的恢复方面尤其有效，另外，这也是我们在临床实践中用来消除各种"炎症"的饮食：

• 海产品（Seafood）：主要是阿拉斯加鲑鱼；

• 果饮（Smoothies）：多种深色水果或浆果、有机酸奶、磨碎的亚麻籽和肉桂加工而成；

• 沙拉（Salads）：有机芝麻菜、

羽衣甘蓝、菠菜和西红柿；

· 香辛料（Spices）：姜、姜黄、黑胡椒、迷迭香、肉桂等（那些对肠胃最温和的香辛料都可以）；

· 补充剂：我们推荐的是最有科学依据的 3 种——omega-3 鱼油，主要是阿拉斯加三文鱼鱼油；浓缩果蔬粉（Juice plus+），多种蔬菜和水果的浓缩物；医生推荐的孕期补充剂。

这些补充剂可以在你不能每天吃 350 克海产品和 9 ~ 12 份蔬菜和水果时补足你的营养需要。现在，让我们再加两个 S，自制的汤（soup）和炖菜（stew），它们就像果饮和沙拉一样，让你通过协同效应把很多营养素混合在一起时，每一种都会更有益健康——获得额外的营养。

健康孕期的饮食红绿灯区域

绿灯区域	黄灯区域	红灯区域
对你和宝宝都很好——尽情享用。	放慢速度，别吃太多！偶尔放纵自己一下。	远离这些食物！它们对你和宝宝都不好。
· 豆类 · 黑巧克力 · 肉桂 · 可可粉 · 鸡蛋 · 鱼类，尤其是野生三文鱼 · 亚麻籽或亚麻油 · 水果 · 大蒜和洋葱 · 瘦肉 · 低脂牛奶 · 果仁和瓜子 · 果仁奶油	· 黄油 · 全麦面粉做的蛋糕饼干 · 快餐／肥肉 · 炸薯条 · 冻酸奶 · 无甜味剂的 100% 果汁 · 冰淇淋，打发奶油和酸奶油 · 白面做的面条 · 健康油脂 · 白面包 · 白米	· 使用玉米糖浆作为甜味剂的饮料，如可乐 · 成分表里含有人工色素的食物 · 含人工甜味剂的食物 · 含有棉籽油、氢化油或起酥油的食物 · 含有人工味道和颜色的果冻 · 棉花糖、棒棒糖和硬糖 · 含有亚硝酸盐的冷切和热狗

• 橄榄油		• 高脂肪低膳食纤维的包装类烘焙食品
• 去皮的禽肉		
• 野生稻谷或棕色米		
• 毛豆		
• 甜味剂：蜂蜜、赤糖糊		
• 豆腐		
• 姜黄		
• 所有蔬菜		
• 小麦胚芽		
• 100% 全谷物面包、面条和麦片粥		
• 酸奶：希腊式，原味或添加水果		

* 孕期喝甜饮料会增加患妊娠期糖尿病的风险。

孕期营养一瞥

怀孕时要吃得健康与不怀孕时并没有很大的不同。你会注意到，即使怀孕时每天的摄入的热量只增加了 10 ～ 20%，但是某些特定营养素可能会增加 50%。结论是，怀孕时你需要提升食物质量，而不是增加数量，尽管你可能需要增加每种营养素的摄入量，但还是要把主要关注点放在最有营养的 9 种上：

准妈妈和宝宝 每日所需营养	最好的食物来源	为什么需要
Omega-3 脂肪酸：1000 毫克	175 克三文鱼：2000 毫克	胎儿的大脑发育；准妈妈的情绪稳定，视敏度，免疫调节
叶酸： 600 ～ 800 微克	一杯菠菜：260 微克 一片强化营养全麦面包：250 微克 1/2 杯豆子：200 微克 1/2 杯芦笋：134 微克 1/2 杯毛豆：100 微克 2 汤匙小麦胚芽：85 微克	宝宝的脊髓发育；确保在第一个月之初就摄入这种营养素（更好的是怀孕之前就吃），因为脊柱的神经管在怀孕的第 3 ～ 4 周就闭合了。缺乏叶酸还可能增加早产和出现行为问题的风险。
铁：30 毫克	1 茶匙螺旋藻粉：7 毫克 1 汤匙赤糖糊：5 毫克 1 份杂粮粥（全谷物，比如麸皮食品）：4 ～ 8 毫克 1/2 杯北豆腐：4 ～ 7 毫克 110 ～ 170 克瘦肉：4 ～ 5 毫克 110 克小扁豆：3 毫克 225 克李子汁：3 毫克 4 盎司三文鱼 / 金枪鱼：2 毫克 1/2 杯芸豆 / 黑豆：2 毫克 5 个干无花果：2 毫克	为妈妈和宝宝提供额外的细胞，缺铁会容易疲乏。

准妈妈和宝宝 每日所需营养	最好的食物来源	为什么需要
钙：1400～ 1600 毫克	一杯酸奶：400 毫克 1 杯低脂牛奶：300 毫克 30 克奶酪：200 毫克 85 克罐装三文鱼（有骨）：180 毫克 1/2 杯豆腐：100 毫克	强壮骨骼。正在发育的胎儿会耗损妈妈的骨骼中的钙质，所以要增加你的钙储蓄。
维生素 B_{12}： 2.6 微克	1 茶匙螺旋藻粉：9 微克 85 克三文鱼：4 微克 85 克瘦牛肉：2 微克 1 杯酸奶：1.4 微克 1 杯牛奶：1 微克 1 个鸡蛋：0.5 微克	宝宝的大脑发育。
维生素 D： 1000IU	170 克三文鱼：1000IU 1 杯强化牛奶：100IU 1 个鸡蛋：23IU 阳光：依日晒量而定	增强免疫系统和泌尿肌肉的力量；骨骼发育。
维生素 C： 200 毫克	1 杯甜椒：175 毫克 1 杯草莓：84 毫克 1 杯西蓝花：82 毫克 1 个木瓜：180 毫克	为正在发育的组织提供免疫力保护

准妈妈和宝宝每日所需营养	最好的食物来源	为什么需要
锌：11 毫克	85 克阿拉斯加王蟹：6 毫克 110 克草饲瘦牛肉或火鸡肉：5 毫克 2 杯菠菜：3 毫克 1/4 杯南瓜子或芝麻：3 毫克 1/2 杯豆腐：2 毫克 2 汤匙小麦胚芽：2 毫克	增强免疫系统
碘：220 微克	175 克三文鱼：100 微克 一份紫菜（海藻）：100 微克 1 杯酸奶：80 微克 1/2 茶匙碘盐：75 微克 1 个鸡蛋：24 微克	优化甲状腺功能

其他可供选择的营养素

蛋白质：100 克	170 克三文鱼：43 克 1 杯希腊酸奶：23 克 1/2 杯黑豆：7.5 克 1 个鸡蛋：6 克	妈妈和宝宝额外的组织生长
胆碱：450 毫克	170 克三文鱼：191 毫克 1 个蛋黄：125 毫克 1/2 杯黄豆：100 毫克 1 杯西蓝花：62 毫克 1/4 杯小麦胚芽：50 毫克	胎儿的大脑发育

第4章

适当增加体重

怀孕可能是女性一生当中唯一可以高高兴兴增重的日子，看着体重秤微笑时，腹内的新生命正在一天天长大。所有准妈妈都明白自己需要增加体重，但不清楚应该增加多少。

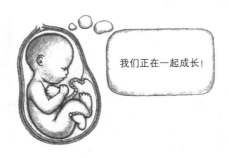

我们正在一起成长！

怎样的体重增长是健康的？

除了宝宝的体重，只增加孕育一个健康宝宝所需的额外重量（参见第52页表格）。目前，产科医生推荐大多数女性增重 11～16 千克，而你的体重增长处于这个范围低端还是高端，取决于你的体型和孕前的体重偏高还是偏低。以下是一般性指导原则：

* 孕早期，中等身材的女性应该增重 1.5～2.5 千克。

* 在接下来的 6 个月里，每周平均增重 0.45 千克，如果每周增重超过 1.8 千克，就可能是不健康的信号。

特殊情况的特殊指导原则。 美国医药研究所和美国医学会发布了新的指导原则，对"特殊情况下的孕期体重增长建议"进行了修订：

• 孕前就已经肥胖的准妈妈，在孕期应该只增重 4.5～9 千克。（一些最新研究显示，肥胖妈妈只要在孕期遵照健康的饮食方案和生活方式行事，无须增重也可以生下健康的宝宝。）

• 怀有多胞胎的妈妈，在孕期需要增重 15～20 千克。

（关于孕期增重的最新建议可以在 iom.edu/pregnancyweightgain 上找到，这是个非常有用的资源。）

对于那些原来体重偏低的妈妈，重要的是要明白宝宝需要额外的脂肪。健康的孕期需要脂肪储备，以保证有足够的能量供给宝宝生长和支持性组织的需要。

如果你出现与本书不符的快速体重增长，不必担心，只要你的饮食适当，并遵照了其他健康怀孕建议，体重增长对你和宝宝来说就很有可能是合适的。在做某些常规检测（血压、尿检等）时，医生会对任何有问题的体重增长保持警惕。

增加的体重很快就会降低。你知道吗？随着宝宝的娩出，你还将"娩出"几乎一半增加的体重。准备好保留一点多余的产后脂肪，作为产出母乳的能量来源，要知道，哺乳实际上会帮助你更快地甩掉多余体重。

增加的体重去哪儿了？

增加的体重大都挥霍在这场演出的明星——宝宝身上了，其中当然包括围绕着这颗冉冉升起的支持阵容。下面列出的仅是一般情况下的各项数据，具体情况要具体分析，要知道，每一对母子都是独一无二的。

宝宝	3.4 千克
扩大的子宫	0.9 千克
胎盘	0.7 千克
羊水	0.9 千克
乳房增大	0.9 千克
额外的血液和体液	3.6 千克
额外的脂肪储蓄	3.2 千克
共：	13.6 千克

"增加的脂肪"是最有可能控制的部分。

为什么多余的"妈妈肥肉"很难甩掉?

如果孕期增重太多,那些多出来的脂肪就很难减掉。正如之前我们提到的,多余的脂肪细胞产生,比如瘦素和脂联素这样的激素,会让你的新陈代谢和脂肪燃烧减缓,即使分娩后,你的身体仍会处在积蓄脂肪的状态,迫使你抓住脂肪不放。因此,怀孕时增加的过量脂肪细胞越多,减掉他们需要的时间就越长。那些"脂肪燃烧型"的女性似乎毫不费力就可以减掉孕期增加的体重,而其余那些代谢情况更符合上述描述的女性会发现,无论她们怎么努力,"妈妈肥肉"就是不肯走。对她们来说,重要的是在下次怀孕前竭尽全力恢复到没怀孕时的体重。如果做不到,那么连续两次怀孕留下的脂肪很可能就会一直伴随她们,如果再怀孕,体重问题就会更严重。

为什么体重增加太多对宝宝的健康不利?

过多的体重意味着过多的体重问题,对妈妈和宝宝都是如此。你越接近最佳的体重增长,你和宝宝就越有可能更健康,你的分娩过程就越有可能很顺利。而那些孕期体重增长过多的女性可能会:

• 分娩的时间更长,更痛苦;
• 需要剖宫产;
• 发生毒血症;
• 生下早产儿;
• 生下过重儿(超过 4.5 千克);
• 经历更多的分娩并发症;
• 生下具有先天性缺陷宝宝的风险加倍;

• 极大地增加宝宝肥胖和患上糖尿病的风险;
• 更多肌肉、关节会感觉疼痛(后背、骨盆、膝盖和脚踝);
• 更抑郁;
• 腿和脚踝出现浮肿;
• 睡眠差;
• 恢复孕前体重需要的时间更长。

宝宝带着"体重问题"出生。 正如第 16 页提到的,似乎母亲在孕期体重过度增长会改变宝宝正在发育中的控制胃口、代谢脂肪、碳水化合物和胰岛素的基因。

"前驱糖尿病"——一个更能促使你改变的词汇。 要是医生告诉你患上了前驱糖尿病,而不再使用超重这个软弱无力、推动力差的诊断,不要北卡罗来纳大学的研究人员，比较了 600 个准妈妈的体脂情况与分娩时间后发现，在 4 ~ 10 厘米这个分娩阶段，孕期体脂过度增长的女性与体脂正常的女性相比，其分娩时间平均要长 1.5 小时。产科研究人员做出的理论解释是，超重的准妈妈分娩时间之所以比较长，可能是因为脂肪在骨盆处过度堆积导致产道狭窄，加上胎儿比较大，宫缩必须更有力才能将胎儿娩出。

感到震惊。除了使妈妈宝宝不够健康，过度增重还让医生在提供医疗服务时面临困难。例如，超声波对产前问题的发现能力会大打折扣，分娩会变得更困难。

想想你的身体在孕育另一个人的时候经历的神奇变化，拥抱这些变化吧！如果你害怕因为增重问题被责骂，那就要求医生最后再检查你的体重，这样你就可以有个积极的开始，让这种害怕推动你在下次看医生的时候变得更健康。很多医生相信，如果妈妈吃得很健康，有足够的运动，就不必太担心体重秤显示的数字。

18 个诀窍，帮你遏制贪吃的渴望，获得最佳体重

有关减肥的某些"饮食"建议，显然对孕妇很危险，它们不是限制过多，就是过于复杂，或是太不健康。下面是怀孕时控制体重的最简单、最有效的诀窍：

1. 吃真正的食物

什么样的饮食能让准妈妈保持苗条？真正的食物。什么样的饮食会让准妈妈肥胖？假的食物。就是这么简单！真正的食物是指从海里、树上或地里直接来到餐桌上的，没有或很少经过工厂加工的食物。记住，真正的食物具有控制食欲的饱腹因子，而假的食物让你觉得总是吃不饱，容易上瘾，驱使你买得太多，吃得太多。

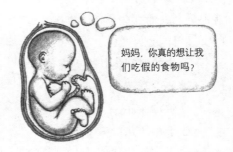

妈妈，你真的想让我们吃假的食物吗？

在整个孕期，尤其是孕早期，关注的重点在于吃得对而不是吃得多。不过，到了后半期，随着宝宝进入快

速生长期，准妈妈既要吃得对也要吃得多了。

2. 少食多餐

正如之前提到的，少食多餐（参见第 23 页）以及啜饮（参见第 26 页）是两种常用的有效方法，可以重新设定准妈妈的身体对需要多少食物的期待。一整天的少食多餐和啜饮，可以稳定血液胰岛素水平，让你根据需要为身体增添能量，燃烧热量，如果需要的话，还可以让准妈妈储蓄一点多余的脂肪。少食多餐的时候，宝宝也会少食多餐；而准妈妈的饮食大起大落时，宝宝很可能也是这样，导致宝宝不得不分泌更多的胰岛素来应对血糖的巅峰和低谷。

对孕期最佳饮食最精炼的描述是：

少食多餐真正的食物。

另一个"少食多餐好"的理由是：它会自然而然地帮你提高热量和过量脂肪的燃烧率。科学研究表明，正是这个原因，少食多餐者才会更苗条。

少食多餐几周之后，准妈妈的身体就会重新设定自己对食物的期待，这样一来，吃较少的食物准妈妈就会觉得饱，而由于之前一直习惯多吃，身体以为那才是正常的饮食方式。准妈妈应该慢慢做出改变，这样才可以让身体吃较少的食物就会满足。最终，对于吃多少会饱，身体就会有个比较低的"设定值"。

 玛莎笔记：

有时候，你只能吃那些吃得下的东西，但是要尽量用好营养加以平衡。尽管"我怀孕了"是个不错的借口，但在需要还是想要这个问题上，还是要对自己诚实一点，如果你真的特别想吃甜食，那就在吃的同时增加些蛋白质，比如说，用希腊酸奶配蜂蜜。

3. 不要等饿了再吃

饥饿的感觉会加重恶心，还会刺激准妈妈暴饮暴食。身体将饥饿的痛苦误解为："饥荒来了，我最好像冬眠的熊那样赶紧储存食物。"准妈妈的胃口会增加，更容易暴饮暴食，饥饿的时候也更有可能在不健康的食物诱惑面前放弃抵抗。有经验的孕期购物者发现，如果她们很饿，在超市漫步的时候就很容易拿起第 49 页列出的红灯区域的食物。少食多餐对你有益，因为它会让你远离饥饿。

4. 抵制诱惑

暴饮暴食的诱惑通常在孕中期最大。在孕早期，准妈妈更希望的是过度敏感的胃能够安定下来，而不是想要填饱它；而在孕晚期，长大的胎儿压迫肠胃，抑制你想要多吃的欲望，所以，只有孕中期的 3 个月是大吃大喝的好时机，这个时期，在控制好胃口方面要很谨慎才行。（参见第 139 页，如何控制好胃口。）

尝试把好胃口转移到那些可以放心大胆去吃的食物上，抓一把生杏仁或核桃吃，而不是吃薯条。这需要有计划并且要了解自己的弱点：姜饼或香草华夫饼完全可以像奥利奥一样好

吃，吃格兰诺拉酸奶冻比吃全脂冰淇淋更少愧疚感，除非你对限额有着钢铁般的意志，否则就把哈根达斯留在可以放纵一下的日子里享用吧！

5. 把每一卡都被计算在内

营养密度高的食物可能更令人满足，更容易饱腹，因此，准妈妈不太可能吃得过多。准妈妈体内某个地方有一个内置的热量计数器，自动记录每天摄入热量，并且会在吃得够多的时候提醒你。（必须承认的是，这个热量计数器有时候会在工作时睡着。）营养学家发现，甜饮料里的热量不会记录在内部的热量计数器上，对此有个专门的术语叫作"空卡"。一定要保证每一卡都被计算在内！

6. 吃可以"自由"享用的食物

可以"自由"享用的食物是指那些"任何时间想吃就吃，吃多少都没关系"的食物。蔬菜成为自由享用的食物有两个原因：它们可以用较少的热量让你获得饱腹感，在消化蔬菜的同时可以燃烧掉它带来的很多热量，清淡的蔬菜沙拉真的是孕妇最佳的食物！（参见第 42 页玛莎的孕期沙拉食谱。）

不要喝无糖汽水

无糖汽水里的人工甜味剂属于"有疑问就别碰"的范畴，这些物质的安全性从未得到证实，尤其是对胎儿和准妈妈。一本很有声望的健康营养杂志——《美国临床营养杂志》(*American Journal of Clinical Nutrition*) 上发表的一项有趣的研究表明，那些每天至少喝 1 瓶无糖汽水的女性生下早产儿的可能性有 38%，而每天喝 4 瓶以上的妈妈则有 80% 的可能性。

7. 先吃饱腹的食物

"先吃沙拉"这个悠久的饮食习俗对准妈妈来说尤其有用，就用高蛋白、高膳食纤维的食物作为一餐的开始吧！它们更容易有吃饱的感觉，准妈妈会更快感到满足，于是更不可能吃得过多。更重要的是，高蛋白、高膳食纤维和健康脂肪的饮食会降低对垃圾碳水化合物的渴望。下面是一些我们最喜爱的具有饱腹感的零食和正餐。

＊鳄梨	＊坚果
＊豆类	＊燕麦
＊鸡蛋	＊沙拉
＊无花果	＊三文鱼
＊希腊酸奶	＊豆腐
＊鹰嘴豆泥	＊全谷物

8. 用筷子

除了吃真正的食物和加工较少的食物，亚洲女性在怀孕时不会变得太胖的一个原因可能是她们用筷子，这使她们每一口吃得比较少，就餐时间较长。丢掉叉子，选择筷子吧！这是个非常简单的控制体重的诀窍。

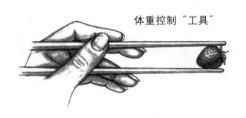

体重控制"工具"

9. 多嚼两遍

除了小口吃饭外，比已经习惯的吃法多嚼两遍，比如说，每口饭嚼上20～30次。咀嚼时间的延长，除了可以帮助准妈妈吃得更少，饱得更快，对孕妇来说还有一些额外的好处：多嚼几口促使更多唾液分泌出来，这可以缓解胃酸的刺激，减轻烧心的感觉，还可以促使大肠前端对食物的消化更彻底些，避免大肠末端的不适。

10. 新的一天，从早餐开始

吃早餐的人会更瘦一些。有个说法叫作"前置摄入"，当准妈妈早餐吃的是真正的食物时，就在一天之初将身体设定为渴望吃真正的食物，那么在这一天余下的时间里都会如此。那些不吃早餐的人和早餐吃垃圾食品的人，在一天剩余的时间里更容易吃得过多，尤其是垃圾碳水化合物。

11. 动起来！

运动不仅有助于准妈妈在孕期保持苗条，而且能够放松头脑。你将在第 5 章了解到，除了控制体脂过度增长，减掉多余的妈妈肥肉，运动还有很多其他健康益处。

12. 减少压力

应激激素过多（比如肾上腺皮质醇）会刺激身体储存过多脂肪，尤其是在腹部周围，而过多的腹部脂肪会干扰神经正常的化学平衡，导致情绪波动。在第 6 章我们将了解怀孕时如何缓解压力。

13. 偶尔做出让步

有些贪吃的渴望可能来自身体的智慧，推动准妈妈去吃更多身体需要的东西。你可能会喜欢，甚至渴望以前不喜欢吃的东西，也许是因为正在变化的身体需要一些以前不需要的营养。即使是坚定的素食者也可能会渴望吃肉，这可能是肠胃在告诉她们：身体需要更多铁。想想怀孕的时候最渴望吃的两样东西——咸菜和薯条，这些食物含盐量很高，而准妈妈的身体正好需要它们，让你因为口渴而喝更多的水，因为身体正需要更多液体

来充盈宝宝的羊水游泳池。

 琳达医生笔记：

我注意到自己在孕早期特别想吃牛排和汉堡。我丈夫很震惊，因为除了鸡肉和鱼肉，他很少看见我吃别的肉。我确信这是身体需要更多矿物质和铁的信号，因为我的饮食似乎缺少这些东西。我会盯着杂志里的糖果，真的开始流口水，最渴望的是吃小熊糖，但是我意识到，如果让我两岁大的孩子看见我在大吃特吃小熊糖，却告诉她吃糖对她不好，是很不理智的。因此，我开始寻找更健康的"糖"，像无花果和自制的燕麦葡萄干饼干等。

14. 制作一份"替代"食物清单

写下你最常见的渴望，划掉那些最不健康的，用更健康的其他食物代替它们。例如，不吃热巧克力圣代，而吃一份加蜂蜜和蓝莓的冰冻希腊酸奶。

15. 每天享用一次健康美食

几块黑巧克力或一两块自制的饼干，或许就可以安抚准妈妈的身体对食物的渴望。玛莎坚持让我们把黑巧克力升级为某种绿灯区域食品（参

见第 49 页）。如果你渴望有营养且营养密度高的食物，那就对你的渴望让步，尽情享用吧！最终，你会将自己训练成只渴望那些对你和宝宝有益的食物。

16. 眼不见，"胃不想"

如果你不买它，"不吃它"就更容易做到。尝试在厨房里多存绿灯区域食物，少存黄灯区域食物，不存红灯区域食物。最难控制的渴望就是那些触手可及的食物，准妈妈的身体必须承受各种压力才能对它说"不"。另外，不要去看杂志里的垃圾食品广告，即使只是垃圾食品的照片也会引发想吃的冲动。

17. 去散步

当渴望难以抑制时，装上一瓶水，出去散步吧！有时候，只是改变走路和注视的方向，就足以让头脑把注意力从想要大吃的东西上移开，散步的时候不妨慢慢咀嚼一片水果。

18. 就贪吃的问题咨询医生

向医生或营养专家咨询，分析你贪吃的渴望中是否有某些身体需要的营养素，并协助你用更健康的食物来代替不健康的渴望。

怀孕时可以参考的在线资源

L.E.A.N. 期待是一系列在线互动工作坊，旨在向准妈妈传授对整个家庭最健康最营养的生活习惯，重点是让准妈妈关注保持健康的四大支柱——生活方式（lifestyle）、运动（exercise）、心态（attitude）和营养（nutrition）。请看 DrSearsWellness Institute.org.

第 5 章

正确运动

正如发育中的胎儿会促使准妈妈改变饮食习惯，体内这个小小的运动家也是让准妈妈更有决心运动的原动力。你正在为人生中最具挑战性的马拉松——分娩——而锻炼，虽然没必要打造更多的肌肉组织，但是你确实需要强健已有的肌肉。在孕期强健肌肉，或者说增强肌肉质量，可以提高骨密度和骨骼力量，还可以稳定血糖，预防高血糖问题和妊娠期糖尿病，这是你将在第 347 页上了解到的激素交响曲的一部分。当你动起来的时候，胰岛素水平自然会降低，储存的脂肪数量自然会减少。

运动如何让妈妈宝宝都受益——最新研究成果

新的研究证实了准妈妈长期以来的猜测：动得越多越健康。在我们举办的一次健康讲座上，玛莎对听众说："我对运动过敏。"我开玩笑说："玛莎最喜欢的运动是分娩！"让玛莎认识到要做更多运动的起因，是在我们家里的一次晚餐上的对话。我们的客人是路易斯·伊格纳罗博士（Dr. Louis Ignarro），他曾获得诺贝尔医学奖，获奖成果正是这一章将要与你分享的——运动如何让你更健康的科学原理。

像玛莎一样，你可能也缺少运动的动力，也不喜欢运动，但是，运动的确可以帮助你制造身体的"内部药物"——一种可以协助你拥有更健康孕期的天然物质。

人的血管内壁被称为内皮，它们就像是高速公路的表层路面。人们一度认为，内皮只不过是血管壁的肌肉和纤维上覆盖的一层薄膜而已。然而，多亏了伊格纳罗博士的研究，我们现

孕妇药房开张啦

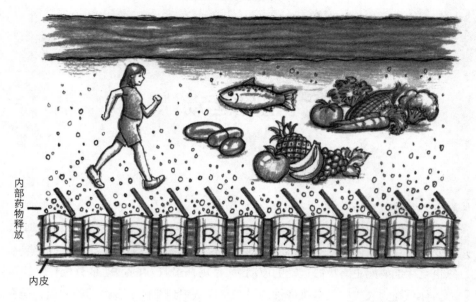

内部药物释放

内皮

在知道内皮竟然是人体内最大的内分泌器官，如果把所有的血管内皮展开、平铺，内皮足以覆盖数个网球场。

内皮的每个细胞都是自成一体的内分泌器官，布满了显微镜下才能看到的"小药瓶"，这些药瓶能够适时适量地向血管中释放促进健康的物质，没有任何副作用，而且是免费的！

内皮总是在体察身体的需要，并通过向血管中释放促进健康的物质来回应身体的需要。这些物质，有的像降血压、血脂、血糖的药一样具有降低"三高"的作用，有的像抗抑郁药一样具有提升情绪的作用，有的像消

炎药一样具有杀菌疗伤的作用……怀孕时准妈妈的身体会发生很多变化，而这种令人称奇的内皮组织可以提供妈妈和宝宝都需要的"内部药物"。

怎么才能让数以百万计的"小药瓶"为你释放"内部药物"呢？答案就是：运动！快速的运动会让内皮表面的血液流动得更快，而快速流动的血液将创造出一个能量场——剪切力，释放一种天然生化元素——一氧化氮（NO）。一氧化氮就像一把生化钥匙，可以开启你体内的"药店"，分发你需要的"药物"。

运动得越多，内皮对于更多血液

66

流过其表面就越习惯，用专业术语来说，就是上调内皮细胞，使它释放更多更优质的"药物"。对经常运动身体健康的人来说，内皮对一氧化氮的反应性更强。

促使你在孕期做更多运动的另一个原动力是：研究表明，孕期运动更多的女性在整个孕期以及分娩时体内的内啡肽（一种天然镇痛剂）水平都更高，分娩时更不容易感到疼痛，更少需要使用镇痛药物（参见第318页）。

为准妈妈和宝宝正确运动的8项建议

1.首先要咨询医生

在开始一项运动计划之前，先要跟医生一起确定这项计划是否适合你，对宝宝来说是否安全。下面这些方面会影响常规运动计划的制定：

- 贫血
- 心脏病
- 哮喘或慢性肺病

运动对准妈妈的 20 个额外好处

运动可以改善准妈妈的身心健康，下面列出的只是其中一些方面。

1.改善妈妈的情绪，解除抑郁；

2.强壮和拉伸肌肉关节，让身体做好准备，使分娩更轻松；

3.让身体做好准备，分娩时尽量减少对药物的依赖；

4.提升免疫系统；

5.优化体重增长；

6.有助于产后减掉多余脂肪；

7.稳定胰岛素水平，促使激素平衡；

8.降低妊娠期糖尿病的风险；

9.缓解便秘；

10.减轻关节痛，尤其是后背和骨盆的疼痛；

11.降低分娩并发症和剖宫产的风险；

12.缩短分娩时间；

13.缓解腿部的浮肿；

14.缓解晨吐和肚子的不适感；

15.让你欣赏自己孕期身体的美；

16.改善睡眠质量；

17 降低早产的风险；

18.改善骨密度；

19.降低孩子患上肥胖症的概率；

20.改善平衡，减少摔倒的机会。

- 高血压
- 糖尿病
- 甲状腺疾病
- 癫痫
- 严重的超重或低体重
- 肌肉、关节问题
- 多次流产史
- 早产史
- 怀有多胞胎
- 宫颈机能不全
- 持续出血
- 胎盘异常（如胎盘前置）
- 之前一直不爱运动（严重的"沙发土豆"）

2. 穿合适的衣服

穿着宽松的裤子，使用宽松的弹性腰带，避免吃得太饱。当身体渐渐暖和起来后，要适当减少衣物。衣服足够宽松，汗水才更容易蒸发掉，降低皮肤表面的温度。要穿支持性好的鞋子，足够宽松，装得下浮肿的双脚。要避免伤到脚后跟，确保后跟的部分有良好的衬垫，如果不够好，可以垫入吸震足跟垫。当然，最好避免在硬质地面上跑步。戴支持性胸罩，如果乳房很大很重，甚至可以戴两个胸罩。能够限制乳房跳动的运动胸罩可以在运动用品商店买到。如果运动时你的衣服会摩擦到变得敏感的乳头，让它

们很不舒服，那么就要穿那种无限制的上装，或是特制的跑步胸罩，或是在乳头上涂一层保护性乳霜（比如Lansinoh 护乳霜），也可以垫一个冷敷乳垫（比如 Soothies 乳垫）。

3. 低起点，慢慢来

特别是当你是个运动新手时，千万不要太着急。你可能没有意识到，怀孕本身就是一项内置的"常规运动"：怀孕促进了新陈代谢，仿佛让你的身体持续进行一项低强度的有氧运动，即使在孕早期，心跳频率就已经增加了20%，随着体内的变化和宝宝的发育，你的血流量最终至少会提高40%，心输出量（就是心脏跳动一下泵出的血液量）提高30～40%，可见你的心血管系统从怀孕一开始就已经在"做运动"了。

过去，人们认为，如果孕妇运动过多，就会抢夺子宫和胎儿的血液供应。现在，我们知道，只要是合理运动，不过量，你的肌肉就不会从胎儿那里分流血液。

如果开始怀孕的时候你就很健康，而且已经有适合自己的锻炼计划，就继续下去，只要在不断变化的身体要求你做出调整的时候，及时调整就可以了。然而，如果直到现在，你从来都没有加入"流汗一族"，那么一

定要在孕期刚开始的时候进行那些对肌肉和关节要求不高的运动，然后慢慢增加运动的时间和强度，运动的主要目的是获得良好的感觉，并让身体做好分娩的准备，而不是减肥。对于刚刚开始运动的孕妇，很多产科医生推荐每周运动 3 次，每次 30 分钟，然后慢慢增加时间和强度。短时、规律且持之以恒的常规运动，比时断时续的剧烈运动更健康。即使你以前很享受健身房里的运动，现在也应该认识到，走出健身房的运动，比如游泳或在公园里快走，比充满汗臭和器械噪音的场馆运动更有助于身心放松。

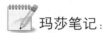 **玛莎笔记：**

要用充分的休息来平衡增加的运动量。尽量让运动充满乐趣，如果你惧怕健身的辛苦，那就避开它，跳跳舞、在大自然中漫步、走到花店里转转……这些能让你动起来，又让你微笑着锻炼。

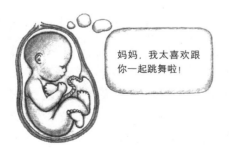

妈妈，我太喜欢跟你一起跳舞啦！

4. 了解自己的极限

孕期安全运动的关键，在于既锻炼了你的身体，又不让宝宝感受到太多压力。一般性的指导原则是：如果一项运动对你来说太费力，那么它对宝宝来说也很费力；攀升的心率是身体用力的信号，也是反映健康情况的信号，你越健康，就越能够在保持同样心率的情况下做更多运动。研究表明，运动中的准妈妈心率达到每分钟 150 次之前，胎儿的心率不会有太大变化。要想知道什么时候该停下来，请观察以下指标：

• 脉搏测试。把手放在腕部或下巴下方的颈部测一下心跳（数 10 秒，然后乘以 6，得出每分钟的心跳数）。为了避免宝宝的心率加速，请将你的心率控制在每分钟 140 次以下。

• 对话测试。如果你喘得太厉害，无法继续与同伴对话，那就放慢速度，直到可以轻松地对话。

• 听取身体发出的停止信号。如果你觉得眩晕、眼花、头疼、气短、心跳得厉害或心悸、腹痛、尿道收缩、疼痛（任何部位）、阴道出血或液体流出，就要立刻停止运动。（如果出现最后两个信号，要立即通知你的医生！）明智运动的关键在于听取身体的意见。

孕期运动的注意事项

除了要选择那些适合你的身体和胎儿的运动，下面是其他一些注意事项：

补充水分和能量。缺水会让肌肉更容易疲劳。为了避免缺水，运动前后要分别喝两杯225毫升的水。不要在肚子空空或饥饿的状态下运动，因为运动会很快消耗完血糖，而怀孕已经让你的血糖非常容易波动。运动前后吃点东西会保护你的身体和胎儿，防止低血糖。试试快速补充能量的食物，比如水果、蜂蜜、酸奶等。（参见第25页，了解更多关于聪明地吃零食的信息。）

保持凉爽。不要让你和胎儿过热，不要在炎热潮湿的天气里大量运动。如果你在室内运动，一定要让房间通风，并穿着宽松的衣物，这有助于身体热量的释放。

热身和放松。怀孕时，身体的血液知道自己要优先供应子宫和它的居民。你的心血管系统需要时间来满足运动中肌肉的需求。因此，在开足马力之前要慢慢进入运动状态，花5分钟逐渐达到巅峰状态，然后在结束的时候，也花5分钟逐渐放慢速度，让你的心血管系统有时间调整，突然停止高强度的运动会导致血液滞留在运动的肌肉里。当然，如果你注意到第69页提到的任何停止信号，要立刻停下来，这非常重要。

5. 宝宝越大，妈妈越慢

在怀孕的最后一个月，宝宝和子宫需要更多的血液，所以，你的心脏即使在休息的时候也要更辛苦地工作，此时，可以用来锻炼肌肉的血液储备会更少一些，自然而然就是准妈妈降低运动强度的时候了：那些跑步的人，要开始散步或游泳；那些散步或游泳的人，要放慢速度；预产期渐渐临近，体重增加、行动不便、腿脚浮肿以及韧带松弛等因素叠加在一起，要求你从负重型运动（慢跑和跳舞）变换到负重较少的运动上，比如游泳或原地骑车。

孕期是否可以跑步？胎儿和子宫都牢牢地锚定在你体内，如果你原来就跑步，继续跑应该没问题，但是，即便是在孕早期也要放慢速度。在稍后的孕期里，跑步之所以被列为"有疑问就不做"的运动，是因为：对于已经很柔弱的关节来说，跑步很不舒服；你身体不稳，跑步时很容易摔倒。如果一定要跑，那就在软地面上跑，穿着后跟衬垫良好的跑鞋，而且不要跑得太累。（参见第69页的注意事项。）

6. 不要过度刺激关节

由于松弛素和其他孕期激素的影响，你的韧带会松弛，让关节之间的

连接不稳固，一旦过度拉伸就很容易受伤，尤其是骨盆、后背和膝盖。所以，要避免突然的过度伸展或过度屈

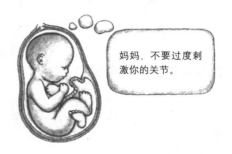

妈妈，不要过度刺激你的关节。

怀孕时不能做的运动

明智地选择适合你的休闲运动。因为你正携带着额外的 5 ~ 13 千克，所以进行同样的运动，已经完全达不到以前习惯的那种水平。依据你所处的怀孕阶段，某些运动可能对你和宝宝来说非常危险：

• 打网球一定要谨慎，因为突然停止和突然转身，都可能会让孕期发生变化的韧带压力过大。板球也是如此，而且还多出一个问题——室内运动普遍存在的过热问题。

• 由于有高速摔倒的危险，所以要避免滑水。

• 在孕中期和孕晚期，高山滑雪也应该避免，因为你的重心发生改变，影响到平衡。可以换成平坦

地形上的越野滑雪。

• 因为有摔倒的危险，所以在怀孕的后半期就把滑冰鞋收起来吧！

• 竞技性的篮球和排球有太多跳跃和伸展动作，对孕妇不安全。

• 避免骑马，除了有落马的危险，跨坐在马鞍上颠来颠去会让已经很敏感的骨盆韧带过度拉伸，导致骨盆疼痛。

• 重量级举重不能再做，因为会过度拉伸肌肉和韧带，同时伴随这种运动的憋一口气也具有潜在的危险。

• 可能会危及宝宝的氧气供给，戴水肺潜水是绝对不行的，浮潜倒是还可以试试。

曲的运动，比如拱背和深蹲。体操是不能做了，用 2.25 千克的哑铃强壮手臂和肩膀的肌肉，还是安全的，但要避免参加过度刺激关节的运动，比如网球和板球。

7. 不要过度晃动宝宝

宝宝安全舒适地躺在自己的泳池里，不太可能受到运动的干扰。尽管如此，还是要避免过度刺激的运动和突然的停止，比如那些跑跳和突然变换方向的运动，像篮球和网球；要避免在硬质地面上跑步，比如水泥地面和沥青地面；游泳和骑车是两项比较理想的运动，对你和宝宝都比较轻松。

8. 保持平衡

增大的乳房和子宫改变了身体的重心，健身时摔倒或拉伤后背的概率提高了。避免那些需要精确平衡的运动，比如体操和高山滑雪。跳舞会很有趣，你的一举一动可能已经不那么优雅了。但是，只要你能够坦然面对，一笑了之，那就没问题。

随时随地运动

把所有的活动都当作运动吧：

• **等候的时间活动活动**。当你排队的时候，等候产前检查的时候，或者就是站着的时候，要适当活动活动身体，可能的话还可绕圈走走。

• **站着或坐着的时候做些屈伸动作**。站着的时候，或做几个下蹲，或反复踮起脚尖，或弯弯膝盖，这会活动腿前部和后部的肌肉，减轻脚踝浮肿，改善腿部血液循环。长时间静坐的时候，这一点尤其重要，至少每个小时要休息一下，从桌前起身活动活动。

• **边谈边走**。通过手机与人交谈，要一边通话，一边来回走动，不要总是坐着。

• 享受"**伸展带的帮助**"。伸展带对肌肉和关节都很好，尤其是对孕妇来说，把这些带子悬挂在房间里，经过的时候就做几个伸展运动，旅行的时候，还可以把它们当作流动的健身房。

• **看电视的时候健身**。看电视的时候，可以用伸展带健身，到了广告时段，或者站起来拿杯水，或者把狗放到院子里溜溜，也可以把要洗的衣物放进洗衣机……

9. 不要躺着运动

第 4 个月以后，避免躺着运动。怀孕到了这个时候，你的子宫已经大到足以压迫经过脊椎右侧的主血管（腔静脉和主动脉）。运动后要让你的身体和宝宝得到休息，但是一定要左侧卧，这个姿势可以防止子宫压迫主血管，保证子宫的血液循环。

孕期游泳，安全而有趣

下水吧！游泳是最理想的孕期运动。很多女性发现，对于怀孕的身体来说，游泳比其他任何运动都更放松、更容易。游泳尤其对孕晚期的女性非常有帮助，这时候，其他运动变得越来越不舒服。怀孕之所以让游泳变得更容易，是因为你的浮力增大了。下面是考虑去游泳的其他理由：

• 对关节来说很轻松。当你站在齐胸的水中时，过度负重的膝盖、臀部和后背承受的重量就减轻了；另一方面，水的阻力会让你的动作更柔和，这对关节来说，比颠簸的陆地运动要来得轻松。

• 对背痛和骨盆肌肉更好。

• 缓解情绪。水中有氧运动或只是在水中手舞足蹈，对身心都是非常棒的放松。

• 改善呼吸。游蛙泳可以扩展胸部，从而吸入更多空气。（如果你有些气短，就用浮漂帮你把头置于水面之上。）

• 改善循环。

• 有助于缓解脚踝浮肿。

• 研究表明，那些喜欢上游泳课的妈妈，分娩时需要的镇痛药物更少。

除非你的医生或助产士另有说法，否则你可以一直游到破水。

身在水中有助于我欣赏自己怀孕的身体，我感觉特别自由，特别飘飘然，无须担心运动时会摔倒。这是我在孕期唯一能做的运动，它让我感觉怀孕的我更有优势。

去上专门为孕妇量身定做的游泳课吧！要确定授课的人了解孕妇特殊的运动需求。

现在说说泳衣。对任何女性来说，即便没有怀孕，要在穿着泳衣时对自己的身材满意都非常困难。在怀孕时穿上泳衣，可能需要在心理上尽量保持积极的身体意象，一旦下水，你就会感觉很棒，所以不要让泳衣问题成为不可逾越的障碍。

你可能无法买到孕妇泳衣，但由于时间和泳池的化学品容易损坏泳衣的弹性，旧泳衣无法遮盖住你的身体。如果你打算在怀孕时游泳，就投资一件新泳衣吧！让你感觉良好，感觉舒服。

安全游泳的小贴士：

• 水温 29℃对于持续时间较长的运动来说比较舒服，又足够凉爽提神。

• 入水、出水以及在湿滑的地面行走时要非常小心，进出泳池区域时，穿上易于穿脱的橡胶鞋会降低滑倒的可能性。

• 很多水温合适的湖泊可能不够清洁，还是在泳池里游泳更安全。

• 不要过度伸展你的关节。在水中很舒适，你可能意识不到已经过度伸展了。

• 不要跳水。

• 如果天气允许，就在室外泳池游泳。室内泳池的空气可能会变得闷热潮湿，氯气的味道可能会导致恶心。如果泳池使用新式过滤技术，你就可以享受到没有氯气并且更清洁的室内泳池。

• 如果你是来回游圈的话，要懂得适可而止。尽管游泳可以使你忘掉忧虑，但是不要忘记第 69 页列出的注意事项，适时进行脉搏测试和对话

不要过热

尽管舒舒服服地泡个热水澡对你来说可能很放松，能够缓解孕期的不适，但你可能需要减少泡在浴缸里的时间，同时降低一点水温。如果孕早期体温长时间超过 39℃，就会提高婴儿出现脊髓缺陷的风险，这是因为胎儿的脂肪细胞，尤其是大脑的脂肪细胞，特别容易受到过热的伤害。用温水淋浴就可以省去这方面的担心，体温远未达到 39℃，一般女性就自然会停止淋浴。在你享受热水淋浴、桑拿、蒸气浴或泡热水澡时，请注意以下事项：

• 如果温度对你来说太高了，对宝宝来说也就太高了。

• 限制泡浴时间。享受热水淋浴或热水泡浴的时间不多于 15 分钟，同时将温度维持在 38℃ 以下。

• 待在蒸汽浴室或桑拿房的时间限制在 10 分钟以下，温度不超过 38℃。简而言之，短时、多次热水泡浴，比长时间的浸泡更安全。坐在浴缸里，上身大部分露出水面，也会减轻过热的危险。

• 从热水浴缸、浴房或桑拿房出来时一定要特别小心，尤其是走出湿滑的蒸汽浴室时，改变姿势一定要缓慢，避免晕倒。当然喽，听从身体的总是没错，如果你感到不舒服或是眩晕，那就该降降温了。

测试，因为在水中更不容易察觉到疲劳。到了孕期的最后一个月，如果像平常那样游 20 圈感到很累，那就放慢速度，或者少游几圈。

• 和其他运动一样，游泳前和游泳后都要喝水。虽说你的身体被水环绕，但在泳池中运动时仍会缺水，尤其是晴天在室外泳池游泳。

为更轻松的分娩而运动

现在我们不谈强健腿部肌肉、臀部肌肉等健身房术语，而是关注"那下面"的肌肉，就是那些能够有效地将宝宝推出，又不让妈妈的骨盆、下背部和腹部肌肉过多受损的肌肉，我们称它们为"推出"肌肉吧。做运动来增强这些肌肉的力量，可以帮助它们更好地支撑由于松弛素而变得松弛的骨盆关节。随着你的子宫向上发展进入腹腔，改变了你的重心，姿势变得很重要；而随着胎儿的重量向下压迫膀胱，膀胱也需要支撑。

凯格尔运动

如果你在怀孕时没有做其他调节运动，那就做凯格尔运动吧！这种运动以发明它的医生的名字命名，能够强壮支撑泌尿生殖道的所有肌肉。

大自然有意让盆底肌在怀孕期间变得松弛，以便为分娩做好准备。但是如果你的盆底肌已经很虚弱，那么随着子宫长大，过度拉扯支撑它和膀胱的肌肉，你可能会发现自己有漏尿的麻烦。尿失禁可能持续到产后，因为在分娩的时候这些肌肉会受到最大限度的拉伸。

胎儿娩出后，凯格尔运动还可以帮你重获和保持功能良好的盆底肌，因而可以避免一些女性可能会出现的盆底结构下垂问题。作为一个附加的好处，很多做凯格尔运动的女性报告，这种运动增强了性交时的敏感度；很多伴侣也声称获得了更大的快感。

为了确定盆底肌的位置，可以尝试在小便的中间停下来，如果你能够轻松、快速地停下来，那就说明你的盆底肌状态良好。如果不能，那你可能会发现几周的凯格尔运动会创造奇迹。另一个确定盆底肌的方式是，尝试用它们夹紧插入阴道的两根手指，或在性交时夹紧伴侣的阴茎。

凯格尔运动有很多变式，每一种都有收紧和放松两个阶段。一定要两个阶段都做，过分强调收紧阶段，会绷紧这些肌肉，然而事实上分娩需要的是放松紧张的会阴肌肉。下面是最有效的几个练习，从最简单的开始，再慢慢转向需要特别专注的那些运动。

停止和开始。尝试在小便的中间

停上 4 ～ 5 次，这可能有点难办，因为你需要只用盆底肌，而不能用大腿和下腹部的肌肉帮忙。

重复。收缩和放松盆底肌。先从每天 4 次每次重复 10 个回合开始，逐渐增加到每天 4 次，每次重复 50 个回合。这个运动很适于在等红灯的时候、电视插播广告的时候或者有人要你拿着电话等一会儿的时候见缝插针地做——又一个"随时随地"享受变化的身体的方法。

保持。收缩盆底肌，数到 5，然后放松。重复 10 次，慢慢增加肌肉紧张的保持时间。

超级凯格尔。你能够收缩盆底肌的时间越长，它们就越强健。在刚开始做凯格尔运动的时候，你能够保持收缩的时间在 5 ～ 10 秒。一旦你能保持 15 ～ 20 秒，就到了超级凯格尔阶段，拥有增强肌肉的最高能力，可以给孕育宝宝的身体结构以最强的支撑。

凯格尔运动不仅可以预防或治疗孕期尿失禁，还可以让分娩本身变得更轻松，因为一旦你锻炼过盆底肌，就会知道如何放松它们。放松不仅可以让分娩更舒服，而且有助于避免分娩时这些组织的撕裂。

准妈妈为分娩做准备的主要目标是训练这些肌肉在分娩时进入放松模式，而在那时本能的反应可能是绷紧

它们，不让胎儿的头通过。这项工作的一部分是要明白你有这些肌肉，这样当你想要放松下来让胎儿娩出时就知道该怎么做。下面是超级凯格尔的 3 个变式，助你踏上获得训练有素的分娩肌肉的快速路。

电梯。这项运动需要一些专注力，但是效果非常惊人。孕妇的阴道是一条肌肉管道，像是由很多圆环一个摞一个组合而成。现在把每一个圆环想象成建筑的一个楼层，你正在通过依次收紧各个环而操作电梯上楼，越来越高。先慢慢把电梯开到二楼，停 1 秒钟，然后上到三楼，在那儿等一等，直到你开到五楼，保持住。现在让电梯一层层下降，在每层都休息一下，直到一楼（起点）。然后开到地下室，在那里你的盆底完全放松下来。当你到达地下室时，放松并下压骨盆肌肉（分娩教育者称为"膨胀到地下室"），保持这种放松的姿势几秒钟。这项运动让你的身体做好准备，可以在分娩的推出阶段用力产出胎儿。最后，将电梯开回一楼，也就是恢复阴道正常的紧张度（这些肌肉在自然状态下就是稍微收紧的）。努力做到每天 4 次，每次 10 个回合。

波浪。某些盆底肌排列得像一个扩展的数字 8（就像一个有 3 个环而不是两个环的 8），一个环位于尿道口周围，一个环位于阴道口周围，一

个环位于肛门周围。一项非常好的凯格尔运动就是，从前往后收缩这些肌肉，再从后往前依次放开，每天做 4 次，每次 10 个波浪起伏。看！你现在简直是个专家了！

姿势。一旦你对凯格尔运动非常熟练，就可以在不同的姿势下试着去做，躺着、坐着、蹲着、盘腿坐着，都可以做做看，它们是预期你在分娩时会用到的不同姿势。

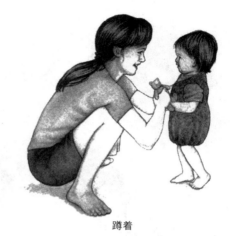

蹲着

伸展运动

在分娩时什么姿势最舒服，你现在不知道，只有到时候才知道，明智的是确保所有与分娩有关的肌肉都已被优化，随时待命。在历史上，女性曾用过那些重力可以帮上忙的姿势，如蹲着或双腿分开半坐着。伸展运动可以让你的大腿和骨盆的肌肉及韧带为最佳分娩姿势做好准备。所以，不管你最后用什么姿势来分娩，在大日子来临前些时间在这些姿势上，可以强壮会阴区域（阴道和肛门之间的肌肉组织），拉伸韧带，增强大腿内侧和腹部的肌肉力量，校准身体姿势，为分娩做好准备。

蹲着。蹲对年幼的孩子来说是很自然的动作，但是对大多数成年人来说却很不容易。每天蹲上 10 次，每次 1 分钟，目标是可以蹲得越来越久。

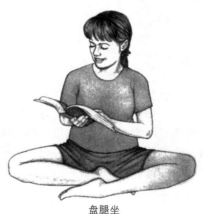

盘腿坐

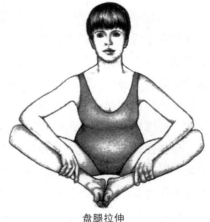

盘腿拉伸

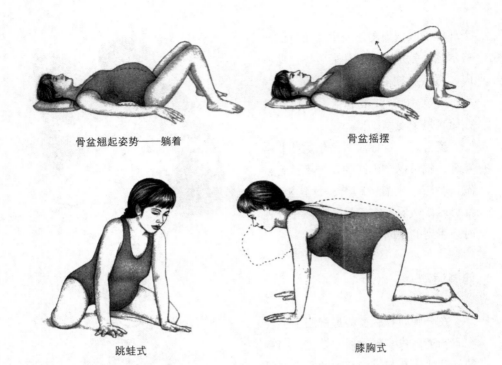

骨盆翘起姿势——躺着

骨盆摇摆

跳蛙式

膝胸式

蹲着清理冰箱，蹲着叠衣服，蹲着换电视频道——保持一会儿。

盘腿坐。还是孩子的时候，你很有可能经常盘腿坐在地板上，现在你可能会发现，这不像你记忆里那么容易，因为它要求使用平时不太使用的腹部肌肉来保持背部挺直，维持较好的姿态。尽管如此，每天两三次，用这个姿势待上 10 分钟，阅读、写作、吃饭——任何让你能够觉察身体姿态的事，慢慢增加盘腿坐的时间。

盘腿拉伸。背靠墙（或沙发前立面），双腿弯曲，足底相抵，然后看看你能让膝盖多么接近地板。不要灰心，只有少数肢体非常柔软的女性才能够把膝盖完全贴到地板上。但是，你可以用手和胳膊轻轻按压膝盖，一次向下一点点，锻炼几个星期后，就应该能够改善自己的柔韧性了。不要强行用力，尤其是当你一直就有膝盖问题时。

肩部绕环。在盘腿拉伸结束时，花点时间做几个肩部绕环，向前，向上——就好像要触碰耳朵；向后，向下，胳膊要保持放松。通过这个运动拉伸的肩部和颈部肌肉，在分娩时（以及抱着新生儿的时候）很容易变得过于紧张。现在，请别人给你做个肩颈部按摩吧！

第 6 章

别担心，怀孕吧

你是否常常听到"不要有压力"这句话？哈，我怀孕了！太多变化来得太快，这本身就会造成压力。再加上种种疑问萦绕心头——宝宝没问题吧？孕期不会出现并发症吧？分娩不知道有多痛……压力自然就越来越大了。

好消息是，你正在学习的这些知识，可以大大降低此类担心成为现实的可能性，绝大多数婴儿都会健康出生，你完全可以信心满满地将担心转化成健康，让自己放松，给宝宝提供最好的人生开端。

胎儿能感受到妈妈的压力吗？

胎儿期科学家对这个问题尚不能给出一致的答案，但越来越多的研究人员相信，妈妈的情绪与宝宝的情绪之间存在着关联，6 个月以上的胎儿可以通过由情绪变化导致的激素变化来共享妈妈的情绪。看来，妈妈积极或消极的情绪确实对胎儿的健康状况有影响。产前研究最有争议的领域是，准妈妈的情绪活动和宝宝成人后的情绪发展是否有关联，焦虑的妈妈是否更有可能生出焦虑的孩子。这种所谓的情绪印刻在多大程度上发生在子宫内，又在多大程度上受出生后头几年的养育实践影响，科学尚未得出定论，很可能两方面都有一点。不过，几乎所有的胎儿期科学家都一致认为，短期的不安情绪和很快就得到解决的焦虑情绪通常不会在情绪方面给胎儿造成伤害。

担心自己的担心是否会让胎儿担心，对已经忧心忡忡的妈妈来说简直就是雪上加霜。怀孕后，不仅必须戒掉受污染的食物，还要尽力避开受污染的空气，现在又必须提防受污染的想法，而这一领域的心理学仍处于起步阶段。为了你和宝宝的内心安宁，请不要担忧。让你周围的人也这么做吧！

为什么不加控制的压力对妈妈和宝宝都不健康？

未解决的压力可以使胎儿脆弱的免疫系统更加脆弱。科学研究表明，持续高水平的坏思绪，对胎儿正在发育中的脆弱的大脑非常有害。作用于大脑神经组织的高水平应激激素被称为糖皮质激素神经毒素（GCN），尽管胎盘和胎儿的大脑都有可能会保护胎儿不受这种毒素的伤害，但是不能完全依赖它们。有证据表明，胎盘中的确有一种酶可以抑制过高的压力水平，缓解压力对胎儿的影响，可是胎儿的血脑屏障尚未发育完全，因此过

"怀孕脑"让你为"妈妈脑"做好准备

"怀孕脑"在为"妈妈脑"做准备，一步一步地将你的脑神经设定为对所有有助于照顾宝宝的事情都超级敏感。美国精神卫生研究所的专家已经证实了准妈妈和新妈妈长久以来的猜测——她们的大脑在孕育和照顾宝宝的过程中发生了改变。

实际上，在那些与照顾宝宝最有关系的大脑区域，新妈妈长出了更多的灰质（大脑神经细胞），不过这似乎是以记忆力下降为代价的，而记忆力下降是孕育宝宝的过程中最可笑的事情（或许也没那么可笑）。对有些新妈妈来说，所有与照顾宝宝无关的心理任务都被降级处理了，以便腾出大脑空间来处理与新身份密切相关的事。

我在网上订了机票。等到了机场，递上机票，代理看了看票，又看了看我，说："机票上显示您应该从另一个机场登机。"我大吃一惊，开始哭泣，多亏好心的代理很同情我，给我重新订了正确的航班。"怀孕脑"是真有其事！

玛莎相信，准妈妈遇到的所有这些麻烦都是有原因的。也许，"怀孕脑"意味着准妈妈的头脑就应该塞满孕育健康宝宝和憧憬"为人母"这些神圣的事情，记忆银行里可能已经没有空间存放别的想法了。准妈妈发现自己常常沉浸在自己的世界里，甚至连丈夫都屏蔽在外，原因可能就是大脑利用这段时间在做准备。的确，在成长为母亲的旅程上，需要思考的东西太多了。

高的压力还是可以进入胎儿的大脑组织，干扰大脑的发育。（参见第 33 页，有关 omega-3 的信息。）

有关神经系统的最新研究成果表明，人可以通过改变想法来改变自己的大脑，认知治疗师把这叫做"积极的自我对话"。脑扫描显示，大脑的某些区域真的会因为快乐的想法而变亮，这些点亮的"快乐中枢"释放出血清素和多巴胺这些快乐激素，它们是天然的抗压物质，是身体内部的抗抑郁药。

每个准妈妈都能学会的 10 个减压方法

在之前的几章里，我们已经知道了一些非常棒的减压方法：少食多餐可以稳定血液中的化学物质，有助于稳定应激激素；运动也是由来已久、最有效的情绪舒缓方式之一……学会了压力管理方法，一生受益，尤其是在照顾孩子的最初几年里。

下面是另外 10 种有效的减压方法：

1. 你不是总能控制情况，但总能控制自己的反应

如果事情无法改变，那就不要再为此担心，比如说你丢了工作，就要敢于面对工作已找不回来了这个事实，接受这个事实，向前看。其实，是感到失去控制导致了压力。你的头脑如何对压力做出回应，是目前你唯一能完全控制的事情。还以失去工作为例，既然已经失去了，那就尽量不要一直纠缠于为什么会失去，那样只会徒增压力，而要赶紧着手解决财务问题，同时分析一下这件事给你带来了什么好处，也许正好可以趁此机会去做志愿者，或者回学校读书。凡事不要回头看，过去已经成为不可改变的历史，你能改变的只有未来。如果面对压力你总是反应过度（很多人如此），那么掌握这种方法就尤其重要。

2. 关注解决问题的办法，而不是问题本身

假设你在怀孕时出现了并发症，那么你无法改变这个事实，它不受你控制，受你控制的是你能对此做些什么。例如，如何教会身体召唤自己"内部药物"（"快乐激素"）来支持你。关注解决问题的办法，你就会重新获得控制感。正如我们已经说过的那样，是无助的感觉导致了迟迟不退的压力，而放弃对问题本身的纠缠去关注解决问题的办法，你就可以将能量从问题本身转向对问题的处理。这是大多数男人都比女人用得好的一个减压

方法，而这个方法本身会导致一些婚姻方面的焦虑。你是否常常感到"要是他不急于解决问题，而是听我说说就好了"？尽你所能让他聆听，但是也要转变想法，考虑一下他的解决方案。他可能会想到一些你想不到的东西。

3. 要关注大事，不要关注小事

生活中的麻烦无穷无尽，你和宝宝不值得为此身心俱疲。当压力出现时，立即拉开距离去看它——将其降级为"小事一桩"，告诉你的身体和头脑不必对它做出反应。假设你只是因为交通事故而开会迟到，这就是一件小事，是点小小的不便，而且你也无法改变它，要庆幸你不是那个出事故的人，没有出大事，在接下来的开车过程中，要感激你拥有健康、工作和汽车，也别忘了为出了交通事故的人祈祷。

4. 享受积极的回放

最强大的减压方法之一就是改变心情。压力、沮丧或不安的想法一进入你的头脑，马上让自己开启"不要去那里！"模式。（反常的是，我们很多人都"喜欢"纠缠于消极的东西。）想象当压力源或不安思绪出现

时，你将消极的想法转为快乐的想法，大脑中会发生什么，在孕育宝宝的同时也在大脑的快乐中枢孕育更多通路吧！当消极的想法出现时，打开你的心理档案馆，回放一段宁静的昨日画面，留驻在那些欢乐的记忆里，比如婚礼那天，或者你告诉伴侣怀孕了那天……当你的头脑里充满这些回放，快乐中枢就能够接管大权。

 BJ 医生笔记：

在妈妈日志里记下一些快乐的想法与宝宝分享吧！无论发生了什么事，给宝宝写东西都能够使你把思绪聚焦在快乐上，聚焦在这一独特的旅程上。这些写给宝宝的文字有一天对你们来说会变得很宝贵，而在当下，则对你有疗愈作用。

（参见第157页，获取关于日志的信息。）

无论何时，只要感到有压力，我就会打开手机，看看存在里面的让人

痛苦需要快乐相伴

在孕期，要让你的身边环绕着积极乐观的人，最好是那些散发快乐思想的准妈妈。要和分娩课上与那些待在一起就感觉很好的准妈妈交朋友。

快乐的照片，或听听令人愉快的电话留言。一旦感觉到消极想法冒出来，我就开始挖掘我的减压器。

5. 放松，深吸一口气

你的身体里有各种生化激素和开关，有些激素让你情绪高涨，有些激素则让你平静下来。身体的加速机制被称为交感神经系统（SNS），一旦需要，它可以让身体转换到高速运转状态，当 SNS 高度活跃时，你的头脑和身体就会充满各种应对危机所需的应激激素。平衡这种加速机制的减速机制，被称为副交感神经系统（PNS）。放松的深呼吸会唤起副交感神经，调低交感神经。每隔一小时（或更频繁）停下来深呼吸一下，暂离你的忙碌吧。下面介绍具体做法：

1）用鼻子慢慢吸气，放松腹部肌肉，舒展肚子，降低骨盆肌肉，数到 4。在吸入的时候，想象清洁的空气长驱直入你的肺，为胎儿带来更多氧气。

2）一边想你的宝宝，一边屏住呼吸，数到 2 或 4，慢慢用嘴呼气，数到 6。从微微合拢的嘴唇缝隙慢慢呼气，可以改善你身体的氧气供给，甚至有可能改善胎儿的氧气供给，如果你有消极的想法，想象它在呼气时离开你的身体。

3）呼吸时默念咒语、单词或词组，可以防止你的头脑由于焦虑或消极的想法而走神。默念咒语是集中注意力的好办法，是可以帮助你平息纷扰思绪的自我对话。可以使用两个词的咒语，吸气时念一个词，呼气时念一个词，比如感谢（吸气）——上帝（呼气）；感觉——良好；喜爱——孩子。

6. 让音乐舒缓你的头脑

打造你个人的"心情混合曲目"——MP3 或电脑上的播放清单，帮助你放松和减压。要珍藏这个混合曲目，因为很可能在产后最初的几个月（甚至几年）里你仍旧需要它。音乐可以打开大脑的快乐中枢，释放快乐激素，还能开发额叶——大脑中负责管理情绪情感的区域，使你能够避开那些引你陷入忧虑的想法。选择那些让你记起快乐情景的音乐，比如你的婚礼主题曲，或是你最喜欢的舞曲。这个混合曲目播放的次数越多，就越能加深一种关联——"我感到有压力，听听这个，就感觉平静多了。"所以，你可以为自己的头脑设定程序，使其产生这种音乐与头脑的关联，这种关联甚至可以在分娩时使用。

7. 让运动舒缓你的头脑

你可能听说过那个老生常谈的运动建议——"走掉压力"。是的，通过提高流向大脑的血液量，积极的运动的确可以刺激具有天然镇静效果的神经化学物质分泌。另外，积极的运动还会降低能够激活应激激素的警觉激素（ACTH）分泌。

孕期压力大时，可以选择的最健康的运动疗法是什么呢？是游泳。"游掉压力"，可能正是压力治疗师会建议你去做的。（参见第 73 页，有关孕期游泳的信息）如果不能选择游泳，那就散步吧！你可以边走边哼唱快乐的小曲，在运动中添一些音乐元素。

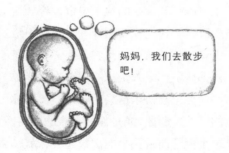

妈妈，我们去散步吧！

 BJ 医生笔记：

用跳舞赶走压力，音乐与运动结合是最棒的减压方式。我建议妈妈们每天规划出一个小时的私人欢乐时间，在傍晚或晚上，享受 30 分钟的舞蹈或其他运动，20 分钟的冥想，10 分钟的补水和点心时间。

8. 冥想——自我疗愈

冥想通过转换头脑的关注点，从压力中心转到安宁中心来放松头脑。冥想还能下调大脑的交感神经系统，上调副交感神经系统。

你可以随时随地冥想，但是在家里或办公室里找个安静的地方冥想会更有帮助。在那里，你可以使用咒语或祈祷语来集中思绪。在一天里安排出 20 分钟的静坐时间，做你最喜欢的冥想或祷告练习。一旦你那可爱的"小压力源"开始发脾气，让你烦恼，你还可以继续通过冥想这种宝贵的减压方式来放松头脑。一旦掌握了冥想的方法，就可以更轻松地打造忙碌的

科学说：为更健康的孕期而冥想

科学研究发现，冥想可以给准妈妈的健康带来下列益处：

孕期常见的不适	冥想的作用
高血压	降低血压
免疫系统弱	提升免疫系统
压力大，心跳快	稳定心率
睡眠不稳	改善睡眠
焦虑和抑郁	缓解焦虑和抑郁
应激激素水平高	降低应激激素水平

妈妈所需的平静时刻，因为有时候你可能真的拿不出 20 分钟的休息时间来奢侈地享受。

9. 笑是孕期最好的药物

笑能平衡你的免疫系统，降低过量的应激激素（肾上腺素和皮质醇），增加天然的抗菌细胞。考虑在手机上建一个专属的幽默图书馆，这样你就可以随时读个笑话，或是看个有趣的短片。在你的头脑档案室里存储有趣的场景和笑话，当你感到有压力的时候就回放一下，笑掉压力。

10. 让家充满欢乐

准妈妈，这是个把自己的压力分给别人的好时候，比如说给准爸爸，你可能已经听说过"让爱人做事的清单（honey-do）"，现在就开始拟一份让爸爸做事的清单（daddy-do）吧！尽可能多地把劳累的家务和耗费心理能量的事指派给你的伴侣。与妈妈有压力不同，爸爸有压力不会直接影响胎儿。而且，孕期还是改善婚姻关系的好时候，这样你就可以让宝宝出生在一个快乐的家庭里啦！

爱和无忧无虑

几个世纪以来，人们对爱和健康之间的关系进行了深刻的研究，结论是：爱能强化免疫系统，开启大脑的快乐中枢。能够将你的爱内投给胎儿，是孕期独特的减压技能。

第 7 章

孕期如何睡得安稳

随着孕期的进展，准妈妈肚子里的小小乘客开始占据越来越多的空间，你想睡好变得越来越困难。你一天比一天疲劳，渴望更多的睡眠，而这个愿望却难以实现。

为什么你总是醒来

刚怀孕的时候，睡眠那么喜欢找上你，你无法抗拒，只有乖乖地束手就擒。但是后来，你体内发生的奇迹，加上胎儿体内发生的奇迹，种种奇迹合谋，令你无法入眠。事已至此，应对的办法只有一个，那就是好好去理解这个"事儿"。

困难的睡眠

你的身体正在为孕育宝宝而日夜工作，激素在不停歇地分泌，你难以

为什么准妈妈需要更多睡眠

睡眠时，以下变化对你和宝宝的健康有益：

- 促进身体组织生长和愈合；
- 心跳变缓；
- 应激激素减少；
- 生长激素增加。

但是，以上这些并不是你需要保证睡眠的全部理由，还有：

- 你的新陈代谢系统在加班加点工作，所以需要更多休息；
- 睡眠不足会使瘦素（控制胃口的激素）减少，导致吃得太多；
- 睡眠不足会让抑郁恶化；
- 睡眠不足提高了罹患 II 型糖尿病和妊娠期糖尿病的风险。

平静下来安稳入睡一点也不奇怪。随着孕期发展，你的睡眠模式变得类似新生儿的模式，深睡眠（非眼动睡眠）的时间减少，而眼动睡眠的时间增加。眼动睡眠（REM）是指对周围环境更敏感、更易苏醒的睡眠状态。虽然很难想象这种变化的生理目的，但是它确实会让你做好准备去面对一个现实——当妈妈绝非朝九晚五的职业。

睡眠减少是当妈妈不可避免的副产品，夜间喂奶和换尿布还没开始呢。尽管你必须接受这个事实——整夜安睡的准妈妈与整夜安睡的新生儿一样罕见，但仍有一些方法可以帮助你的身心享有更好的睡眠。（参见第 90 页关于孕期睡眠的处方。）

烧心

发育中的胎儿会压迫横膈膜，导致烧灼的胃酸被推进食管，造成胃食管返流。用半躺的姿势左侧睡，有助于重力将胃酸留在胃里，而平躺的姿势一定会导致返流。

想小便

孕早期，向下的压力施加在膀胱上，让你总是想小便，这种情况，一直要等到子宫足够大，向上发展出骨盆，进入腹腔，离开膀胱，才会消失。

到了孕晚期，被胎儿、羊水和胎盘充满的子宫还将挤占膀胱的空间。另外一个造成尿频的原因是，怀孕需要的孕酮正处于高水平。

如果夜间总要去洗手间干扰了你的睡眠，那么在下午 3 点以后就不要再喝含有咖啡因的饮料（如咖啡、茶、可乐）了；在睡觉前要使用"3 次排放技术"来排空膀胱（从马桶上起身前要"用力"3 次，确保膀胱已经被排空。这也是锻炼盆底肌的好时机，参见第 75 页）；半夜醒来感觉需要小便，就赶紧起来去厕所，去得越早，就越能早点回来接着睡。

宝宝闹腾

无论是出生的还是没有出生的宝宝，都常常昼夜颠倒，因此，即使不断增大的子宫没让你夜里醒来，它的占有者也会这么做。白天，你总在活动，宝宝就被摇晃着睡着了；晚上，你休息了，宝宝反而醒了，开始活动身体，用正在学习的各种奇妙的运动唤醒你。

你可能听过这样的说法——"睡得像个婴儿"，意思是说睡得像婴儿睡的那样好。其实，这话只说对了一半，事实上，婴儿睡觉的样子，看上去睡得很深沉，浑然忘我，让人觉得能像他们那样睡就好了，但是，你可能没有想到，在夜里，婴儿更多的时间是处于眼动睡眠，也就是浅睡眠状态。儿科医生的理论是，婴儿的眼动睡眠比较多，这使他们处于较易唤醒的状态，因而更容易在有夜间需要的时候发出信号。

身体疼痛

腿部痉挛、皮肤瘙痒以及乳房肿胀是让准妈妈无法入睡的常见苦恼，特别是到了孕晚期，腿部的痉挛和"蚁行感"尤其让人烦恼。可以向头部方向弯曲你的脚趾来缓解痉挛——脚趾向下通常会加重痉挛。缺钙缺钾都会加重痉挛，所以要多吃水果和蔬菜，限制碳酸饮料，因为含磷的酸性物质会消耗钙质。

担忧和压力

由于准妈妈的身体内部和家庭环境发生的种种变化，白天的担忧和因担忧而产生的高水平应激激素，很容易就会被带入宝贵的睡眠时间。重读一下第 6 章那些安抚焦虑的建议，得到需要的睡眠。

生动的梦境

怀孕时的梦倾向于比没怀孕时更紧张、更生动、更奇特、更令人不安。我们采访的孕妇反映说，孕期的梦似乎比平常的梦更真实，那些惯常的有关"生活忧虑"的主题，似乎被大大地夸大了。孕期的梦还发生得更频繁，而且更容易回想起来，因为孕妇夜醒的次数比较多，常常会在做梦的中间醒来，那时候梦在头脑中非常清晰。

我总是梦很多，但是孕期的梦太真实了！我梦到自己对丈夫说，他可以与前女友约会，之后梦就变得很糟糕，梦到他在我生日的时候跟前女友出去吃饭，最后还跟她私奔了。我大汗淋漓地醒来，摇晃着丈夫大喊："你怎么能那样对我？"

怀孕的时候，梦会变得跟以前不一样，是因为你睡得跟以前不一样。正如我们已经说过的那样，在孕期，尤其是孕晚期，你的小睡和夜间睡眠大部分属于眼动睡眠，这本身就是一个多梦和易醒的睡眠状态。然而，孕期多梦不能完全怪罪到激素头上，很多准爸爸也报告说会做更生动甚至更恐怖的梦，这是因为宝宝将要到来对家里的每个人都意味着巨大的生活改变，面对这些改变，准妈妈和准爸爸难免会日思夜想。

我梦到我们把两岁的孩子放在父

母那里，之后忘记接回来了。我认为，这个梦意味着我害怕新宝宝出生后，我会忽视原来的孩子。

孕期的梦常常反映了迫切关心的事，会随着孕期的发展而变化。在孕早期，梦主要集中在生殖象征方面，常常会梦到盆栽花木、水果、种子、水、海浪等。到了孕中期，梦牵魂绕的宝宝会出现在幻觉中，梦到的自然就可能与宝宝的影像有关了，有普通的宝宝，甚至有小动物，比如小猫小狗等；这个阶段，一些女性还会梦到她们根本没有怀孕，在满怀困惑和恐惧中醒来；还有很多女性发现"建造者"这个主题在梦中反复出现，折射出"婴儿建造者"这个角色。到了孕晚期，可能会出现噩梦，或者梦到宝宝不健康，或者梦到自己难产了，甚至梦到有人在偷自己的宝宝。在孕期将要结束的时候，梦的主题会变得更加令人焦虑不安，可能会梦到事业出了问题，也可能梦到夫妻关系出了问题，更多的人反映自己的噩梦与宝宝有关，比如没有奶水可以喂给需要哺喂的宝宝，或是身为妈妈做了可怕的事，而最常见的还是梦到孩子掉在地上。

我一直梦到身体异常的宝宝。我的治疗师说这是孕妇常见的梦，可能象征着宝宝对固有的生活方式和身体意象实实在在的威胁。

最好不要因过度分析自己的梦而对梦的内容太焦虑。睡眠，尤其是孕期睡眠，总是会歪曲和夸大事实。如果你梦到生下一个身体异常的宝宝，只能说明你具有一个好妈妈对自己的孩子会有的正常的、健康的担心。很多女人发现，把不好的梦写下来，重新赋予它一个更快乐的结局，对孕期健康很有帮助。

尽管梦不能预言未来，但是孕期的梦，尤其是那些不断重复出现的同一主题的梦，能够揭示内心隐藏的焦虑，使你注意到亟待解决的问题。记录梦中重复出现的故事线索，看看是否会浮现出一个模式，可能会反映某些需要解决的隐性问题。虽然你并不需要在梦上寄予太多意义或重要性，但是有些女性发现通过反思它们，实际上可以减轻不少焦虑。鼓励你的丈夫也谈谈他的梦吧！他也正在做出重大调整。

孕期睡眠的处方

现在，已经了解了孕期可能会让你睡不着的所有方面，下面是一些行之有效的帮助你安眠的方法：

度过平静的一天

尽量把情绪压力降到最低，如果白天情绪波动很大，那么夜里也很有可能心情无法平静。学习一些保持平静和放松的方法，读一本讲放松方法的书或是听一段放松音乐。如果你已经在参加分娩课，那就用你在那儿学的放松技巧来放松入眠。（参见第81页的减压方法。）

享受更多运动

白天运动得越多，夜里就越可能睡得安稳。白天通过运动来激活身体，不仅可以减压，还可以延长夜里深睡眠阶段的时间，恢复体力。就安睡而言，一天里效果最佳的运动时间是早晨和午后，而不是睡前几个小时，切记，快速跳动的心脏和充沛的激素无助于安睡。

下午小睡几次

尽量在白天插入一两次 20 ~ 30 分钟的小睡，最好是在身体推动你躺下的时候。孕期仍然工作的女性如能在安静的房间休息，并能小睡一会儿，非常有益健康。相比喝咖啡时间，准妈妈更需要的是安静休息的时间。

早睡早起

人体实际上设定的就是日落而息，日出而作，只是我们中间很少有人能够有条件做到这一点。在忙碌的一天结束后，可能你很渴望有自己的时间，但是要听从身体的需要，要是你渴望睡觉，那就睡，孕期比平时至少要早睡一小时。古语说的"早睡早起"，闪烁着智慧的光芒，符合人体天然的激素周期，每个人体内的加速激素（皮质醇）在早晨 6 点的时候最高，到了晚上当减速激素（褪黑素）开启时，就开始下降。

吃助眠的食物

无论你吃什么，都会不同程度地影响你的睡眠状况。在孕期，你会发现哪些食物是"瞌睡虫"（有助于让你安睡），哪些食物是"清醒剂"（会刺激大脑兴奋）。"瞌睡虫"类食物含有色氨酸，这种营养素可以帮助人体制造血清素和褪黑素，它们可以让大脑的神经交通放慢，让你昏昏欲睡；"清醒剂"是高碳水化合物食物或是垃圾食品，尤其是那些含有人工食品添加剂（例如味精和阿斯巴甜）的化学食物，你会发现这些食物让你更敏感。

遵守"过九不食"的古训。很多

助眠食物

助眠食物将碳水化合物与富含色氨酸的蛋白质搭配起来,这一睡前组合可能有助于你入眠。高钙食物,例如乳制品,也可以帮助大脑利用色氨酸制造褪黑素。下面是晚餐或睡前零食可以选择的富含色氨酸的食物清单:

- 豆类
- 奶酪
- 乡村奶酪
- 鸡蛋
- 榛子或杏仁
- 燕麦
- 南瓜子
- 三文鱼或金枪鱼
- 葵花籽
- 豆腐
- 火鸡肉或普通鸡肉
- 酸奶

准妈妈发现按照下面的方式来吃东西,夜里会睡得更好:晚饭是一天里吃得最少最清淡的一顿饭,之后享用 100 ~ 150 卡的睡前零食,重点吃那些让你想睡的食物(最好是一两个鸡蛋)。如果只吃碳水化合物类零食,而不佐以蛋白质,很有可能会成为"清醒剂",因为当碳水化合物消耗完你的血糖之后,就会刺激应激激素和清醒激素分泌来提高血糖,让你睡不着。最后,千万不要饿着肚子上床,因为饥饿也会刺激清醒激素分泌。

搞个睡前仪式

睡前仪式类似前戏,因为它可以让你的身心做好准备,享受接下来的甜美睡眠之乐。你可以让伴侣为你做个按摩来放松身心,这种肌肤之亲的睡前仪式可以延续到产后护理期间。无论是轻柔触碰还是深入组织,按摩都有助于缓解和预防痉挛、瘙痒这类造成夜醒的常见烦恼。

不要担忧,要沉睡

夜里皮质醇会降低,褪黑素会升高,重要的是不要让压力徘徊不去而扰乱了天然的生物节律。可以尝试用下面的方法来帮助自己安静下来:

- 祈祷
- 读点轻松的东西
- 听点轻松的音乐
- 洗个热水澡
- 用薰衣草精油做香薰

把跃入脑海中的待办事项写下来也是个不错的主意,这样你就可以暂时忘记它们。练习你在分娩课上学到的放松技巧,比如心理意象(参见第 321 页)。对准妈妈来说,最有效的意象是想象自己在热水里漂浮或是在秋千上前后摆动,昏昏欲睡。用第 83 页的深呼吸技巧,在呼吸中慢慢入睡。收集一些引你入睡的仪式，专门留在睡前使用。

让卧室保持平静

记住，明亮的灯光和刺激性的噪音会启动你的清醒激素。换言之，昏暗的环境，舒缓轻柔的声响，会让加速激素降低，让催眠激素升高。要让你的卧室有助于安睡：

• 睡前一个小时，不要使用电脑，也不要看电视，因为这些光源会关闭褪黑素。亮光会刺激血清素分泌，而黑暗会刺激褪黑素分泌，就是这么简单。

• 当你关灯的时候，打开舒缓的音乐。制作一张催眠音乐大碟吧！

• 保持卧室清爽、通风，清除室内的过敏原。在冬季，调低卧室的中央供暖系统，打开一个或两个加湿器，热气会湿润空气，有助于保持鼻腔通畅，还能为卧室提供更有利于呼吸的温暖。

享受香薰

嗅薰衣草精油来催眠是有些科学依据的，日本明海大学齿科的研究人员发现，在吸入薰衣草精油 5 分钟之后，检查吸入者的唾液，应激激素皮质醇的水平降低了。

按照身体自己的闹钟醒来

最糟糕的叫醒方式绝对是使用机械闹钟。你不是真的想要"闹"你的大脑和心率吧？最自然的叫醒方式是随着太阳升起慢慢增加亮度或是用慢慢提高音量的舒缓音乐。在你可以睡懒觉的时候，尝试用遮光窗帘，这可以帮助你多偷得一两个小时的酣睡。（留着这些窗帘，等你的宝宝成为早醒的学步儿时用。）

以最舒服的姿势入睡

对于大多数孕妇来说，最舒服的睡眠姿势是左侧卧，并在两膝之间和下背部各垫上一个结实的枕头。左侧卧可以减轻返流，因为重力可以帮助胃容物停在胃里，还能让肝脏免受压迫，因为肝脏在右侧。除了减少下背部的压力，侧睡还可以防止仰睡常常会导致的呼吸不畅，以及由此引发的呼吸暂停和打鼾。如果你有夜间返流的症状，那就试试 30 ~ 45 度的楔形枕头，睡的时候把头和背部垫得更高些。

随着怀着孕的身体越来越重，我开始打鼾，这让我反复醒来。我发现半躺着睡在简易躺椅上，脚部抬高，不仅可以缓解背部和臀部的压力，还

舒适入眠

硬枕头是准妈妈的睡眠好伙伴。你可能发现，随着孕期发展，侧卧时你需要多达 5 个枕头才能获得舒适的支撑：两个垫在头下面，两个支撑着上面的腿，一个塞在后背和床垫之间，可能还得再来一块楔形海绵垫在肚子和床垫之间。如果你觉得侧卧会让你失去平衡，那就稍微向前倾身，胃部着力，移动上面的腿，完全与下面的腿错开，让肚子依偎在枕头上或床垫上。或许可以试试特制的孕妇枕头。

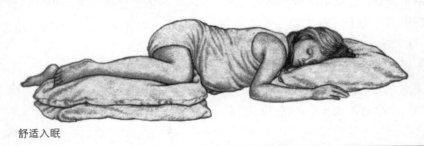

舒适入眠

减轻了打鼾，让我在夜里睡得更好。

在孕晚期，仰睡会导致子宫压迫夹在子宫和脊柱之间的血管，阻碍血液循环，造成低血压，增加背部承受的压力，还会加重腿部浮肿和痔疮，而左侧睡可以让胎儿得到最好的血液供给。随着宝宝的成长，身体自然会告诉你如何变换姿势才能睡得舒服。

（参见第 89 页让人不安的腿部症状的信息，一些准妈妈说感到腿部有"蚁行感"，非常不舒服。）

下床的时候要小心谨慎

先换成侧卧的姿势，用手臂慢慢撑起上身，变成坐姿，然后慢慢把腿垂到床侧，让脚坚实地踏在地板上，再用手臂撑着床边站起来。这种谨慎小心可以减少背部受到的拉伸。

使用白噪音

在床边用白噪音机播放催眠声响，例如潺潺的溪流声，大海的声音，雨声，或是单调的低频音乐。你可能没有意识到，但是胎儿很可能正在子宫里享受白噪音，被它催眠，例如你的心跳和流过子宫血管的血流声。这种产前程序设定，可能就是为什么摇篮曲、轻柔的嘘声和白噪音能够那么有效地哄宝宝入睡的原因吧。

降温

与你的伴侣相比，孕前的你可能需要更温暖些的卧室——有些夫妻刚结婚的时候还经历过毯子大战。怀孕后，你的伴侣会愉快地发现，你的身体要比从前温暖，已经可以享受凉爽的卧室、轻薄的毯子了。因为准妈妈的身体变热，一些夫妻甚至会发现他们需要分别用不同厚度的毯子。

第8章
过绿色生活

很多准妈妈在怀孕后自然就会过"绿色生活"，我们这里说的可不是晨吐的绿色，不过晨吐的确蕴含一个事实——怀孕让准妈妈的身体对吃进嘴里的食物和吸进鼻腔的空气更加敏感，常常离怀孕前两倍远的距离就能闻到烟味、汽油味以及其他一些有害气味。我们常会听到准妈妈说："从

孕早期的生活要绝对绿色

怀孕的头 3 个月，是环境毒素最有可能影响宝宝器官发育的时期，此后，环境毒素就只是影响宝宝的生长，而不会影响器官的形成。胎儿的"垃圾处理系统"还很不成熟，无法处理各种毒素，所以毒素在宝宝的血液中累积的水平，从比例上来讲，甚至要高过妈妈。

前接触那些东西没什么影响，但是现在真的受不了。"自我保护伴随着妈妈这个身份，从受孕之时就已经启动了。

在宝宝最脆弱的头 3 个月，准妈妈对环境中的气味和毒素最敏感，这绝非偶然，因为胎儿发育缺陷在头几个星期的发生率最高，此时器官正在快速成形，准妈妈只有"敏感"才能保护好胎儿。统计数据的确是站在准妈妈这边的，尽管大多数宝宝出生时都"已被污染"。好消息是，几乎所有的宝宝最终发育得都不错。

污染物如何干扰宝宝。尽管我们还不完全清楚毒素令发育缺陷增加的确切情形，但我们已经知道，毒素进入宝宝快速分裂的细胞之后会发生什么。宝宝体内的每个器官都按照基因蓝图生长，这个生化建筑师指挥着细胞的分裂和生长，假设这些基因由于

缺乏营养或受到化学毒素污染而未能指挥某个器官按照正确的基因蓝图来发育，以心脏为例，基因指挥心脏分割成 4 个腔，一旦主管宝宝心脏的基因受到某些影响发生改变，那么原本应该是两个心房、两个心室的心脏，会因发育不全出现"缺损"，导致两个心室之间出现一个洞或者说开口，这被称为室中隔缺损。与此类似的，由基因驱动的"闭合"导致的症状包括腭裂、脊柱裂以及其他出生缺陷。

当然，并非所有准妈妈都可以过上完全绿色的生活。但是，某些方面的绿色生活是必须考虑的。

不要吸烟

产科医生、儿科医生和所有医务工作者都认为：孕期吸烟就是在子宫里虐待孩子。准妈妈吸烟时，宝宝也在吸烟。而且，你将要读到的关于吸烟的所有信息几乎都适用于吸入二手烟。也就是说，爸爸吸烟时，宝宝也在吸烟。

假设你要进入一个房间，看到门上的警示牌写着："这个房间的空气里含有有毒气体，包括大约 4000 种化学物质，某些物质可能会对你的宝宝造成伤害甚至危及生命，增加流产的风险。"所有的准妈妈都会坚称："我

绝不会承担这种风险！"但是，这就是准妈妈自己吸烟时，或者是吸入他人吸烟喷出的烟雾时，确确实实会发生的事情。

香烟的烟雾里所含的多种有毒气体包括但不限于：尼古丁（已知可以让血管变狭窄的成瘾性毒品）、一氧化碳（氧气的抢夺者）、苯（潜在的致癌物）、氨和甲醛。吸烟对准妈妈和宝宝的危害随着每天吸入量的增加而增加。而且，最新研究显示，吸烟对女性肺部的损害比男性大，这可能是因为女性的肺比较小的缘故。

吸烟掠夺宝宝的营养。很多研究显示，妈妈吸烟的婴儿比妈妈不吸烟的婴儿出生体重同比较低。道理很简单，吸烟的准妈妈，尼古丁会进入她的血液，含有这种有毒物质的血液会使子宫的血管变得狭窄，使供应胎儿的血流量减少，而血流量减少就意味着供应胎儿的营养减少，势必影响胎儿的健康成长，使胎儿体重减少。一般来说，越重的新生儿越健康，出生后需要特殊护理的可能性越小。

新的研究驳斥了认为胎盘可以充当屏障，防止妈妈血液中的香烟毒素进入胎儿体内的理论。当研究人员检查新生儿（这些孩子的妈妈在孕期自己吸烟或吸了二手烟）的脐血时，在里面发现了致癌化学物质，这些新生儿接收了母亲血液中大约 50% 的致

癌物质，母亲吸烟越多，宝宝血液中的毒素含量就越高。

吸烟掠夺宝宝的氧气。除了使流向子宫的血流量减少外，吸入香烟烟雾还使宝宝从血液中能够得到的氧气减少了。吸烟的孕妇血液中的一氧化碳水平比不吸烟的孕妇要高出 600 ~ 700%。一氧化碳是氧气的阻滞剂，会使运送氧气的血细胞无法满载运转。研究人员认为香烟中的一氧化碳水平等同于汽车尾气。事实上，吸烟会让子宫里的宝宝感到窒息，而缺氧会影响宝宝各个器官的发育。

吸烟伤害宝宝的大脑。新的研究表明，宝宝正在发育中的大脑不仅会因缺氧受到伤害，而且会因香烟中的化学物质而受到伤害，因为它们会直接毒害正在发育的脑细胞。那些在孕期吸烟的准妈妈，尤其是每天吸烟超过一包的准妈妈，她们的宝宝，与不吸烟的准妈妈的宝宝相比，在婴儿期头围较小，一岁的时候智力表现分数较低，上学的时候学业成绩较差。

被动吸烟也会伤害宝宝。新的研究表明，如果孕妇吸了二手烟，宝宝出生体重较轻的风险及婴儿猝死综合征（SIDS）的风险都会增加，这跟吸烟妈妈的宝宝是一样的；如果爸爸妈妈都吸烟，婴儿猝死综合征的风险几乎会加倍；即使妈妈不吸烟，只有爸爸吸烟，婴儿猝死综合征的风险也

会比家里没有人吸烟的宝宝高。因此，一定要坚持让你的丈夫、亲友及同事尊重尚在子宫里的小生命，在与你同处一室时不要吸烟；如果你的工作需要身处被香烟污染的环境，那么你有理由要求调换职位——要求在无烟环境里工作绝对是孕妇合法的权利。

在经常有人吸烟的公共场所怎么办？你可能会理智地决定：坐在无烟区。公共场所的无烟区的确是朝着正确的方向前进了一步，但很多时候那里的空气里仍然含有大量污染物，试图在同一屋檐下辟出一块无烟区，就好像试图消毒半个游泳池一样收效甚微，因为污染物会在空气里扩散。为安全起见，尽可能能远离香烟烟雾吧！

戒除恶习

准妈妈越早戒烟，你和宝宝就越有可能更健康。最好的决定是在准备怀孕的时候就戒烟，起码也要在怀孕第 15 周之前戒烟，在那之后还吸烟的话，宝宝早产的风险会提高 3 倍，发育迟缓的风险会加倍。虽然看起来吸烟的危害在孕早期最大，但是那些"孕后期戒烟的妈妈"也要比那些孕期一直吸烟的妈妈拥有发育更好的宝宝。这本书里很少有必须遵守的规则，戒烟是个例外。

好多事，说起来容易做起来难。吸烟是一种成瘾行为，而成瘾行为很难戒除。你已经习惯于吸烟给身体带来刺激的感觉，身体内几乎每个系统都受到尼古丁的影响，而且你的身体还有可能对吸烟给口腔带来的感觉成瘾。戒烟的过程，身体需要时间来适应没有尼古丁情况下的感觉，戒烟会是最艰难的事情之一。下面是一些建议：

一旦怀孕立即戒烟。熄灭最后一支烟的最好时机是孕检呈现阳性那一刻，一些女性真的就是这么做的。其他人则发现突然戒烟会让她们极度焦虑，而这对宝宝也不好，慢慢戒除可能更合理一些。一些"幸运的"女性发现，怀孕后她们开始对烟味出现自然的反感，问题自然得以解决。

试试设定目标。如果你不能在知道怀孕的第一天就戒烟，那就设定一个时间表逐渐戒除，比如说 10 天。为自己的努力预设一个奖励，可以算

预先警告：控制出生缺陷

如果你计划怀孕或正在努力受孕，最好在怀孕之前避开酒精、尼古丁及其他毒品，以便给你的宝宝一个最绿色的开始，因为这个时期是最关键的。

算一年不吸烟可以省下多少钱，可以用这些钱为你和宝宝买些特别的礼物。

更小心地选择你的"毒药"。在逐渐戒烟的时候可以换换牌子，因为有些牌子尼古丁和一氧化碳含量低。

减少吸入的"毒药"量。当你想戒烟的时候，尽量少吸几口，或者，只吸香烟的前半段（香烟的后半段毒性更大）。最好的做法是不要吸入肺里，这样就可以将尼古丁的量减掉一半。

让吸烟变得不方便。一次只买一包烟，放在某个不方便拿取的地方，例如，放在车库里。

填补空虚。想想是什么让你开始吸烟的。一旦找到让你成瘾的心理原因，戒烟可能就更容易一些，至少你可以找一个更安全的替代性习惯。

尝试更健康的替代品。如果你需要拿点什么占着手，就试试写作、画画、编织或填字游戏；如果你需要嘴里有东西，试着嚼胡萝卜或芹菜棒、肉桂棒或吸管，也可以吮吸冰块、果汁棒或硬糖，嗑瓜子、啃燕麦卷或嚼口香糖；如果你吸烟是为了放松，那就试着听听舒缓的音乐，阅读，或是偶尔付费请人按摩一下，去散步，去游泳；如果你吸烟是为了找乐趣，那就让自己在无烟的地方找乐子，看看电影或在无烟餐厅就餐，购物，去拜

访一位不吸烟的朋友。

创建不愉快的联想。当成瘾行为与快乐的想法或事件相联系的时候，它们就很难戒除。尽量把吸烟的欲望或行为与不愉快的意象联系起来，例如，当你有吸烟的冲动时，想象你的宝宝正在子宫里大口喘粗气。

试试恐吓策略。拟一份你的反对吸烟的警示语，比如"每一口烟都会消耗掉宝宝 1000 个脑细胞"，或"吸烟会伤害或杀死我的宝宝"……然后把这些警示语挂在最有可能去吸烟的地方。当然，也要把这些警示贴在香烟盒上。

找一个戒烟伙伴。如果你戒烟需要人陪伴，那就找朋友或伴侣帮忙吧！当你感到有点烟的冲动时，给这个人打电话，或是跟他一起做你们都喜欢的事。

表扬自己。在你偶尔再次吸烟时，不要沮丧，而要拍拍自己，为你忍住没吸的每一口表扬自己一下，下决心每天做得更好一些。

寻求专业帮助。如果过了两周，你只靠自己没能取得任何进展，那么就需要联系当地的戒烟资源，或寻求专业帮助来解决深层问题。你的健康保险计划可能包括咨询的费用，但无论如何，这都是值得花的钱。

 威廉医生笔记：

一天，我在医院里与一群儿科医生和产科医生开会，讨论准妈妈吸烟的问题。尽管知道这个习惯的成瘾性非常大，我们还是对任何孕妇或新妈妈吸烟感到恐怖，因为吸烟对宝宝有害已是人所共知的事实。大家的共识是：孕期吸烟，或在婴儿周围吸烟，应该被认定为虐待儿童。

孕期吸烟的妈妈很有可能产后继续吸烟，从而进一步增加婴儿的健康风险。呼吸道感染、耳部感染和婴儿猝死，在吸烟妈妈的宝宝里面都更常见。

吸烟对宝宝和妈妈的危害

如果你吸烟，几乎所有你不希望发生在自己和宝宝身上的事情都更有可能发生：

- 早产
- 宝宝"发育迟缓"
- 婴儿猝死综合征（SIDS）
- 头围小
- 智商低，精神发育迟滞
- 学习成绩差
- 怀孕和分娩并发症
- 流产

而且，研究表明吸烟妈妈的催乳素水平比较低，催乳素正是负责生产乳汁和让妈妈平静的激素！因而，吸烟的妈妈有可能面临更多的哺乳问题，更早断奶。哺乳妈妈吸烟，宝宝的血液中就容易出现尼古丁，显示他们通过妈妈的乳汁接收了烟草中的化学物质（尽管如此，吸烟的妈妈亲自哺乳也比给宝宝喂配方奶粉要好）。现在戒烟可以给宝宝带来四重好处：一、宝宝不会从子宫中接收毒素；二、宝宝在婴儿期和儿童期不会暴露在香烟的烟雾中；三、宝宝不会从你这里学会吸烟这种有害的习惯；四、宝宝会有个更健康的妈妈，妈妈患心脏病、中风、肺气肿、肺癌以及其他很多疾病的风险更低。

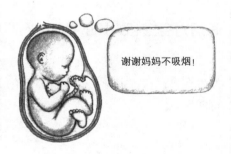

谢谢妈妈不吸烟！

不要使用毒品

海洛因、可卡因、快克（浓缩可卡因药物）、冰毒、迷幻药和天使粉。当妈妈使用任何毒品时，宝宝也在使用；妈妈成瘾时，宝宝也会成瘾。成瘾的宝宝出生后，要忍受毒品戒断症状的痛苦（极度的易怒和神经质）。妈妈在孕期使用易成瘾药物，宝宝出生后更难照料，妈妈吸食毒品会对宝宝产生持续一生的影响。

毒品在整个孕期都会对胎儿造成影响，但是最危险的时期是头3个月。毒品对正在发育中的宝宝可能造成的影响，包括死胎、流产、出生体重较轻、发育迟缓、早产以及婴儿猝死综合征的风险升高。妈妈滥用鸦片制剂，婴儿猝死的风险会升高多达20倍。研究人员认为，鸦片和可卡因一类毒品，会降低流向胎盘的血流量，降低胎儿的氧气供给，对正在发育的宝宝造成伤害，就像尼古丁那样让宝宝感到窒息。可卡因还扰乱宝宝的大脑，使其变得易怒。

大麻。不久以前，妈妈在孕期使用大麻还未被证实对胎儿有害。然而，最新的研究表明，由于其有效成分四氢大麻酚（THC），大麻对胎儿的危害与上述毒品完全一致。此外，大麻烟还可能含有一氧化碳以及其他在香烟中发现的有害物质，而且剂量上要高于市售的烟草制品。

安非他明（脱氧麻黄碱）。这些成瘾药物也对正在发育的胎儿有害，会增加早产和宫内发育迟缓的风险。妈妈对安非他明成瘾，新生儿一出生就会立即出现典型的戒断症状（心动过速和呼吸急促）。

如果你对毒品成瘾，请在发现怀孕的当日就约见专业咨询师或加入戒毒计划。最好你在计划怀孕时就戒毒。

不要喝酒

尽管喝酒不像吸烟那么有害，但是怀孕的时候最好不要喝酒，至少要限制饮用量。早在 20 世纪初期，产科医生就发现在欧洲的某些饮酒节之后 9 个月出生的婴儿，有出生缺陷的更多，这说明胎儿期缺陷与过度饮酒之间存在某种关联。准妈妈血液中的酒精含量与胎儿的是一致的。

产科医生过去常常建议准妈妈"在孕期限制饮酒"，因为不清楚多少酒精会对胎儿产生影响。人们早就知道，怀孕的时候大量饮酒会导致婴儿一出生就出现"胎儿酒精综合征（FAS）"，这种疾病会使婴儿体重较轻，身长较短，大脑较小，而且具有异常的面部特征，比如鼻子短、上唇薄和眼睛小。FAS 宝宝还会出现其他异常身体构造，比如心脏和四肢方面。孕早期过量饮酒危害最大，会导致流产、出生体重较轻或早产。因为酒精是一种"溶脂剂"，它似乎对胎儿的大脑影响最大，大脑是身体中脂肪含量最高的器官。

近几年，越来越多的医生推断，

如果大量饮酒对胎儿有很大的影响，也许少量饮酒对胎儿也有影响，只是影响不够大，看不出来而已。这导致美国卫生部和美国妇产科医师学会（American Congress of Obstetricians and Gynecoloists）一致建议，准妈妈在怀孕期间完全不要饮酒。我们赞成这个建议。

不要饮酒，但也不要担忧。偶尔在晚餐的时候啜饮一杯葡萄酒，不太可能对宝宝产生影响。可是，你必须避免一次狂饮五六杯或整个孕期平均每天喝两杯，因为这么喝有可能给宝宝带来危险。（一杯是指 30 毫升烈酒，或 150 毫升葡萄酒，或 360 毫升啤酒）记住，酒精对胎儿影响最大的时期是头 3 个月，那时候宝宝的器官正在形成中。

需要限制的食品添加剂

下面的大多数化学物质属于"不确定"的范畴。我们建议尽可能把它们添加到"有疑问就别碰"的清单上。

虽然我们生活在美国——一个对食品有监督的国家，但特殊利益集团还是损坏了美国食品药品监督管理局（FDA）以及其他政府机构的信誉。想想氢化油脂（也叫反式脂肪）吧！早在 20 年前，科学界和管理机构就知道它们对健康有害，但是直到

2006 年，FDA 才最终"不建议"（而非禁止）使用。不要期望这些机构保护你的宝宝免受化学添加剂的危害，你必须靠自己。因为：

安全性从未得到证实。大多数化学添加剂进行的都是动物实验，如果老鼠通过了实验，他们就会在人类身上（通常是成人志愿者）短期试用。如果老鼠活下来了，人类也没有生病，这些化学添加剂就会获得 FDA 的认可；同时，商家还会进行大量游说，因为"防腐"食品（能够在货架上保留较长时间）或"强化口味"（让消费者多买）的食品会给他们带来巨大的经济利益。记住，美国农业部（USDA）的宗旨主要是促进肉类企业和农业的发展，而不是促进宝宝的健康。给消费者的食品添加剂建议应该来自可信的医学权威机构，比如美国卫生研究院或美国医药研究所。

科学家早就知道，给小动物喂食化学添加剂会增加它们长大后生病的可能性。罗素·布雷洛克博士是《神经兴奋性毒素：杀人的味道》（*Excitotoxins: The Taste that Kills*）一书的作者，他推断胎儿正在发育中的大脑比成人的大脑更容易受到神经毒素的伤害，可能性要高 4 倍。这是因为某些食品添加剂可以穿过血脑屏障，造成正在发育中的神经元出现连接错误。宝宝的大脑就像一个需要照

最不安全的 12 种添加剂

下面是科研证明可能对正在发育中的宝宝不够安全的化学添加剂：

- 安赛蜜
- 人工色素
- 阿斯巴甜
- 叔丁基羟基茴香醚（BHA）
- 二叔丁基对甲酚（BHT）
- 水解植物蛋白
- 味精
- 部分氢化植物油（反式脂肪）
- 溴酸钾
- 没食子酸丙酯
- 苯甲酸钠
- 硝酸钠／亚硝酸钠

信息来源：美环境工作组

料的花园，得修剪掉那些不需要的连接，让需要的连接更好地发育，因此这种连接错误可能导致的一个后果被称为"不成熟的修剪"，太多添加剂还可能导致"过度修剪"。

布雷洛克主要对味精（MSG）和阿斯巴甜（一种用来代替糖的甜味剂，如市售的纽特健康糖、怡口糖等）进行了研究。这些物质是被 FDA 认可的，人们就以为它们是安全的，但未必是这样。在撰写本文时，FDA

收到的关于味精和阿斯巴甜的申诉比其他任何添加剂都要多。科学说：

• 给怀孕的实验动物喂食高剂量的味精，会损害它们的宝宝的大脑；

• 喂食味精的动物幼崽其大脑细胞的发育发生改变，长大后会变得肥胖，还会出现类似自闭症的症状；

就宝宝而言，不应该让任何标签出现漏洞。

阿斯巴甜和蔗糖素——不适合宝宝

在我们看来，长期食用上述两种常用人工甜味剂对准妈妈和宝宝不健康，原因如下：

• **科研结论值得怀疑。**声称这些人工甜味剂安全的科学研究是由制造商出资进行的。值得注意的是，调查发现，公司出资的研究通常比独立进行的研究出现有利结果的可能性高4倍。再加上它们从未在宝宝身上测试过，所以有双重理由让它们远离你的购物车。

• **宝宝的身体无法分解它们。**以阿斯巴甜为例，它分解后的化学副产品包括甲醛这种防腐物质。虽然阿斯巴甜的拥趸者鼓吹这种甲醛很快就会被代谢成水和二氧化碳，排出体外，但这要求身体有成熟的垃圾处理系统，而你我们知道，宝宝并不具备。

另一个副产品是苯丙氨酸，一种神经兴奋剂，这种东西恰恰是正在发育中的大脑不需要的东西。

那么，应该把阿斯巴甜换成蔗糖素吗？不要这么快就做出决定，因为与阿斯巴甜相同的问题依然存在，相关的测试也是主要在动物身上进行，而非儿童身上，更不是在胎儿身上。况且，蔗糖素在体内（尤其是胎儿体内)的表现也不像制造商所说的那样：因为它提取自真正的糖所以很"天然"。制造商还声称，身体不会消化和代谢蔗糖素，这让你认为它不会穿过胎盘进入胎儿体内，但这一点从未被证实。

在研究这个话题的时候，我们有机会读到了《联邦公报》（美国食品药品监督管理局的官方出版物），上面写道：一个人所吃的蔗糖素20～30%被代谢了，看，它确实会进入体内。虽然食物中的蔗糖素只有一小部分进入了妈妈的血液中，但是没有人知道一旦它进入之后会做些什么——更重要的是，它在胎儿的血液中会做些什么。

高聚果糖玉米糖浆（HFCS）——也不适合宝宝

现在已经勾掉了阿斯巴甜和蔗糖素，下面是高聚果糖玉米糖浆对宝宝的健康不太好的原因：

• **科学家质疑它的安全性。** 数年前，我（西尔斯医生）出席电视节目《埃雷利工厂》（*The O'Reilly Factor*），在分析氢化植物油（反式脂肪）有可能成为食品制造史上经 FDA 认可的最坏的人造食品之后，比尔·埃雷利问我下一个可能登上热议榜单的食品是什么，我回答："高聚果糖玉米糖浆。"不用说，我后来接到了玉米精炼协会的很多电话，这个协会旨在促进政府补贴的玉米产业获得"经济上的健康发展"，他们竭力让我相信这种糖浆经过测试后证明，与普通的"天然"糖一样安全。

作为一名坚定地相信科学依据的医生，我的结论与大多数营养专家一样：高聚果糖玉米糖浆不适合人类食用，尤其是宝宝。最新的研究发现，HFCS 可能会比食用糖更快速地提高多余脂肪的蓄积，降低胰岛素的敏感性，而这两条正是准妈妈最需要避免的两个健康问题。营养研究者的共识是，过去 30 年里 HFCS 的大量使用，是导致肥胖以及由此引发的不健康后果——糖尿病和心血管疾病盛行的主要原因。

• **HFCS 从未在宝宝身上测试过。** 我们不知道有任何就 HFCS 对怀孕的实验用动物和正在发育的宝宝的影响所做的研究。

• **HFCS 常与坏伙伴为伍。** 即使最终证实高聚果糖玉米糖浆对宝宝是安全的，但是，当你到超市转了一圈，仔细地读过含有 HFCS 的一系列食品的标签后，也会震惊地发现：那些含有 HFCS 的食品成分非常可疑。例如，与原味酸奶（或那些只用水果或蜂蜜调味的酸奶）相比，那些用 HFCS 之类的人工甜味剂来增加甜度的酸奶，其标签读起来就像读化学实验用品清单，这是因为 HFCS 之类的化学添加剂比真正的糖和真正的水果要便宜得多。你和宝宝不仅应当吃最好的食物，更重要的是应当吃最安全的食物。

 威廉医生笔记：

在我的办公室里，我让孩子玩这样的游戏：瞪大小眼睛，寻找食品标签上的坏家伙——高聚果糖玉米糖浆。

咖啡因的担忧

在孕期，含有咖啡因的饮料也属"有疑问就别碰"之列。尽管每天喝上几杯咖啡很可能对胎儿是安全的，但是，科学家并不确定喝多少安全，喝多少不安全。通常 200～300 克咖啡因是每日饮用的安全上限，但是这个建议真的没有太多科学依据。考虑一下这些关于咖啡因的担忧吧：

• 在孕期，准妈妈的身体清除咖啡因的能力降低了。通常，喝下去的咖啡因在 3.5 个小时里就会代谢掉一半，而在孕期，尤其是在最后 3 个月里，咖啡因可以在你的身体里停留长达 18 个小时。

• 很难设定一个安全的上限，因为不同的咖啡豆，不同的加工方式，都会使一杯咖啡里的咖啡因含量不同。喝咖啡的人实际上无法了解自己从一杯咖啡里摄取了多少咖啡因。

• 在准妈妈身上，不仅咖啡因代谢比较缓慢，而且它会透过胎盘，在肝脏尚未发育成熟的胎儿体内以更慢的速度代谢。咖啡因是一种毒品，妈妈严重依赖咖啡的婴儿一生下来就出现咖啡因戒断症状的先例，确实存在。

• 记住，"脱因咖啡"常常只是低咖啡因，而不是无咖啡因。即使它的咖啡因含量不足普通咖啡的 10%，也不要骗自己说你完全没有喝到咖啡因。

• 研究表明，高剂量的咖啡因——1000 毫克咖啡因（每天 4～5 杯咖啡）会提高流产的风险。2008 年发表在《美国妇产科学杂志》（*American Journal of Obstetrics and Gynecology*）上的一份研究报告说，每天摄取 200 毫克以上咖啡因（相当于一杯 300 毫升的咖啡）的女性流产率几乎会翻倍。然而，由美国卫生研究院进行的一项研究表明，流产与每天最多 300 毫克的咖啡因摄入量之间没有关联。没有任何一项研究就孕期摄入多少咖啡因是安全的得出确定性的结论（而且咖啡因的刺激作用因人而异），我们建议大多数准妈妈应将每天摄入的咖啡因限制在 200 毫克以下。

• 想想吧，咖啡因对妈妈的影响——心率加快、血压增高、应激激素肾上腺素升高（只是其中的一些）也会发生在胎儿身上，但胎儿并没有代谢储备来应对这些生理上的变化。

• 咖啡因还会成为营养的消耗者，会增加妈妈通过尿液排出的钙，干扰铁质的吸收。

如果你已习惯每天享受咖啡因带来的兴奋，那么尽量在怀孕前戒除这个习惯，遵循身体的节奏度过每一天。记住，咖啡因会刺激心血管，提高心率和血压，还能充当利尿剂，让你排尿增多，进而出现脱水。如果你喝到出现咖啡因幻觉的程度，那么对你的宝宝来说肯定不健康。

试试下面这些在孕期远离咖啡因的办法吧：

• 试试花草茶，花草茶不含咖啡因，可以尽情地喝；有时候，喝杯热饮这个习惯本身就会令人满足，例如热牛奶、热柠檬水、热苹果酒等。

• 自制低咖啡因茶。如果你用的是含咖啡因的茶包，可以先将茶包浸在热水里 20 秒，然后倒掉热水，重新换水泡茶，因为咖啡因是水溶性的，这个过程可以去除很多（但不是全部）咖啡因。如果你必须喝咖啡，那就喝用水处理的脱因咖啡，而不是相对来说不太安全的化学处理的脱因咖啡。

• 试试半咖啡。逐渐用越来越多的脱因咖啡来稀释含咖啡因的咖啡。

• 检查标签。咖啡因可能隐藏在软饮料里，也可能隐藏在一些非处方和处方药里，一定要检查标签。

• 缩短煮咖啡的时间。如果你将渗滤或浸泡的时间缩短一半，那么得到的咖啡就含有较少的咖啡因。

如果必须为自己加点咖啡因，那就选在早晨加吧，这样咖啡因的作用会逐渐消退，不至于干扰夜间的睡眠。无须担心黑巧克力中的微量咖啡因作用，每 30 克黑巧克力平均只有 20 毫克。要知道，每天吃几块黑巧克力（可可含量在 60 ~ 80%）是最愉快也是最健康的享受。

过绿色生活的另外 11 种方法

毒素进入身体的途径有 3 种：通过你的嘴，通过你的肺，通过你的皮肤。这些都是我们要竭力阻断的，尽管你的肺、肝、肾和胎盘都是环境中的化学物质抵达宝宝那里必经的过滤器，但是，还是有些化学物质会进入妈妈和宝宝共享的血液中。

既然你体内现在有了这个易受伤害的小人，下面就为大家提供一些预防毒素侵害的简单方法：

1. 净化饮用水

在厨房的水龙头上安装一个净水器。

2. 为你的家消毒

记住，宝宝也住在这里，如果你受不了化学气味，就应该想到宝宝也受不了，他的发展会受到干扰。最重要的是，不要让吸烟的人进入你家，即使那是你的好朋友或你的父亲母亲。考虑在门上挂个警示牌："内有宝宝，禁止吸烟。"

你还需要对清洁用品特别小心。不要用化学的清洁用品，可以用更绿色的产品替代它们，比如食醋、柠檬汁、食用苏打等。千万不要把含氯漂白剂与氨、醋或其他清洁剂混合，因为这会发生化学反应，产生有毒气体。尽可能避免使用刺鼻的气雾剂，它们含有挥发性有机化合物（VOCs）和其他化学物质，会在空气中形成有毒气体。使用家具擦亮剂、消毒喷剂、地毯清洁剂、室内除臭剂、马桶清洁剂、阻燃剂、涂料稀释剂、防冻剂、园艺杀虫剂和除草剂之前要三思。不要使用遮盖气味的产品，比如空气清新剂，尤其不要在车里用，这不仅是因为它们常常含有 VOCs，更因为你肯定不想让自己的嗅觉失灵。要充分发挥孕期高度敏感的嗅觉的作用，一旦闻到不好的气味，就应该警惕它可能真的有毒。你还可以在网上搜索每种家居清洁用品是否含有 VOCs 和其他化学物质，方法是：输入有疑问的清洁用品的名字，再加上 MSDS（物质安全数据表）这几个字母。另外一个关于环境化工品安全性的信息资源是 cosmeticsdatabase.com.

3. 使用空气净化器，尤其是卧室

HEPA 过滤网可以去除空气中 99% 以上的 VOCs。一定要按照制造商的说明定期更换过滤网。

4. 清理厨房

在塑料的瓶子、盘子、杯子和其他容器上查看"不含 BPA"的标志，那些标志上标着 1、2、4、5 或 6 的可回收塑料制品，不太可能含有 BPA（双酚 A，一种可能致癌的物质），而那些标着 3 或 7 的则可能含有 BPA。避免食用没有标明"不含 BPA"的罐装食品，因为很多都含有 BPA。一项研究表明，那些每天至少吃一次罐装蔬菜的人，尿液中含有的 BPA 要多 44%。不要把任何塑料容器放进微波炉，要选择玻璃或陶瓷的。

想一想什么对你是重要的，想一想如何去重视你一生当中这个非常特殊的时期。做一个坚定的妈妈吧！全神贯注地保护自己和宝宝。

5. 改善你的床

如果你负担得起，那就买一个"绿色"床垫，那种不含阻燃剂的，阻燃剂被归类为持久性有机污染物（POPs）。

6. 小心蜡烛

如果可能，请使用天然蜂蜡蜡烛，它的香味很安全。要确保蜡烛和烛芯有"不含有毒化学物质"的认证。

7. 找一个更绿色的干洗店

研究发现，干洗衣物上的悬浮颗粒可能有毒，尤其是在狭小、不通风的地方，比如壁橱或更衣室。怀孕的时候尽量避免干洗，或者找一家绿色干洗店。

怀孕时的手机安全

科学研究尚未确定手机辐射是否对准妈妈和宝宝有害。2011年耶鲁大学妇产和生殖科学系的研究人员进行的一项研究发现，在胎儿期接触手机辐射的新生幼鼠更有可能出现神经发育问题。不要等待科学得出确定性结论，那可能永远都无法做到——有太多经济利益要保护目前的状况。因此，从安全出发，一定不要坐在那儿，把平板电脑或手机支在肚子上看。让所有这些辐射盘旋在宝宝快速分裂的细胞上肯定没什么好处，正如我们之前讨论的那样，这些细胞，尤其是宝宝的大脑细胞，比成人的身体组织吸收的辐射要多。下面是一些需要注意的事项：

- 尽可能使用座机。
- 使用射线频率最低的手机。
- 携带手机时尽量远离腹部，不过，这在孕晚期很难做到，即使把手机放在包里也可能离得太近。

更多信息请登录 ewg.org。

8. 不要换猫砂

猫砂含有感染菌，比如李斯特菌和弓形虫。

9. 不去美甲美发

怀孕时回归天然的指甲，不要再用丙烯美甲，因为它们含有某些毒性最大的溶剂。如果你确实常去美甲，那就找一家通风良好的店，预约最早的时间，这时候气味还比较轻，去的时候，要确保没有人正在烫发、修脚或美甲。在家里使用指甲油的时候，要坐在窗边，最好是坐在屋外。如果可能，怀孕的时候最好不要去美发店，尤其是头3个月，因为染发用的化学品从未被证实安全。如果你一定要染发，临时或半临时的染剂比长期染剂含有较少的有毒化学品，可能更安全些。尽量避免化学品沾到头皮上，因为有些可能会被皮肤吸收，最好是尝试天然蔬菜染剂。如果你必须使用发胶，那么使用泵发胶而不要用可能含有邻苯二甲酸盐的气雾剂，而且一定要在通风良好的房间使用。这还不足以让你吓得不敢进气味难闻的美发店吗？2009年发表在《环境健康视角》（*Environmental Health Perspectives*）上的一项研究揭示，在美发店工作的女性生下有出生缺陷宝宝的风险会加倍，这很可能是她们每天吸入的毒素造成的。

10. 绿色驾驶

只要有可能，驾驶时尽量避免跟在排放量大的汽车后面，比如卡车和公共汽车，同时尽量避开高峰期，堵车的时候关紧车窗；当然，也不要让你的车闲置在车库里；如果可能，让别人去给汽车加油；如果当地有雾霾预警，就要少开车。如果你住在雾霾严重的地区，或邻近繁忙的交通枢纽，而你在考虑搬家，那么现在正是时候。

研究表明，与住在空气清新地区的女性相比，那些住在严重污染和雾霾多发地区的女性，早产、流产或宝宝出现心脏缺陷的比例更高。

11. 找个更绿色的工作

如果现有的工作会让你和宝宝接触到有害化学品，那么就换个工作吧！一项发表在《生殖毒理学》(*Reproductive Toxicology*) 上的研究揭示，在工厂里接触 BPA 的妈妈生下的宝宝，比那些没有接触的妈妈生下的宝宝，出生体重要低一些。

科学说：留意你的工作环境

动物实验已经清楚地表明，各种脂溶性的化学溶剂都可以轻易地穿过胎盘，妈妈吸入这些化合物会导致新生儿出现神经缺陷和神经发展性缺陷。发表在《美国医学联合会杂志》(*Journal of the American Medical Association*) 上的一项研究显示，那些孕期与化学溶剂打交道的女性，生出的孩子出现重大畸形的风险增加了 13 倍，流产的风险也增加了。接触得越多，孩子畸形的风险就越大。

2004 年发表在《儿童和青少年医学档案》(*Archives of Pediatrics and Adolescent Medicine*) 上的一项研究，对工作中会接触化学溶剂的 32 个孕妇进行了数年的产后追踪。与没有接触的对照组相比，那些在子宫里接触化学溶剂的孩子，在语言、运动、智力和行为能力方面得分偏低。虽然重金属，如铅和汞，有很多负面宣传，但是在这项研究里，接触铅和汞与没有接触的两组之间并未发现差异。我们的担心是，"现代的胎盘"并不能完善地过滤"现代的化学品"。因此，为了宝宝的安全起见，如果有疑问就别碰。

保证你的个人护理用品对宝宝安全

　　孕期皮肤的拉伸及皮下激素的变化，会导致你的皮肤出现触感度、颜色和质地的改变。（参见第198页，看看你会经历什么，以及为什么）然而，为了你的皮肤健康和宝宝的整体健康，谨慎地对待护肤品很重要，因为所有的护肤品都会被皮肤吸收。怀孕的时候，所有的霜啊液啊，都要使用绿色有机产品。

　　•使用有机产品！就像要吃有机食品（参见第45页）一样，准妈妈也应该使用有机的护肤品。寻找那些标有"USDA有机认证"的产品。

　　•避免使用回收码为3或7的塑料容器盛放的护肤品，因为那表示它们可能含有BPA。

　　•小心"香味"或"添加香味"这样的字眼，它们可能意味着产品含有邻苯二甲酸盐，这种物质可能会干扰激素。

　　•避免使用含有邻苯二甲酸盐DBP或DEP的指甲油、除臭剂、香波、乳液及其他化妆品。

　　•避免使用含有维生素A或水杨酸的产品，已知它们会导致出生缺陷。那些含有甘油、透明质酸、可可脂、椰子油或乳木果油的乳液则是安全的。

　　•避免使用含有DEET（避蚊胺）的驱虫剂，DEET的安全性从未被证实，尤其是对孕妇。

　　•防晒霜通常是安全的，因为使用后只有很少的化学物质会通过皮肤进入你的身体。

　　•尝试天然的皮肤软化剂，比如燕麦牛奶浴、椰奶、芦荟油或乳液。

　　环境工作组的Skin Deep化妆品数据库（ewg.org/skindeep）给出了各种化妆品（包括美妆、皮肤护理、头发护理、指甲护理、防晒、香体等等）的健康安全信息和成分清单。

　　关于孕期皮肤护理的更多建议，参见第201页。

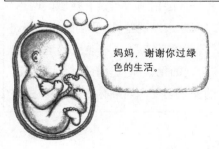

妈妈，谢谢你过绿色的生活。

第9章
练习自我保健的"内部药物"模式

准妈妈体内那个对药物敏感的小家伙可能正好是你所需要的、推动你降低对处方药依赖性的小贵人。最近，一个病人的妈妈来咨询，说她因为各种身体问题正在服用数种药物——消炎药、降压药和抗抑郁药。她想再次怀孕，担心这些药物将来会对胎儿有影响。我出其不意地问她："你觉得学习一种帮助你的身体制造'内部药物'的方法怎么样？"她大喜过望，就好像我一下子把她从医生开的一大堆药物中拯救出来了一样。接下来我教给她医疗保健——更好的称呼是自我保健的"内部药物"模式。下面就是怀孕时从药物转换到更安全的自助保健需要经过的步骤：

发展一种关于内部药物的思维习惯

下次你生病的时候，不要想也不想就问医生："我能吃什么药？"而要改成问自己和医生："我能做什么？"这也许会推动你的医生，将思维习惯从医药模式转换到自我保健的模式，从医生开药方转换到医生提建议。记住，医生这个词的意思就是"老师"。我们已经注意到，孕期常常是准妈妈最终接受"内部药物"这个观念的时期，因为害怕继续服药，她们就更有动力去召唤自身的潜能。

在实践中，我们早就发现，"内部药物"模式实际上是大多数人想要的，尤其是孕妇。既然你已经下定决心要将健康掌握在自己手中，愿意投入更多的时间学习自助技巧，更少地依赖药物，那就马上向你的医生咨询吧！一些药物可以马上停药，其他的则需要逐渐停药，你的医生可能会给你开较低的剂量或换成更安全的药物。如果你因为慢性病（比如说糖尿

常见孕期疾病的自助技巧

下面是准妈妈最常见的疾病及最有效的自助方法，帮助你减少对药物的需求：

常见孕期疾病	
• 血栓 • 妊娠期糖尿病 • 烧心和返流 • 高血压	• 高血糖 • 免疫系统功能紊乱 • "炎"类疾病 • 情绪障碍
方法	
• 增加日常锻炼（参见第 65 页）； • 根据为两个人吃的原则少食多餐（参见第 23 页）； • 遵循 5S 饮食法（参见第 48 页）； • 尝试啜饮法（参见第 26 页）；	• 多吃海产品，少吃肉（参见第 32 页）； • 吃真正的食物（参见第 58 页）； • 放松，使用减压方法（参见第 81 页）；

病或其他内分泌或代谢疾病）正在服药，那么向医生 / 助产士咨询非常重要。不向医生咨询或者没有医生的监督就胡乱调整药物，对你和宝宝都不安全。

打开自己的"药房"

在第 65 页我们已经了解到身体如何制造自己的"内部药物"。本书第一部分的 9 个建议，尤其是最重要的 3 个——遵循健康的孕期饮食计划、少食多餐和运动，是让你自己的"药房"持续开张的最好方式。具体内容详见有关章节。

让自己的"药房"开张的关键，有点像妈妈小时候为了让你保持健康而明智地给出的建议："多吃水果、蔬菜和海产品，多去户外玩耍。"你的妈妈要是知道你打算用这些自愈手段来帮助自己拥有更健康的孕期，一定会非常开心。

关于如何教会身体通过实践"内部药物"模式，更深入的探讨参见我们的《黄金时段健康：经科学证实有效的健康计划，让你更感觉年轻，活得更长久》（*Primetime Health: A Scientifically Proven Plan for Feeling Yang and Living Longer*）。

流行的怀孕药物：谨慎服用

除了减少或避免在孕期服用药物外，还有一些你需要特别谨慎对待的流行药物：

抗抑郁和抗焦虑药物。 虽然近期的研究认为，孕期服用调节情绪的药物，比如说选择性 5-羟色胺再吸收抑制剂（SSRIs），有可能增加宝宝心脏缺陷的风险，但是这种风险非常低。服用 SSRIs 的妈妈生的宝宝是 0.9%，而没有服用的是 0.5%。研究还发现，在子宫内接触过 SSRIs 的新生儿可能会暂时出现类似戒断的反应，包括低血糖、体温不稳定和易怒。

这些药物属"有疑问就别碰"之列，除非你已经尝试过所有的替代药物，而且你脆弱的心理健康状况已经危及孕期健康和胎儿的健康，使用前一定要咨询你的医生。（关于调节情绪的方式，参见第 81 页的减压方法。）

降胆固醇药物。 你的身体和大脑，特别是宝宝正在发育的身体和大脑都需要额外的胆固醇。在小宝宝的成长方面，胆固醇是最佳的大脑脂肪之一，而你则需要额外的胆固醇来制造维系怀孕的孕激素和雌激素。好消息是，除了患有罕见的家族性高胆固醇血症这种遗传性疾病的情况外，一般情况下，我们所说的饮食和运动技巧就足以像药物一样将你的胆固醇维持在健康水平，而且非常安全。

肉毒杆菌。 这种药物的安全性尚未被证实，不要在怀孕的时候使用。

非处方的镇痛药和退烧药。 虽然偶尔吃一点布洛芬（Motrin、Advil 或 Nuprin 品牌）或阿司匹林，不大可能伤害到胎儿，但如果要长期服用就需要医生监督。布洛芬和阿司匹林都会对前列腺素这种天然的诱导分娩的激素产生干扰，而且具有降低前列腺素的作用，长期服用布洛芬，理论

孕期药物使用的信息来源

• 托马斯·黑尔（Thomas Hale）的《药物使用与妈妈的乳汁 2012》（*Medications and Mother's Milk 2012*）。还可以看看黑尔博士的网站：InfantRisk.com。

• 吉拉尔德·布瑞格斯（Gerald Briggs）、罗杰·弗里曼（Roger Freeman）、萨姆纳·亚非（Summer Yaffe）的《孕期和哺乳期药物》（*Drugs in Pregnancy and Lactation*）。

上可以干扰胎儿血管中血液的正常流动（前列腺素可调节血管的扩张和收缩）。阿司匹林是一种抗凝血剂，理论上可能导致大出血。对乙酰氨基酚被认为是最安全的镇痛剂，如果按照常规剂量连续吃两三天的话是没问题的。

第二部分
从怀孕到分娩：孕期逐月详解

　　在接下来的9个月里，准妈妈的生活主题就是变化：身体会出现看得见的变化；观察生活的深度和广度会延伸拓宽；最重要的是，生活会发生永久性的改变，因为拥有了孕育一个人、养育一个人的崇高特权。在第二部分，我们会讲述大多数准妈妈通常会经历的过程。更重要的是，将协助你顺利完成整个变化过程，成为一个养育健康宝宝的健康妈妈，并将健康进行到底。无论这是第1个宝宝还是第4个，做好准备，开始一段光荣的冒险旅程吧！

　　如果已经怀孕，很可能会等不及要先读这些详细介绍孕期变化的内容，那么在读完你所处的月份之后，一定要回过头去读第一部分的怀孕指导原则，一定要遵照执行！

第1个月的产前检查 * （1～4 周）

在第 1 个月的产前检查中，你可能会做的项目包括：

- 确认是不是真的怀孕了；
- 提供一般性的病史以及之前的孕产史（如果有的话）；
- 全面的体检，包括阴道检查；
- 血液检查：检查血红蛋白和血细胞比容，看看是否贫血，检查血型，筛查风疹和乙肝（还可以选择排查：艾滋病、性病和镰状细胞）；
- 可能会做阴道感染细菌培养；
- 做宫颈抹片检查来筛查宫颈癌；
- 如果病史显示有患遗传疾病的可能，就需要做相应的血液检查；
- 尿常规：查看有无感染、糖和蛋白质；
- 测量体重和血压；
- 就正确补充营养、避开环境危害进行咨询；
- 有机会与医生讨论你的感受和担忧；

* 本书中的每月产检安排是美国妇产科医师学会推荐的专业建议。我国的准妈妈可参考各地的"母子健康档案"作为产检指南。

第 10 章

第 1 个月：刚刚怀孕的心情

什么？真的吗？不可能吧！啊，感谢上帝！

无论最初是怎么想的，都要祝贺你！你现在是准妈妈了，在你面前展开的将是一段最令人振奋的生命历程，将会带来前所未有的变化和成长。在期待宝宝诞生的过程中，有很多事情需要思考、调整和准备。一开始，这似乎让人难以承受，但是一天一天走过来，用知识武装自己，依靠内心的智慧，你将会充满自信地度过这段极其重要的时期。

即使已经怀孕了，你也可能还没有什么感觉。也许怀孕的"感觉"目前还只是有些情绪化；如果你一直急切地想怀孕，也许正快乐地期待身体给出任何"就是它了"的信号（而不只是例假没来）；也许你已经有点恶心的感觉，毫无准备地知道自己怀孕了；也许你认为自己可能感冒了，直到医生或身体告诉你不是这样；也许你的身体还没出现任何反应，但你就是知道自己怀孕了。

无论身体反应如何，怀孕之初都需要调适。你可能发现自己的情绪或高涨，或害怕，或紧张，或放松，或难以置信，或迷惑不解，或五味杂陈。

当然，最初的反应在很大程度上取决于你是毫无准备而突然得知怀孕，还是经过数月的计划和希冀而终得喜讯。

要是你得花时间消化一下这个消息后才能有所行动，千万不要觉得奇怪，每个知道自己"有喜"的女人都要经历这个过程。在你思考和准备的时候，让我们先为你大概讲述一下接下来将要迎接的过程。

第1～4周*宝宝的发育情况

在你从感觉上或身体上还没发现怀孕之前，身体里面已经发生了很多事情，一个美好而崭新的小人儿早已开始忙忙碌碌地萌动生长，现在就让我们看看这个小人儿怎样从受孕一步步走到萌芽吧！

第1周：精子先生遇到卵子小姐，受孕就发生了！

精子遇见卵子，开始共同孕育一个宝宝。在那一刻，你的卵子携带的23条染色体和伴侣的精子携带的23条染色体一起决定了宝宝一生的某些特质：性别、皮肤颜色、体型等。如果有两个精子为两个卵子受精（或更多对），你就正在孕育异卵双胞胎，他们在遗传上相似但又不完全一样，只是碰巧同时一起使用同一子宫的兄弟姐妹；如果是一个受精卵一分为二，就会孕育出遗传上一模一样的同卵双胞胎。

既然精子和卵子相处融洽，决定在一起，它们就不断繁衍生长，细胞由2个变成4个，4个变成8个，8个再变成16个，小小的细胞团滚动

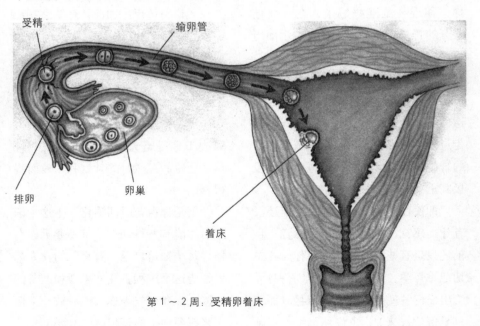

受精　　　　　输卵管

排卵　　　　　卵巢

着床

第1～2周：受精卵着床

* 本书用胎龄（即胎儿从受孕开始的年龄）来表示孕周，而不是未来月经的周数（从妈妈最后一次月经算起，要比胎龄平均大两周）。这些生长数据都是平均值，每个胎儿可能都不一样。

着通过 10 厘米长的输卵管，几天后到达宝宝的第一个摇篮——子宫。

第 2 周：着床

就像要寻找食物和保护，胎儿会在子宫内膜上找一个舒适的巢穴。同时，内膜也长出一个布满血管的网，用来包裹、滋养和保护这个宝贵的小人儿。宝宝躲进这个富含血液的巢穴里，为未来的 9 个月找到了一个安全的家。（着床期间可能有少量的阴道出血。）

此时，你的子宫内壁有点像无数的毛细血管织成的海绵网，这些血管包裹着宝宝，开始直接向它输送营养，同时处理供给过程中产生的所有代谢废物。大约在第 2 个周末，这个由血管织成的网就发展成初期的胎盘——一个为宝宝输送营养的海绵薄饼。

这个小人儿显然不只是一团细胞而已，依照一个绝妙的保护性生物化学计划，这时的宝宝（现在被称为胚囊，字面意思就是"发芽的口袋"）已经会向妈妈的生物化学感受器和免疫系统发送信号，让它们承认自己的存在。宝宝对妈妈的免疫系统说的生物化学语言翻译过来就是："注意！我是个例外！没事的，我就应该待在这里。不要拒绝我，在我自己的免疫系统成熟之前，我要靠你来保护我。"

第 3 周：胎盘和宝宝一起成长

所有这些成长都需要营养和生物化学指令，激素登场了，它们就是生物化学建筑师，就是它们在指挥着妈妈的变化和宝宝的生长。早期激素之

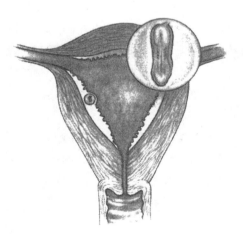

3 周大的胚胎

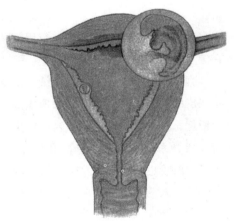

4 周大的胚胎

一——人绒膜促性腺激素（HCG），主要功能是促进胎盘发育，推动妈妈的卵巢制造更多宝宝生长所需的雌激素和孕酮。这些激素指挥妈妈的卵巢暂停排卵，同时指挥妈妈的主控腺体——脑垂体不要按照常规办事。妈妈之所以"没来月经"，是因为本来要脱落的内膜被保留下来为宝宝提供营养和保护。

在第3周末，这个由两个细胞结合而开启生命之旅的小人儿，已经繁殖成为几百万个细胞组成的细胞团，这些细胞很快都将依照生化指令发展成为各个器官。

第4周：宝宝的身体成形

经过3周的发展，到了第3个周末，宝宝体内由细胞组成的各个部分已经做好了成为预定的各个器官的准备。

首先，它们会分成3组，每组都在宝宝的身体内有预定的目的地：一组细胞将组合成宝宝的神经系统、头发和皮肤；另一组将集合起来形成肺和消化系统；最后一组将组合成宝宝的心血管系统、肾脏、肌肉和骨骼。此时，血管也集合形成脐带血管。现在的宝宝大约像一粒弯曲的大米那么大，重要器官已开始萌芽：

• 心脏，到目前为止还只是一条

管子，负责宝宝的血液循环，开始跳动。到第4周末，它会成为一个球，开始分裂成4个腔，将血液泵入更大的血管，但是你还听不到心跳声；

• 细小的骨头开始积聚形成脊椎；

• 胳膊和腿开始从小小的躯干上萌芽，但还很难看得清；

• 另一根小管子——神经管，开始凸出并弯曲，形成头部隆起，显示大脑开始快速发育。

到第1个月末，你可能还在奇怪经期怎么推迟了，而宝宝的大多数器官尽管还很小，但已经就位了。

你可能会有的感觉

快乐

怀孕的消息可能让你欣喜若狂，尤其是当你很长时间以来都一直在努力受孕，终于如愿以偿。你可能会感觉自己变得完整满足，体验到一种整体幸福感。

知道肚子里有个完全依赖我的爱成长的小人儿，生活并不只是可怕的责任，也是巨大的祝福，这是我一生中最高兴的经历。

矛盾

虽然你可能觉得母亲／妈妈这些称呼笼罩着美好的光环，但是当你想到伴随这些称呼而来的生活变化时，可能也会感觉不堪重负。对怀孕有着复杂的感觉是非常普遍的现象，尤其是当这个消息出乎意料的时候。对于即将成为母亲感到高兴，同时也为要获得这个头衔而必须经历的或放弃的一切感到悲哀或担忧，这很正常。很多孕妇发现，如果把怀孕当作人生的一个成长阶段（像青春期一样）来看待，就会感觉舒服一些。

怀孕是人生中最不可思议的过渡期，在此期间，你自然而然为下一个阶段——宝宝诞生做好准备。你可以认为怀孕会带来某种身份认同危机，意识到"我要成为某个人的妈妈了"导致你产生这样的疑问："那现在的我会发生什么样的变化呢？"对于把自己的生活拱手交给如此重大的变化感觉不确定，这是很正常的。即便怀孕是计划和渴望的结果，一个女人仍然不知道她是否像自己想象的那样已经准备好了或已经具备了能力。变化尽管可能是积极正向的，但仍会很恐惧，看起来让人难以承受。

即使刚刚怀孕一个月，准妈妈可能就已经感觉自己像扮演双重角色女性了。有时候，你可能会对怀孕感到特别兴奋（或焦虑），根本无法专心做其他事，你害怕如果不平静下来，回到现实，那么很快就会丢掉工作；你可能会因为要离开自己的工作岗位而担心，无论是休产假还是永远离开；也可能会为将来如何承担起母亲的责任而担心。而有的时候，你又可能会全神贯注于当前的生活，几乎忘记自己怀孕了（然后又会因为忘记而内疚）。

记住，怀孕的时候很难时时保持对工作的热情，这再正常不过了。对于一些准妈妈来说，生物本能占了主导，她们意识到，无论从身体上还是精神上，她们都无法再全力工作。然而，大多数准妈妈都会很快适应怀孕的状态，欣然接受新的"正常的"日程安排，在两者之间找到平衡。

我妈妈讲述她第一次怀孕时的情况："我起床，呕吐，做早餐……然后就和你爸爸一起去学校教课。"

准妈妈对身体的感觉也许会有起伏。可能对自己的女性特质和受孕能力感到自豪，对在自己体内滋养另一个生命感到愉快，所以迫不及待地穿上孕妇装，让别人一眼就能看出你怀孕了；另一方面，你可能不喜欢自己舒服熟悉的身体因为怀孕变得又肥又肿，你可能听朋友说过，她们怀孕的时候看上去特别糟糕，因而像很多女人那样开始担心自己在丈夫面前变得不再有吸引力。

有些人预期自己在得知怀孕的消息时会感到狂喜，然而她们惊讶地发现，这种感觉并没有出现。如果你没有立即感觉到与宝宝之间那种和煦而温柔的情感联系，不要惊慌。很多准妈妈在头几周或几个月里，感觉自己更像是孵化器而不是妈妈。这并非不健康或不正常的想法，很多孕妇一开始都感觉不到自己的母性，直到她们觉察到宝宝第一次胎动，或是看到超声波里活动的宝宝，甚至等到生下宝宝之后。与宝宝建立亲密关系是个长期的过程，每个准妈妈、每个宝宝的状态都不一样，互动的过程也有差别。

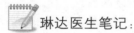 琳达医生笔记：

那些有过流产、不孕或其他怀孕不确定性等困难的准妈妈，常常在与胎儿建立关系方面有更多的问题，这是很正常的现像。

焦虑

对未知感到焦虑是正常的。如果你已经习惯于一种没有孩子的生活方式 N 年了，那么想到换尿布和半夜起来喂奶，想到有个小人儿从此掌控你的生活，很可能你的紧张害怕就不是一星半点了。当告别生活的一个篇章，打开另一页，自然会有一些疑虑。当你告诉朋友怀孕了，马上就会招来一批"过来人"，争先恐后地与你分享她们的孕产故事。有些故事听上去很有趣，有些则让人接受不了，你要学会有所保留地倾听这些故事，而你自身的经历肯定是与众不同的。你还可以从下面这个事实里获得安慰：女人生孩子已经生了几千年了。要对自然的过程有信心，也要对身体的智慧有信心。

 BJ 医生笔记：

上网综合征可能会导致焦虑。

对怀孕的不适和分娩的疼痛感到恐惧也会导致焦虑。另外，在孕早期担心流产很常见，不过从统计数据来看，流产的可能性很小，怀孕的时间越长，就越不需要担心流产了。怀孕的时候有些担心很正常，做一个"过度保护的妈妈"所需的高度警觉性开始出现了，这是健康的，但可能会让你不高兴。如果你本来就容易焦虑，警惕性本来就很高了，那么怀孕可能会让它超过限度。如果随着怀孕的进展，你发现自己的担忧升级了，或焦虑让你无法像往常那样生活，可以考虑寻找专业帮助。

BJ 医生笔记：

每天闭上眼睛数次，想象你正在健康地孕育宝宝，并通过深呼吸来缓解压力。

情绪化

一个完全无忧无虑的孕期就像完美的父母一样罕见，也就是说，这根本不可能。随着怀孕之初的兴高采烈逐渐退去，即将成为父母这个现实浮现出来，你会在有些日子觉得自己站在世界之巅，有些日子又感到欲哭无泪。

情绪化的原因有两个：一是高强度的情绪体验之后通常都会有个低谷期，人类在情感方面，高潮总是伴随着低谷；另一个原因是纯生理的，就是激素的变化，在你体内奔涌的孕期激素要对情绪易变承担一部分责任。比如你一直都想要一个宝宝，好不容易梦想成真，为什么会沮丧呢？这应该是最高兴的时候，不是吗？可是你无法一直感到快乐，如果你因此而觉得糟糕或内疚，只会让情况变得更糟糕，再加上孕早期的恶心和疲乏，难怪大多数妈妈会从高兴转为悲伤，又从悲伤转为高兴，一天就要反复几次。

在怀孕的头3个月（以及最后的几周）里，当激素水平急剧变化的时候，情绪多变，甚至会出现戏剧性的变化，都是可以预料的，毕竟这时候想得多，也很疲乏。努力承认和接纳你所有的情绪吧，包括那些不太让人高兴的。

疲乏

你可能会很疲乏，有时候甚至会筋疲力尽。那个在你体内生长的小人儿会消耗很多能量，自然会让你精疲力竭，就好像妈妈吃的饭、睡的觉都在加班加点照顾这位特别的客人。当然，你还要对付激素导致的情绪高峰，无论是身体上还是精神上的。

对我来说，变得很乏力总是怀孕的第一个信号。我每晚8点就会在沙发上睡着，我丈夫称之为"为两个人睡觉"。这有点搞笑，不过倒是真的。

很多刚刚怀孕的准妈妈经历的无法抵御的疲乏感，是身体和大脑在强迫你休息。孕期疲乏这个信号在你脑子里、在你身体里闪烁，督促你收听信号，滋养自己和宝宝。这也是最早的怀孕提示——宝宝需要一个快乐的、精力充沛的妈妈，好好照顾自己，才能给宝宝更好的照顾。这是育儿的经验之谈，在宝宝降生后，这一点尤为重要。事实上，这一切都是为即将到来的冒险旅程所做的最棒的准备。

 BJ 医生笔记：

我第一次怀孕的时候，非常疲乏，我根本没想到会这样。正常的日程受到影响，每天晚上早早就睡着了。我很早就意识到，疲乏实际上是一件好事，因为让我停下脚步，让我意识到，重视身体正在尽力完成的转变，顺应它是多么重要。

尽管"3个月的筋疲力尽"在孕中期就会减轻，但是不要期望回到没怀孕时的状态，你的身体已经重新设定为对你和宝宝两个人都最好的模式。

我发现列清单很管用，把要做的所有事写下来，分成三个部分，第一部分是必须完成的事，而且只能我来做，第二部分是我可以分给别人做的事，而且我真的需要指派别人来做，第三部分是可以忽略的事，我会用红笔把它们划掉。任何时候，只要感到压力太大，我就会问自己："完不成某件事的后果是什么？"我发现，通常情况下，即使不做那件事，生活依旧会继续。

"我"优先。既然你现在是准妈妈，而且很疲乏，就不可能再做到八面玲珑，要设定优先顺序，把自己排在最前面。能同时兼顾的事情少了，说"不"的时候多了，这都没关系，你的第一要务是做个健康的妈妈，孕育一个健康的宝宝。现在，你可能需要时不时请一两天"病"假，之后在整个孕期里可能都需要这样做；如果工作任务重，你还可能需要协商能否弹性工作或是减少工作时间；你还需要学会把任务指派给别人做，集中精力做那些非你不可的事。不需要感到内疚，记住，你正在做世界上最重要的工作——孕育宝宝。

我刚怀孕的时候，召开了一次家庭会议，我丈夫宣布：妈妈有了一个新岗位，大点的孩子必须自己多做些事，有时候妈妈可能帮不了忙。孩子们都明白了。我很高兴丈夫为我这样做。

让家里人都知道。你的丈夫和孩子可能难以完全理解孕早期那些让生活改变、导致疲乏的各种变化。但是你需要家人的合作，所以不要等太久才告诉他们这个消息，这一点很重要。毕竟，你的孩子需要理解妈妈为什么会在讲睡前故事时就睡着了，而且比平时更容易发脾气。他们也可以就此开始调整自己的角色，将自己的身份定位为哥哥或姐姐。要让家人对这个

126

小人儿需要你付出多少印象深刻。你可能会惊讶于他们的理解程度，当你不舒服的时候，他们是多么体贴。

威廉医生笔记：

要是大点的孩子跟随怀孕的妈妈一起来到我的诊室，我会让他们跟我一起重复："妈妈需要多休息。"

像婴儿一样久睡。婴儿可以奢侈地听从身体的需要，想睡就睡。虽然只有极少数妈妈能享受到这样的怀孕优待，但你还是应该尽可能在疲倦的时候睡一会儿。只要可能，在上午和下午分别小睡一会儿，能从早忙到晚，一刻也不停歇的准妈妈毕竟是少数。尽量早点上床，睡到自然醒，而不要被闹钟叫醒。虽然"早睡早起"的纯自然的睡眠节律最健康，但是你可能无法每天都做到。解决的办法是，只要有可能，就用遮光窗帘、白噪音或耳塞来延长一两个小时的睡眠。

内疚

很多准妈妈在突然发现自己怀孕后都会立刻感到内疚和恐慌，因为她们想到了自己曾喝下一大杯玛格丽特①，或者一直在抽烟，或者吃过安

①玛格丽特（Maglietta）是一种用龙舌兰酒配制的鸡尾酒。

眠药……

琳达医生建议：

放松！在最完美的世界里，所有的育龄女性都有可能过着完全健康的生活。然而，我们生活在现实的世界里……

• 在美国，有一半的怀孕事先没有计划。

• 实际上，在怀孕的头几周，一旦知道怀孕就不会去做的事，大部分都不会损害胎儿。大量喝酒、抽烟或吸食某种毒品可能会导致宝宝有出生缺陷或发育问题，而少量已经发生的接触很可能不会。

• 今天是新的一天——如果你做了对宝宝不好的事，就马上停止，如果你发现自己无法停止，那就要寻求专业帮助。

• 如果你正在服用处方药，不知道在孕早期应该怎么办，赶快找个产科医生或可以开处方药的医生咨询一下。尽管有些药需要马上停用，但是突然停用某些药物可能会有危险；有时候，正在治疗的疾病可能比药物本身对宝宝的危害更大。

• 相关的接触史和担忧要向医生坦诚相告，如果你有无法戒掉的上瘾症状，你的医生可能帮得上忙。医生对你的毒品、性病等的接触史越了解，

127

怀孕的早期信号	
你可能会有的感觉	**说　明**
月经没有如期到来	月经不规律也与某些其他因素有关，例如压力。
疲乏	你不再有精力进行某些常规运动，例如快走、爬山等，也无法在晚饭后保持清醒。
恶心呕吐（晨吐）	晨吐可能会与感冒混淆，感觉像是"病倒了"，而且，它可能不仅发生在早晨。
对某些气味、酒精和烟雾反感	启动了保护胎儿的机制。
对某些食物渴望	令人惊讶的是，你可能会渴望吃以前很少吃或觉得很难吃的东西。
轻微的流血或出血	着床的时候流血或出血可能会被误认为是月经来了。
胸部的改变	乳头刺痛，乳房感觉更柔软充盈，乳晕颜色加深，上面的小腺体开始增大。这些变化有点像月经前期乳房的感觉，但是更强烈一些。
腹部不适，胀满	感觉胀气、痉挛，可能会被当成肠胃不适。
骨盆的痉挛性不适	你的整个小腹和骨盆区域可能都会不舒服，特别疼是不正常的，需要看医生。
尿频	在孕早期，你会因为孕激素的作用而比平时尿频。在孕后期，这种情况是由变大的子宫压迫膀胱造成的。

越能够帮到你。

保持温馨平和的家庭环境。孕期的精神和孕期的身体一样需要休息。尽量增加家里和办公室里那些带给你宁静的因素，减少相反的因素。在一周中间安排几个小时的儿童托管服务，让你可以暂时不用照顾其他孩子。尝试聆听古典音乐或放松音乐，或者在浴缸里泡个热水澡。现在是让你的伴侣学习和实践按摩这一艺术的好时机。不要为花在放松上面的时间感到愧疚，你和宝宝都需要它。

让大自然滋养你。换换风景对疲乏的身体和精神来说都有益，你可以把它叫作绿色疗法。在你的身体允许的时候，让自己享受享受锻炼的快乐吧！可以在公园里走一大圈，或者沿着天然小径散步，或者放松地游泳。

想吃就吃！吃不饱可能会降低你的能量，加重疲乏。选择有营养的食物，白天经常吃上一点。（参见第2章，获取关于孕期健康饮食的指导原则。）

注意，上面列出的这些建议，囊括了每个人自我保健获得幸福健康的最根本的几个方面——正确饮食、充足睡眠、放松和运动。怀孕的时候，准妈妈需要格外多注意这些，补充体力和精力。

恶心和晨吐

是的，你总听人说的那种让你极其害怕的感觉——恶心和晨吐，现在就要开始了。"晨吐"这个词很容易误导你。事实上，这种不适不仅可以发生在早晨，而且可以发生在下午、晚上以及半夜。在我们的医疗实践中，我们不称之为晨吐，而是用"怀孕引发的恶心和呕吐（PIN）"来称呼它。恶心和呕吐的强度和持续时间就像妈妈的体重增长一样因人而异，对大多数女人来说，似乎4～7周是高峰期。

有些研究显示，怀孕引发的恶心和呕吐的严重程度会随着甲状腺激素和HCG的增加而相应加重。对大多数女性来说，又会随着甲状腺激素恢复正常水平而停止，通常在12～16周。女人对升高的HCG是否敏感，就像她们是否晕船一样因人而异。恶心和呕吐的两大痛苦是对气味的敏感和对某些食物的反感。增强的敏感性被认为是遗传自准妈妈需要出去找食物的年代，她的肠胃会做出强烈的反应，提示她避开可能对宝宝有害的食物。某些气味可能会"直达胃里"，引发恶心和不适，准妈妈觉得最令人难以忍受的常见气味是：大蒜、花生酱、酒精、咖啡、汽车尾气、燃油、香烟等的气味。

一些孕妇抱怨，之前对某些气味

早就习惯了，现在却变得极度讨厌，例如：家里的狗可能突然"狗味十足"；爱人正常的男性气息突然变得让人反胃；令人愉快的香水味会让人跑出去干呕；甚至一向喜爱的食物也会变得难以下咽，因为它的气味会引发干呕的反应。

把你的情绪多变和晨吐都算到那些激素头上，从生物学方面看是正确的。你可以把孕期激素看作一种神奇的药物，它是维持你和宝宝的健康必需的。然而，这些激素，就像大多数药物一样，会有一些令人讨厌的副作用——引起肠胃不适。HCG支持怀孕，但是也让你胃口不好。胆囊收缩素在孕妇身上会增加，它通过在妈妈的消化系统里更好地代谢食物来提高消化的效率，但在提高身体储存能量能力的同时，它也会造成低血糖、恶心、头晕、胃部排空的延迟、饭后困倦等很多孕妇都有的不适。提高的雌激素和孕酮水平也会造成恶心，因为它们会直接影响肠道激素。

当孕早期激素变化最剧烈时，你的感觉很可能是最糟糕的。到第3个月末，当血液中的激素水平趋于平稳，或开始下降，通常肠胃不适也就减轻了。如果你怀的是双胞胎，那么要想到晨吐可能会更厉害些，因为你会分泌更多激素，恶心也会更厉害。

这次激素浩劫也让肠道的蠕动减缓了，造成胃酸积聚，积食和烧心。肠道食物运转缓慢加上运转空间减少（由于子宫扩张），可能会引起便秘。所有这些因素都会对晨吐产生影响。

我们相信恶心和呕吐是可以治疗或至少可以部分治疗的怀孕副作用。柠檬、姜和胡椒是肠胃的救星，因为它们的味道和香气可以分散大脑里发出恶心信号的区域的注意力。

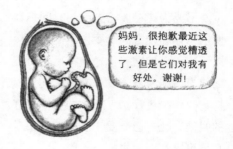

妈妈，很抱歉最近这些激素让你感觉糟透了，但是它们对我有好处。谢谢！

关于晨吐可能会有的疑问

我知道自己应该增加体重，可是我天天都恶心、呕吐，恐怕体重只会下降。更让我担心的是，这种恶心和呕吐会不会伤害到我的宝宝？

在晨吐的这段时间，不要担心体重会下降。实际上，大多数女性即便是在这些数以周计或数以月计的难熬日子里，也都能很好地持续增加体重，这很可能是因为她们为了让自己感觉好点而经常加点小餐的缘故。

即使有些女性的体重真的下降了，她们也会在熬过晨吐后快速增加

130

体重，弥补上这段时间失去的重量。当营养不足以供给两个人时，宝宝会从妈妈身体储备的营养中获取所需。待妈妈感觉好点，开始正常健康地吃喝后，营养的收支平衡就会恢复。

不足 1% 的准妈妈会持续地剧烈呕吐，这被称为妊娠剧吐。在这种情况下，身体无法及时补偿不间断呕吐带走的营养，就会失去体液和宝贵的体盐（即电解质），出现脱水的症状，如不及时治疗，就会损害宝宝的健康；如果加以治疗，就算妈妈有严重的妊娠剧吐，宝宝也会相当健康。

下面是一些脱水的征兆，一旦出现，应该去看医生：

• 尿少了，尿液颜色较深；
• 嘴、眼和皮肤感觉干燥；
• 精神萎靡不振；
• 感到越来越虚弱、眩晕；
• 24 小时之内胃里一直存不下任何水和食物。

除了防止脱水，你还要防止饥饿性酮症。当身体缺乏营养，尤其是碳水化合物时，体内的脂肪开始分解，血液中就会出现过量的酮（一种有机化合物），它会加重恶心。为了防止这种状况出现，试着慢慢啜饮一些含盐的液体，比如鸡汤、口服电解质溶液以及椰子水等（参见第27页孕期超级果饮配方）。

产科医生告诉我，晨吐可能是宝宝健康的一个迹象，但是我怀疑她这么说只是为了让我感觉好点。

导致恶心的高水平孕激素也表示胚胎着床情况良好，知道这一点可能对你有帮助。实际上，统计数据证实：妈妈恶心得越厉害，就越有可能生下健康的宝宝。不过，这并不意味着如果你不恶心，就不会生下健康的宝宝，很多妈妈安然度过孕早期，晨吐的问题几乎可以忽略不计，也生下了健康的宝宝。

我那没有同情心的丈夫认为，恶心纯粹是心理作用。

多么令人沮丧！当男人（事实上是任何人）无法确切地理解或体会你所经历的一切时，他们就会用批评做出回应。他们常常感觉无助，然后又为无法处理好问题而沮丧。对你丈夫来说，站在一旁，看着他爱的人受苦而无能为力，是件非常难受的事。你可以让他想象一下感冒加上整天晕车晕船，那种感觉就类似你现在反胃的感觉；你也可以用其他方式来向他解释清楚你经历着什么，向他请求具体的帮助。

 威廉医生笔记：

玛莎怀孕的时候总想吃西葫芦，我常常半夜辛辛苦苦跑到超市去，只

丈夫能帮什么忙？

注意啦，爸爸们！面对孕早期的妻子，支持她，温柔地呵护和照顾她，就是最重要的事情。下面的很多做法不仅现在应该做，其实也可以用来支持她度过整个孕期：

•找出哪些家务活最让准妈妈烦恼，然后你来做，例如，遛狗，换猫砂（这是必需的。参见第110页），在她睡觉的时候喂小家伙们吃饭，醒来时看到气味清新的厨房和已经安顿好的孩子，这是刚刚怀孕的妻子应得的待遇。

•负责购物。一些孕妇发现自己难以忍受超市的香气，尤其是在孕期最初的几个月里。

•跟妻子一起进行头脑风暴，列出有助于让她感觉好点的、又能让家里的一切顺利运转的所有减压方法，用尽可能多做家务来支持她。

•运用抚触的力量。为她做一次按摩，或者只是揉揉脚，都能帮助她不去注意自己翻腾的肠胃。

•妻子的感觉更敏锐了，你可能需要更经常换换衣服，刷刷牙，尽量少吃像大蒜、洋葱和辣椒这些食物。

•做她的厨师。如果她对厨房常有的气味和处理生肉太敏感，你和家人就负责做饭，等饭准备好了再叫她就餐。不要忘记给厨房开窗通风哦！

当怀孕的妻子学习应对这些不适的时候，丈夫要学习的一部分是对她的需要变得敏感，学会如何让她在当前以及宝宝出生后生活得更轻松些。

为了满足她睡前吃西葫芦煎饼的愿望。有一天已经很晚了，我拿着一只一尺长的西葫芦走到收银台，店员推断："你太太肯定是怀孕了。"

这些痛苦的感觉会持续多久？

晨吐期间，很多妈妈都间或会有"感觉良好的时间"，或是一天里有那么几个小时，或是一整天都感觉良好，行动如常。随着孕期的进展，你的前景会越来越光明，好日子会越来越多，感觉会越来越好，糟糕的日子会越来越少，强度也会越来越低。晨吐迟早会过去的。

 琳达医生笔记：

对于自己的晨吐，我始终找不到任何规律或原因。我第1次怀孕的时候晨吐很轻，是个男孩；第3次怀的是个女孩，几乎没有晨吐；中间那次也是个女孩，但是在头几个月里我真的吐得很厉害。这跟我的压力水平完全没有关系，3次怀孕我都有很大压力。

15 条缓解孕吐的建议

下面是一些应对晨吐的建议。

1. 让每一天有个美妙的开始

如果你一早起来就不舒服，又没采取适当的措施，很可能一整天都不舒服。要让胃在早晨起来的时候感觉良好，就要在睡前吃些东西，以免醒来的时候胃里空空如也。你还可以在床边放上喜欢的各种易消化的食物（最经典、最受欢迎的是咸味苏打饼干），当你半夜去洗手间的时候，不妨吃上几口。要注意的是，最好在双脚踏上地板之前就把食物放进嘴里。早晨起床后，马上美美地吃一顿早饭，然后整个上午都不停地嚼点东西，如果有必要，可以随身携带零食。

突然的变化常会引发恶心。还有什么比突然被无情的闹钟叫醒更让人不安的呢？要尽量平稳顺畅地开始你的一天，试试用音乐闹钟播放舒缓的音乐，或是使用叫醒灯，这种灯可以在设定的时间开启，逐渐增加亮度。如果你不必在固定的时间醒来，那就不要用闹钟；如果你的伴侣起得早，那就给他买一个不太吵的闹钟，然后让他在你该起床时用一种温柔的方式叫醒你。

2. 记录引发恶心的食物

将最让你的胃不舒服的食物记录下来，保留一份清单，随着孕期的进展，这份清单可能会有变化。下面这些是常见的引发恶心的可疑分子：
- 卷心菜；
- 含咖啡因的饮料，例如咖啡和可乐；
- 菜花；
- 含味精的食物；
- 油炸食品；
- 油腻食品；
- 高脂食品（看标签）；
- 洋葱；
- 酸泡菜；
- 辛辣食品。

除了要记录引发不适的食物，也要记录你喜欢的让你舒服的食物。很多女性让自己舒服的食物放在手边，以便在那些感觉很糟糕的日子里，可以随时嚼上几口。

3. 少食多餐让胃舒服的食物

有些食物就是比别的食物不易消化，高脂、辛辣以及部分高膳食纤维食品都属此列。在食品的选择方面，应尽量遵循下列建议：

• 吃那些有营养、易消化、可以快速通过胃部的食物，例如汤水、果昔、酸奶和低脂高碳食品。避开那些难消化的高脂食品以及油腻的油炸食品，例如薯条、炸鸡和香肠。

• 吃营养密度高的食物，例如牛油果、芸豆、奶酪、鱼、坚果酱、全谷物面条、糙米、豆腐和火鸡。如果你不喜欢吃花生酱，那就尝试味道不那么浓烈的坚果酱，例如杏仁酱或腰果酱，最好的吃法是在饼干、面包、苹果片或芹菜棒上薄薄地涂一层，因为一下子吃一大口，可能消化起来就会比较慢，毕竟它的脂肪含量还是很高的。

• 如果正在服用的孕期维生素会引发恶心，那就尽量中午吃，而且最好是在饭后吃。

• 含水量大的食物不仅会让肠胃轻松，而且能起到防脱水和防便秘的作用，要知道，脱水和便秘都会加重恶心。可以试试甜瓜、葡萄、冷冻的水果条、莴苣、苹果、梨、芹菜和大黄。

4. 少食多餐是王道

请遵循第 23 页为两个人吃的原则。低血糖会引发恶心，在醒来时或长时间没吃东西之后都有可能发生，传统的一天饱餐三顿的饮食方式不适合孕妇，更易于消化的饮食模式是分六顿吃，每顿的量少一些，这对没有胃口的准妈妈来说尤其有用。一整天都少食多餐有营养的零食，能够满足你的胃，维持血糖稳定。你可能会发现，即便没怀孕，从生物学的角度来看，少食多餐也是一种理想的获得营养的方式。

我总觉得饿，总在想下一顿饭。当胃空了的时候，我就不舒服。所以我必须时时让胃里有东西，而不能时有时无。刚刚吃完早饭，我就想："午饭吃什么呢？"你看，食物以及下一顿吃什么，充斥着我的每一天，循环往复。

5. 选择啜饮的方式

一整天都啜饮混合食物，会给你的肠胃一种"轻松进出"的美好感觉。混合食物更容易消化，而且一整天都啜饮，有助于保证你得到充足的水分。脱水会加重恶心感，让你不思饮食，加重脱水症状，形成恶性循环（参见第 27 页，孕期超级果饮食谱）。

柠檬做的任何东西都可以尝试，柠檬水，柠檬糖，甚至可以直接吸吮柠檬汁。我丈夫看到我吃柠檬会感到反胃，但是我一点都不觉得酸。柠檬真的减轻了我的恶心感。

6. 这是吮吸的好时候

吸吮会让唾液分泌得更多，如果干呕的胃会说话，它们肯定会请求你持续供应唾液，因为对胃肠黏膜来说，唾液就像健康果汁一样。唾液可以缓冲胃酸，给十二指肠穿上保护衣，防止或缓解烧心的痛苦。此外，消化从嘴巴里就开始了，唾液与食物混合得越好，食物的预消化就做得越好。但是，不要让唾液进入空空的胃里，否则恶心感会随之而来。大多数女人怀孕时会多分泌一些唾液，甚至想到食物都会刺激你分泌唾液。在吃那些刺激唾液分泌的食物（例如咸的或干的食物，像饼干）之前，先喝点牛奶或酸奶，给胃肠穿上保护衣，可以防止唾液引发的恶心。很多孕妇声称，薄荷糖或口香糖有助于缓解恶心，但是这两样东西都不要空腹吃，它们会提高唾液分泌量，却不会给胃里增加任何实质性的内容。试试各种不同的棒棒糖，例如柠檬糖。选择那些最适合你的，走到哪儿都随身携带一些。

我学会了远离那些导致烧心的食

最能安抚肠胃的食物

- 苹果酱
- 香蕉
- 糖姜或姜茶
- 芹菜棒
- 洋甘菊茶和薄荷茶
- 口香糖
- 果汁棒冰
- 葡萄
- 柠檬糖，柠檬水，（用力闻）切开的柠檬
- 甘草糖
- 布丁
- 米糕
- 咸葵花籽
- 果汁冰沙
- 烤面包
- 酸奶
- 西葫芦
- 煮熟的鸡蛋

物。对我来说，烧心和晨吐是可怕的二重奏，我可不想要它们。

7. 在外面吃饭

不一定要在饭店吃，而是在室外空旷的地方吃。有时候，只是动一动，对你来说都是难事，你宁愿做个"沙发土豆"。然而，无论从身体上讲，还是从精神上讲，费点力气站起身来走出去，都是值得的。克服恶心以及其他孕期不适的关键就是不去想它们。肠道被称为第二大脑是有原因的，这里的神经和神经激素非常丰富，对情绪非常敏感。走出去，享受风景和自然的声音，有助于你的头脑战胜"肠脑"。如果你在办公室里工作，通常都在办公桌上吃午饭，那么走出去，边走边吃吧！

 琳达医生笔记：

即使在我很想待在家里不去工作的时候，实际上也还是上班会让我感觉更好些，至少工作的时候花在想那些难受的感觉上的时间比较少。

8. 先闻一下

如果你知道什么香味会引发恶心，避开散发那些香味的东西就很明智。如果做饭时的气味让你不舒服，

不妨就在感觉较好的时候先做些东西冻起来，或者暂时降低要求，多买一些方便食品。如果你受邀去别人家吃饭，自告奋勇带一个你知道自己能吃的菜过去吧！上班或外出办事的时候，一定要带上你能吃的东西；当饥饿感来袭时，如果你边没有靠得住的零食，恶心肯定随后就到。

9. 减轻压力

大脑的某些神经连着肠胃的神经，所以当你感到不安的时候，你的胃也安定不下来。很多妈妈会陷入一种压力——恶心的循环中，她们感觉越糟糕，压力就越大，然后感觉就更糟糕。

因为你和宝宝之间的激素密切相关，所以你肯定想让宝宝免受应激激素的密集攻击。如果工作给你很多压力，很少满足感，那你可能需要考虑与上司协商在时间和责任上做些调整。除了配偶和孩子，清除家里不必要的压力源。现在学会减解压力，也是为做新妈妈后还能保持平静的心态做准备。提醒自己，无论产前产后，宝宝最需要的都是快乐而精力充沛的妈妈。

怀孕对我来说是一个退出激烈竞争的机会，我就此退出了股票经纪人

这个压力很大的行业，开始寻找在家工作的机会。

10. 穿着舒适

不要继续穿带拉链、扣子或按扣的衣服啦！它们会让你感觉太紧、束缚、不舒服。不能因为衣服还合体，就认为必须得接着穿，而要为了穿得更舒适，马上去买新衣服。很多准妈妈发现，任何压迫肚子、腰或颈部的衣服都令人恼火，而且会引发恶心。

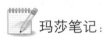 玛莎笔记：

在孕检显示阳性几天后，我想到很快就会失去我的小细腰，于是我把腰带系紧了一扣，希望这样可以继续保持苗条，但是马上就后悔了，一波恶心提醒了我谁说了算。

11. 尽量多睡

幸运的是，对睡眠需要的增加与晨吐阶段恰好一致，至少你可以仰仗睡眠带来一些喘息的时间。玛莎记得自己曾单单为了逃避恶心的感觉而渴望睡觉。这种休息如此宝贵，以至于你会希望尽可能长久地保证睡眠持续下去。然而，对有些孕妇来说，床上的休息却帮不上忙，她们需要做一些需要用脑的事来转移注意力，让自己

不去关注翻腾的胃。如果你有个满地乱跑的学步儿，也就没有躺在床上或睡觉这样的奢侈了。

如果你带着压力上床，就更有可能以同样的状态醒来，而恶心呕吐了一天之后，也可能收获一个不眠之夜。为了避免在上床睡觉的时候头脑中充满不安的想法，上床前最好读些轻松的书或做点放松的事。避免看电视，因为这可能会导致刺激过度，尤其是新闻或其他可能扰乱人心的节目。很多夫妻喜欢用这个时间来谈论即将到来的为人父母的快乐，或是跟腹中的胎儿讲话，准妈妈普遍反映，这是一种非常放松的做法，可以帮助她们入睡。

 BJ 医生笔记：

晚上泡个热水澡，用一片冷敷布盖在眼睛上，同时冥想宝宝也漂浮在水面上。

12. 试试穴位按压

东西方的医生都认为按压手腕折痕上方 5 厘米的前臂，可以减轻怀孕及其他情况下（比如晕船）的恶心和呕吐。不需要处方，晕船带在药店和海上用品商店都能买到，每条带子上都有一粒扣子，佩戴在一只或两只手腕上，压迫对恶心敏感的按压点。

在《妇产科学杂志》(*Obstetrics and Gynecology*)上发表的一项研究，比较了两组孕妇发生晨吐比例的数据：一组佩戴真的按摩带，一组佩戴安慰剂按摩带——为了不对与其相邻的部位造成压迫，上面的按钮被磨钝了，在 3 天的实验时间里，戴真按摩带的那组大约有 60% 的人感觉好些了，而戴安慰剂的那组只有 30% 的人感觉好些了。组织这项研究的医生分析，穴位按压和晕船带都是通过刺激压迫点来降低大脑恶心中枢的过度敏感性的。因此，这种穴位按压的方法既安全又有效。

13. 把眼光放在奖励上

让自己周围的人都擅长鼓励和支持别人，向你的孩子描述怀孕时，尽量强调积极的部分。如果哪一天你感觉一切都失控了，请记住，这也会过去的。

我早晨感觉很好，因为夜里睡得很好，但是下午就感觉很糟糕，那时候孩子们正好从学校回到家里，他们只会看到我疲乏、爱抱怨、需求特别多的样子。可怜的孩子们好久没有吃到像样的饭菜了。有一次，14 岁的女儿听到我又在抱怨，她问："妈妈，你是不是后悔要孩子啦？"这让我停下来，意识到自己最好少抱怨，尽量在孩子们身边保持更积极的态度。我可不想向女儿们示范这些负面的东西。要知道，为我们的新宝宝而晨吐的每一刻都是值得的。

14. 调整一个舒服的姿势

好像光有恶心和呕吐还不够似的，很多女性还有伴随晨吐而来的烧心，就好像它们打包在一起。这种烧灼的感觉，是由胃酸返流到食道末端导致的，在孕期比在其他时候更经常发生。这又是要怪到让胃壁松弛的激素头上的一桩孕期痛苦。对于烧心，重力是最好的救星，饭后保持直立，或左侧卧让胃的入口保持高于出口的位置，让重力帮助你减轻返流。你还可能需要睡在 30° 的楔形垫上，把头部垫高。更多内容参见第 94 页的睡眠姿势。

15. 控制缓解恶心的甜食

压力可以导致恶心，而吃甜食可以引发大脑释放压力缓解剂，比如血清素。所以，很多准妈妈偶尔会试着忽略营养标签，专吃那些能够让恶心停止的甜食。记录那些不会让胃不舒服又不太垃圾的甜食，不要吃太多。（参见第 25 页，我们提供的零食清单。）

138

我决定了:"一日三餐"是指吃三顿巧克力,而不是三顿饭。

特别想吃的食物

通常,对于特别想吃的食物,最好的应对方式就是想吃就吃,尤其在晨吐阶段。给胃提供它想要的东西,可能会让你的一天完全不同,从恶心呕吐转向非常舒服。实际上,孕期对食物的渴望可能是身体智慧的体现。很多研究孕期营养的营养学家一致认为,有几种孕妇都特别想吃的食物确实能够满足孕期主要的营养需要。

想想孕妇通常渴望的两种食物——泡菜和炸薯条,这两种食物都很咸,而你的身体正好需要盐分。另外,它们还让你口渴,这样你就会喝更多的水。也许你的身体知道,它需要很多液体来充满宝宝的羊水袋。

有些孕妇会渴望吃到以前从不喜欢吃的食物,也许因为她们变化的身体需要以前不需要的某些营养。很多孕妇发现她们对食物的渴望在整个孕期不断变化,也许这与她们不断变化的营养需求一致。

如果你觉得自己的渴望已经失控,那就详细审查一番,列个清单,记下你吃的每样东西的量,以及吃的次数,向医生或营养专家咨询,决定这些渴望是否符合你和宝宝的最佳利益。一般情况下,说到孕期的食物渴望,你想吃什么很可能就是你需要吃什么,除非你渴望的食物明显不健康。

当然,特别痛苦的日子也可能会出现,那个时候,屈服于你对食物的渴望是唯一能让你感觉好点的事,至于吃的东西是否有营养根本就顾不上考虑,但之后你就会担心自己的营养是否均衡。请记住,任何食物(除了那些已知特别不健康、不安全的食物),只要能留存在胃里为妈妈提供能量,帮助妈妈感觉良好,那就对宝宝有益。可能有些天你好像吃了过量的碳水化合物,有些天则吃了海量的蛋白质,有些天又只能吃或喝那些存得下的东西。但一个月后你可能惊讶地发现,这段时间你贪吃的种种食物最终竟构成了还算均衡的饮食。当呕吐最严重的时候,忘记每天均衡饮食,而是朝着在一周内均衡饮食的目标努力吧!

每天满足自己一次,就能够平息你的渴望。每天都享用一次营养美味吧!例如,几块黑巧克力或者几块自制的健康饼干。随着你重新塑造口味,用营养密度高的零食来满足你的渴望,即使它们并非你最初想吃的东西,你也会最终训练自己的渴望从那些对你和宝宝有益的食品获得满足。

琳达医生笔记：

有些时候，有些情况下，药物治疗是有必要的。有时候，用尽全力进行饮食和生活方式调整，却仍不能控制妊娠剧吐，而简单的治疗，比如静脉注射含有盐、钾和葡萄糖的液体，就可以治疗脱水、低血糖和电解质失衡。另外，也有一些安全有效的药物可以治疗极度恶心的状况。

你可能关心的事

下面列出一些伴随宝宝的成长你可能会关心的事：

预产期

"什么时候生？"是你以后不断会被问到的一个问题。下面介绍一些你自己就可以操作的预产期计算方法，以及你的医生用来做最好的预测的一些方法。

受孕推算。如果你知道是哪天受孕的，你的医生会把这一天之后的第266天（第38周）作为预产期。

月经推算。你可以使用在线预产期计算器，也可以使用预产期计算轮，它可以在日历上标出孕周。再不然，你还可以做个计算题：用你最后一次正常月经的第一天，加上280天（40

周），就会得出预产期的日子。这个计算的正确性依赖于你的月经周期是否是规律的28天，并且假设你会在月经来潮的第一天之后14天排卵。当然，这个计算可以根据周期的长短进行调整，初步的估计得出之后，还会根据测量超声波影像中的腿骨长度以及何时听到胎心进行修正。

超声波推算。如果你对自己的正常月经日期不确定，或者你的月经通常不规律，很多妇产科医生会根据第一次超声波推定一个预产期，这很有帮助，但并非绝对可靠。

 琳达医生笔记：

怀孕之后越早做超声波检查，推算的日期就越准确。在20周后，超声波推算预产期就不那么有用了，因为胎儿大小的天生差异会影响超声波的测量。

超声波还能帮助妇产科医生为困难的分娩设定一个日期，例如多胞胎或胎儿需要剖宫产或引产。虽然对你和宝宝来说，准确的预产期更方便些，但要是医生或助产士不太想正面回答关于确切预产期的问题，也不要为此而烦恼。

预产期的估计有多准确呢？尽管把这些数字写在日历上或是告诉朋友感觉很好，但是只有大约5%的胎儿

简单的预产期计算方法：

• 记录你的正常月经的第一天（例如，2015 年 1 月 1 日）

• 加上 1 年 =2016 年 1 月 1 日

• 减去 3 个月 =2015 年 10 月 1 日

• 加上 7 天，你的预产期是 2015 年 10 月 8 日。

会在预产期出生，大多数妈妈会在预产期之前或之后 2 周分娩。

你可能注意到，你自己估的日子与医生告诉你的差几天，这是因为医生可能使用的是按日计算妊娠期的表格，而你使用的是日历，每个月的天数都不尽相同。

用铅笔写在日历上

为了避免产生预产期焦虑，请用铅笔在你的日历上标出预产期，因为你很可能需要擦掉它，再写上新的日子。

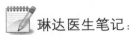 琳达医生笔记：

尽管在经期推算、受孕推算和早期超声波推算之间可能存在几天的差异，但是对大多数孕妇来说，这无关紧要。但妇产科医生需要根据你还有多长时间分娩来安排某些检查，所以在孕早期推定相对准确的预产期还是非常重要的。使用月经推算或校正的月经推算是常规做法，只要它与超声波推算的日期相差不多。如果月经推算与超声波推算相差太多，那么超声波应该更准确些。

为了缓解预产期焦虑，一些妈妈会在日历上把预产日期推后一周，以避免当日历上的日子已经到了而宝宝却没如约而至时出现"我再也无法忍受怀孕了"的感受，而且还有助于避免在这个捉摸不定的预产期来了又走了之后马上接到家人和朋友打来的电话，问："你还没生呢？"

早期出血

当宝宝在血液丰富的子宫内膜上安家之后，可能会有少量的出血，你可能会误以为是月经来了，因为着床的日子与月经该来的日子可能相差不了几天。通常这种正常的"着床出血"与月经相比颜色较浅，量也较少，但还是容易迷惑人。如果你有些担心，那就找医生或助产士确认一下。（参见第 171 页和第 44 页，孕后期出血相关内容。）

有哪些验孕的方法

尿检。无须长途跋涉去看医生，其实你只要走进洗手间，就可以从几滴尿液中得到答案。下面就是尿液指示变化的过程：在受孕之后一周末，着床发生，胎盘开始生产怀孕生长激素——人绒膜促性腺激素（HCG）。在受孕之后6～12天，大约就是你的月经该来的日子，这种激素就会出现在你的尿液中。因为尿液中的HCG达到足够高的水平后才能检出阳性，所以如果测试得太早，可能因HCG浓度不够高而无法显示。如果你在第6天得到的结果是阴性的，那就在第12天或第14天再测一次。在月经没来之后的第一周（受孕之后的2～3周）内，只要你是按说明做的，这些测试有97%的准确度。

血液检查。这要在医院或实验室里做，可以检测HCG在血液样本中的水平，这种检测最早在受孕后一周可以做。

如果测试结果是阴性的，或HCG水平较低，但你仍认为自己怀孕了，就要通知医生或助产士，因为有问题的怀孕通常与低于正常水平的HCG相关，而与正常的HCG水平无关。

"我们怀孕了！"——分享好消息

你最渴望做的可能就是在显怀之前把这个好消息告诉亲朋好友，也可能选择先告诉你的亲人，无论要告诉谁，什么时候说，这都是一个非常特别的宣言！请用"我们怀孕了"这个说法，让你的伴侣从一开始就明白你们俩要共同经历这一切。不过，要是他最初没有分享你的喜悦，也不要感到被冒犯了，尤其是当消息是出乎意料的时候。你已经有一点时间来体会你的感觉了，可能他也需要一点时间来调整。他可能需要先想明白一些问题："这个时候怀孕时机恰当吗？""我们有能力抚养一个孩子吗？""这个新来的小家伙将会给我们的婚姻带来什么影响呢？"一些准爸爸需要一点时间让这个现实逐渐显现出来，自己才能对即将成为父亲感到兴奋。

 威廉医生笔记：

28年后，我仍然记得玛莎告诉我她怀上了我们第6个孩子马修时的情景：那天是圣诞节，她送给我一个礼品包装的盒子，里面放的是孕检的结果，我打开包装，看见了紫色的环，显示孕检阳性。我尤其喜欢读她附在里面的充满爱意的纸条。

告诉孩子们。一旦你告诉了孩子们，那就等着所有人都知道吧！对不同年龄的孩子，告知的方式也不同：大多数小不点喜欢关于准妈妈和新宝宝的绘本，例如《宝宝要来了》（*Baby on the way*）（威廉·西尔斯、玛莎·西尔斯和克里斯蒂·瓦特·凯利著）；对大一点的孩子，也可以通过向他们展示这本书里关于胎儿如何生长的图画来引入话题；即使很小的孩子，也会感觉到有些事发生了变化，尤其是他们已经听到了大人们关于怀孕的零星谈话，所以你确实也需要跟他们谈谈，他们会为自己是最先知道的人而自豪的。只是要注意，他们对"9个月"毫无概念。

要让孩子们明白，你需要更多休息、更多帮助和更多理解，这一点非常重要。给他们解释为什么有的日子里你会不高兴，会生病，同时也要向他们保证你会没事的，而且你也会一如既往地爱他们，照顾他们。这可能是孩子们头一回了解别人的需要与自己的需要一样重要。解释的时候要考虑到孩子的年龄，比如可以说："小宝宝要长大，会耗费妈妈很多精力，所以妈妈觉得累，需要很多休息。妈

妈需要你安静些，这样妈妈就能休息得好，新的小宝宝也能休息得好。"

告诉更多亲友。你们可以一起来决定什么时候告诉其他人。可能想等等再告诉亲朋好友；如果你们觉得还没准备好接受一箩筐关于怀孕育儿的问题和建议，可能会选择只告诉有限的几个人；如果你们是比较注意隐私的那种类型，一开始可能会希望将这个甜蜜的消息留给自己。无论你们决定何时公开这个秘密，都要准备好迎接喷涌而来的关注，因为人们可能都想向你们提供帮助、建议（无论请求与否）、礼物和支持。

告诉雇主。什么时候向雇主说明自己怀孕了，这可能更多与职业生涯的策略有关，尤其当你担心怀孕会影响到你的责任或安全的时候。虽然从法律上说，你不能因为怀孕而受到歧视，但是在告诉主管自己怀孕之前，还是需要仔细想清楚宝宝出生后你返回工作岗位的计划。（参见第203页，怀孕时工作的内容。）

我知道一旦告诉公司我怀孕了，他们就会把我划分到妈妈组(mommy-tracking)，所以我决定等等再说。他们在不知道我有两个月身孕的情况下真的给我涨了一大笔薪水，等怀孕4个月后，我宣布自己要生孩子的消息时，他们都非常震惊。

什么时候公开消息是个人的决定。即使你什么都不说，你的身体迟早也会泄露秘密。

组建你的分娩团队

伴随怀孕以及为人母的特权而来的，是你有责任在可能的范围内为你和宝宝做出最佳选择，其中必须处理的第一个问题，就是选择接生人员。你会信任谁来帮助你拥有最健康的孕期和最安全的分娩呢？

问问自己。在咨询接生人员之前，先了解一下自己。对你来说，要打造理想的分娩，什么是最重要的？要找到一个与你有相同理念的接生人员，要先发展出自己的理念。但如果这是你第一次怀孕，你可能还不知道自己想要什么样的分娩，该有什么样的"理念"。

对大多数女性来说，分娩理念会随着孕期的进展而变化，通常会受到医生的影响。另外，随着孕期的进展，你对分娩的选择以及对自身分娩需要的了解也在发展。不管将来如何变化，你现在都需要选择一个接生人员，这个人会与你一起走过整个孕期。如果你是第一次怀孕，或是第一次与产科打交道，可能会难以做出选择。怎么能够事先知道分娩时自己需要什么？是的，你想要一个健康的孕期，生下健康的宝宝。但你也想用适当的方式应对疼痛，从放松技巧中获益，并且能够在育儿生涯之初享有情感上的满足。

即使这不是你第一次怀孕，你仍然可能在寻找合适的医生，因为你可能不满意之前的分娩经历，或者对以前的接生人员不满，想要在这次做不同的尝试；也可能原来的接生人员退休了，或者你搬家了。也许你现在知道该问什么问题，下定决心要坚守自己的分娩理念；也许你更愿意灵活行事，接受他人明智的建议。

在决定你想从医生那里得到什么的时候，先问问你自己心里是怎么想的。下面这些问题可能会对你有所帮助：

• 我对自己想要什么样的分娩有具体的想法吗？我能把自己的想法说清楚吗？

• 我想要或是需要一个专业的分娩教练吗？（参见第 279 页）

• 我害怕什么？

• 我去看医生的时候想得到什么？我有时间问问题吗？

• 我对医院的流程满意吗？

• 如果必须要剖宫产，我会有什么反应？

• 我是否在意医生是男性还是女性？

• 我丈夫想在多大程度上参与怀孕和分娩的过程？我希望他做什么？

• 如果事情的发展超出预计，我丈夫会是个很好的支持者吗?

问问朋友。跟你的朋友聊聊她们的分娩经历，初步了解分娩到底是什么样子的；问问与你想法类似的朋友，她们对什么感到满意，又有什么是她们希望下次怎样改进的。尽你所能了解所有分娩选择，在看医生之前先要清楚自己想要什么，要知道，好心的朋友和家人可能对某些环节感觉不舒服，因而竭力说服你按他们的方式来做。多听听别人讲述"分娩故事"可能会开阔你的眼界，让你了解分娩的种种可能。但是，千万不要被别人的经历吓到，要知道，每一次分娩都是独一无二的。

问问接生人员。问过自己，问过朋友，你已经做好去问接生人员——那个在孕期照顾你的健康并在分娩时陪在你身边的人的准备了。

如果你已经下定决心，既要作为主角演出，又要亲自导演自己的分娩，那么大多数医护人员会很高兴承担起咨询的角色，只要你已经为自己的角色做好了准备。助产士一般都非常习惯于协助你分娩，而不是指挥或控制它。

另一方面，如果你只想保留主演的角色，而让接生人员来导演，那么把自己交到一个权威的人手里可能会让你感觉最好，这样的人通常是产科医生，而不是助产士。

如果你和医生从一开始就有良好的沟通，在怀孕和分娩的关键时刻，就有可能避免发生"你的方式和医生的方式"之间的冲突。即便是在孕早期也要记住，随着知识和经验的增长，你的角色可能会不断变化。

选择正确的医生

让朋友和专业的医务人员为你推荐医生，产科护士通常是极好的信息来源，因为她们见过很多本地的产科医生接生。把大家推荐的名单缩减到几个候选人，然后打电话预约与医生面谈。一定要记得问问候选的医生是否接受你的保险计划（如果你的保险计划限制了产科医生的选择，那就在可选的人员里确定人选），告诉接待人员，你只是来面谈一下，如果接待人员有时间，甚至可以问问她（或那儿的某位护士）你最关心的几个重要问题。

最理想的是预约在你和丈夫都能参加的时间。如果医生一周只做一次产前面谈，而在预约面谈那天医生却因在医院接生而爽约，请不要因此而感觉被冒犯，毕竟医生的首要任务是服务病人。等你成为他们之中的一员时，也会很欣赏这一点。

探访诊所。早一点到，稍微参观一下诊所，了解一下诊所的工作人员。他们友好吗？会照顾人吗？如果你选择这里，你将会与他们有很多电话沟通。有时候，与接待人员或护士不愉快的交流会毁掉整个体验，即便你很喜欢你的医生。因此，在观看诊所情况时要明察秋毫。

见到医生之前，你可以从诊所工作人员那里了解到很多你需要知道的重要情况：医生的出诊时间、休假计划（以防假期正好赶上你的预产期）、诊所有多少执业医师、接受哪些保险计划、费用如何、隶属哪个医院，等等。

另外，如果医生是单独执业，那谁可以临时代替他？如果你向工作人员询问这些问题，而不是去问医生，医生会很感激你尊重他的时间，你也能够在面谈时专注于详细了解医生的分娩理念，以及他能够在孕期和分娩时为你提供的服务。

如果可以，在等候的时候与其他人聊聊，问问其他准妈妈对此医生分娩理念的感受，以及对这个医生的看法。但是要记住，一个妈妈感觉接生人员必须具备的素质可能正是另一个妈妈不需要的。

要问医生的问题

把你需要得到解答的问题列个清单。随时携带这张清单，想起什么问题马上补上去。在手机里保存一份清单可能有助于更好地对问题加以整理，还可以免去忘拿清单或弄丢清单的烦恼。你不可能在初次访谈中得到所有问题的答案，随着孕期的进展，你的分娩理念会日渐清晰，你与医生的关系会不断发展，可以随时提出问题。目前，你可以尝试提出下列问题：

• 这位医生隶属于哪家医院？医生和分娩地点通常是打包在一起的，但是有些医生在不止一个医院里工作。在弄清你的分娩方式后，医生会建议你在哪里分娩？有些医院属于高科技型，有些则擅长个性化的深入接触，有些则二者兼备。你需要确定哪个更符合自己的需要。

• 询问医生的出诊时间，谁会代替这个医生，多久一次，这些代替医生的分娩理念是什么？如果这个医生属于联合执业的其中一位，那么你是否需要在产前检查期间见见他的每一位同事？

• 孕期做什么运动是安全的？应该多长时间做一次？当你的肚子更沉重的时候，是否应该停止运动？

• 医生建议你做什么产前筛查项目，为什么？如果他建议做例行检查，请医生更详细地解释原因，你绝对不希望自己怀孕只是所谓例行公事。

• 医生建议你参加哪些分娩课？

• 医生支持你雇用分娩教练或产妇护导员吗？诊所提供推荐服务吗？

• 医生推荐的产前检查日程安排表？

• 医生对分娩时散步和转换体位有什么看法？他会帮助你临时改变分娩体位，例如站着、蹲着或侧卧吗？你想明确知道医生在分娩时是否会借助于重力，抑或他的分娩理念是坚持使用平躺的姿势？

• 对于疼痛，他有什么应对措施呢？他对硬膜外麻醉、注射镇痛剂、水中分娩等有什么看法？他认为分娩时应该如何在自然方式和医药镇痛剂之间找到某种平衡呢？

• 他建议分娩时用什么来代替外阴切开术？

• 如果你之前做过剖宫产，想尝试剖宫产后阴道分娩（VBAC），这个医生的成功率是多少？他有什么具体做法可以提高你的成功率？他相信你能做到吗？

• 医生对胎心监护有什么看法？是连续不间断监护，还是只在怀疑有并发症时才监护？

面谈。初次面谈时，你的主要目标是确定医生是否能够为你提供想要的分娩体验。如果这是你的第一个孩子，第一次面谈，你可能还不知道自己想要什么，还在了解自己有哪些分娩选择。跟这位候选的医生分享你了解的情况，也许他可以跟你讨论分娩的选择，指导你做出某些决定，帮助你在获得充分信息的情况下做出决定。医生采集信息和给出信息的面谈能力，会让你对自己是否能够在孕期和分娩时与他轻松合作有所了解。

面谈的几点注意事项：消极的开篇不会给人留下好印象，不要一上来就连珠炮地讲出一大堆"我不要"（我不要静脉注射、胎心监护、马镫支架等），而要用积极的陈述讲述你想要的分娩，逐渐把谈话引向深入。你不想给人留下的印象是只看过几本分娩书，就想当然的人吧。即使你进入医生诊室之前已经下定决心，基于对自己和宝宝负责的态度，你也应该对自己可能没想到的观点持开放的态度。这个医生也许经历过上千次的分娩，经验丰富。

结束面谈时，对这个医生如何对待及控制分娩，你应该有了明确的认识；对医生的沟通风格和是否愿意对你关注的任何事进行有益的探讨，也应该有了自己的看法。医生对你的问题给出的答案，可以让你了解他会带着什么样的理念帮助你分娩。医生的分娩理念最好的指标之一是，在分娩的时候，她把你看作是参与者还是病人。另一个指标是，医生是否意识到不同体位在分娩的不同阶段具有的镇痛作用和推动作用。

候选的医生凭经验知道分娩不会总是"按计划"进行，所以一旦知道了你的分娩理念，一般都会这样回答："我完全尊重你的分娩理念，但是我必须保留在有需要时进行医疗干预的权利，这种干预肯定是以你和宝宝的利益为出发点的，请你信任我的判断。"医生是在像你要求他那样要求同样的尊重和灵活性。

 琳达医生笔记：

面谈时，我经常遇到需求过于苛刻的准妈妈，来的时候带着对"完美分娩"不能变通的期望，这可能会导致她的分娩体验最终不太理想。完美的分娩体验可能需要灵活性和一点顺其自然的态度。

一位生第一胎的妈妈，孕期尽可能多地了解孕育知识，对分娩的过程十分满意。她向我们讲述了她与接生人员之间的关系：

我想完全控制我的分娩过程，除非有必要，不用药，不干预。另一方面，我也想要医生提供必要的协助。不管什么时候，我都想从医生和护士那里知道正在发生什么，为什么会这样。我不想被排除在做决定的人群之外，也不想为做决定负全责。

这个妈妈发挥了自己和接生人员最大的长处，最终获得了满意的分娩经验。

怎样才能最大限度地从第一次产检中获益

一旦你选好了接生人员，就会预约第一次产检。下面告诉你怎样才能最大限度地从第一次产检中获益。

做好功课。去之前，问问自己："我想从检查中得到什么？"把你的问题和担心列个清单，排列优先顺序，确保你的清单涵盖了第一次产检要问的最重要的问题。至于发生在怀孕6～9个月的事可以等以后再问。例如，你想知道医生推荐你吃什么孕期营养补充剂。（我们的推荐参见第28页。）

扮演医生。把你自己置于医生的位置，问自己："如果我是医生，我想要了解这个新孕妇的哪些方面？"这个练习帮助你考虑自己和怀孕的一些细节，这些细节有可能是之前你认为医生不需要了解的。

检查保险计划。想在第一次与工作人员见面时为自己加分吗？先做好保险功课。去之前，给保险公司打电话，获取以下问题的答案：

• 这个医生的医疗是否涵盖在我的保险计划之中？

• 我的保险包含哪些产科服务，

不包括哪些？

• 我的免赔额是多少？今年已经满足限额了吗？如果怀孕横跨两个年度，我需要满足两个免赔额吗？

如果你真的想有的放矢，那就先给诊所打电话，看看他们需要知道什么，再让保险公司把需要的信息直接传真到诊所。工作人员和医生需要做的工作越少，他们留给你的时间就越多。

早点到。一到那里，就正式问候工作人员（你将认识他们，而且你也需要他们。）把你的保险资料递给他们，问问他们在你见医生之前是否还需要了解别的信息。有些地方需要你填写一些表格。

都记下来。带上你的笔记本，这样你就可以做些笔记。例如，记下问题的答案，记下医生给你的建议等。

第一次产检会发生什么。随着孕期的身体变化和相关知识的积累，每次检查都会略有不同，但是下面这些是你第一次产检时可能会遇到的情况：

填写医疗史表格。可能需要下列信息：过敏史、正在服用的药物（处方药、非处方药、营养补充剂、维生素等）、家族医疗史、遗传疾病、既往妇产科病史（怀孕、分娩、流产、手术等）、运动习惯、营养习惯、酒精滥用、香烟或毒品、丈夫的相关病史以及医生需要了解的其他情况。

确认你怀孕了。也许，你只要出示或告知你在家测出的怀孕结果就行了；也许，你的医生会重复尿液检查或做个血液检查来确认。

设定预产期。医生会问你的最后一次正常月经周期的第一天是哪天，然后用图表和数学计算来推算预产期，也可能用超声波来提高准确性，这都是为了估算出宝宝最有可能在哪一天到来。

做超声波检查。有些产科医生例行推荐早期超声波检查来确定预产期以及在子宫里的受孕位置，同时也对是否是多胞胎进行甄别；其他产科医生则只在有特殊问题出现的时候才推荐早期超声波检查。例如出血、不同寻常的疼痛或是无法确定预产期。

做全面检查。医生或其助手会从头到脚给你做个检查，可能包括阴道和宫颈的内部检查，与例行的妇科检查类似。阴道检查可能会推迟到头3个月过去之后再做，因为这种检查通常可能会导致一点出血，不会有什么危险。

做化验。例行的化验可能在诊所做，也可能在外面的实验室做。很多化验都是专业机构推荐的，或者公共健康（尤其是母婴健康）法律强制要求的。尿液分析用来检查感染、蛋白质和糖。你也可能要做宫颈抹片检查，

不过，很多医生会推迟到孕中期再做。另外，你还要抽血：

• 确定全部血球数、血型、RH血型以及血型抗体；

• 检测 HCG 以及其他激素水平，比如孕酮；

• 检测传染病的抗体，例如风疹（德国麻疹）；

• 做血液化学检查，包括肝功能、肾功能和电解质；

• 如果需要的话，检测血糖；

• 进行基因检测（参见第 433 页）。

产科医生还是助产士？两个都要！

一开始撰写孕产书的时候，我们就构想出了最理想的分娩组合——产科医生＋助产士，这个组合最有可能带给妈妈和宝宝最健康、最满意的分娩体验。即使在产前检查期间，也要既见产科医生，也见助产士。至于每次检查见谁，取决于你对产科服务的需要，可能你见其中一个的次数，要大大多于另一个。这一组合会给你带来两个领域的最佳帮助：如果你的孕期健康发展，没有出现异常情况，那么大多数产前检查主要由助产士来做就可以了；分娩时，产科医生保持"待命"的状态，一旦出现情况，比如说妈妈和宝宝需要手术分娩，医生随叫随到。（产科医生一词来自拉丁词语

obstare，意思就是"观察"、严阵以待，以防出现医疗问题。）

选择助产士

我们坚信产科医生＋助产士组合，会在将来的产科实践中发挥越来越重要的作用。关于助产术兴起、衰落和再度兴起的历史信息，BJ 医生愿意在此与你分享她的看法：

在 20 世纪 70 年代，美国的孕妇服务和分娩结果与欧洲差不多，大西洋两侧的剖宫产率大约都是 7%。随着科技开始掌控产科服务，在以后的 35 年里，美国全国的剖宫产率暴涨到 33%，很多地方都超过了 40%。

几年前，当英国的医学权威认识到科技含量高的分娩导致分娩成本大幅增加后，随即对数十年来的医疗实践进行了反思，并做出了积极的改进，重新引入助产术，最终促使结果改善，成本降低。助产士参与的分娩有助于降低剖宫产比率，因此整个医疗费用和个人支出都降低了（不管从短期还是长期看，不用麻醉的阴道分娩的费用都比较低）。在英国，大多数孕妇一开始都是去看助产士，只在有需要的时候，才在评估风险因素后去看产科医生。

分娩实践面面观。基本上，英国以及其他很多发达国家，现行的建

立在助产术基础上的分娩模式，都与较低的医学干预率和保健成本有关。而在美国，医学干预率和成本不断增加的原因很复杂，除了对胎儿进行胎心监护不断增加外，还有一个广泛流传的观念也难辞其咎，那就是硬膜外麻醉成为孕妇分娩时任选的项目。此外，像美国妇产科医师学会这样的专业机构基于安全给出的建议，也增加了医学干预的实施，提高了成本，这些建议包括：出生时脚和臀部先娩出的婴儿应该剖宫产，之前有过剖宫产的孕妇只能在有随时实施紧急剖宫产条件的医院待产，尝试阴道分娩。

还有，现代的产科服务使过去没有能力怀孕至足月的女性也能生出健康的宝宝，但是这样的怀孕需要密切监控；现代的不育症治疗，尤其是针对大龄女性的，导致了多胞胎率上升，这也带来了更大的风险；美国人超重、肥胖的比例比以前更高了，造成孕产期并发症增多；最后，很多美国女性没有经济能力接受全面的孕期健康计划，或当地不提供这种计划，有些本可以在孕早期解决的问题可能分娩时才发现。所有这些因素联合起来提高了分娩时医学干预的实施，结果的就是更高的费用。

幸运的是，本书的大多数读者都将得到无微不至的产前服务，并且明白医学干预是把双刃剑：当你确实需要的时候，可以救妈妈和宝宝的命；当你不需要的时候，就会增加费用、不适和额外的麻烦。

21世纪的助产士不同以往，他们必须完成国家认可的严格的教育计划，并通过美国护士—助产士学院的统一考试获得认证，助产术在整个美国都得到承认。助产士在正常怀孕和正常分娩时是专家，他们能够提供所有产前服务，包括每一位医生都会推荐的实验室检查和诊断性检查。

助产术的特点之一就是提倡知情选择和决策共享；助产士的专长在于讨论保健计划、提供选择和机会，认可共同决策的重要性。这些原则不仅适用于初始面谈，而且贯穿整个产前护理、保健过程，直至帮助准妈妈顺利分娩。助产士重视妈妈内心对于怀孕分娩这一体验的神圣感。

我们的分娩恐惧之一就是医院里的助产士基于经济的或法律的原因被迫像产科医生一样，增加药物和医学干预。我们也惧怕他们被迫像其他医疗同行一样，采用新的保健改革方案——"数量导向的医学"，促使更多准妈妈用更短的时间完成分娩。我们希望助产士行业能够足够专业，不让上述担忧变为现实。

为什么选择助产士？ 很多女性声称，对医学模式的分娩体验感到满意，尤其当她们在怀孕或分娩时有并发症的风险时。有些女性也欢迎医生提供的药物镇痛剂，对在医院里分娩感到安心。但另一些女性希望较少使用药物的分娩。助产士通常在产前检查时与孕妇交谈的时间比较长，对于保健的各个方面有更整体性的做法，尤其关注营养、运动、压力调节以及为分娩和早期哺育做准备。

让助产士参与分娩最吸引人的一面是，理论上助产士会亲自动手参与分娩过程，从早期的宫缩直到最后的娩出。而产科医生在分娩时只是定期过来看你一下，不可能一直跟你待在一起，直到邻近最后娩出才会待在你身边。助产士耐心地融入分娩全过程，有时候只是观看、等待，有时候则亲自动手帮你减轻不适，或是推动分娩进程。

与助产士在一起，准妈妈是主角和导演，事情按照她的步调发展。选择助产士，是预想分娩将会顺利进行。因为大多数时候，在正确的协助下，分娩都会很顺利。另外，助产士也受过训练，能够识别意外情况，必要时会与医生合作，来保证妈妈和宝宝的安全。助产士明白，恐惧是分娩中的孕妇最大的敌人，会加重疼痛，延缓分娩的进程，在原本焦虑不安的分娩现场，有经验的助产士会以其专业、体贴和平静而体现出非凡的价值。

如果你所在国家的产科体系不提供助产士服务，你仍然可以通过让产科医生参与分娩并雇佣专业的分娩教练或产妇护导员来享受"两个领域的最佳组合"。（参见第 279 页。）

你适合由助产士接生吗？ 大多数孕妇都是健康的，没有会让怀孕变得复杂的医疗状况，所以助产士是个可行的选择。在你与助产士面谈孕期和分娩时由她照顾之前，问自己下列问题：

• 我目前的健康状况良好吗？怀孕不会有并发症吧？是否已经出现了需要注意的医疗状况？比如糖尿病或高血压。有些健康问题不一定就要排除选择助产士服务，这取决于诊所的具体情况。在有些诊所里，助产士和医生会紧密合作。

• 分娩时可能出现特殊的医疗需要吗？比如早产。

• 我所在地区的医疗体系是否允许助产士参与分娩？助产士不仅需要受过专业训练并获得认证，还应该与有资格的医生有常规的工作联系。一旦有意外的紧急情况出现，这个医生将会作为后备力量随叫随到。

选择适合你的助产士。 如果你决定把助产士作为选择医疗服务提供者的一部分，要和助产士面谈，咨询问医生的那些问题（参见第 146 页）。另外，再问下面的问题：

• 你在哪里接受助产术训练？你也是护士吗？你经过认证并持有执照吗？哪个机构签发的执照？

• 你执业多长时间了？大约参与了多少次分娩？

• 你跟医院有协议允许你在医院里参与我的分娩或是与医生合作处理各种情况吗？

• 如果发现我属于"高危孕妇"，你能和一位专家合作提供服务吗？

• 谁是你的后备医生和医院？后备医生出诊的概率多大？医生赶过来需要多久？通常什么时候会让后备医生出诊？我对决定有发言权吗？我有机会提前见到后备医生吗？谁会在医生忙于另一个接生任务时代替他？这个医生的费用是否包含在我付给你的费用里？分娩的时候，会允许你和我待在一起吗，即便是需要医生出场的时候？（给后备医生打电话，确认他与你的候选助产士之间的关系。）

• 分娩的过程中，如果我需要，你会一直跟我待在一起吗？

• 你度假的时或正在为另一个分娩的孕妇服务的时候，谁来代替你？替补的助产士也获得了认证的并持有执照吗？她有多少经验？

• 你随身携带手机吗？

• 你提供分娩课程或与开设分娩课程的人合作吗？

• 如果需要将一名在家分娩的孕妇转到医院，你会如何安排？

• 你有为新生儿实施心肺复苏术的资格吗？你有什么心肺复苏设备？

• 你对药物麻醉经验吗？如果我需要修复撕裂，你有治疗经验吗？你做会阴按摩吗？外阴切开术呢？

• 你的费用是多少？（美国有些州强制保险覆盖认证助产士，但是一定要跟保险公司确认你选择的助产士是否在计划里。）

• 你提供产后服务吗？提供什么样的服务？

 BJ 医生笔记：

很多来面谈或咨询的女性，都认识到助产士乐于共同决策及让孕妇知情，而很多例行的程序，例如静脉注射、持续的胎心监测以及外阴切开术，有了助产士，就不再需要了。当服务提供者与分娩的孕妇待在一起，而不是偶尔来看一下，额外的技术手段就很少用得到了。最后，助产士都非常乐于使用布拉德利分娩法（参见第256页），因为它让产妇有力量，减少了恐惧。

越来越多的准妈妈选择在助产士的帮助下分娩宝宝。美国健康中心的统计数据表明，2006年，美国7.4%的分娩由助产士陪伴，在所有阴道分娩中11.6%由助产士陪伴。大部分（96.7%）由认证的助产士接生的分娩在医院里进行；2% 在分娩中心，1.3% 在家里。

无论你选择产科医生还是助产士，还是两个都选，为了宝宝和你自己，都应该做好功课，帮你在信息充分的前提下做出选择。

选择在哪里分娩宝宝

大多数孕妇很可能从选择接生人员着手，然后全盘接收选定的医生或助产士使用的设施来分娩。有时候从选择分娩地点着手，由后往前推进，或许更合理。要考虑的重要问题包括：

• 理念上。如果你想要在分娩中心或家里分娩，可能想联系选中的分娩中心或寻找当地的家庭分娩网络资源。

• 地理上。把路况和天气考虑进去，例如，如果你住在纽约州北部，预产期在 1 月中旬，就应该确定在暴风雪中各种设施是否可用。

• 医疗上。如果你有某种可能损害自己或宝宝健康的疾病，需要弄清楚那里是否设施齐全，可以处理高危妊娠；有没有重症监护可以护理早产儿或生病的新生儿？

• 成本上。这个地方是否在你的保险计划内？如果要自费，价格是否可以商量？你的花销如何计算？

• 分娩选择。你之前有没有剖宫产？那里支持剖宫产后阴道分娩吗？很多地方要么没有设备，要么拒绝提供此类服务（要了解关于剖宫产后阴道分娩的更多信息，参见第 295 页）。

• 麻醉。硬膜外麻醉在保险范围内吗？

 琳达医生笔记：

我们是个很好的写作团队，因为我们对分娩过程有着不同的视角。读这本书的人，有的可能选择了家庭分娩，由有经验的接生婆陪伴；有的可能选择了分娩中心，由认证的护士、助产士陪伴；有的可能选择了医院分娩，由产科医生负责。这些选择各有利弊。

作为写作团队里的产科医生，我真的感觉需要介绍美国妇产科医师学会（ACOG）的官方立场。基本情况是美国的绝大多数分娩都在医院里进行，或是由产科医生，或是由家庭医生负责接生，有时候会与持证的护士——助产士合作。大多数时候，这些个体都遵循着各种专业组织推荐的标准做法。我将始终如一地与读者在本书中分享我个人的想法和理念，但是也会尽力介绍产科的实际做法，因为那些将在主流设施中分娩的妈妈很可能会经历这些。

为宝宝写日记

写日记是行之有效的家庭良药，可以应对各种压力，同样适用于怀孕。在怀孕的时候，玛莎很喜欢写日记，现在我们的孩子怀孕时会当宝贝一样拿来读。你可能发现，就像我们一样，你的怀孕日记会成为家里最引以为傲的家庭财富。

为什么要写日记。 记录宝宝和你的点点滴滴，有助于你与宝宝建立联系，还具有惊人的心理治疗的功效。当你与困难的情绪斗争时，把它们转化成文字，有助于你更好地理解自己的感受。通过写作表述自己的问题，常常会帮助你找到解决办法。试想一下：有一天，你正在阅读日记的时候，抬头看见你的儿子叫嚷着穿过房间，你意识到："刚刚走过去的就是以前那个在我肚子里敲敲打打的小家伙啊"。多年以后，当你重读日记时，它会帮助你重现生命中那些闪亮的时刻，也会在你的孩子准备怀孕时，让她惊喜着迷。

写什么。 不要让这些宝贵的时刻悄然溜走，无影无踪。写什么，怎么写，都取决于你。你可能写的就是非常简单的流水账，你正在做什么，你的感受是什么。也可以试着给宝宝写一封信，就好像直接跟他对话一样，尤其在宝宝出生之前，这是一种非常有意义的联系方式。记录下那一天你的感受——你的欢乐，你的忧愁，特别是你做了什么让自己好过一些。重点是记下来，不要纠结于如何叙述。你可能想强调某些特别的场合，比如发现自己怀孕了，或是感觉到第一次胎动，或是买第一件婴儿用品，或是体验到分娩的第一次阵痛……告诉宝宝你在这些时候的感受。

小贴士。 你可以在一本精致的孕期日志上整理思绪，也可以用普通的空白笔记本。有些准妈妈喜欢在网上写博客，与关系密切的亲友分享。你还可以使用手机的录像或拍照功能记录"影像日志"（vlog）。实际上，手机是个极好的工具，让你可以记录下怀孕的很多方面。你可以写博客，记笔记，录音，录像，从最初的踢动到超声波，到爸爸的留言，你可以选择一种或多种方法，记下你独特的经历。一旦你迷上记录宝宝在子宫里成长的故事，你就会想在婴儿期和幼儿期继续写下去。

发布你的怀孕日记。 如果你喜

欢社交网络，那就在脸书、推特或任何你喜爱的社交网络上发布你的怀孕进展，分享有趣和不那么有趣的经历，邀请朋友评论，然后坐等好评，享受那些要求你"置顶"的留言。不要忘记向热切期盼的朋友们骄傲地展示宝贝的照片哦！

我的怀孕日记：第 1 个月

我可能怀孕了的最初迹象（例如乳房变化、晨吐、疲倦等）：

_____

_____

_____

_____

得知怀孕，我的第一个念头是：

_____

_____

_____

_____

对受孕那一刻的记忆：

_____

_____

_____

_____

我最后一次月经的第一天是：

_____

_____

_____

_____

最有可能的受孕日期：

_____

_____

_____

孕检显示阳性的日期：

_____

_____

_____

可能的预产期：

_____

_____

_____

我的反应：

_____

_____

_____

丈夫的反应：

_____

_____

身边亲友的反应：

我最关心的事：

我最高兴的事：

改变生活方式，必须戒掉的习惯是：

第 2 个月的产前检查（5～8 周）

在这个月的产前检查中，你可能会：

- 检查腹部；
- 检查子宫的大小和高度；
- 检查血红蛋白和血细胞比容，看看是否贫血；

- 接受营养咨询；
- 测量体重和血压；
- 尿常规，查看有无感染、糖和蛋白质；
- 有机会与医生讨论你的感受和担忧；

第11章

第2个月：我真的怀孕了

在第2个月里，身体里的小生命真真切切地登场了。现在，子宫和胎儿生长所需的激素水平正在带来情绪和身体上的变化，你吃的东西可能刚进入胃里就冒出来了。肚子不舒服，恶心的感觉如影随形，无论白天还是晚上，去洗手间的路都是你经常要走的。拥抱这些感受吧！即便眼前的一切充满挑战，你仍然有权感到骄傲，感到特别，感到自己是奇迹的一部分。

当你想到自己将在短短的9个月的时间里创造一个新生命时，不方便和不舒适也就退而居其次了。

第5～8周宝宝的发育情况

第5周：在受孕后的第4周末，宝宝的大小相当于一粒苹果种子。即使这么小，形成大脑的组织也占了最大的一块地方；心脏分成左右两个心

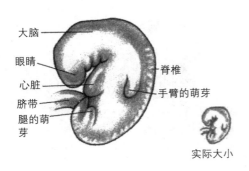

5周大的宝宝

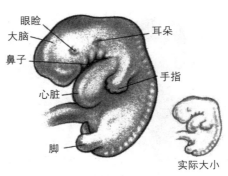

6周大的宝宝

161

室，开始跳动；将要变成眼睛、耳朵、鼻子和嘴的小坑已经出现；腿和手臂从身体上凸出来，就像小芽一样；像桨一样的小手开始出现手指的萌芽；呼吸道开始出现。

第6周：宝宝长得跟石榴子一样大，你可能可以通过特殊的超声波仪器听到和看到生命最初的一些声响和迹象。不过，通常要等到第10～12周你才能体验到。每一分钟都有超过百万个新细胞加入宝宝正在发育的身体，胎儿的心脏跳得更快了，每分钟140～150下，比你的要快一倍。等再过一个月，你第一次听到胎儿心跳那美妙的"噗、噗"声音时，做好被感动和鼓舞的准备吧！绝对是任何事都无可比拟的。

宝宝的胳膊变长了，肘关节出现了，手指也清晰可见；脚已经从腿的萌芽中分化出来，脚趾的痕迹也显现了；头低垂着，几乎跟躯干一样大，

科学说：胎儿早期有心跳

通过技术的进步，我们现在知道有些器官成熟的时间要比之前认为的早。阴道内超声波显示，大约6周或7周时，心脏收缩和舒张的波形已经出现，最初的瓣膜，尽管还不严密，但是已经形成了。

样子有点像驼背；眼睑的折痕开始形成，像句号一样小的眼睛已经包含了晶状体、虹膜、角膜和视网膜；鼻尖开始显现；宝宝初生的脊椎看上去就像一摞极小的积木。

第7周：宝宝现在的大小相当于一只蓝莓，小小的肾脏开始产生尿液，然后排出；肘、腕和膝关节清晰可见，脚趾形成了，手指也变长了；眼睑变得清晰，眼睛、耳朵、鼻子和嘴等早期的面部特征已经形成。超声

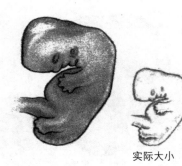

实际大小

7周大的宝宝

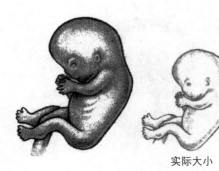

实际大小

8周大的宝宝

波可以看到宝宝的身体和四肢在动，但是你还要等上几个月才能用手感觉到它们。大脑的神经细胞开始分叉并互相接触，形成原始的神经通路。透过透明的头骨可以看到小脑脑叶，研究人员估计每分钟有 10 万个新的神经细胞被创造出来。

第 8 周：宝宝长约 2.5 厘米，重约 14 克，大约相当于一颗橄榄。之前弯曲的头和身体现在变直了一些，将会出现在发育完全的婴儿体内的所有内部器官，现在都成形了。

心脏现在分成 4 个腔；手、脚、手指和脚趾已经完全成形；主要关节——肩、肘、腕、膝和脚踝已经清晰可见；鼻子、鼻孔、嘴和嘴唇都可以分辨出来。外生殖器可能开始显现，但是胎儿是男是女还无法通过超声波辨别出来。可以看到，躯干和四肢的运动增加了。

宝宝说：应该叫我什么？

理论上说，直到孕 8 周胎儿还是"胚胎"，此时器官体系已经形成，之后它就成为"胎儿"（意思是"小东西"），然后一直到出生就都是胎儿啦。不过，一旦受孕发生，对于大多数准父母来说，它就是"宝宝"。

你可能会有的感觉

哇！第 1 个月感受到的大起大落的情绪在第 2 个月会进一步加深，你的头脑可能会跟你的肠胃一样无法平静下来。请记住，既对孕育宝宝感到高兴，又对孕早期在头脑、身体和生活方式方面要付出的代价感到烦恼，这是很正常的。

我感觉自己的情感很矛盾，一天为怀孕而兴奋，另一天则几乎忘记自己怀孕了；一天兴高采烈地浏览新的孕妇装，另一天则为失去苗条身材而忧郁。

察觉到乳房的变化

在肚子还没显示出怀孕迹象之前，乳房早就声明你怀孕了，孕激素在让宝宝发育的同时也让你的乳房增大。最早的轻微疼痛感和肿胀感类似于月经周期后半段乳房的感觉，只是更强烈些。通常，孕早期乳房会增大一个罩杯，在之后的孕期里会继续增大一个罩杯，单是乳房的变化就会在孕期为你增加差不多 0.9 千克的体重。乳房小的孕妇会发现这些变化尤其明显，第一次怀孕的孕妇这一次的感觉比以后怀孕时会更明显。

乳房的变化是由刺激乳腺生长的

激素猛增导致的。当激素工作的时候，你可能会感觉整个乳房都在悸动，乳房可能会感觉刺痛、酸痛、温暖和更饱满，对触碰更敏感，偶尔你可能会感觉到时断时续长达 5 分钟的抽动。你很可能会发现，乳晕（乳头周围深色的部分）变大了，颜色加深了，乳晕上那些分泌抗菌润滑液的小腺体变得更明显了，使得乳晕看上去凹凸不平。乳房上的血管可能也更明显了，就像是遍布乳房的一条条溪流，为乳房输送更多的血液。

 BJ 医生笔记：

我就是通过乳房上突出的血管确认自己怀孕了。

虽然身体的其他部分在怀孕分娩后逐渐恢复原状，但是乳房会获得不同以往的形状，很难说一年后会变成什么样子，可以肯定的一点是，怀孕带来的丰满在哺乳期间会存留一些。记住，你的乳房经历的变化取决于怀孕、遗传和重力，无论是否哺乳都会发生。在孕期，要对你的乳房好一点，经常洗个舒服的热水澡，如果有必要，轻柔地给乳房做个按摩。如果你担心下垂，那就在整个孕期穿着支撑性好的胸罩，如果有必要夜里也别摘下来，这样可以更好地帮助乳房周围的皮肤和肌肉（参见第 180 页"获得足够的

支撑：选择胸罩"）。

太疲倦。第一个月偶尔来袭的疲倦现在可能会被完全的筋疲力尽取代。上个月你还只是想休息，现在则根本没商量！很多孕妇用"深入骨髓"来描述自己的疲倦。这种感觉是大自然用来迫使忙碌的女性慢下来的方式，这样她就可以把能量用到最需要的地方——孕育宝宝。

你可能发现自己必须走慢点，否则很容易就会喘不上气来，甚至正常走路也会如此。不要跟这种疲倦做斗争，为了你自己和宝宝，听从身体发出的信号，尽可能多休息。如果你的工作任务重或是要费神费力地照料学步儿，可能无法奢侈地在床上躺着或睡觉，但是有时候身体会强迫你获取它需要的休息。即使不能把时间花在睡觉上，至少也要停下歇歇脚。如果可能，早点下班，或是放你的学步儿最喜欢的视频，自己窝在沙发上，享受一些急需的休息。

我发现储存一些我丈夫也能热热吃的方便餐很有用。在最初的几周，我都不确定我是谁，更不用说晚饭吃什么了。

恶心

可能上个月就开始的晨吐，第 2

个月会进入高峰期。等一等！在你暗自思索为什么要将自己陷入此种境地时，一个朋友或你的医生给出了令人愉快的答案："哦，这都是激素闹的，恶心表明你的宝宝很健康。"也许很正确，但是当你 24 小时都不舒服的时候，这个信息能够提供的安慰很有限。（参见第 133 页，关于缓解孕吐的建议。）

心跳加快

当你的身体正在制造更多血液为体内的小人儿输送营养时，你可能发现自己的心跳加快了，尤其是在运动的时候。心脏是身体里适应性最强的器官，这就好像宝宝在给心脏发出指令："你需要更努力地工作，为我加点速！"

流口水

大多数妈妈认为在宝宝出生之前她们不用跟口水打交道。但是大约到了第 2 个月，她们分泌的唾液就增加了不少，可能味道也会发生变化，甚至带有某种金属味。很讨厌，是不是？导致这种现象的原因还不清楚，但这是无害的。有些妈妈发现，多出来的唾液可以为敏感的食道涂上保护层，防御过多的胃酸，减轻烧心感；另一方面，过多的唾液也会引发恶心。无论如何，到第 3 个月末，唾液就会减少。如果你觉得唾液的味道无法忍受，试试含一颗薄荷糖或柠檬糖，也可以试试用薄荷牙膏刷牙。

尿频

你正在为孕育宝宝而制造更多的血液，需要流经肾脏的血液自然会带来更频繁的小便。此外，变大的子宫正好位于膀胱后面，肯定会不时地提醒你它的存在。尽管小便频繁的现象整个孕期都将持续存在，但是"急着小便"的感觉通常在头 3 个月最明显，把这当作你需要多喝水的一个信号吧！小便时，尽可能腾空膀胱（参见第 75 页的凯格尔运动，将身体前倾）。

如果你对总是急着小便感到担心，那就请医生排除感染的可能性。膀胱感染（膀胱炎）的其他症状包括：排尿时的烧灼感以及低烧。

口渴

口渴是身体发出的正常信号，表示你的身体和宝宝需要更多液体。如果你不听从身体发出的口渴信号，可能就会脱水，而这会加重恶心和疲倦。你的身体需要更多液体，因为血容量上升了 40%，充满宝宝越来越大的羊水池也需要增加饮水量，多喝水还会帮助你冲掉肾脏现存的过多废物，不要忘了，多喝水还有助于缓解便秘。消除口渴并不是你需要喝多少水的标准，先喝足够多的水让你不感到口渴，再多喝几杯确保足量。最重要的是，不要为了少上厕所而少喝水，这对你和宝宝都不好。

记住，慢慢啜饮液体比大口灌下去对你的胃更好，而且，大杯大杯喝水并非补充液体的唯一方式，你还可以试试吸吮冰块或自制的冰棍，喝椰子水，吃含水分丰富的食物，比如西瓜。啜饮的方式（参见第 26 页）可能正是医生要求你做的。一般来说，我们不鼓励孕期饮用运动性饮料，虽然它们确实会为你提供更多水分，但是大多数产品都含有反营养物质（甜味剂和化学添加剂），你和宝宝不需要这些东西。

 琳达医生笔记：

含有电解质的液体会让你的代谢均衡，天然的营养品，例如自制的汤汤水水，比化学制造的瓶装水更健康。

便秘

正如我们已经讨论过的那样，早期的孕激素会减缓食物通过肠道的速度，食物和液体通过得越慢，肠道吸收的水分就越多（也许这是大自然确保你的身体系统得到所需的额外水分的又一种方式）。食物通过肠道的速度变得缓慢，肠道吸收的水分增多，合起来导致大便变硬。为了让孕期的排便更顺畅，要继续那些对胃有益的做法：少食多餐，多吃高膳食纤维的食物，多喝水，多运动。

胀气

腹胀的感觉类似月经开始时腹部的感觉，这让你的小腹在还没有显怀之前就像怀孕了一样。你的肠胃正在学习如何与宝宝相处，导致便秘的那些肠道不适同样会引发胀气。

除了第 133 页提到的建议，你还可以试试少吃会导致胀气的食物，比如西蓝花、卷心菜、菜花、甘蓝、豆类以及碳酸饮料，还要避免吃油腻或油炸食品，因为脂肪含量高的食物在肠胃里停留的时间比较长。胀满的感觉可能会让准妈妈觉得腰围好像在持续增大，这可能会促使你第一次调整衣柜，因为你想穿更舒适的裤子，确保它们不会刺激这个高度敏感的区域。

喝碳酸饮料的时候，我甚至能感

巧克力妥协

特别想吃甜的东西吗？那就每天吃两三块黑巧克力吧！黑巧克力对你有益，因为它富含抗氧化剂类黄酮。身体生长得越多，就会产生越多氧化剂（也被称为自由基）。孕期的逻辑就是，你需要多吃富含抗氧化剂的食物，因为身体正在经历成人期最大的生长高峰期。

下面是在享用有益健康的巧克力时，需要注意的一些甜蜜的小贴士：

• 选黑巧克力，与牛奶巧克力相比，黑巧克力含有更多类黄酮，更少糖，更少不健康的脂肪。查看可可含量，越高越好，用巧克力的语言说，就是越苦越好。要塑造自己喜欢吃微苦的黑巧克力的口味，可以先从吃可可含量为60%的巧克力开始，然后是70%，逐渐增加到80%。

• 不要让自己讨厌巧克力，因为它富含的饱和脂肪酸，属于可可脂中的脂肪类型——硬脂酸，不会像其他饱和脂肪酸一样提高血液中的胆固醇水平。

• 没有添加甜味素的可可粉是最健康的。一项2005年发表在《食品科学和技术（国际版）》（*Food Science and Technology*）上的研究表明，同样重量，可可粉中类黄酮的含量最高，大约是黑巧克力的3倍，牛奶巧克力、巧克力饮品、巧克力糖浆的含量最低。

• 愉快地享用一杯热巧克力吧！它富含抗氧化剂和有机低脂牛奶提供的蛋白质，拥有诱人的香气和漂亮的泡沫，你还可以再加一点蜂蜜来增加甜度。

• 研究标签上的数据，可可或可可豆应该是排在第一位的成分，而不是糖。

• 不要吃白巧克力，它含有太多的糖和人工调味剂，只有很少量的可可。

• 3块黑巧克力只含有微量的咖啡因，无须担忧。

觉到每个气泡，直到它们从另一端排出。

烧心

饭后不久，有时候甚至在两餐之间，很多孕妇会打嗝，在胸骨正下方有种烧灼的不适。再次责怪激素，从生理上来说一点没错。孕激素（尤其是孕酮）导致肠道运动全面减缓，使胃部肌肉松弛，延缓了食物和胃酸从胃部通过的时间，所以，食物和胃酸在胃部停留的时间比怀孕以前要久一些。孕激素还让胃入口处的保护性肌肉变得松弛，当胃收缩的时候，食物和胃酸更容易从这里返回食管的下端，这种现象在医学上被称为胃食管返流（GER）。胃食管返流还会产生通常被称为消化不良的不适感。到了后期，随着子宫增大，开始向上推挤，施加在肠胃上的压力可能会使烧心的感觉更令人难以忍受。

胃酸是肠道的天然抑菌剂，在细菌有机会抵达下端肠道之前会在上端抵御细菌。因为这个原因，尽量不要用处方或非处方抗酸剂来治疗烧心，除非医生推荐这么做。胃黏膜会自然分泌一种黏稠的黏液，保护胃壁组织不会被胃酸消化掉，但是胃的上端和食管没有这种保护层。记住有益肠胃的3个词：少食多餐、啜饮和咀嚼。

痉挛

很多孕妇感觉盆腔下部常常抽痛，实际上，这些通常是"生长痛"，是固定子宫的韧带拉伸的反应。在子宫增大超出耻骨之后，你可能会感觉

这些疼痛逐渐减轻，但它们还会不时地回来，尤其在你过度劳累的时候——这是身体告诉你慢下来的另一种方式。

如果你的腿半夜会抽筋，可能是缺钾。睡前吃根香蕉或喝杯橙汁，具有神奇的效果。

倾听激素交响曲

为了欣赏孕期身体演奏的奇妙乐曲，我们喜欢把你体内的激素比作交响乐队的乐器。当所有的乐器和谐演奏时，美妙的音乐（健康）就会出现；当它们走调的时候，不和谐（不健康）就会出现。你的大脑(尤其是下丘脑)就是这个拥有一百多种激素的乐队的总指挥。

宝宝正在"听"你演奏的音乐，感受其效果，你也是。在孕期，孕酮升高了大约100倍，雌激素水平比孕前直线上升了15倍，如此这般，难怪你的身体和大脑都不得不改头换面了。雌激素在孕期每天都在升高，促进宝宝大脑的发育。

当你受孕时，身体内部的药房就开启了，发放你和宝宝需要的内部药物。但这些药物常常带来令人烦恼的副作用（准爸爸，这一点要注意哦）。激素之间如何互相平衡非常有趣，雌

激素让你具有高度的警觉性和敏感度，是上升的状态，而孕酮则相反，具有某种镇静的效果，是下降的状态，这就像同时服用高剂量的兴奋剂和镇静剂，两者都在你身上起作用，只有当它们处于均衡状态时，效果才最好。

下面就是这两种激素对宝宝和妈妈的影响：

对宝宝有益：

• 防止子宫未到时间就发生宫缩；

• 促进子宫和胎盘的血管生长；

• 促进宝宝脑组织的生长，促进神经连接，提高流向正在发育中的器官的血流量；

• 促进乳房和乳汁制造组织的生长；

• 为快速生长的细胞提供抗氧化保护；

• 调节胰岛素和其他代谢激素；

• 有助于促进新陈代谢，为两个人创造更多能量；

• 减缓消化系统的运作；

• 松弛分娩肌肉和韧带。

让妈妈烦恼：

• 肌肉疲乏；

• 困倦嗜睡；

• 健忘；

• 味觉和嗅觉增强；

• 普遍提高的敏感性；

• 情绪多变；

• 渴望某些食物——有的健康，有的不健康。

你之所以忍受怀孕的种种烦恼，是因为把眼光放在最终的奖励上。(参见第347页，第18章"分娩激素交响曲"。)

你可能关心的事

容易生气和过度敏感

我很容易生气，之前根本不在意的小事现在也会让我爆发。这是为什么？

你的激素正在加班加点工作，而且理由充分。你对声音过度敏感，例如狗叫声或门铃声，这是作为新妈妈特有的高度警惕状态的一部分，你可能会对小的不愉快做出大反应。学步儿常见的一些恼人行为现在可能会让你抓狂，正常的日常生活烦恼被放大了，有时候好像所有的事都让你生气，这些都是正常的情绪波动。把这种易激惹当作一个信号吧！表示你需要创造条件，让自己尽可能多地休息，为孕育宝宝而积聚需要的能量。

对丈夫没耐心

我丈夫习惯了我精力充沛的状态，但是现在我又难受又疲劳，需要很多休息，他不明白我为什么不想做家务，

169

甚至不想做爱。我怎么才能让他明白？

怀孕对你来说非常真切，但是你的伴侣可能需要一点时间才能完全理解。他可能还不明白你不再有精力去做几个月前能做的事。当你疲倦恶心，满脑子都是变化的身体时，很难表现得性感。他需要理解你，你可能暂时不大能够忍受他的某种人格特质，但这不是针对他个人的，你可以有策略地提醒他你怀着宝宝，体内涌动的全是疯狂的激素，然后请他阅读爸爸能帮什么忙那部分（参见第 132 页），让他相信，你在一两个月之后就会感觉好些，肯定也会更性感一些。

感觉需要人帮忙

我太疲倦了，我妈妈飞过来，帮我照顾几周其他孩子，我感觉非常内疚，因为我已经习惯于在公司和家里都非常独立。这样的感受正常吗？

肯定是正常的。怀孕之前，你习惯于照顾每个人的需要，现在你是那个需要最多照顾的人，你的身体正在辛苦地工作，是让别人来宠爱你的时候了！尽量不要内疚，因为你和肚子里需要能量的宝宝值得被照顾，被宠爱。

皮肤瘙痒

我的皮肤变得干燥、瘙痒，尤其是手掌和脚跟。我该怎么办？

皮肤干燥、瘙痒的问题更有可能出现在孕后期，但是也可能现在就开始出现了。伴随怀孕，皮肤变得超级敏感，身体每个部分的敏感性都至少升高了一点。（参见第 201 页，关于孕期皮肤护理的内容。）

睡眠困难

我过去睡得非常死，但是现在，尽管上床更早了，可是我醒的次数也更多了。救救我！

睡眠的挑战是孕期每个月都会面临的问题，现在就把专门介绍帮助你睡得安稳的第 7 章重新读一遍吧！寻找一些有用的方法。

遗传筛查：如果做，什么时候做，做哪些筛查？

我的医生说要给我做一大堆遗传筛查，我的心情很复杂。

对于医生来说，让你知道都有什么选择，是标准的医疗程序。尽管很多筛查通常是在第 3 个月做，但产科医生和助产士常常在第 2 个月就会跟你讨论，这样可以给你充足的时间思

出血

尽管任何形式的阴道出血都挺吓人的，但是没必要看到出血就以为你的怀孕出问题了。

什么时候不需要担心：

• 发生在受孕后 2～4 周的着床出血，这时候你的小宝宝藏进了血液充沛的子宫内膜里。但是有必要做个超声波检查，确定着床发生在子宫里，而不是其他地方（即宫外孕）。

• 性交后出血，经常发生，但是无害。

• 你可能流一点红色或粉红色的血，但是没有组织碎片。当你用很多血管来建造子宫组织时，一些细小的血管随时都会断裂，所以你可能偶尔会看到血痕或一点出血。

什么时候需要担心：

• 出血的时候伴随腹部痉挛性疼痛；

• 大量深棕色血液或血块，可能是成块的组织；

• 出血量很大，足以浸湿一块卫生巾；

• 你感觉无力、眩晕；

• 出血越来越多。

如果你血流不止或流出块状组织，就应该立即给医生打电话，告诉你出血的情况（数量、持续性、颜色），持续多长时间，以及伴随出血还有什么其他症状，以便你的医生确定是否真的有问题。

考。

这些筛查被用来发现像脊柱裂这样的出生缺陷和像唐氏综合征这样的染色体异常。很多孕妇和伴侣不太接受筛查这个概念及其蕴含的假设——如果发现宝宝有问题，他们就得考虑终止妊娠。还有一些夫妻想做筛查，为的是让自己和家庭能够更好地为有特殊需要的孩子的诞生做好准备。

幸运的是，绝大多数夫妻都能得到令人欣慰的结果，孕期也就少了一整套需要担忧的问题。做哪些遗传检测，什么时候做，需要你和医生一起做决定，但是下面这些问题你们可以考虑一下：

• 家族里有没有任何遗传性疾病或发育性疾病的人？

• 你的年龄是否让生有出生缺陷宝宝的风险更大？

• 你是否属于某个在携带异常基因方面风险更大的族群？

• 你是否担心宝宝有特殊的遗传

问题?

• 你将如何使用获得的信息？你的担心会增加还是减少？

• 如果筛查结果显示阳性，你会接着做羊水穿刺吗？

• 筛查百分之百准确吗？还是有很高的"假阳性"发生率，会让你毫无必要地担心？

记住，就像筛查这个名字暗示的，对遗传和天生缺陷的筛查并非绝对无误的诊断。有些筛查很准确，有些则出了名的不准。明白为什么要做，做了能揭示什么，什么问题跟这些筛查相关，有助于你决定考虑做哪个，不做哪个。关于如何决定做什么筛查以及什么筛查适合你，更多信息参见第433页。

超声波：专供医用

为了安全起见，超声波应该被作为有价值的诊断助手，而不是妊娠玩具。

 琳达医生笔记：

超声波是一种非侵入性的影像技术，传感器发出的声波从液体和固体表面弹回而成像，这些表面包括羊水、子宫壁、胎盘和胎儿组织。超声波普遍应用于现代产科服务中，标准的超声波指标包括：

1. 确定早期妊娠的方位和可靠性；

2. 如果在头20周做，可以准确地测出受孕日期；

3. 评估出生缺陷的风险，通常是在大约第13周，作为染色体异常筛查的一部分；在大约第20周，作为更广泛的结构筛查的一部分；或是在孕后期评估特殊的结构异常；

4. 评估任何妊娠阶段的出血情况；

5. 监控宝宝的发育情况；

6. 协助侵入性治疗，例如羊水穿刺或绒毛膜取样；

超声波通常来说是安全的孕期检查，但是包括美国妇产科医师学会和美国医用超声研究所在内的专业团体已经对其专卖店式的使用——提供胎儿的纪念照片，而没有机构认可、医生建议和结果评估表示担忧。超声波是有用的孕产工具，但是应该由医生为了特别的理由而推荐，在获得认证的地点由具有资质的超声波操作员操作。　　　　请看 www.aium.org。

　　更多关于诊断性超声波的信息

我的怀孕日记：第 2 个月

我的感觉：

_____

_____

_____

_____

我对宝宝的感觉：

_____

_____

_____

_____

我吃了什么：

_____

_____

_____

_____

最让胃舒服的食物：

_____

_____

_____

_____

我特别想吃的食物：

_____

_____

_____

_____

_____

我最关心的事：

_____

_____

_____

_____

_____

我最高兴的事：

_____

_____

_____

_____

_____

第 3 个月的产前检查（9～12 周）

在第 3 个月的产前检查中，可能会：

• 检查腹部，确定子宫的高度；

• 检查子宫的大小和高度；

• 检查血红蛋白和血细胞比容；

• 尿常规：检查有无感染、糖和蛋白质；

• 测量体重和血压；

• 有机会利用多普勒超声波设备听到宝宝的心跳；

• 如果建议做筛查，可能会讨论：超声波、绒毛膜采样、羊水穿刺、甲胎蛋白（AFP）和产前遗传疾病筛查；

• 检查手脚浮肿，液体潴留；

• 有机会与医生讨论你的感受和担心。

第12章
第3个月：看起来像孕妇了

这个月的亮点，足以抵消前两个月主导身体和情感的各种不适，可能还绰绰有余。你可能发现，孕早期的不适现在开始减弱，身体的能量水平开始回升了。凭借由超声波显示的令人愉快的影像和声音，现在你和宝宝有了联系，你的心情过山车可能会逐渐停稳。

第 9 ～ 12 周宝宝的发育情况

现在，宝宝真的像个宝宝了——从头到脚。和前几周一样，宝宝的大脑发育的速度比其他器官都要快，而且占据了整个身体大约一半的体积。想象一下，这个正在萌发的器官，每分钟都要加班加点制造 250,000 个新的脑细胞！宝宝现在身长 7.5 厘米，体重近 30 克；小脸看起来真的是脸的样子了，20 颗小牙齿已经开始在

牙龈下面萌发；脚趾甲、手指甲和细小的头发也开始出现。心脏瓣膜已经就位，在 10 ～ 12 周你去产检的时候就可以听到胎儿快速而忙乱的心跳。胎儿的内分泌系统现在开始工作，包括生产胰岛素的胰腺；更成熟的泌尿系统，让胎儿可以货真价实地"尿在（羊水）池中"了。在本月末，外生

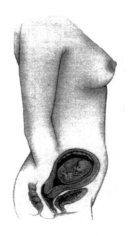

9 ～ 12 周的宝宝

177

殖器是否是阴茎就可以看出来，超声波终于可以揭示宝宝是个男孩还是个女孩了。如果是男宝宝，这时候就开始产生睾丸素了。

宝宝的嘴巴可以张开了，还能转动舌头，吞咽羊水，张开和握紧拳头。尽管宝宝在活动手脚，但是你要感觉到这些微弱的拳打脚踢，至少还要再等一个月。

你可能会有的感觉

这个月，你还会有好几种变化，毕竟，变化就是你目前生活的主旋律。伴随宝宝的发育，你也在发育！

乳房经历快速发育期

你的乳房要开足马力为哺喂宝宝做准备，它们会随着宝宝的发育而发育，乳头变大，就像乳晕变大一样（乳头颜色变深，使它成为宝宝衔乳时更容易发现的"目标"）。你可能会在乳房变得更丰满、更沉重的时候感觉有些敏感，更多的乳腺组织需要更多的血液供给，皮肤下面蛛网一样的血管网更明显了，乳晕表面的小腺体也更突出了，这些小凸起看上去如同针尖大小。

衣服不再合身

到了 3 个月左右，你可能发现衣服的尺寸让你抓狂，不知道自己到底该穿什么号码的衣服，旧裤子感觉太紧了，换大一号的衣服又有点儿松松垮垮，但你还没有在身体上，也许包括情感上，准备好穿孕妇装，你会感

178

听胎儿的心跳

在 10 ~ 12 周，你会为听到宝宝的心跳而欢呼雀跃。你需要在肚皮上涂一些啫喱，借助一个像魔杖一样的多普勒超声波仪器（Doppler ultrasound）来放大心跳的声音。胎儿的心跳比妈妈的要快大约一倍（每分钟 120 ~ 140 次），孕后期还会跳得更快（每分钟 140 ~ 160 次），听起来就像快速跃动的火焰"噗、噗"，而不太像你自己心跳的"扑通、扑通"声。宝宝的心跳声是一种你永远都听不厌的声音。

 BJ 医生笔记：

我们鼓励妈妈带孩子一起来产检，听到胎儿的心跳时，孩子们常常形容听起来像"奔跑的小马"或"托马斯小火车"。我们也鼓励把胎儿的心跳声录下来，尤其在父亲不能到场的情况下。这是我们从丈夫在海外工作的妈妈那里得到的灵感——让录音成为一种特别的"唱出来的消息"。

如果此时你听不到心跳，也不要担心。有些胎儿直到第 14 周才会用这些奇妙的音乐般的声音来让父母倾倒，这尤其会发生在预产期推算不准确的情况下，或是宝宝所处的位置使得大量组织挡在宝宝和仪器之间时。

我没想到自己会被宝宝的心跳声深深感动。第一次听到那种"噗、噗、噗"的声音，我不由自主屏住了呼吸。孕晚期的时候，婆婆陪着我去做产前检查。我忘了这种技术在婆婆怀孕的那个年代还不存在，所以也没有让她有所准备。当她听到孙子的心跳声时，眼睛睁得大大的，喜悦的泪水喷涌而出。这真是个美好的时刻！

觉这个想法未免太疯狂了。比较好的办法是买（或者借）一些舒适的裙子或裤子，大一号，腰部有松紧带，但又不是孕妇装。你很可能在一两个月之内又穿不成这些衣服了，但是在宝宝出生后还可以再穿一阵子，所以值得买一些。

骨盆不适在显怀之前就可能出现

你可能开始感觉骨盆和肚脐之间有发胀的感觉；另外，由于增大的

获得足够的支撑：选择胸罩

随着肚子增大，你的胸部也在增大。等到怀孕第 4 个月，大多数准妈妈都会感觉佩戴孕妇胸罩比较舒服。下面是选择胸罩时要注意的一些方面：

• **合身。** 优先考虑舒适性。一定要确保肩带和搭扣可以调整，以便适应不断增大的乳房的需要；罩杯应该平滑地贴合胸部，无皱折，无缝隙。尽管大多数孕女发现自己产前的罩杯尺寸在怀孕第 6 个月时达到最大，但是胸腔的不断扩张仍需要一再放松束缚。当你购买胸罩时，要保证扣到最紧仍很舒适，这样可以给胸腔留出扩张的余地。

• **材质和构造。** 选择棉质胸罩会更舒适，更透气。带钢圈的胸罩对大多数准妈妈和哺乳妈妈来说都不是明智的选择，因为它会挤压增大和敏感的乳房组织。如果你确实买了带钢圈的哺乳胸罩，一定要保证别太紧，如果随着乳房增大而变得很挤，就先放起来，等产后两三个月的时候再用。

• **背带。** 感受一下背带搭在胸腔上的感觉，它应该足够宽松，不会束缚你的乳房，又足够紧身，不会因为抬胳膊或耸肩而上滑；在背后，它应该舒服地贴合在肩胛骨下面。

• **肩带。** 应该足够宽，当乳房重量增加时不会陷进你的肩膀里。

• **夜间胸罩。** 一些孕妇发现夜里佩戴较轻的支撑胸罩，可以提供额外的支撑，缓解不适。

• **哺乳胸罩。** 购买哺乳胸罩的最佳时机是孕期的最后几周。你想要的是可以打开的罩杯，让宝宝可以很容易地衔乳。如果你计划在哺乳的时候用孕期购买的胸罩，购买的时候就要留出空间，以便容纳开始分泌乳汁后快速增大的乳房（乳房在产后会增大整整两个罩杯，但是几周之后会缩小一些）；先只买两个哺乳胸罩，这样你就可以稍后重新评估是否合身。最终，你需要 3 个胸罩，一个用，一个洗，一个备用。很多妈妈整个孕期都只戴孕妇胸罩，乳汁开始分泌后则转换成哺乳胸罩。在母婴用品商店和邮寄目录上，你会发现全系列的孕妇胸罩和哺乳胸罩；另外，网上也有关于如何选择最合适的胸罩的信息。

不要担心，要快乐

担心容易形成消极的循环：如果你读到应该担心什么，然后心里就想自己怎么没有这些感受，再然后就开始担心自己担心得还不够，结果倒让"担心"加重了你已经体验到的与压力有关的不适，释放更多应激激素。最后的结果是，除了已经在应对的激素，你还需要应对另一种激素的挑战。

回顾第81页的减压方式，主要是那些转换心情的建议。一旦发现自己在担心，就下决心要品味怀孕的喜悦，而不是把注意力放在问题上。思考正在你体内发生的奇迹，以此来平衡你要面对的日常压力。"不要在小事上费神"，这个建议尤其适用于准妈妈，你的身体正在发生变化，宝宝正需要你的能量，为什么要浪费精力在你不能改变的事

情上？记住，每年有上百万孕妇健康地度过孕期，生下健康的宝宝，其中很多孕妇还一再地重复这个过程。

 琳达医生笔记：

在我自己怀孕前，作为产科医生，我总是对病人一直担心感到有点恼火。一旦自己怀孕，我就能理解了，果然是一不小心，就会开始不停地担心。尽管我不会担心大家通常担心的那些问题，因为我知道那都是正常的。但是我有整本整本的教科书，里面写满了晦涩难懂的、罕见的问题，让我想起来就担心。我应对这些担心的方式是，提醒自己"克服它"，尽量把担心转化成有建设性的准备活动以及为新生活做计划。

子宫拉伸支撑它的韧带，你还可能会感觉肚子两侧有些抽痛——当组织被拉伸时，它一定会让你知道。这些骨盆的不适会随着你和宝宝的变化而变化。

你可能关心的事

在妊娠期间享受性生活

怀孕能够改变你对生活中很多简单乐趣的"胃口"，从做饭到做爱。这一次，又得怪激素，激素会让你"性趣"盎然,也会让你了无"性趣"。

你的感觉可能从"别碰我"转为"我现在就要你……",反反复复。

尽管如此,我们可以向你保证:怀孕期间你对性的感受会不同以往。每个孕妇对性的感受因人而异,差别很大。下面就说一下如何利用孕期激素和身体发生的变化来提高性的乐趣:

预期会有复杂的感受。身体的变化会给一个女人带来乐趣,却给另一个女人带来不适;同一种激素,既可以让你的身体为分娩做好准备,滋养宝宝,也可以改变你的身体对性的体验。

正如我们已经说过的,你的乳房正变得越来越丰满,乳头越来越大,越来越敏感。做爱时,流向乳房的血液会增加更多,乳房的丰满在挑起伴侣性欲的同时也会让你觉得烦恼或太刺激。

随着怀孕的妻子变得更富有曲线,很多男人发现她们比以前更性感了,认为这些额外的曲线和柔软度刚好提供了更多可以拥抱和爱抚的地方,但是也会有很多个星期,绽放的女人不那么性感。

随着你的乳房经历变化,你的阴道也会发生变化。显然,这些变化都是在让阴道做好让宝宝通过的准备。这些增加的流向阴道肌肉和内膜的血流,可以提高一些女人的性乐趣,也

可以让另一些女人感到非常不舒服。

一个额外的好处是,阴道分泌物增加了敏感区域的润滑度,尤其对那些之前性交时感觉干涩的女性来说是个好消息。但你可能会体验到一种不受欢迎的分泌物的气味变化。虽然你们俩可能都很喜欢阴道的紧实度和润滑度提高,但是也有些夫妻发现血管充血让阴道变得太紧了。

积极享受性爱的日子。必须承认,在第3个月,这样的日子很可能少之又少。孕早期激素的升高、孕吐以及疲倦感更有可能让你了无性趣。

好消息是,在孕中期——被称为妊娠蜜月期,激素的急升将趋于平稳,疲倦和晨吐会减轻,当这些长久期待的感觉良好的日子到来时,很多夫妻发现他们希望长时间地待在一起,尤其是一起展望即将到来的足月分娩。这些夫妻有着"随遇而安"的心态,知道有一天像气球一样鼓起的肚子会实实在在地横在两个人之间,他们的关注点将转移到为人父母上面。

 琳达医生笔记:

在大多数正常妊娠期间,性生活被认为是安全和健康的。显然,你希望医生告诉你一些需要特别注意的事。以下情况,医生会建议你们谨慎行事,甚至是节欲:

• 如果胎盘的位置比较容易受

伤。"胎盘前置"发生在胎盘覆盖或部分覆盖产道的情况下,会导致出血。通常医生会建议有胎盘前置问题的孕妇避免性生活。

• 如果你在出血,这可能是胎盘有问题的信号,或者预示着宫颈过早消失。

• 如果你有早产的风险。

享受枕边谈话。做爱的语言在孕期会发生变化。告诉你的丈夫什么会带来乐趣,什么会带来不适,为了提高你的乐趣,帮助你避免不适,告诉他什么感觉很好,什么感觉不好。有时候乳房和阴道提升的敏感度在前戏阶段会给你带来巨大的乐趣;其他时候,过度的敏感则会使爱抚乳房和刺激阴蒂成为不受欢迎的行为。当你享受对这些部位的爱抚时,就欢迎它;如果不享受,就轻轻地把那些爱抚的手推向不太敏感的部位。

关于性的对话。夫妻双方都应该表达自己的感受。要确保你的伴侣不会把你对性缺乏兴趣,理解成你对他缺乏兴趣,也不要将他对现在如何触碰你感到困惑,理解成他对你不感兴趣。告诉伴侣,怀孕正在以何种方式影响你对性的感觉,问问他对你的新变化有何感觉,彼此谈谈各自的欲望,尝试找到一种能够满足两个人的方式。

欣赏变化中的身体。为你的身体新增的女性特质而骄傲:变深的乳头、慢慢鼓出的肚子,把注意力放在那些你们俩只有在怀孕时才能享受到的新奇、令人兴奋的方面,你日趋丰满的乳房在孕期余下的时间里"都属于他"——多么好的性欲刺激啊!再过大约一个月,你们就可以躺在一起,愉快地感觉宝宝的运动。一个有趣的项目是拍摄"成长"照片:逐月拍照,显示你不断变化的孕期形体。可能有些女人不喜欢拍照这个点子,但是她们都会喜欢孕期与伴侣之间的新型亲密感。无论性爱以何种方式出现,在这个飞逝而过的特别时期,一定要保证的是彼此欣赏。

我丈夫每个月都给我拍一次裸体录像,这样我们就可以记录下身体经历的这些令人激动的美妙的变化。现在,我已经恢复孕前的身材,几乎想不起怀孕的时候是什么样子,录像成为一种很好的提醒:在我们的生命中还有那么一段非常特别的时期。

及时享乐。策划一个浪漫的周末约会,在你们的小旅伴到来前,好好享受一下。有了孩子之后,再要出去就比较困难了,能不能出去都很成问题。孕中期的 3 个月是享受浪漫时刻的绝佳时机,一定要好好利用,多安

孕期的脊椎按摩疗法

孕期经常做做脊椎按摩很有道理，孕妇们发现，这对缓解和预防背部疼痛尤其有效。你不断增大的子宫对脊椎下部施加了向下和向前的拉力，再加上逐渐改变的步态和重心，注定会让你背疼、脖子疼；此外，松弛韧带的孕期激素还会进一步加重骨盆和脊椎的疼痛，不断增大增重的乳房也会对脊椎施加额外的拉伸力。骨盆调整有助于校准排列，保持骨盆结构的灵活性。关于脊椎按摩疗法的更多信息，可以国际按摩儿科协会的网站：ICPA4kids.org。

排一些周末的短期旅行。如果你已经有一个或几个孩子，那至少要尝试在家庭再次添丁进口之前出去玩一次。这是享受高质量的夫妻时间的重要时机，即便只能时不时安排一个晚上也好。

担心流产

一些孕妇想知道孕期性生活是否会导致流产。科学站在你这边：没有证据显示性交／性高潮与流产有关。但医生可能会建议那些有过多次流产经历的孕妇在孕期避免性交。这种担

心的原因是，性高潮会引发小幅度的子宫收缩（高潮就是指子宫收缩）。时机也站在你这边：当流产的风险最高时——孕早期，你对性交的兴趣可能也处在最低点。你的性交欲望通常在头几个月过去之后会提高，而流产的风险则大幅度降低了。（关于在孕后期享受性爱和 20 周后早产的风险，参见第 278 页。）

如果由于医疗上的原因医生建议你"不要性交"，这也并不意味着"不要亲密"；如果医生建议限制性交，重要的是了解为什么要限制。这些限制可能促使你们去发明享受彼此爱抚的新方式，让你们到达一个新的亲密层次。交流是关键，在这方面，依偎的作用显然被大大低估了。

被剥夺的男人的迷思

 威廉医生笔记：

作为一个男人，我发现这个迷思会让女人非常内疚。事实上，当一个男人把自己的需要暂时放在一边，把太太的需要放在第一位，他们就领悟了爱的真谛——希望对方过得好。女人的记性非常好，她们从不会忘记，健康的婚姻会因为男人的自我牺牲而挺过这一关，最终变得更幸福。伙计们，我亲身经历过这一切，我知道很

多男人都曾努力调和自己不变的性需求和怀孕的妻子不断变化的力比多（性欲）。你也能做到！

下面是为准爸爸准备的一些激发性欲小贴士：

重新定义"性"。 是对还是错：孕妇对性的欲望在某些月份里降低了？对！但是孕期生活的一个事实是，孕妇对性的需求（安全和爱意）在怀孕时提高了。这可能是你婚姻生活中的头一遭，性不必等于性高潮。现在就接受这个定义的升级版是个好主意，因为你还需要在初为人父母那些疲乏的日子里牢记这一点。

"你先，我后"。 我花了40年的时间才完全理解幸福婚姻的这个要点。在男人开拓事业的时候，要了解这一点尤其困难。可是，当你想到妻子怀孕时经历的从头到脚的身体、情绪和生理等方面的变化，只是为生下你们的孩子，就会认识到，她应当而且也需要你把她排在优先的顺序。

玛莎怀孕的时候，有一天又开始抱怨，让我感觉很不舒服，情不自禁地怒气冲天。这时候，我突然意识到我需要练习自己提倡的那一招——"你先，我后"，不再自私地想自己有多么不舒服，而是想玛莎有多么不舒服。我告诉自己："说到底，造成她不舒服的原因有一半是因为我的基因。她正在做着世界上最重要的工作——孕育一个人。"每次当我掉进"我先"的思维模式时，就马上把关注点放到玛莎的感受上，确实很有帮助。

赞美她的曲线。 让孕妇性趣盎然的最佳方式是帮助她认识到，她的身体对你来说更性感、更有吸引力了，而不是缺乏吸引力。如果她感觉你对她变化中的身材感兴趣，你就很有可能收获一次比以前更好的性生活。试试下面这些激发爱欲的说法吧：

• 我喜欢你的皮肤现在的光泽和触感。

• 我喜欢你的乳房和肚子变得这样富有曲线。

• 你的身体太棒了——简直难以相信你会如此性感。

充满爱意地承认她的美丽，这将帮你创造出亲密感，提升你们的夫妻生活质量。

不要担心，享受性爱吧。 尽管有些情况可能会妨碍你们的性生活（参见第182页），但对大多数夫妻来说，一直到分娩都是可以享受性福的。

幽默有助于让她兴奋起来。 虽然可以试着漫不经心地开开她的新身材的玩笑，但是这很危险，对一个超级敏感、激素分泌旺盛的女人来说，开玩笑可能不那么有趣。幽默感很好，但是不能拿她开刀。放一个幽默的电影一起看，让她不再关注自己变化的身体怎么样？一个放松的夜晚能够让最紧张的孕妇松弛下来。随意地抱一下，可能会带来一个实在的拥抱，只要她没感觉这是个需要完成的任务。

共情。尽管共情意味着想象你的妻子如何感觉，但实际上你永远都没有办法真正明白她正在经历什么，感受到她正在感受的。这就是为什么"我知道你的感受"这样的陈词滥调很可能让她失去性趣。因为她很可能在想："如果他真的明白我的感受——当然他永远都不会明白，他就会去厨房给我拿点饼干和牛奶，而不是想做爱。"

从爱人转变成父亲。随着孕期发展，一些男人开始感觉自己更像个父亲，而不是爱人。你的伴侣正在经历身体的变化，你可能会经历心态的变化，开始更多地思考如何让妻子和宝宝更舒服、更安全，而不是只想着要满足自己的性欲。一些男人要比别人花更多的时间来协调爱人和父亲的双重角色。此外，有些准爸爸也经历了自己的激素变化：雄性激素的水平降低了一点点，比如睾丸素；雌性激素升高了，这将男人的精力更多地转向自己伴侣，而不是自己的阴茎。

预想到会有起伏。做好准备，你的妻子在感觉比较好的孕中期会渴望性爱，主动发起性爱。一些男人发现在怀孕期间，情况有些起伏不定：在孕早期，她无法满足你的需要；在孕中期，你可能无法满足她的需要。如果你无法总是应付自如，也不要感到恐慌。

改变体位。过几个月，随着她的身体变化，你们的性交体位可能需要调整。当你尝试新的体位时，可能需要时间来适应她变化的身体。血管充血以及阴道内膜润滑度的改变，可能需要不同的进入角度。在改变性交体位方面要有创意，尊重伴侣变化中的身体。关于这方面的更多信息参见第278页。

我的怀孕日记：第 3 个月

我的感觉：

_____

_____

我身体上的感觉：

_____

_____

我对宝宝的感觉：

_____

_____

我梦里的宝宝：

_____

_____

我想象中宝宝的样子：

_____

_____

分享怀孕的消息，亲友的反应是：

_____

_____

_____

我最关心的事：

_____

_____

我最高兴的事：

_____

_____

产前检查

我提出的问题以及得到的回答：

_____

_____

检查和结果，我的反应：

_____

_____

最新估算的预产期：_____

我的体重：_____

我的血压：_____

当我第一次听到宝宝的心跳：

_____

_____

_____

我的反应：

_____

_____

_____

超声波照片：

我的感受：

_____

_____

_____

_____

_____

_____

_____

_____

第 4 个月的产前检查（13～16 周）

在第 4 个月的产前检查中，你可能会：

- 检查子宫的大小和高度；
- 检查浮肿、静脉曲张和皮疹；
- 有机会听到宝宝的心跳声；
- 有机会通过超声波看见已经发育的所有器官，可能会看到宝宝在动；
- 筛查可能的遗传缺陷；
- 测量体重和血压（接下来的 3 个月体重可能会迅速增长）；
- 尿常规：有无感染、糖和蛋白质；
- 超声波检查胎儿数量、胎盘位置和可能的出生缺陷，可能还会重新估算预产期；
- 有机会与医生讨论你的感受和担心。

第13章

第4个月：感觉舒服多了

好日子总算来了！在感觉糟透了的最初几个月过去后，准妈妈终于可以暂时喘口气了。现在，你很有可能会感到更有活力一些，很多准妈妈就是从这个月开始享受怀孕状态的，尽管还是会有"恶心"的日子，但是已经有精力体会将要为人母的那份兴奋和激动了。整天恶心的感觉慢慢消失了，食物对你越来越有吸引力，身体的活力一天天恢复，对一些事情也就逐渐恢复了兴趣，比如吃东西和做爱，而在过去的几个月里这些是你一直回避的事情。

在即将到来的几周内，妈妈和宝宝都会经历一个快速生长期。很快，你的肚皮就会隆起（如果现在还没有的话），对于周围的人来说，你怀孕这件事就变得"显"而易见了。对流产、出生缺陷或遗传异常（如果你已经做了遗传筛查的话）的恐惧已经不再困扰你，你的宝宝现在已经完全成形，正在不断长大。

第13～16周宝宝的发育情况

到了第16周，宝宝大约像葡萄

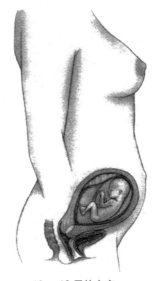

13～16周的宝宝

191

感觉子宫在增大

尽管正在增大的子宫的高度因人而异，但是在第3个月末至第4个月中期的某个时候，你可能开始感觉到子宫顶部正抵在耻骨下方。以后再次怀孕的时候，你可能会更早地感觉到子宫，因为已经了解那种感觉，而且你的腹肌更松弛。

试一下这个：排空膀胱，仰面躺下，放松腹肌，用手指轻轻摩擦耻骨的上端，你可能会感觉到一个小硬球的顶部。如图，到第16周，这个小硬球感觉就像个棒球，位于耻骨上端和肚脐之间；到第20周，你会感觉自己的子宫大概与肚脐齐平了，大小如同垒球。

你期待已久的第一次能够感觉得到的踢动——胎动一般就发生在末次月经之后约18或19周的时候。不过，胎动也可能会早几个星期或晚几个星期出现，这取决于胎盘的位置和你的敏感度。

最初，胎动常常就像是轻微的颤动，之后慢慢发展成踢、打和翻跟斗。一旦你感觉到内部开始隆起，就很有可能会本能地重复抚摸那个区域，就好像想要拥抱你的宝宝。耐心点，很快你的肚皮就会隆起得更高，你就可以拥抱更大的宝宝了。

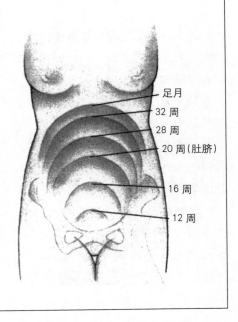

足月
32 周
28 周
20 周（肚脐）
16 周
12 周

柚那么大，重86 ~ 112克，胳膊和腿长长了，开始挥手踢腿了，不过你可能直到第18周，才会感觉到宝宝的存在。新长出来的手指蜷成拳头，小小的拇指可能放进了张开的嘴里；眼睑仍然闭着，保护快速发育中的眼球；头发和眉毛出现了；宝宝开始用小小的肺芽儿"呼吸"羊水，这种初始的呼吸可能会导致轻微的打嗝；宝宝已经具备一定的听力，可以对声音做出反应；薄薄的头皮上开始长出越来越多的头发；男宝宝开始分泌睾丸素,女宝宝小小的卵巢开始生产卵子。

你可能会有的感觉

威廉医生笔记:

在为人父母刚刚开始的那些日子里,疲惫的新妈妈新爸爸经常问我:"我们的生活何时才能重归正轨?"我微笑着提醒他们:"这就是你们现在的正常生活啊!"

让大家知道

虽然有些孕妇仍然对自己变化的身体怀有矛盾的情感,但是大多数女性对自己更丰满的体形感到愉悦,甚至有点想炫耀。如果之前你一直没有公开怀孕的消息,那么这个秘密现在可能浮现出来了。由于身材和胎盘的位置不同,在这个阶段,你的肚皮有可能只是稍微有点隆起,也可能已经非常明显地鼓出来。很多孕妇发现,分享这个消息让她们可以好好炫耀一番,这足以补偿身体上的所有不适。

宝宝,你好啊!

如果此时你做了第一次超声波检查,看到宝宝的第一眼可能让你说不出话来。通过超声看到宝宝,感受到

隆起,听到胎心跳动,所有这一切都让你更深切地意识到,这个小人儿已经定居下来。你的心思可能会更多放在宝宝身上,而较少想到自己,这些高涨的爱意会自然而然地让你和宝宝之间发展出亲密感,每一天,你跟小家伙的关系都在不断加深。

这个月,当我和丈夫看到超声显示器上的宝宝时,完全惊呆了。那是一种发自肺腑的震惊,我的意思是,我的确早就知道自己怀孕了,但是看到活生生的宝宝就在眼前,还是激动得无法控制自己,有好几天我都高兴得忘乎所以。

恢复活力

准妈妈可能感到重新变得有活力了,但这只是相对的,你不可能恢复到怀孕之前的水平。这并不是说你的整体能量水平降低了,而是更多的能量用于身体内部发生的变化上了。

我感觉好多了,结果做了个错误的决定——太快地投入高速运转状态,做得事太多。幸运的是,我的身体不允许我这么做,就好像里面有个稚嫩的声音促使我松开油门。

没人会期待你像原来那么能干,

能做原来做的所有事情。现在，你是全新的"自己"，你的宝宝会经常提醒你："妈妈，慢一点！"记住，在整个孕期，宝宝在中间这3个月里要比在其他时间发育得更多，而可用的能量只有那么多。生物学提醒你，宝宝会优先得到妈妈的天然资源，而你和其他人都必须适应这一点，你们只能用剩下的资源。

去洗手间的次数少了

在过去3个月里，宝宝施加在膀胱上的压力让你日夜不停地跑洗手间，随着子宫上升到骨盆之外，离开膀胱，这种压力在之后的一两个月里将会减轻一些。不过，在最后的两个月里，胎儿变得更大，并且开始下降，那时你就又得开始跑洗手间了。所以，好好享受这段短暂的休憩时光吧！

阴道分泌物增加

在孕期，阴道分泌乳状、气味独特、类似蛋白的物质，是正常的，这跟经前期的阴道分泌物相似，不过量更大，而且持续不断。这是因为，孕期激素会提高流向阴道组织的血流量，为宝宝准备出生通道，而这些激素会刺激分泌物产生，来帮助不断拉伸和变化的肌肉组织。做好准备，一天多次更换短裤，或是垫上护垫，保持干爽舒适。

尽管大多数阴道分泌物只是增加了一点麻烦，但有些分泌物可能提示有感染。如果出现以下情况，请告诉你的医生：

• 之前类似蛋白的分泌物变成脓状、发黄发绿、奶酪状，或是有腐败气味；

• 你觉得烧灼或瘙痒；

• 你的阴唇肿大、变红或变得敏感；

• 排尿时感觉烧灼疼痛。

牙龈出血

随着乳房和生殖器官的机体组织需要更多血流量来滋养宝宝，全身的血流量都增加了。这导致暴露在外的组织，例如牙龈，在刷牙的时候更容易出血。

显而易见，你的牙龈越健康，你的宝宝就越健康。近年来，医生逐渐认识到状态良好的牙龈和良好的健康之间的关联：当细菌在牙龈上积聚时，它们会导致感染，引发疼痛、肿大和难闻的口气，这些细菌还可以慢慢渗透到血液中，在身体的其他部位引起发炎感染。

去牙医那里做个全面检查吧！虽然研究支持牙齿清洁，但牙医可能仍旧需要医生的许可才会给你进行深度清洁。你的医生会很高兴给牙医发许可，也会告诉牙医注意哪些事项。下面是关于护理牙龈和牙齿的一些小贴士：

• 温柔地对待你的牙龈。使用软毛的牙刷；如果你现在有特别喜欢的牙刷，可以在刷牙前先用热水泡一下刷毛进行软化。除了刷牙，还要注意清洁牙龈边缘——牙齿和牙龈之间的齿龈沟，这里最容易积聚细菌，发生肿大和出血。

• 使用牙间刷（像一根牙签，头上带着圣诞树状的硬毛）来刷牙齿之间和周边的牙龈。口袋里装一支牙间刷，每顿饭后轻轻地刷几下齿缝，尤其是在吃了黏稠的东西之后。

• 怀孕时最好使用水牙线。为了照顾敏感的牙龈，可能需要调整电机的强度。轻柔的水流冲洗可能比普通牙线更能够清洁包裹在整颗牙齿周围的牙龈，保护敏感的牙龈。

• 如果用牙线，可以围绕一颗牙齿把牙线弯成 C 形状，从牙龈上划过；然后在下一颗牙齿反方向弯成 C 形状，重复这个过程。不要让牙线太深入齿缝和牙龈，这可能会伤到敏感的组织，导致出血，让细菌进入齿龈沟。

• 每晚上床前使用刮舌板。在不引发呕吐的情况下，刮得越深越好，因为这是食物残渣容易积聚的地方。

科学说：牙龈越健康，宝宝越健康

美国北卡罗来纳州大学的研究人员，在一项研究中征集了 1000 名孕妇，对她们的分娩情况进行了比较比较，其中那些有中度或重度牙龈炎或牙周病的孕妇比牙龈健康的孕妇，生下早产儿的风险高一倍多。产科和牙科的研究人员认为，牙龈发炎会导致血液中炎性化学物质的总体水平升高，引发早产。

• 饭后和刷牙前用温水漱口。饭后漱口是个好习惯，可以让你口气清新。你甚至可以尝试用洋甘菊茶漱口。

• 给牙龈吃最好的食物。避免黏稠的食物，例如饴糖，要多吃营养牙龈的食物，例如含有维生素 C、D、钙和叶酸的食物。对骨骼有益的营养素对牙齿也有好处。注意：不要购买咀嚼型维生素 C 片，维生素 C 是抗坏血酸，如果停留在牙齿上，会腐蚀牙釉质。（参见第 52 页，更多关于强壮骨骼的营养素的信息。）

流鼻血

激素还会导致鼻子流血，尤其是在用力擤鼻涕或打喷嚏的时候，甚至在没有任何刺激的情况下也会发生，因为怀孕时鼻腔内壁上暴露的血管更脆弱。当你的鼻子堵了的时候，重要的是顾及鼻腔内壁上这些毛细血管，尽量轻柔地擤鼻子，一次只擤一个鼻孔；不要抠鼻孔，尽量保持鼻腔湿润。（继续阅读关于"鼻腔冲洗"和"蒸气清洁"的内容。）

充血堵塞

这时要在手边准备一包纸巾。孕期激素使得所有的组织肿大，鼻腔和呼吸道内膜也不例外，过敏患者可能更容易过敏，鼻后滴漏症患者可能滴漏得更厉害。说到鼻子堵塞，在第9章学到的"内部药物"模式可以派上用场。除非你的医生另有建议，否则要避免使用处方的或非处方的去充血剂、抗组胺剂和可的松鼻腔喷剂，尽管少量使用这些药物没有危险，但其实没有太大帮助，而且也没有理由让宝宝接触不必要的药物。更好的办法是通过天然的方式缓解鼻子的堵塞：

• 自制盐水滴鼻液（半匙盐溶解在225毫升水中），或是购买现成的盐水。在堵塞的鼻腔里滴或喷上几滴，然后轻轻擤鼻子，一次一个鼻孔。

• 不要用力擤鼻子，也不要在擤的时候同时捏住两只鼻孔，这样会导致鼻子流血，把分泌物推进鼻窦，导致鼻窦发炎。

• 尝试"鼻腔冲洗"。洗鼻壶是解决鼻子堵塞、疏通鼻窦的柔和方式。这种像阿拉丁神灯一样的器具，可以让你仰头用壶嘴把温暖的盐水倒进上鼻腔，让盐水从一个鼻孔进去，从另一个鼻孔出来，把鼻涕冲洗出来。记得使用后一定要彻底清洗洗鼻壶。

• 尽情享用"蒸气清洁"。看书或看电视的时候使用面部蒸气机，上床前洗个热水淋浴，尽情享受蒸气清洁，另外还可以在床边放上加湿器。冬天，把卧室的中央空调的暖风调低，打开一个或两个加湿器。加湿器喷出的温暖雾气可以充当更健康的热源，让你不必呼吸中央空调制造的干燥空气。

你可能关心的事

眩晕

感觉头晕眼花？为什么？因为你怀孕了！通常当你快速转换姿势的时候，例如，当你从床上下来或是从椅子上站起来的时候，大脑会告诉心脏快速调整血压，使流向大脑的血流量维持平稳。但在孕期，这个机制变得有些不稳定，当你转换姿势时，心脏对大脑的需要反应比较慢，因为增大的子宫及其乘客在和大脑竞争临时需要的额外血液量，自然，宝宝赢了。当你起身的速度太快，而血液流向大脑的速度暂时减缓时，你就会感觉眩晕，这被称为体位性低血压，即姿势变化造成的低血压。

有时也会发生直立性低血压。当你站着或久坐的时候，血液就在下半身积聚，造成脑部血液供应不足，你会感觉头晕眼花。这种情况在孕后期会越来越严重，因为你的下半身变得越来越大，需要越来越多的血液。

不断增大的子宫也会压迫腹部的主血管，使血液流向上半身的速度减慢，尤其是当你仰面躺着或右侧躺的时候（参见第 94 页推荐的姿势）。

如果感觉眩晕不只是一个小烦恼，就要跟医生讨论这个问题，可能有医学上的原因导致你产生这种感觉，比如红细胞数量低，即贫血或低血糖。这些可以通过评估你的饮食习惯变化和快速手指采血进行诊断。

下面这些方法有助于减少孕期的眩晕：

• 慢慢改变姿势，尤其是起床或长时间躺、坐之后。任何引起流向大脑的血流量发生改变的动作都可能导致眩晕或头痛。

• 缩短站立的时间，经常坐下休息休息。

• 如果你变换姿势时感到眩晕，那就立刻躺下，最好是左侧卧。

• 补水！缺水会加重眩晕，要保证每天至少饮用 8 杯水。如果你出汗很多，增加一定量的盐分摄入（考虑鸡汤）会有帮助。

• 不要静静地坐着或站着。如果你必须在一个地方坐或站很长时间，经常活动活动腿脚，刺激血液持续向上流动。坐着的时候，垫个脚凳抬高双腿，避免血液积聚在下半身。

• 休息或睡觉的时候左侧卧。

• 少食多餐有营养的零食（参见第 25 页），多吃富含铁的食物，改善血糖和血细胞（参见第 51 页）。

 琳达医生笔记：

来我办公室或医院抱怨头晕的孕妇让我非常惊讶，当你问及她们的饮食和饮水情况时，她们会说自己已经有好几个小时没吃没喝了。要知道，你和宝宝都需要大量的液体和营养！

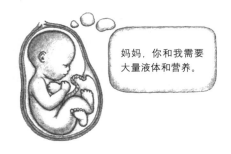

妈妈，你和我需要大量液体和营养。

体温稍高

你是否发现自己的身体随着孕期的发展好像在不断升温？这是因为流向全身各处组织的血流量增加，带来了更多热量，有时候还会让你出更多汗来释放这些热量。除了总是感到热，有些妈妈还会感到一阵阵潮热，甚至夜里会出汗。你可能还会发现你跟伴侣的体温正好换位了。过去你可能常常在夜里抢被子（大多数女性在夜里天生要比男性温度低），而现在你可能是那个踢掉毯子的人。

由于孕期激素的作用，现在你的体温要比平常高出 1℃，这与排卵时体温会小幅上升类似。记住，你是一个绝妙的生物机器，正加班加点高速运转，所以会热。你可以试着用下面这些策略来保持凉爽：

• 多喝液体，补充出汗损失的体液。

• 穿着宽松的棉质衣服——棉是"可以呼吸的"，可以让你保持凉爽。

• 多穿几层上衣，这样热起来的时候，就可以轻易脱掉一两件。

• 洗澡或淋浴。不要完全擦干，在皮肤表层留一层薄薄的水，慢慢蒸发。

• 去游泳。水自然会让你凉快。

• 在一天中比较凉爽的时候进行户外运动，而不要在最热的时候出去。

专为孕妇提供的健身课程通常都会把空调和暖气调低几度。当然，如果你觉得身体过热，很不舒服，就应该慢下来，降降温。

我总是感觉很热。我注意到自己稍一用力就会大汗淋漓，即使在隆冬时节，我仍然穿着短袖到处跑，有时候甚至想要穿短裤出门。晚上睡觉的时候，我也会觉得热，所以我不盖毯子，就好像体内自带了一个私人火炉一样。

皮肤的变化

到了孕中期，孕妇的皮肤看上去、摸上去都跟以前不一样了。孕中期，血流量的增加达到顶峰，给这片已经有着极为丰富血管的区域——主要是面部带来了更多血液，使它变得更红润。孕妇皮肤下面的很多腺体都在加班加点地工作：油脂腺产出更多油脂，色素腺产出更多色素，汗腺让你出更多汗。你在孕期观察到的皮肤变化很大程度上取决于你肌肤的类型。皮肤颜色越深，可以预期的变化就越多；颜色越浅，变化就更明显。提升的激素水平，尤其是雌激素和孕酮，刺激色素产生，使得深色的区域颜色变得更深。

产后不久，大多数皮肤就可以恢

复原来的样子，一些血管印或拉伸痕迹可能会停留的时间长一些，但是最终都会褪去。你可以把这些皮肤变化看作是成为母亲的标志。

我的身体恢复了正常，但是一些拉伸痕迹还在。我认为这些痕迹是创造生命的荣誉奖章，佩戴着它们让我很骄傲。

一定要正确对待你的皮肤，按照第 201 页上的孕期皮肤护理基本原则去做。下面是你在孕期可能会出现的各种不同皮肤状况：

容光焕发。在孕中期的某个时候，你可能会发现镜中的自己不同以往。这种别人会注意到的容光焕发不只是无稽之谈，有趣的是，它有着生物学的基础：皮肤的表皮下面有着很多血管，增加的血流量让脸颊出现很有吸引力的红晕，在红晕之上，油脂腺分泌的更多油脂则让皮肤闪现柔和的光泽。当人们激动、哭泣或做了任何让自己心率加快的事情之后，都会出现同样的红脸蛋。

妊娠斑。更准确的称呼应该叫"孕斑"，是因为雌激素和孕酮刺激皮肤上的黑色素细胞产出更多色素，但又没有让它们的产量保持均衡所致。你看上去就像做日光浴的时候没晒均匀一样，留下了斑斑点点。棕色或黄色的斑块（即黄褐斑）可以出现在脸上的任何地方，不过，最常见的是在额头上、颧骨上、鼻子上和下巴上。深色皮肤的女人，皮肤上已经有很多色素，可能会出现更多颜色加深的部分，就像黑眼圈。你可以通过少接触紫外线（阳光）来最大限度地缩小长斑和变深的区域，紫外线会进一步刺激黑色素产生。

孕期瘙痒。你开始瘙痒了吗？尤其是在皮肤拉伸较多的区域，比如肚皮、臀部和大腿。除了激素和血流量变化导致的瘙痒，一些地方的皮肤还会干燥起屑。下面是缓解皮肤干燥瘙痒的一些补救办法：

• 在温热的洗澡水中加入半杯（未烹煮的）速食燕麦，自制抗瘙痒的燕麦浴。

• 在半缸温热的洗澡水中加入一杯玉米淀粉和半杯小苏打，舒舒服服地泡一泡。

• 在 1 升热水里加入一汤匙玉米淀粉和一汤匙小苏打，把毛巾浸湿，然后包裹在身体的瘙痒部位上。

• 使用缓解皮肤瘙痒的产品（参见第 201 页）。

（更多关于瘙痒的建议，参见第 201 页，孕期皮肤护理基本原则。）

孕期痤疮。你可能以为容易长痘的日子早已成为过去，但是孕期激素也会出现类似青春期的高涨，可能会在你的皮肤上显现出来。好消息是，痤疮在产后很快就会褪去。你可以尝试下面这些治疗痤疮的方法：

• 避免使用研磨剂——在青春期阶段，当皮肤较厚或不太敏感的时候你可能用过。

• 尝试以燕麦为主要原料的洁面产品，这对孕期超级敏感的皮肤来说更温和。轻柔地用磨砂打圈按摩长痘的区域，去除多余的油脂以及一些小白头。

• 使用水性化妆品，不要用油性的，因为它们会加重痤疮。

• 让阳光发挥作用。逐渐把不涂防晒霜的日晒时间增加到 15 分钟，享受阳光对痤疮肌肤天然的疗愈效果。

• 避免使用治疗痤疮的处方药，例如维 A 酸及含维 A 酸的乳霜，因为这些产品可能导致出生缺陷。你的皮肤科医生或产科医生会告诉你哪种药物可以安全使用。

孕期皮疹。你的大腿、臀部、腹部和手足可能会瘙痒，长疙瘩，出现红色的斑块。这种现象被称为妊娠瘙痒性荨麻疹样丘疹和斑块（PUPPPs），这种烦恼在怀孕的后半段不时出现，之后又很快消失。有趣的是，怀男孩的妈妈比怀女孩的更容易出现这种状况。PUPPPs 是无害的，但是非常恼人。如果我们之前建议的皮肤护理措施不

管用，就让医生推荐你使用处方药或非处方药进行治疗。

孕期皮垂。在那些皮肤与衣物摩擦或皮肤之间相互摩擦的地方（腋下、颈褶或胸罩线），一些孕妇会长出小小的息肉，被称为皮垂。皮垂的产生是过度活跃的皮肤细胞受到摩擦刺激造成的。就像其他孕期皮肤问题一样，它们在产后就会消失。如果它们让你烦恼，皮肤科医生也可以为你无痛切除。

孕期的线。在怀孕之前，很多女性就有一条几乎看不见的线，从耻骨顶端通向肚脐，叫作白线。当你的肚子越来越大时，腹部皮肤的拉伸以及孕期皮肤的其他变化可能会让这条线颜色加深，它还可能会向上延伸到胸骨处，这就是黑线，在皮肤颜色较深的女性身上这条线的颜色可能会更深。老话说，分娩后把宝宝放在妈妈肚皮上，这条线会帮助他找到通往乳房的路。这又是一个临时的怀孕徽章，分娩数月后这条线的颜色自然就会变浅。

孕期色素沉着。身体上色素沉着的区域会变深，还可能会出现新的颜色变深的区域，这都是一种叫作黑色素的激素分泌增加所致。有趣的是，这种激素与一些动物的季节性颜色改变有关。可以想见，你的痣颜色会变深，个头会变大，你会长出更多雀斑，

200

因为激素会让这些正常的皮肤斑点变大且颜色加深。很多此类变化产后会消失，但是有些不会。如果出现任何不同寻常的皮肤变化，一定要让你的医生检查。虽然很罕见，但是皮肤癌的确可能会在孕期出现。

孕期蜘蛛状血管扩张。血流量增加，血管变粗，再加上皮肤高度敏感，不可避免地造成表皮下面像蜘蛛网一样延展的毛细血管显露出来，弯弯曲曲，或红或紫。在分娩的剧烈推挤阶段，脸上或眼球上的毛细血管甚至会更凸显。它们可能出现在身体的任何部位，但是常见的地方是大腿和面部。如果它们让你烦恼，可以尝试用遮瑕膏遮盖它们。

孕期的皮肤护理

护理高度敏感的皮肤，对你来说是很好的练习，可以让你做好准备，去照料新生儿敏感的肌肤。大多数婴儿很容易生热痱子和尿布疹。不光涂在皮肤表面的东西很重要，向皮肤内部输入的营养也很重要。你可以尝试以下建议：

喂饱你的皮肤。就像在第 33 页上了解的，omega-3 是天然的安全抗炎药，既能让皮肤不过度活跃地长东西，也能应付过度敏感的皮肤。第 48 页的 5S 饮食法包含的都是天然的皮肤光滑剂和柔软剂，因为海产品、果饮、香辛料和补充剂都有天然的抗炎效果。孕期超级沙拉（参见第 42 页）和孕期超级果饮（参见第 27 页）正是皮肤科医生会要求你吃的东西。

为皮肤补水。通过大量喝水并加湿空气来为你的肌肤补水吧！如果你在办公室里工作，或睡在有中央空调的卧室里，那么在天气暖和的时候就要使用加湿器；冬天要调低或关掉中央空调，多打开几个加湿器，来温暖、湿润空气和你的皮肤。

让皮肤湿润。要让特别干燥的鳞片状皮肤变得湿润，我们推荐"渗透封存法"。洗完澡之后，用毛巾轻轻点吸皮肤上的水分，最后要留薄薄的一层水。让它们渗透进你的皮肤，并涂上一层保湿的面霜、膏或油来封存水分。就寝的时候用这个方法后，很多准妈妈第二天一早醒来时就发现鳞片状皮肤减少了，瘙痒也减轻了。保湿产品有双重功效：含有油脂，能够封存水分；含有湿润剂，能够通过把水分提升到皮肤表层来为皮肤补水。如果你发现嘴唇变得敏感、刺痛或干燥，就要用润唇膏。我们不鼓励使用粉类产品，它们容易在皮肤的褶皱处结块，反而会加重皮疹。

护理褶皱。孕期，你的皮肤褶皱会更多，例如，腹股沟、腋窝、乳房下面以及任何衣物容易摩擦到或皮肤之间会产生摩擦的地方，这些地方尤其容易长疙瘩或瘙痒。遇到这种情况，润肤剂——比如 Lansinoh 护乳霜（哺乳时你还可以用在敏感的乳头上）就特别有用。解开胸罩，在下面涂上润肤剂，尤其要涂背带下面，最大限度地减少摩擦刺激。

穿着舒适的衣服。 不要穿合成纤维衣物，比如涤纶，湿气不容易散发出去。要穿宽松的棉质衣物，让你的皮肤可以呼吸。避免穿连裤袜，它们可能会加重臀部、大腿和耻骨等部位的热痱子型皮疹。

明智地选择和使用护肤品。 避免使用含酒精的洗面奶，它们会让皮肤干燥，避免使用太香的产品，它们会让你变得敏锐的嗅觉吃不消。记住，你敏感的皮肤可能会对之前不过敏的产品有反应。购买任何产品之前，都要在前臂内侧试涂一点，等待 20 分钟，看看皮肤是否会发红或肿胀。不要使用粗糙的磨砂膏、去死皮产品和堵塞毛孔的油性面霜，而要用更柔和的软化剂，例如以燕麦为主料的产品，用打小圈的方式轻轻涂抹。要足量、频繁地使用保湿和软化产品，尤其是在身体上那些容易互相摩擦或与衣物产生摩擦的地方。

泡澡时间不要太长。 尽管水有益于皮肤，但是在浴缸里消磨太多时间会损耗皮肤的天然油脂。

合理使用香皂。 香皂通常会除掉皮肤上的天然油脂，使皮肤干燥，所以最好使用内含保湿成分的香皂，例如多芬香皂。孕期经常大量使用香皂会让皮肤变得更干燥敏感，面部尤其要谨慎使用，最最重要的是，不要在敏感的乳头上使用香皂。很多妈妈发现使用以皂液为主的剃毛膏祛除腿毛时刺激特别大，需要用护发素、保湿水或啫喱。

晒太阳不要太久。 只要你不过度曝晒乃至晒伤，阳光通常对皮肤有益，可以帮你合成维生素 D。大多数女性每天只要把胳膊和腿暴露在阳光下 15 ~ 20 分钟，就能够得到足够的维生素 D。如果你的肤色较浅，一定要格外小心。由于过度活跃的色素生成细胞，孕妇的皮肤对阳光中的紫外线极度敏感，而且这种敏感性可能会持续到产后 3 个月。一定要提高你对阳光的警惕性：

• 如果外出时间超过 20 分钟，或者你非常容易晒伤，就要使用 SPF15 以上的防晒霜，至少要在日晒之前 30 分钟涂上防晒霜。我们使用和推荐面部防晒霜 Aloe Kote 已经超过 15 年了，它含有天然的保湿成分芦荟，能够提供 SPF25 的防晒保护。

• 戴上宽檐帽，遮挡整个面部，即使在产后，也要继续保护面部不要被过度日晒至少 3 个月。

• 避免参加户外派对，这会损害你已经敏感的皮肤。

减少化妆。 有些女人怀孕期间舍弃了之前的化妆习惯，这样不会掩盖孕期自然的光泽；另外一些女人则更愿意掩饰这种光泽；还有一些孕妇因不均匀的斑点苦恼，化得更厉害。怀孕时，尽量使用水性化妆品，会比用含酒精的油性化妆品对皮肤更温和一些。夜间一定别忘了认真卸妆，让皮肤可以呼吸。

用舒缓的手法按摩皮肤。 轻柔的安抚按摩被戏称为"维生素 T"，不仅对孕期皮肤是一种安抚，对孕期心灵也起到了安抚的作用，这一点非常重要，因为很多妈妈发现她们的皮疹会随着压力水平的升高而爆发。（参见第 112 页，"保证你的个人护理用品对宝宝安全"。）

孕期的工作

很多准妈妈，既要艰难地完成内部工作——孕育一个孩子，又要辛辛苦苦地做好外部工作——为赚钱而工作，要平衡这两方面非常困难。对于一些人，尤其那些不需要忍受"晨吐"痛苦的人来说，工作是熬过 9 个月等待期的一种不错的方式，这些孕妇想一直工作到第一次宫缩发生时；另一些孕妇则需要在产前有一个月甚至更多时间待在家里，专注于内部的生命孕育；还有一些准妈妈，由于孕期并发症，不得不在孕早期就辞去工作……无论你的情况怎么样，下面这些建议都可以帮助你应对怀孕这件事对你、你的家庭和工作的影响。

告知雇主。 一旦知道自己怀孕了，就要开始计划什么时候以何种方式告知你的老板。如果你想在孩子生下来之后不再工作，就需要给雇主留出足够的时间找人接替你的工作，也给自己留出足够的时间来完成重要的项目。告诉老板你计划何时离职，并询问你可以做些什么来顺利完成工作交接。

如果你想在孩子生下来之后继续工作，就一定要谨慎，因为你既想在获得满意的产假计划方面多些选择，又要保护你现有的职位。歧视孕妇是违法的，但是当员工要成为妈妈的时候，各公司的做法常常是混乱的，你原本触手可及的晋升可能会化为泡影，你也可能会因此而被安排做些没有挑战性的工作。你不知道同事对你怀孕这件事持什么态度，有些人可能会对你偶尔的记忆失误和怀孕早期的痛苦持同情的态度，另外一些人则可能会担心自己要在你状况不佳的时候分担你的工作。

什么时候说？ 告知雇主和同事的最佳时机是在人们刚刚开始怀疑你怀

孕但还不确定的时候。尽管你对这个消息感到非常兴奋，但是大多数女性不建议在最初的几个月就说出怀孕这件事。

当然，也不要等太久才告诉大家。你肯定不想让雇主有任何理由认为你不值得信任，任何显示你隐瞒怀孕是为了自身利益的迹象，都可能让你看上去缺乏团队精神。

不要寄希望于你每天能够完成和怀孕之前一样多的工作。如果你想继续在这儿工作，又觉得目前的工作太繁重，就要求暂时调到比较轻松的岗位。最好是诚实面对你的上司，而不要满腹牢骚、低效地工作。如果你不想换工作，就问问你是否可以上半天班，在家里完成一部分工作，或者弹性工作。这样你就可以在比较舒服的日子更努力地工作，工作时间长一些，来弥补那些效率不高的日子。

如何协商产假计划？ 协商之前要做好准备工作，这样你更有可能最终争取到更好的产假计划。

知道自己想要什么。 问问自己，究竟想要什么，只有知道自己想要什么，才更有可能得到它。确定你能承受什么，什么对你的宝宝和家庭最好。你能够在孕育宝宝的同时工作吗？你想这么做吗？要记住，孕期或产后并发症及特殊情况可能会让你别无选择。认真思考你的选择：除非你

的医生另有定论，否则你是否可以在孕期大部分时间持续工作？你是否更愿意早点开始休产假呢？你是想待在家里兼职做你现在的工作吗？宝宝出生后，你想继续回到现在的工作岗位，还是换一份更适合照顾宝宝的工作？你想全职工作还是兼职工作？

尽你所能预想你对成为母亲这件事的感觉，你对金钱的需要，你的教养原则。没有永久不变的职业决定，你总是可以改变工作时间、辞职或找一份新工作。

了解你的权利。 了解公司的产假政策以及法律规定（参见第 207 页）。如果你认识并信任某个之前与公司商谈过产假的同事，就问问她是怎么做的，结果如何，她有什么建议。如果你没有产假政策的副本，向人力资源部要一份（不过要小心，他们可能会告诉你的老板）。如果你的公司没有产假政策，而且公司太小，法律上也不要求必须有，你可能就不得不做一个先驱者，为将来怀孕的同事的利益而谈判出一个政策来。如果有可能，在与上司谈话之前先看一下其他公司的产假政策。

在浏览公司政策时，一定要弄清楚下面这些问题：

• 产假期间有薪水、没薪水还是可以领部分薪水？

• 怀孕在法律上被当作医疗失能

（medical disability）对待。你的公司是否有医疗保险，可以在休产假的时候付给你一部分薪水？查明你需要填写什么表格，发送到哪里，然后跟踪相应的办事机构是否收到、处理并确定接受你的申请。要确保你的医生签署并填写了相应的表格，说明你何时可以重返工作岗位。

• 公司政策是否保证你可以回到之前的工作岗位，或调到一个薪水和晋升机会相当的新岗位？

• 允许你休息多长时间？

• 你能使用目前拥有的休假天数（病假、事假、休假）来延长带薪产假吗？

• 孕期和产后在家里兼职从事当前工作的可能性有多大？

• 要是由于医疗并发症或母性欲望而需要改变产假计划，你有什么选择？

• 在你延长产假的时候，你的医疗保险是否依然有效？是提供部分保险还是全部保险？公司的医疗保险政策会给你提供多长时间的全部保险和部分保险？你需要分担费用吗？

告诉公司的什么人。 正常的情况下，你应该首先告诉你的上司，不要让他先从小道消息得知你怀孕了。或者，你可能想先跟人力资源部门说——如果此类事情通常由他们处理，或是你担心老板会歧视你。如果你想提前一点告诉关系密切的同事，那么一定要保证他们重视你的利益。

如果你可以选择一个上司来说这件事，就选最有可能理解你的。上司自身的教养、经验和理念比他的性别更重要，你需要提前查明上司是否曾经不得不在工作与养育子女之间挣扎平衡，如果上司是女性，就要看她是否已经做妈妈了，孩子几岁，是否有人了解她的产假历史。如果你的上司是男性且有子女，最好能了解他的太太享受了什么样的产假计划。你对上司的教养、经历了解得越多，就越能更好地预见他将会如何处理你的情况。

公布消息的最佳方式。 选择好要告知的人和时间（最好是在这个人心情愉快的时候）后，说明你的情况。如何公布消息，取决于你的怀孕状况、你的工作、你的愿望以及你的上司和同事将会如何接纳你。和所有协商一样，要考虑另一方的立场。你的上司想知道你什么时候离开、什么时候回来、在你离开时如何填补空缺，要准备好这些问题的答案。说实在的，你的上司更关心的是公司的运营，而不是你的个人需要，雇主必然要考虑你产后可能会决定不回来工作。（研究表明，有吸引力的产假政策和对家庭友好的工作场所会让女性更有可能重返原来的工作岗位。）

在听你说的时候，你的上司将会全面分析你目前工作的水平，尽管他很可能足够明智，知道公司不能与母亲一职抗衡。在说明情况的时候，首先要表达你对工作的承诺，你在尽力想出一份既考虑到家庭需要又考虑到公司需要的产假计划。用"法律允许我……"开头，很可能会让你的雇主采取守势，只给你法律允许的那部分——在美国某些州和某些公司里这部分真的很少，而以后如果有特殊情况出现，那么你需要得到的就会比法律允许的要多得多。如果你想让上司站在你这边，手里就应该握有一些未用完的谈判力量，最好本着合作的精神开始对话。

为了表明你对工作的承诺和对公司需要的尊重，要在你的计划里包含如何选择和培训你的替代者的具体想法。根据你对上司的了解程度，你甚至可以插入这样的评论："我知道你以前也曾经面临这样的决定，我会感激你的帮助。"或是："你的太太休过产假吗？对她和她的公司来说什么样的计划是可行的呢？"记住，如果你表明自己愿意竭尽全力为公司着想，那么公司就更有可能延长你的产假到超过政策或法律允许的长度。

争取到适合你的产假。 只有你才清楚自己到底需要多长的产假，只有你的公司知道它能承受你离开多久。

记住，你的谈判力量不仅取决于如何说明情况，还取决于你在公司里的价值，如果你具有现有工作所需的特殊技能，比公司里的其他人更能胜任现在的工作，你就具有更多力量。要客观地看待你的需要、你的谈判力量和公司的需要，但是也要记住，公司都希望在产假政策上展现自己关心员工家庭的形象。

休假时仍与公司保持联系。 如果你正在完成一个项目，或者具有公司依赖的特殊知识或技能，那就通过提供电话、传真或邮件咨询的方式来体现你对公司的承诺吧！传真或邮件可以让你对何时回应公司需要拥有更多选择。给雇主留下这样的信息："如果有任何问题或需要我的帮助，请随时给我打电话。"这样做就更有可能让你的上司感觉他或她真的需要你。

轻松交接。 承诺帮公司选择和培训临时的或长期的替代者。提醒上司，如果替代者遇到需要你的专业知识才能解决的难题，你可以通过电话、传真或邮件提供帮助。

整理好才离开。 当你暂时或永久性地离开目前的工作岗位时，要表明你完成收尾工作的愿望。完成需要完成的工作，或是确定你已经将工作适当地转交给别人了，再离开。

留有余地。 一定要想到怀孕和教养过程中的很多可能性：如果孕期或

产后出现并发症，医嘱必须卧床休息或延长产假怎么办？如果你生下有特别需要的宝宝，由于医疗原因需要妈妈全职照顾怎么办？如果你迷上了当妈妈，在魔幻般的 6 周结束之后无法忍受离开宝宝怎么办？（6 周产假反映的是商业需要，而不是家庭需要，在养育生物学或婴儿发展上没有任何因素表明 6 周是妈妈返回工作岗位的好时机。）很多职业列车都是因为宝宝的诱惑而脱轨的。

 威廉医生笔记：

很多医生愿意为妈妈写延长产假的假条。经常是妈妈带着 6 周大的婴儿进来，请求在家里再待两周……然后，再待两周……如此重复。在对家庭不那么友善的公司工作的妈妈，很多医生都很高兴以各种理由为她们延长"病"假。

把计划写下来。 在纸上写出你想要的产假计划，在协商时提交给上司。计划要包含具体的日期和想要的补偿。如果你的上司清楚地知道你想要什么，你就更有可能得到它。当然了，一个谨慎的磋商者总是会要求的比需要的多一点，作为得到的少一点的防护措施。为了确保不会造成误解，在你和雇主签署之前，最好让懂行的朋友或律师看一遍书面计划。

也要考虑你的需要。 除了对雇主公平，对自己也要公平。如果你不打算回到目前的公司，那就要在孕期尽可能多地存钱，慢慢习惯只靠一份收入生活。确定你已经争取到了所有应得的利益，比如说就未使用的休假天数获得报酬。与人力资源部谈谈延长医疗保险来保障整个孕期以及产后的生活。

无论你对产后的那段产假计划得有多周全，也只能草拟假期结束的日子，因为母性的本能和宝宝的抗议会令你改变计划。当为人母的现实到来，你感受着胸前的宝宝，可能会成周、成月甚至成年地推迟返回工作岗位的日期。

法律怎么规定。 令人惊讶的是，美国现行的联邦法律不能保证所有公司的所有女性都享有休产假的权利，各州的法律各不相同。1978 年，国会通过了联邦怀孕歧视法案，这个法案只适用于联邦工作人员和 15 人以上的公司。法案规定"受到怀孕、分娩或相关医疗状况影响的女性，应该在雇佣方面，包括在接受附加福利方面，与那些没有受此影响但具有相似工作能力的人受到同等对待。"这个法案没有因为你怀孕了而给予特殊待遇，但它确实让你有权享受与公司任何其他员工一样的生病权利。怀孕在法律的框架下被当作一种医疗失能对待，保证孕妇享有医疗或其他职场福利。

公司不能：

•因为你怀孕了而拒绝给你工作。

•因为你怀孕了而解雇你。你的雇主只能因为商业原因而改变或终止你的工作（例如裁员或不称职），而不能只是因为你怀孕了。

•在你还能工作的时候强迫你休产假。

•以你的工作对未出生的孩子有害为理由终止你的雇佣合同。你有合法的权利留在工作岗位上，即使雇主认为（无论正确与否）这份工作对你或宝宝不安全。

•在你没结婚的情况下，拒绝给予你与怀孕相关的福利。

•用不同于其他雇员无法工作或出现医疗状况时的方式对待你。例如，如果雇员由于生病不能胜任某项工作而被调到其他工作岗位，你有权得到类似的调动；如果他们的工作仍然得以保留，那么你的工作也必须为你保留。

1993 年颁布的家庭和医疗休假法案（FMLA）允许孕妇为满足家庭的健康需要而休假，不拿工资，但是保留工作。法律要求：

•在分娩或收养一个孩子以及照顾养子的情况下，或需要照顾出现严重健康问题的孩子、配偶或父母（或自己）的情况下，15 人以上的公司要为雇员提供 12 周的不带薪假期(公司可以选择 12 周都带薪或部分带薪，但是法案不要求提供任何带薪休假)。符合资格的雇员包括：至少服务一年的正规全职雇员，在休假前 12 个月里至少服务 1250 小时的兼职雇员。

•雇员回来后必须做原来的工作，或薪酬、福利和其他条件与原来的工作相当的工作。

•雇主必须在休假期间维持原有的健康福利。

这项法案的一个重要例外是，如果你是公司雇员中 10% 的高工资雇员之一，那么只要雇主能够证明因为你的不在场而使公司受到"实质性的严重经济损害"，就可以在你回来的时候拒绝给你原来的工作。（参见各国关于产假的规定。）

我的怀孕日记：第 4 个月

我的情绪上的感觉：

_____

_____

我的身体上的感觉：

_____

_____

我对宝宝的想法：

_____

_____

我梦里的宝宝：

_____

_____

我想象中的宝宝：

_____

_____

我最喜欢的运动：

_____

_____

_____

我最关心的事:

_____

_____

我最高兴的事:

_____

_____

产前检查

我的问题以及得到的回答:

_____

_____

检查结果和我的反应:

_____

_____

最新估算的预产期:_____

我的体重:_____

我的血压:_____

开始显怀了,我的感觉是:

_____

_____

_____

超声波照片或怀孕的腹部侧影照片：

我的感受：

第5个月的产前检查（17～20周）

在第5个月的产前检查中，你可能会：

- 检查子宫的大小和高度；
- 检查腹部，感觉子宫的上端；
- 检查乳房和皮肤；
- 检查手脚浮肿、静脉曲张；
- 测量体重和血压；
- 尿常规，检查有无感染、糖和蛋白质；
- 有机会听到宝宝的心跳声；
- 有机会看见超声波图像里的宝宝；
- 评估胎儿活动力——宝宝多长时间动一次，感觉像什么？
- 有机会与医生讨论你的感受和担忧。

第14章

第5个月：孕味十足

呵呵！准妈妈们，这可是你们一直期待的时刻！对很多妈妈来说，无论是身体方面还是精神方面，这个月都是整个孕期最舒服的时候。大多数妈妈都会惊奇不已，上个月才听到宝宝的心跳声，可能还看到了让人放心的超声波图像，确认了他的存在，这个月就感觉到了宝宝在腹中蠕动，体内确确实实地正在孕育着一个小生命。怀孕对你来说，毫无疑问是板上钉钉的事啦。在孕期的情感过山车上，这个月肯定是高峰。

记得第一次感觉到宝宝真的在动，我发自肺腑的反应是：有人在那里！虽然我知道自己怀孕了，但是如此清晰地感受到另一个人的存在，实在非常激动人心。

第17～20周宝宝的发育情况

这个月，你可以感觉到像香瓜那么大的子宫上升到了肚脐的高度。宝宝大约重340克，身长大约是出生时身长的一半，差不多跟香蕉一样长，

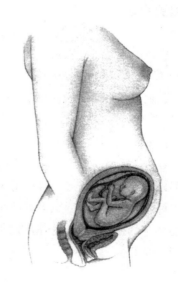

第17～20周的宝宝

从头到脚正在发生着很多变化：当宝宝吞下羊水时，羊水会穿过正在快速成熟的肠道；打嗝会变得很明显，你可能会感觉到；头发和眉毛长出来的更多了，而且宝宝有着非常独特的指纹；骨骼变得更强健了，肌肉也是如此，正是它们在推动宝宝踢腿；中耳的骨头与大脑有了更好的连接，宝宝现在可以听到声音了，究竟能听到多少声音，我们将在第 223 和 272 页上讲述；宝宝纤弱的皮肤开始覆盖上一层保护膜，叫作胎脂，起到类似潜水服的作用，防止皮肤长时间待在羊水中发生皲裂。

你可能会有的感觉

情绪更稳定

你体内的激素分泌会发生重大转变：前几个月，你的内分泌系统不得不疯狂地工作来供应子宫和胎儿需要的激素，它们还不习惯这个新角色，你可能觉得它们有时候反应过度了；此后数月，胎盘足够大了，可以接管大部分激素的生产任务，你的情感过山车可能会平稳下来，大多数准妈妈描述怀孕的这个时期，坏情绪少了，好情绪多了。

宝宝是身体送给我的最好的礼物。

享受怀孕的额外好处

现在，你怀孕了这件事广为人知，你可以开始享受这种状态带来的额外好处了。你周围的朋友，甚至一些之前关系普通的朋友，都将让你感觉自己很特别，因为你确实很特别！朋友，甚至陌生人，都可能会对你更体贴照顾，例如，会主动帮你提东西。大多数人看到孕妇会格外有礼貌，格外细致周到，尽管你厌烦偶尔有人对着你傻看，但通常你都会通过别人展现的温柔体贴而感觉到他们对你的尊重和敬意。

我非常享受这个阶段，感觉自己新出现的母性侧影高贵优雅。最大的激励来自我的丈夫，他一天不落地走过来把手放在我肚子上，告诉我他觉得我有多漂亮。

建议铺天盖地而来

不过要警惕，并非所有的关注和建议都是你想要的。有时候，好像整个世界都要帮你孕育腹中的宝宝。看到孕妇，可能会让某些人爱管闲事的一面显露出来，他们会用自己的观点轮番轰炸你，遇到这种情况，最重要的是，要保护自己不受那些想要与你分享负面想法和体验的人影响，提高警惕显然很有必要。通常，第一印象是指引你如何谈话的最准确的向导：如果一个人的举止和建议一开始就让你感觉良好，你心想："这个有经验的妈妈可以帮助我和宝宝"，你就会更听得进去，更专注；反之，如果对方的言语或肢体语言让你心跳加速，触发你的不安，你就不要继续听下去。这是一项练习，可以帮助你学会在宝宝出生后，不断进行"听和做"与"不听和忽略"之间的转换。记住，对于让人恼怒、不受欢迎的评论高度敏感是正常的，你越快掌握"不听"的技巧，以后越容易做到。你可以拿医生做挡箭牌，说："这是可以的，我的医生说……"，或者只是说："谢谢，我会注意的"，要用积极的语调来说，然后尽快转换话题。

内省和冥想

既然身体已经舒服了一些，你的大脑自然就会充满想要了解体内在动的小人儿的种种想法。你可能想多一些独处的时间冥想，或者只是想想你的宝宝；你很可能喜欢长时间什么都不做，就只是感受宝宝的胎动；你也可能会在不恰当的时候走神，陷入母性的思绪中，想象着宝宝的样子，比如在谈话当中，或是在会议进行时……这些心理上的偏离是正常的，

必要的，因为它们能帮助做好在接下来的日子里凡事以宝宝为先的准备。

待在家附近

一旦你可以看见、听到和感觉到体内的小生命，你的本能就会督促你退回到家的舒适中，只让几个你喜爱的人陪伴你。尽管很多女性发现保持工作或社交活动，让自己忙碌一些，有助于她们度过孕期。但是，就连最忙碌的孕妇有时候也会渴望与熟悉的人和物品待在一起。即使你通常是外向的，现在也可能更喜欢待在家里，就像甜蜜的鸟妈妈那样。

人们不断告诉我："如果可以的话，出去看看电影或吃个饭，一旦宝宝出生了，你就会被困在家里。"但是我现在就是喜欢待在家里。

"妈妈脑"开始运作

你的大脑目前专注在怀孕上，可能很难转换到与宝宝无关的其他方面。你可能发现自己常常为某种场合该说什么话而抓狂，健忘或呆滞得自己都吃惊，虽然这样的情况可能不会像你希望的那样很快过去，可能会一直持续到婴儿期，但是慢慢会有所改善。这些暂时的记忆丧失很少会影响

第一次感受宝宝的胎动

准备好，去感受你的小搏击手吧！尽管第一次胎动在时机和动作顺序方面可能因人而异，但是下面这些是大多数准妈妈都会经历的。

什么时候可能感觉到胎动。 你怀孕的次数越多，就越容易感觉到第一次胎动。第二次怀孕的准妈妈可能早在第13周就会感觉到第一次胎动，因为她们的子宫组织和记忆都已经被优化，知道要感觉什么。第一次怀孕的准妈妈通常到第20周才会感觉到胎动；不过，也有一些胎儿常常推迟到第24周才做出能被觉察到的首次胎动；苗条的准妈妈可能比丰满的准妈妈更早更强地感受到胎动。尽管胎儿在过去的几个月里一直在动，但是一般要到第18周，胎儿的胳膊和腿才能真正伸展开来，引起你的注意。

 BJ 医生笔记：

我直到第21周才感觉到宝宝在动，以至于那时我都有点担心了。当然，一旦他开始明显地胎动，我意识到其实我曾经感觉到过胎动，只是太微弱了。

在感觉到胎动的第1周，你很可能是唯一能感觉到的人，这是你和宝宝之间亲密的秘密。到第24周，任何被允许触摸你的腹部的人都会感觉到。随着胎动的频率和强度增加，你和宝宝的联系也更紧密了。

你可能会有的感觉。 宝宝两条小腿的骨骼和肌肉还不具备能够踢醒你的质量和力量，所以，最初的胎动感觉上就像是微微的推动。如果你是第一次怀孕，这种动作可能会被误认为是"胀气"，当这种动作变强时，你才知道是实实在在的胎动。尽管最初的胎动幅度很小，但是对你来说是宝贵的、特别的，通常是难以向他人描述清楚的。准妈妈们用诸如"飘动"、"鼓起"、"拂动"、"抽动"、"气泡"及"微微的推动"这样的词语来形容胎动。随着胎动变强，它们升级为拳打脚踢，足以把你弄醒。在最后一两个月里，你将不只是感觉到它们，还能看到它们，好像宝宝在故意引起你的注意。

多久能感觉到一次胎动。 随着宝宝长大，不但胎动的强度会增加，频率也会增加。不过，也会有些周的胎动次数可能少于其他周。胎动次数和宝宝的个性一样各不相同，从每天 50 ~ 1000 次都有可能，一般为 24 小时 200 次。你最有可能在休息的时候感觉到宝宝在动，胎儿常常在妈妈安静的时候最活跃，也许预示着他会昼夜混淆。研究表明，子宫里的宝宝在晚 8 点 ~ 早 8 点动得最厉害，很可能是因为白天随着妈妈的移动，他们被催眠了。另外，当你忙忙碌碌、脑子想着别的事的时候，你也不太可能注意到胎动。再过一两个月，宝宝可能就会动得更厉害，即使你正忙着做别的事，也不会感觉不到，就好像宝宝在说："妈妈，停下你在做的事，关心关心我啊！"

胎动出现在哪里。你可能感觉胎动出现在子宫的任何部位，因为此时子宫里还有足够的地方供宝宝活动，做他的常规体操。一旦空间变得拥挤，宝宝就会停在一个舒服的位置上，背朝你的左侧，头向下。此后，你可能感觉被戳得最多的地方是肚子中央或左侧的肋骨下部。

你的工作能力，无论家里，还是公司，大可不必垂头丧气，只要情况需要，即使是最不在状态的准妈妈，也可以点击进入清晰思维和果断决定的模式。这种精神上的不清晰不能都怪激素，你的大脑和身体常常只是太疲劳了。（参见第 80 页，更多关于孕期大脑的信息。）

你可能关心的事

视力变化

怀孕时所有的器官都会发生改变，眼睛也不例外。身体上上下下必要的液体存留的增加，事实上改变了眼球的形状，随之而来的是视力的改变：你可能发现自己眯缝着眼努力聚焦，太远和太近的物体都可能看不清楚；你可能感觉隐形眼镜不舒服，或是觉得需要换一副眼镜。先不要急着去找眼科医生（除非视力变化过大），因为你的眼球将会在分娩后随着身体的其他部位一起恢复正常。不过，要是你觉得在三四个月的时间里都看不清楚，会不安全或难以忍受，那么暂时改变一下眼镜度数，或是暂时戴上眼镜，可能正是眼科医生会让你做的。如果你之前没有戴过隐形眼镜，那么这可能不是个开始戴的好时机。

另一个常见的眼睛烦恼是干眼症，这也是暂时的现象。雌激素的正常变化降低了眼睛的湿润度，这不仅会让你感觉不舒服，而且会提高你对光线的敏感度，导致眼睛瘙痒、灼痛以及变得轻微泛红。你可能需要用不需要处方的人工眼泪来不断湿润眼球（你正在服用的鱼油有个附加的好处，就是会提高眼泪的油性）。你的眼睛可能会对阳光高度敏感，只要在户外你可能就会觉得戴太阳镜更舒服些。孕期这些渐渐发生的细微变化都是正常的，而突然的巨大变化，比如出血、严重充血、持续模糊的视力或重影（尤其是伴随头痛），可能是高血压的征兆，如果你出现上述任何症状，请通知你的医生。眼睛实际上是大脑的延伸，它们是营养是否充分影响的主要器官之一。（参见第 32 页，了解为什么海产品是"视产品"。）

变大的脚

如果你觉得鞋好像不合脚了，这不是你的错觉。下面是你的脚在怀孕时会发生变化的原因：

• 全身吸收的比以前多的液体会存留在脚腕和脚上，尤其是在长时间站立之后。

• 让骨盆韧带变得松弛的孕期激素松弛素，也会让连接足骨的韧带变得松弛，使它们的间隙变大。结果就是，脚腕和足弓的支持力可能会减弱。

• 增加的体重以及承重的不均衡，使结构已经松散的脚腕和足部承受了更多的压力。

大多数女性在孕期的后半段至少需要穿大半码的鞋子，有些人可能还会发现，这些大号的鞋子在分娩后的几个月仍然更合脚。但不要过度购买，就像衣服一样，现在穿着合适的，大约 6 个月之后就会太宽松了。

下面是让你的双脚舒适的一些建议：

• 尽可能多地抬高双脚。

• 避免太长时间不间断地站或坐着。

• 做足部体操：弯曲你的脚趾，然后把脚趾尽量拉向你，脚跟指向前方；伸展你的腿，脚趾向上，用脚趾画个圈，旋转整只脚和脚腕。这对锻炼小腿肌肉也有好处。

• 请人做足部按摩：按摩师用双手握住疼痛的脚，拇指放在脚掌下方，慢慢来回画圈按摩足弓。

• 用冷水护理一天下来肿胀、疼痛的双脚。

• 穿棉袜，让双脚可以呼吸。

• 穿合适的鞋子。选择宽跟、矮跟或坡跟鞋（鞋跟高度不要超过 5 厘米）；防滑鞋底可以让你脚步更稳；尝试软皮鞋或帆布鞋，最好没有鞋带，因为早晚有一天你会无法弯腰系鞋带。最好在一天要结束的时候去买

明智地穿鞋

降低鞋跟的高度。高跟鞋容易让你保持向后仰的姿势，而现在，由于偏离中心的大肚子，你已经有点后仰啦！高跟鞋和完全平跟的鞋都会增加背部肌肉的压力，最好的是中跟鞋，不要高于 5 厘米。把你的平底鞋和人字拖暂时收起来吧！这样可以保护膝盖和后背以及身体的其他部位，防止跌倒。

鞋，因为这个时候你的脚肿得最厉害；除非你对鞋子很有研究，否则就要向店员询问什么样的鞋子合适，要确保鞋子的前端足够宽，可以让你的脚趾舒服地伸展开，还要确保鞋子能给你的双脚提供足够的支撑，即使你不得不牺牲一下自己的形象。如果松弛的韧带导致你的脚腕不舒服，那么你可能不得不穿系带的鞋子，因为它们能够提供更安全的支撑——孕期可不是崴脚的好时候。

• 从这个月开始，在你的鞋子里垫一副凝胶鞋垫（大多数鞋店有售）。

如果你的足弓一天下来很痛，说明需要让脚得到更多休息，或是使用矫正鞋垫——可以塞进鞋子里的塑料足弓支撑垫，大多数鞋店和药店都有售。如果你在怀孕之前有扁平足，那么在接下来的几个月里可能会更加扁平，这可能是使用合适的矫正鞋垫的好时机。

我的脚在孕期承受着巨大的冲击——体重的持续增加以及追逐和抱起学步儿，引发了足跟痛和足部其他部位的不适。这种疼痛和不适，只要我穿着鞋跟衬垫良好的结实跑鞋就能够忍受，可要是哪个周日上午穿了高跟鞋，那么下午和晚上就必须穿非常舒适的鞋子。怀孕的那个夏天，我都没有光脚走过，我的脚一直都需要保护。

头发和指甲

孕期激素有个奇妙的作用——滋养你的头发和指甲。它会降低掉发的频率，让你的头发更密实，更有光泽。整个孕期，你可能很少在梳子上发现落发，而常被人夸奖头发有光泽。

尽管你可能有更多的头发，看上去和摸上去的感觉却可能与以往有所不同：一些准妈妈说她们的头发更干了，另一些则说她们的头发更油了；曲发可能会变直一些，直发可能会变得弯曲。

要记住，头发和指甲的光彩时刻可能不会持久。有时候，在分娩后的头几个月里，随着头发回归孕前的状态，你就会注意到梳子和枕头上多出不少头发。很有趣的是，如果你哺乳的话，怀孕带来的对头发的好处会持续得更久。

最后，在你不希望毛发生长的地方，即面部、腹部、后背和腿部，毛发也可能会增加。这都要怪怀孕时你体内增加的那点雄性激素。这些不受欢迎的毛发常常会在分娩后最先脱落。

下面是多年来我们收集的一系列关于头发的小贴士：

• 选择与你的头发和脸型相称的发型。例如：如果你的头发比以前浓密，脸比以前圆，包着脸的较长的发型更合适；相反，如果你原本的长头发变得更干燥或易折断，那么稍短的发型可能会更讨人喜欢，更容易打理。直发可以彰显油性头发的光彩，而有层次的发型可以掩盖干燥发质的凌乱。

• 试用不同的洗发水。如果你的头发很干，就要少用洗发水，而且要用质地温和、清洁力弱的洗发水，这样就不会洗掉头皮上天然的油脂。此外，还要配合使用具有保湿功能的护发素；如果你的头发油腻，那就要多用洗发水。

• 用毛巾擦干头发，而不要用吹风机吹干。

• 站着淋浴的时候，给自己做做头皮按摩，用指尖刺激头皮的血液循

孕期染发

当你的形象需要提升时，改变发型是有效的，但是染色要谨慎。尽管研究表明，孕期染发通常是安全的，但不建议孕妇染发。研究表明，染色剂里的煤焦油衍生物可能会导致动物患上癌症，造成染色体损害。另外，"怀孕的"头发所具有的独特性质可能会使染发过程和结果难以预料。所以，至少在孕早期，避免接触染发剂是明智的；在那之后，也只能使用那些头皮接触和吸收量最小的漂染或铝箔包染。

如果你忍受不了9个月一直保持目前的头发颜色，那就临时染色，而不要永久染色。只把染色剂涂抹到发根以外的部分，这样颜色就只是覆盖在外面，而不是渗进里面（可能带来危险的染色剂是通过头皮进入血液，而不是通过头发）。最安全的可能就是享用大自然给你的头发颜色，分娩后再换。

（更多注意事项参见第108页。）

环。

• 对于不想要的身体和面部毛发，剃除、电解或热蜡脱毛都是安全的，切忌使用漂白剂和化学脱毛剂，它们都会刺激你的皮肤。

头发、皮肤和指甲有着同样的胚胎学源头，所以好像是一起变化的，就像头发一样，你的指甲可能会长得更快。一些孕妇发现她们的指甲更坚韧了，另一些则发现指甲更脆弱了，更容易折断。

试试下面这些指甲护理小贴士！

• 经常修剪指甲，保持指甲短小，这样它们就没有机会自己折断，变得不整齐了。

• 服用明胶胶囊来滋养你的指甲，这对孕妇是安全的。

• 睡前涂抹滋润型护手霜，保护手和指甲。

• 避免使用指甲油，它们会损伤指甲；含有丙酮的洗甲水不仅会伤害敏感的指甲，而且会散发可能有害的气味。如果你一定要用化学品为处理指甲或染色，那就在户外进行吧！至少也要在通风良好的房间里进行。

• 洗碗、使用家居清洁剂和进行园艺劳动时，戴上保护性手套。

（更多注意事项参见第 112 页。）

肚脐的变化

随着子宫在肚脐下面向外推挤，你可能会感觉有点疼，肚脐可能会鼓出来。这种外凸状态会持续一阵子，直到分娩后数月才会重新变成内凹状态。

乳房的变化

注意，乳头的敏感度可能会增加。睡觉手压在乳房上或是衣服摩擦到乳房时，乳房可能会变得格外敏感。你可能会有初乳溢出，这是一种新生儿最终将会享用到的金黄色的超级母乳，是你正在经历神奇变化的身体在为滋养体内的小生命做准备的又一个信号。

没有当妈妈的感觉

下面是我们的一位朋友讲述的故事："有个妈妈常常对我讲，她非常担心自己没有那种'母性'，害怕自己不是一个好妈妈，因为她没有其他准妈妈谈论的那种感觉。她总是往最坏的方面想，而不是关注自己正在孕育的生命奇迹，这让她很恐惧，根本无法享受怀孕的过程。每次跟她谈话，我都会问她是否吃得好，是否锻炼了，是否会跟她的宝宝（双胞胎）谈话，等等，回答总是肯定的。

"我让她放心，她正在做她能做的所有事情来保证宝宝的健康，仅是这一点就证明了她有多么爱他们。我告诉她，并不是每个人都有同样的体验和情感，没有某种感觉并不意味着她就不会成为一个好妈妈。当她的宝宝出生时，她看了他们一眼，爱就排山倒海而来。她简直难以相信她曾经质疑过自己是否爱他们。"

 琳达医生笔记：

　　母爱可能会慢慢降临。我记得曾经很担心我的弟妹，她有过几次流产，怀孕的时候似乎有点漫不经心。最终，她成了 3 个孩子的好妈妈。你的母爱会来的，但是并非每个女人都会在怀孕时就体验到母爱温暖的流动。

怀孕时要照料其他孩子

　　怀孕时还要照顾学步儿或学龄前儿童，既充满挑战，又非常累人。不过，这是一次"家庭怀孕"，对每个人来说都是很有趣的事。重要的是，要把大一点的孩子纳入'怀孕'中，要尽可能多地让孩子们做好与新生儿一起生活的准备。

　　言传身教。在怀孕的头几个月里，就连学步儿都可以感觉到妈妈变了，

即使不是身体上的变化，至少也感觉到了情绪上的变化。

　　基本的原则是，孩子越大，应该越早告诉他们。年幼一些的学步儿可能还搞不清楚"宝宝在妈妈肚子里生长"是什么意思，因为他们无法理解看不到的事物。在第 9 个月，当你的肚子很大时，大孩子就会意识到要坐在你腿上会比较困难。

　　让孩子们，特别是学步儿，尽可能多地跟邻居的宝宝待在一起，听他们发出的声音，看他们的样子，注意他们需要不时被大人抱起给予安抚，观察阿姨怎样给他们喂奶……一旦你的肚子真的很大（大约 8 个月时），就可以与孩子们谈论新宝宝，让他们抚摸你的肚子，感觉宝宝的踢动，告诉那是他们的新妹妹或新弟弟，让他们知道宝宝也属于他们，鼓励他们跟宝宝说话，给宝宝唱歌……给孩子们看能帮助他们了解新宝宝的简单童书，还可以给他们看他们还是个小宝宝时的照片，告诉你为他们所做的一切，告诉他们："妈妈常常要抱起小宝宝，因为他们需要被抱着。"

　　如果学步儿稍大些，接近两岁，大多数家庭会决定更早告诉他怀孕的消息。根据孩子的年龄和理解水平，告诉孩子你为什么感觉这么累，爱抱怨，脾气暴躁，不耐烦或任何你的感觉，告诉他们："宝宝需要很多能量

来生长，所以妈妈很疲劳，需要睡很多觉。"给孩子看宝宝在肚子里的照片，特别是让孩子感觉小宝宝真实存在很困难的时候。

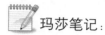 玛莎笔记：

一天，4岁的马修看见我躺着，问我是否在让宝宝休息。他多讨人喜欢啊！当他看着我的时候，也看到了小宝宝。

是让他们独立的时候了。孕育一个宝宝，同时还要养育一个学步儿，是非常辛苦的事情。你的学步儿或学龄前孩子如果能够学会少依赖你一些，对你来说就轻松多了。孩子少依赖你，虽然他会很受挫，但另一方面，这正是让孩子学会独立的最佳时机，这被称为"个体化"，是正常的儿童发展阶段。在这个过程中，原本的母子一体逐渐走向分离，他学会等待轮到他的时候才亲近你，当你忙碌的时候自我安慰，甚至满足你的需要。随着他迈入接下来这个发展阶段，你将体验到养育的一个重要方面：逐渐让一直依恋的大孩子独立。这些转变对你来说可能很恐惧，意识到自己已经在大孩子年幼的时候给了他需要的东西会很有帮助。记住，如果你对放手感到焦虑，孩子也会焦虑。努力做到放松，拥抱这个转变，即使它是困难

的。

你有足够的爱给所有孩子。每个怀着第二个孩子的妈妈都在想，自己怎么可能用爱第一个孩子那样的爱来爱另一个孩子呢？她想知道是否有足够的爱可以给予新宝宝，或者想知道新宝宝是否在某种程度上会挡在她和学步儿或学龄前孩子之间。不用担心！你当然会有足够的爱来给予第二个孩子，只有当它发生时你才会明白这是怎样发生的。爱会翻倍——付出的越多，产生的就越多。

让孩子用手体验宝宝在动。通常到第5个月，大点的孩子抚摸你的肚子，就会感觉到小弟弟或小妹妹在动。白天或晚上，在胎儿动得最厉害的时候，躺下来，邀请孩子们来感受一下。让他们猜猜他们感受到的是宝宝身体的哪个部位。你可以向他们展示如何保持耐心，如何轻轻地把手放在胎动会出现的位置。

鼓励孩子与小宝宝心连心。邀请孩子们跟小宝宝谈话或是谈论小宝宝。如果已经知道性别并起好了名字，鼓励他们用宝宝的名字来称呼，你也可以对孩子们给宝宝起的昵称表示欢迎。宝宝大概在第23周时就可以听到声音，这是个好时机，让孩子们开始与宝宝谈话，这样宝宝就可以熟悉他们。经过3个月的谈话，他们的声音对子宫里的宝宝来说就是非常熟悉

的，情感联系已经开始建立了。研究表明，宝宝一出生就会把头转向他们熟悉的声音。

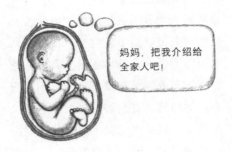

妈妈，把我介绍给全家人吧！

泰勒每天晚上给宝宝唱3首歌，宝宝出生后就听得出这些歌。我们还让他给宝宝起名字——只是提建议，最后的决定权要留给爸爸妈妈。泰勒想叫他妹妹亨卡忙卡（Hunca Munca）。

了解你的限度。 要知道，当你怀孕的时候，不可能给其他家庭成员与他们已经习惯的一样多的关注。孩子们迟早会意识到，他们必须与家庭中的另一个小成员一起分享妈妈。幸运的是，怀孕给了你足够的时间来帮助大孩子们，让他们可以为宝宝到来后的生活做好准备。当弟弟或妹妹还在你肚子里时，就让他们养成帮助你的习惯，是建立他们与宝宝之间的情感联系的好办法。孩子们在宝宝到来之前就投资了时间和精力，宝宝对他们来说，就具有更大的吸引力。

随着怀孕的进程，尤其是在孕晚期，你自然会更多地关注正在孕育的宝宝，很少有耐心去忍受孩子们的顽皮。这是爸爸接管大部分育儿工作的好时机，也可以尝试雇一个临时保姆。

怀孕的时间越久，我就越难以忍受本来认为是正常的儿童行为。我学会从两个层面解决这个问题：一是，我给自己留出了更多休息放松的时间，把工作限定在必要的范围；二是，我对不想再容忍的行为设定了限度。当我的界限设定得很清晰（为自己以及孩子们）时，我们都更快乐了。

做积极的榜样。 尽管你有理由为自己的行为和感受开脱，但是不要做得太过分。要保持积极的态度，要你的孩子们把怀孕看作是一份快乐的家庭事业，而不是妈妈被隔离在卧室和浴室的可怕时期。即使大点的孩子，也会对妈妈总是不在场恐惧，看到妈妈不舒服会加重他们对新宝宝的担忧。你肯定希望你的女儿理解怀孕和生孩子是正常生活的一部分，而不是需要加以治疗的医学状况。

一旦我发觉自己在抱怨，即便那时痛苦极了，我也会换上一副笑颜，我不想让女儿们长大后害怕生孩子。

我们都有份。如果孩子参与了为宝宝所做的很多实际准备中，这段等待的时间就可以成为加深你们之间情感联系的方式。一起挑选新玩具，一起为宝宝买衣服，会让大孩子把新宝宝看作是一个有自己爱好的人。把大孩子用过的旧物品翻出来，对你来说可能是怀旧的时刻，对孩子来说可能会更安心："哦，妈妈还记得我过去喜欢这个玩具。"多拥抱孩子，是减轻你愧疚的极好方式，又是消除孩子可能会有的担忧的妙招。尽量一起小睡，毕竟你们都需要休息，重回你的臂弯可能对安抚孩子的不安全感起到巨大的作用。

让疏远的爸爸参与进来

准爸爸用程度不同的个人参与度承认自己"怀孕"了。有些从一开始就非常合作（甚至比准妈妈还要合作），有些人则可能会往后缩，就好像他们很高兴完全不用掺和这件"女人的事"，只要在孩子出生的时候露一面就行了。下面这些建议是针对上述两类爸爸的，尤其针对那些对怀孕不是很高兴或者很疏远的爸爸。

分享怀孕。当你告诉家人和朋友怀孕的消息时，要把你的伴侣包括进去。如果你需要赢回一位感觉被排除在外的准爸爸，那么"我们怀孕了"要比"我怀孕了"这个说法更好。

循序渐进。给他时间来为这些变化热身，不要一股脑地把所有要做的决定和需要购买的东西都丢给脆弱的准爸爸，要一次只谈一个重要决定和生活方式的变化，而不要一次一下子都说出来。

不要愁眉苦脸，*要积极地面对丈夫*。即便是恶心和疲劳让你的身体紧张不安的时候，也要努力找到一些值得高兴的事。你丈夫看到的是一个怎样的孕妇呢？尽管有一些日子"晨吐"是孕期生活的事实，但整周整周地抱怨肯定会让最有同情心的伴侣也不耐烦。你为怀孕感到高兴吗？如果是，那么就让你的伴侣感受到。尽管看上去不公平，但你最好是向更有同情心的女性朋友倒苦水，而不是你的丈夫。他的行为有时候可能会让你感觉难以置信的自私。振作起来吧！成为父亲是一个男人在情感上得到扩展和成长的最快方式之一。

一起做决定。让你的伴侣参与所有重要的产科决定：选择医生、分娩课、分娩地点，以及所有常规（非常规）程序的决定。他爱你和宝宝，希望你们得到最好的；他很可能喜欢有机会帮助你浏览在产前护理方面的所有选择。然而，让他参与对检查和医疗手段的抉择，可能是一件好坏参半的事：一方面，他在有关程序安全和必要性方面将提供宝贵的见解；另一方面，他可能会着迷于孕产中使用的各种医疗技术，因为它揭开了孕育婴儿的很多神秘之处。你可能会发现他催促你接受更多的检查，比你想做的或感觉需要做的要多得多。即便如此，你的伴侣越多地参与这些决定，他就越有可能更多地参与到整个怀孕过程中。

一起上分娩课。尽量一起去参加分娩课，你的伴侣会很惊奇地发现对正在发生的奇迹有那么多需要了解的。观看照片和录像，从已经做爸爸的人那里得到建议，会让最勉为其难的准爸爸打开眼界，在对怀孕和分娩欣赏的同时，对准妈妈的深深的敬重油然而生，对准妈妈的照顾更加无微不至。

参加分娩课的另一个好处是，将会有机会与其他男人一起分享他的"怀孕"经历。与其他夫妻一起经历怀孕会非常有帮助。不过，要仔细挑选这样的夫妻，尽量避开那些坚持要给你们灌输太多可怕分娩故事的家伙。

一起做功课。帮助丈夫理解你为什么有这样那样的感觉和行为。一起读这本书，一起钻研问题，让学习变成团队的任务，让他感觉被需要。你丈夫需要知道，如果他支持你，你们的宝宝就会长得更好。

享受拍照。一系列的成长照片，艺术性地突出你正在绽放的肚子，是绝对值得留存的宝藏。如果为怀孕的身体拍照对你来说没有吸引力，那就考虑给家人、朋友、家和宝宝的婴儿房等拍照，与你丈夫一起做一个影像日志或者其他孕期纪念册，留待日后展示给宝宝看。

让丈夫为你按摩。让丈夫变身按摩师，每天为你做个全身按摩。要表现出你多么喜欢和需要他的碰触，放着舒缓的音乐，调暗灯光，选择有吸引力的地方，比如充满自然光线的温馨的房间，让这些按摩时刻变得特别。不管这些舒缓的按摩之后会发生什么，它们都是获得充满爱意的触碰和扩充亲密的机会，而这都是健康的身体和情感关系的关键要素。

发展一个睡前仪式。大约到第20周，大多数爸爸能够感觉到宝宝在动。听到宝宝的心跳和看到超声波图像里的宝宝是激动人心的事，感觉到宝宝在动则是足以吸引最疏远的准爸爸的更激动人心的事。熄灯后，当你们互道晚安的时候，也向宝宝道个晚安吧！

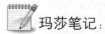 玛莎笔记：

我们在怀孕的时候，有个乐此不疲的夜间习惯，我们称之为"把手放上来"。大约从第6个月开始，每

晚睡觉前，威廉就会把他的手放在我肚子上，感觉宝宝的胎动，跟宝宝说话，祷告祝福。我感受到了他作为丈夫和父亲的双重承诺。

威廉医生笔记：

感受宝宝在玛莎体内活动，这对我来说是非常宝贵的时刻。起初，我觉得跟我无法看见也很难感受到的小宝宝谈话很蠢，但是过了一阵子，我有点儿喜欢上了这个夜间仪式。我永远都不会忘记那些感人的时刻。

让他觉得你需要他。有些丈夫本能地知道妻子需要什么，根本不需要她们开口，但是大多数丈夫需要听到直接的请求。除了让他在奇怪的时间跋涉到超市给你买特别渴望吃的食物，你还需要让伴侣知道你需要的具体帮助——在你几乎没有足够的精力照顾自己和宝宝的时候，帮忙做家务、购物以及照顾其他孩子。如果你提出具体的要求，很多男人会更愿意帮忙，不要笼统地说"我需要你帮忙"，试着说"我需要你今天去买菜"这样的话，这也是为今后做好准备。到时候他还要学会安抚宝宝，虽然只有妈妈能够哺乳，但是爸爸也可以"哺喂"。另一个想法是：爸爸"哺喂"妈妈，而妈妈哺喂宝宝。

为3个人锻炼。尽量一起锻炼，早晨或晚上的半小时快走，不仅是强健身体的时候，也是你们俩沟通和连接的机会。

在下一次产前检查的时候约会。当你去产检时，尤其是在检查包含令人激动的程序时，比如在超声波仪器上听宝宝的心跳，不妨邀请你的伴侣来共享这段经历。还可以给他要一张超声波纪念照片。

分享感受。你们分享对怀孕的感受非常重要。要记住，听他说的时候要保持不评价、接纳和关爱的态度，这会帮助你丈夫探索那些可能会让他和宝宝之间、他和你之间有距离的情感。基于同样的目的，也要小心不要让控制欲强的伴侣造成你无法表达自己的感受。发展一种坚实的、信任的、舒适的孕期对话，这是在以后你们变成3人行的时候夫妻谈话的极好热身。如果你发现与丈夫分享感受很难，那么专业的咨询师可以帮助你们，现在花在咨询上的时间和精力（即使只是几次而已），可以让你们在进入父母角色时有更好的表现。现在就开始着手解决你们尚未处理的冲突，这样你们的夫妻关系更能适应新生儿带来的生活压力。

归根结底，你的宝宝最需要的就是一对快乐的父母，彼此情投意合，且全心全意对待孩子。把你的丈夫调

女孩还是男孩？你想知道吗？

超声波技术使你有可能在宝宝出生前就知道性别。可是，你想知道吗？你是等不及要马上知道，还是想在宝宝出生的那一刻收获惊喜，这要由你来决定。

现在知道。提前知道宝宝的性别可以将起名字这个任务的难度降低一半。一些夫妻觉得，知道宝宝的性别有助于促进产前的情感联系。通过给宝宝起个名字（而不是"宝宝"或"花生"），他们发现更容易跟宝宝建立联系，想象他或她长什么样子。知道宝宝的性别，让你的白日梦更有意义，还会让装饰育婴室以及购置全套婴儿服装更容易。

我丈夫一心想要个男孩。我想提前知道宝宝的性别，如果宝宝是个女孩的话，我可受不了看到出生那一刻他失望的表情。超声波显示我们怀的是个女孩，这让我丈夫多出几个月的时间建立起对自己怀抱女儿的期待。

等待惊喜。其他夫妻更愿意等到分娩时才知道宝宝的性别，他们享受神秘和惊喜，感觉这是他们某种在整个分娩过程中可以期待的东西，成为出生那一刻额外的奖赏。如果你要做超声波检查或羊水穿刺，那么一定要提前告诉医生或操作人员，你们不想知道腹中是儿子还是女儿。

 琳达医生笔记：

不要过度解读医生说话时用了"他（Hi）"还是"她（Shi）"。要知道，医生可能都记不住他两天前接生的孩子是男是女，更不用说两周前你的超声波显示的性别。

动起来，拉他参与一些他不肯主动参与的事情，可能需要花费一些力气，但绝对是值得的。当新生的宝宝认出他的声音，转向他的时候，准备好看他欣喜的表情吧！一旦他意识到自己是爸爸了，他就会像爸爸一样去做。

检测妊娠期糖尿病

在第 5 个月和第 6 个月的某个时间，你的医生可能会检测你是否患有妊娠期糖尿病，尤其是你有超重、有不良的生活习惯和营养习惯或这种疾病的发病史等风险因素时。血糖高，警示你要改变饮食和生活方式，降低和稳定血糖，同时也让分娩参与者为可能的并发症做好准备，比如早产和分娩困难。医生可能主要关注如何帮你在孕期维持血糖稳定，孕期持续高血糖可能会促使宝宝分泌太多胰岛素，这样的宝宝出生时的状况被称为高胰岛素血症，会导致血糖在出生后骤降，这种状况被称为低血糖症。

口服葡萄糖耐量试验（OGTT）一度是检测妊娠期糖尿病的手段。妈妈会喝下50～100克甜饮料，然后在大口喝下之后1小时、2、3小时的时候检测血糖。这种检测手段有两个问题，导致近几年的使用大幅减少：一是异常的结果会导致不必要的担心；二是可能并不是一项明智的医学检测。正如一位妈妈所说的："我不想进行口服葡萄糖耐量试验，如果我不那么吃的话（意思就是，她从未吃过50～100克或10～20茶匙纯糖），那么结果对我来说有什么意义？"我们认为她说得有道理，用医学术语来说：在异常情况下进行的检测很可能给出的是异常、无用的结果。很多产科医生认为，常规使用口服葡萄糖耐量试验带来的担忧多于好处。

你该不该去做口服葡萄糖耐量试验呢？我们认为，通常不需要。一项2006年发表在《美国妇产科学杂志》上的研究用3种不同的方式——空腹血糖、空腹胰岛素水平和3小时100克口服葡萄糖耐量试验——为孕妇检测妊娠期糖尿病，空腹血糖水平检测的结果最准确，然后是空腹胰岛素水平检测。研究人员的结论是，单独使用空腹血糖水平或结合使用胰岛素水平要比口服葡萄糖耐量试验更合理，尤其当孕妇想避开喝下100克纯糖导致的反常的、令人不安的生化不平衡时。很多医生现在依靠空腹血糖和/或胰岛素水平检测，不再让妈妈们接受过时的口服葡萄糖耐量试验。（参见第447页，关于妊娠糖尿病的内容。）

琳达医生笔记：

很多孕妇不想做血糖筛查检测，常常用她们拥有健康的饮食习惯为理由，如果是20岁的孕妇，苗条且经常锻炼，那就没问题，而如果是一个39岁，且体重超重90千克的孕妇，那就另当别论了。尽管针对检测仍有争议，但是重要的是要认识到，糖尿病会让妈妈和宝宝付出代价，孕妇需要听从医生或助产士的建议。

229

我的怀孕日记：第 5 个月

我的情绪上的感觉：

_____

_____

_____

我的身体上的感觉：

_____

_____

_____

我对宝宝的想法：

_____

_____

_____

我梦里的宝宝：

_____

_____

_____

我想象中的宝宝：

_____

_____

_____

_____

我最关心的事：

_____

_____

_____

_____

我最高兴的事：

_____

_____

_____

_____

产前检查

我的问题以及得到的回答：

_____

_____

_____

_____

_____

检查和结果以及我的反应：

_____

_____

_____

最新的预产期：_____

我的体重：_____

我的血压：_____

感觉我的子宫以及我的反应：

_____

_____

_____

现在整个世界都可以看到我怀孕了，我的感受：

_____

_____

_____

_____

第一次感觉到宝宝在动的时候我的感受：

_____

_____

_____

_____

我对穿孕妇装的感受：

_____

_____

_____

购物的时候我买了什么：

_____

_____

_____

超声波照片或我不断隆起的身体照片：

我的感受：

_____

_____

_____

_____

_____

_____

第 6 个月的产前检查（21～25 周）

在第 6 个月的产前检查中，你可能会：

• 检查子宫的大小和高度；

• 测量体重和血压；

• 尿常规：检查有无感染、糖和蛋白质；

• 口服葡萄糖耐量试验，筛查妊娠期糖尿病；

• 阴道菌群培养，筛查 B 型链球菌感染（参见第 446 页，了解更多关于 B 型链球菌的信息）；

• 有机会听到宝宝的心跳；

• 有机会看到超声波图像上的宝宝；

• 有机会与医生讨论你的感受和担忧。

第 15 章

第 6 个月：感觉宝宝在动

这个月，宝宝将经历一次大规模的生长加速期，增重大约 450 克！随着宝宝长大，准妈妈自然也会增重，可能会增加 1800 ～ 2200 克。随着宝宝的肌肉力量变强，准妈妈会越来越多地感受到奇妙的胎动，不仅你能够感受到，任何有幸把手放在这个活跃的小包袱上的人都能感受得到。你的子宫已经扩展到了肚脐以上，大肚子的风采全面展露，就盯着镜子里的新侧影尽情地欣赏吧！

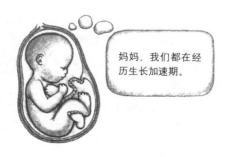

妈妈，我们都在经历生长加速期。

第 21 ～ 25 周宝宝的发育情况

宝宝现在大约 30 厘米，680 克重。到第 24 周末，宝宝的鼻孔张开，小脸更有婴儿的样子了。其实，就是从这个月起，宝宝看上去真正像一个小婴儿了。宝宝的味觉发展得更好了，研究人员认为，妈妈的饮食会影响羊水的味道。从这个时候起，就开始塑造宝宝日后的口味啦（母乳也能塑造宝宝的口味），这种看法有一定科学依据。

到这个月末，真正的呼吸运动就开始了。尽管宝宝肺部的发育依然落后于其他器官，但被称为肺泡的小气囊开始像花儿一样开放啦，当然现在还只是绽开一点，尚不足以在子宫外依靠它们维持呼吸。事实上，很多在第 6 个月就出生的宝宝活下来了，并且发育良好，不过显然得在新生儿重症监护室内，靠仪器辅助呼吸，直到肺部发育成熟。

宝宝的皮肤现在整个覆盖了薄薄的一层白蜡，这被称为胎脂，皮肤仍然是松弛的，皱皱巴巴，因为皮下脂肪的填充还没有开始。宝宝的骨髓也开始制造更多的血细胞。如果你可以窥见子宫里的情况，可能会看到宝宝正试着做出更多的动作——吸吮大拇指、揉搓面部……多可爱啊！

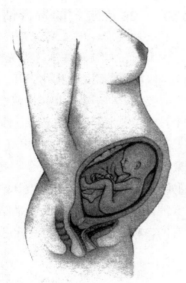

第 21 ～ 25 周的胎儿

宝宝的情绪是如何发展的

产前研究人员认为，大约在五六个月的时候，宝宝跟外界有了更多联系。例如，宝宝可能会对在妈妈肚皮上闪烁的亮光做出受惊的反应。此时，宝宝开始和妈妈共享情绪，妈妈感受到的，宝宝可能也以某种方式在"感受"（高兴、平静、愤怒、惊恐）。宝宝还可能开始对妈妈的语调做出反应，舒缓的语调让宝宝平静，愤怒或焦急的语调让他不安。

你可能会有的感觉

大多数妈妈继续愉快地享受孕中期，因为大多数时候感觉良好而愉快，尽管她们的身体已经大得足以显现她们怀孕了，又没有大到身体不灵活的地步。

享受更频繁的胎动

上个月那种温柔的推挤和轻柔的踢腿让位于现在的猛击，而且可能出现在大肚子的任何位置，你将会四处追逐，感受那些小小的重拳，并以此为乐。

一天晚上，当我左侧躺着紧紧依偎在丈夫身边时，我们的儿子开始踢打起来，而且一直踢打了 35 分钟。最后，我丈夫看着我说："请你翻个身吧！"我记得自己心里想："这是不是可以反映儿子的个性？"儿子现在 4 岁了，个性非常强，我根本管不了他。

感受这些小小的踢打，能够让整个家庭都享受到乐趣，一旦其他孩子感受过宝宝的踢动，就要做好准备，他们的好奇的小手会时不时地放到你的肚子上。为孩子们建立一个睡前或晨起仪式，让他们感觉宝宝并与之交谈，孩子们可能会被"踢"一下，然后热切地预测宝宝什么时间最活跃。想要帮孩子感受胎动的话，你可以把他的手放在上一次宝宝动得最厉害的地方，保持一会儿，轻轻施压。如果你的孩子还没有对胎动产生太多兴趣，不要担心，可能这对他来说太抽象了，并不意味着他对宝宝不感兴趣。在你的怀孕日记里记录孩子们对胎动的反应。

你还可能开始从外面看到宝宝的动作。当你坐在桌子旁边向下看的时候，可能会看到有什么东西在你的衣服下面跳；当你躺着的时候，你可以观看隆起的区域好像有"气泡"从下面冒上来。下个月这种令人惊奇的景象会更明显。

当我丈夫第一次感觉到宝宝在动时（第 23 周），他终于与宝宝有了连接，这是我长久以来渴望看到的。感觉到宝宝在动，用一种如此美好的方式强调了宝宝存在的事实。当宝宝开始动的时候，我突然意识到宝宝是清醒的，有意识的，其程度我们才刚刚开始有所了解。如果宝宝是清醒的，那么他也能觉察到我们的声音、我们的动作、我们压在他踢打的地方的手吗？他从我们这里接收到了哪些信息？

感觉子宫在"动"

大约在第 6 个月末的时候，你可能开始感觉到"迷你宫缩"，这被称为布拉克斯顿·希克斯收缩（也称"假性宫缩"或"练习性宫缩"），表明你的子宫已经开始屈伸它的肌肉，作为大日子的热身活动。事实上，子宫很少休息，这些肌肉总在收缩和放松，只是你可能不总是能够感觉得到，有些女性可能早在第 4、5 个月的时候，就会感觉到这些小小的挤压。与真的宫缩不一样，布拉克斯顿·希克斯收缩是短暂的，相对来说是无痛的，不规律的，感觉就像是轻微到中度的月经痛，很多女性将此描述为子宫里的"紧绷感"。与这些假性宫缩不同的是，真正的分娩宫缩要更长、更强烈、更频繁，也更不舒服，而且它们遵循一致的模式。

人们认为，这些假性宫缩是要强健你的子宫，为即将到来的艰苦工作做好准备。就把这看成是子宫的产前

237

锻炼吧！到第 8、9 个月的时候，随着宝宝进入冲刺阶段——请允许我这么说，它们会变得更频繁，更让你不舒服。

当你感觉挤压到来的时候，请练习在分娩课上学到的放松技巧。子宫的这种热身活动帮助你为真正的宫缩做好准备，到那时候，你将需要比现在多得多的心灵专注力才能战胜宫缩。

需要慢下来

不仅理智会告诉你放慢节奏，身体也会强迫你这么做。忙碌一天之后，当天晚上或第二天，你需要补偿性的休息。疲乏是身体给你的提醒，你并没有足够多的精力，在继续忙碌生活的同时孕育一个宝宝，仍旧保持足够好的心情。如果你觉得需要忙碌地度过孕期，就要尽量加以平衡，在体力劳动后停下来休息，在脑力消耗后进行不用脑子的放松，在让时间飞逝的工作之后做一些让身心恢复的休闲活动。

更困了

身体变重可能会让你更想睡觉，可以解释的一个理由是，深呼吸变得更困难了，二氧化碳这一生化催眠剂就会累积。如果你发现自己在不恰当的时候打盹儿，例如工作时，那就深呼吸数次，让自己打起精神。（参见第 274 页，深呼吸小贴士。）

尽管孕中期是一段相对平静和舒服的怀孕时光，但是随着子宫的增大，你很可能会经历一些新的不适。

腿部抽筋

就像你会在夜里感觉到胎动一样，做好准备去感受腿部抽筋吧！在孕中期末尾，以及整个孕晚期，很多女人夜里会被小腿或脚上打结一样的痉挛疼醒，这些痉挛有时候是因为钙、磷、镁、钾等电解质不平衡；另一个解释是，腿部最活跃的肌肉处血液循环降低，子宫施加在主血管上的压力，以及站、坐或躺卧太长时间，都会让这些肌肉的血液供给减慢，导致它们发生痉挛。

预防腿部抽筋。 你可以通过改善血液循环和降低腿部肌肉的浮肿来预防腿部抽筋。

• 白天穿支持性好的长袜，并避免长时间站立或坐着。

• 睡前锻炼一下小腿肌肉：试试第 218 页介绍的足部练习；下面介绍的缓解痉挛的练习也是很好的预防措施，每侧各做 10 次。

• 睡前让伴侣按摩你的小腿肌肉。

• 夜里用枕头垫高你的腿。

• 使用第 94 页的左侧卧睡姿。

缓解抽筋。除了正常的缓解痉挛手段——按摩、摩擦、起身走动，还可以试试下面这些：

• 立式小腿伸展。双脚前后站立，脚跟不要离开地面，发生痉挛的那条腿在后，两脚相距大约 30 厘米，保持后背挺直，抽筋的那条腿也要保持挺直，轻柔地弯曲没有抽筋的那条腿的膝盖，这样你的身体就会前倾，轻柔地拉伸抽筋的部位。如果你把手或前臂抵在墙上做这个伸展练习，可能更容易保持平衡。

• 对墙俯卧撑。把你的手平放在墙上，后退，直到手臂可以完全伸展开，双腿伸直，两脚并拢平放在地板上，后背挺直，弯曲肘部，身体靠向墙，这时，你应该感觉小腿肌肉被舒服地拉伸。如果拉伸得太厉害，就站得靠墙近一些。

• 坐式腿部伸展。坐在地板上，把痉挛的那条腿向侧面伸开，脚尖上翘后弯，另一条腿自然弯曲，脚跟冲着腹股沟；把抽筋的那条腿伸直，同时俯身向前去够脚趾，保持这种伸展的姿势几秒钟。不要把脚趾指向前方而将脚跟拉向你，那样会让已经抽筋的肌肉进一步收缩。

• 床上伸展。坐在床上，抓住抽筋的那条腿的脚趾向后拉，同时腿部伸直。如果你的大肚子让你不能弯下身够到脚趾，那就伸直腿，把腿弯压向床垫，同时脚尖上翘后指向你。

记住，要逐步伸展。避免用力过猛或间歇性地用力，那样只会加重抽筋，甚至会损伤肌肉。电解质失衡有可能是导致腿部抽筋的原因。如果这些措施都不管用，抽筋持续发生，那就要咨询你的医生，调整营养。重读第 52 页，确保你得到了足够的钙、钾和镁。虽然这些练习是为缓解腿部抽筋设计的，但是也可以把它们作为每日常规锻炼的一部分来做，辅助预防抽筋。

手部的麻木和刺痛

腕管是手腕和手掌根部之间的狭窄地带，神经和肌腱就是从这里穿过腕骨和腕管进入掌骨的。这个部位的任何肿胀都会挤压向拇指、食指、中指以及半个无名指输送感觉的神经，导致它们麻木或刺痛。孕期积聚的多余液体会存在手腕韧带下面的髓鞘里，当你过度使用肿胀的组织时，很可能会感觉麻木和刺痛。

有 25% 的孕妇在怀孕的后半段会体验到手部的刺痛。这种针刺感或灼痛感可能会伴随手腕的疼痛，甚至可能延伸到肩膀。有时候，当你按压手腕内侧时，可能会感觉疼痛。这种状况被称为"腕管综合征"。

腕管综合征对于那些工作中用手很多的人（例如超市的理货员、钢琴家、敲击电脑键盘的人等）来说，是一种常见的反复发作的压力性损害。手腕处的液体经过一整天的积聚，症状最有可能出现在夜里，或是早晨醒来的时候，尤其是你睡觉的时候头枕在手臂上的话。

为了缓解腕管综合征的不适，可以试试以下对策：

• 白天多让手得到休息。

• 把手浸泡在冷水里，减轻肿胀。

• 如果你用电脑工作，打字的时候让手腕保持舒适，或是微微向下弯曲，而不要向上弯，可以使用腕垫来帮助你维持姿势。有些人体工程学键盘是专为这种状况设计的。

• 夜里用枕头把有问题的手垫高。

• 夜里佩戴塑料夹板（药店有售，或者你的医生可以为你定做一个夹板），使你的手腕保持不动。

• 如果反复使用电话会引发这种不适，就用耳机或扬声器，这样你就可以少用手腕了。

• 尽可能经常抬高你的手。

• 如果疼痛变得更频繁、更严重，医生会将你介绍给专业人士，进行可

的松注射，这会立刻缓解肿胀，而且对孕妇是安全的。

就像几乎所有孕期发生的肌肉疼痛一样，腕管综合征也将在分娩后消失。一些哺乳妈妈则需要继续用夹板，直到身体的液体平衡在 4 ~ 6 周里根据哺乳情况调整到位。长时间用一个姿势抱着小宝宝哺乳，会加重腕管综合征。哺乳顾问可以帮助你学习特别的技巧，例如，使用枕头来帮助你正确地托住宝宝又不至于累坏压迫手腕。

下背部和腿部的刺痛

你的后背和腿部也可能会由于组织肿胀而疼痛。随着宝宝和子宫长大，整个身体中部的重心转移了，让你的后背、臀部和腿部承受了更大的压力，下背部、臀部、大腿外侧或腿部偶尔会感觉到阵痛、刺痛或麻木，这是因为松弛的骨盆关节、宝宝的头或增大的子宫，压迫到从脊椎经过骨盆通向两条腿的主要神经了。突然、尖锐的疼痛从一侧臀部深处开始，向同一侧腿的后侧延伸，则是由于压迫到下背部的坐骨神经所致，因此得名"坐骨神经痛"，这种疼痛会因为提物、弯腰甚至走路而加重。大腿外侧的刺痛、麻木或疼痛，是拉伸股神经导致的。下面是一些帮助你应对疼痛的策略：

• 经常改变姿势。改变重心会让所有"压在神经上的"器官改变位置。尝试一下膝胸式（参见第 78 页），这一姿势有助于将骨盆内的器官从神经上挪开。不断试验，寻找一个能减轻疼痛的姿势。

• 泡个热水澡。

• 在疼痛的地方放置冰袋。

• 在疼痛的地方轮流使用冰袋和加热垫。

• 享受背部按摩。

• 锻炼消除法：做骨盆翘起练习（参见第 78 页），一天数次，可能会拉伸和放松疼痛的肌腱和关节。

• 游泳消除法。游泳的时候，自然地有节奏地转换重心，也就转换了所有那些骨盆受压点。游泳可能正是脊背医生要求你做的运动。

• 移动得更缓慢一些。突然的扭转或拉伸动作很有可能会让这些疼痛变本加厉。

• 用第 94 页上的姿势入睡。

• 如果背痛和 / 或坐骨神经痛变得很严重，就请医生向你推荐理疗师，最好是受过孕期护理训练的理疗师他们会让你更舒适。

在以后的几个月里，背痛可能不只是偶尔来袭的小烦恼了，你需要采取其他措施来爱护你的背部。

缓解背痛。为了缓解背部的疼痛，你可以：

• 站在淋浴房里，让温暖的水流集中喷射在疼痛的部位，或是享受极可意浴缸（Jacuzzi）喷射的温暖水流，但要小心不要让身体过热（参见第 74 页）。

• 在疼痛的部位轮流热敷和冷敷。

• 采用膝胸式，让你的子宫向前倾一点，缓解带给脊椎的压力（参见第 78 页）。

• 让丈夫在你侧躺时帮你按摩后背。对于这个新手按摩师来说，这是他帮助你缓解背痛性分娩的极佳练习。让他试试下面的技巧：

1. 用大拇指沿着脊椎两侧向下施压按摩；

2. 向下背部的两侧扩展按摩；

3. 揉捏你的颈肩肌肉，然后向下按摩脊椎以及下背部两侧。

防止背疼的 10 个方法

在孕期的后半段，随着胎儿越长越大，很多妈妈每天甚至每小时都会出现"我背疼"的感觉。对你的后背有益的做法也有助于缓解背部以下所有关节的疼痛，尤其是臀部和膝盖。

1. 练习怀孕的最佳姿态。过度拉伸的腹部肌肉向前拉，迫使你依靠背部肌肉将你向后拉来保持平衡，最终，过劳的背部肌肉和韧带就会用疼痛来抗议。

2. **抬头**。你很可能大部分时间都在向下看，不是看电脑，就是读书，或是看着脚下的路以免摔倒。这种姿势导致颈部和背部肌肉承受了额外的压力，使一些孕妇出现老年人那种弯腰驼背的样貌。为了提升你的颈背肌肉，尽可能经常地抬头看天吧！即使是在走路的时候，也不要低头看路，眼睛向下看就可以了。

3. **站姿**。试着用下面这些练习来增强你的背部：

• 稍微弯一点膝盖，而不要完全挺直。感觉一下你的大腿肌肉如何收缩，吸收掉一些膝盖和背部关节承受的重量。

• 臀部和骨盆稍微前挺，臀部收缩。要做到这一点，你可能需要收紧臀部和腹部肌肉。感觉一下这是怎样让你的背部挺直的。要知道，由于向前突出的腹部，你的背部一直像弓一样紧绷着。

• 站立时，把一只脚放在凳子或台阶上，减轻背部承受的压力。

• 如果你的工作需要长时间坐着，要时不时站起来休息一下，深深地吸气，慢慢地将你的手伸向天花板。这个练习伸展了由于久坐而一直压缩在一起的腰椎骨。

4. **坐姿**。如果你的腰椎骨可以

说话，它们会说："保持你的曲线。"当你坐下的时候，后背的曲度会降低30%。很多妈妈发现腰椎垫是后背最好的朋友。

• 无论坐在哪里，都用卷起来的毛巾或是把伴侣的外套折叠起来放在背后，来保持背部的曲度。

• 使用可以调整的椅子，尤其是在工作的时候。坐在太高的椅子上容易造成脊椎前凸，太低又会让腰椎骨变平，最好是双脚平放在地面上，或踩在脚凳上，膝盖与臀部齐平或稍高于臀部。

• 坐着的时候要避免常见的二郎腿姿势，因为这会造成循环不良，诱发静脉曲张。

• 避免长时间静坐后突然跳起来，这会拉伸和拉伤你的韧带。坐着的时候，可以做足部屈伸运动来促进循环。

• 屁股先落座在硬椅子上会震动敏感的腰椎骨，应该在有垫的椅子上慢慢坐下。不要坐在硬座椅上开车经过颠簸的路面。

• 调整汽车座椅与方向盘的相对位置，把膝盖抬高。用腰椎垫支撑后背部。

5. **提物品**。为了避免下背部的拉伤和疼痛，用你的腿，而不是后背，作为杠杆。蹲下，而不要弯腰，千万不要在弯曲膝盖之前先弯腰。不要弯

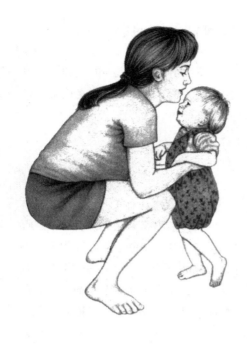

腰拿起重物（怀孕的时候你本就不应该提重物），弯曲你的膝盖，保持背部挺直。把重物拉到大腿边，然后慢慢站起来，让腿承受你的大部分重量。当你从桌子上拿走重物时，不要弯腰，而是要让上半身与地板垂直，让重物尽量贴近你的身体。避免将重物举到胳膊肘的高度。一个普遍的原则是，任何重于 15 千克的东西对你敏感的背部肌肉来说都太重了。

6. 拿东西。让别人帮助你拿着较重的包袋；如果你必须自己拎购物袋，尽量把重量平均分配到两边，就像举杠铃的时候一样，每只手上的重量是相等的。

7. 不要突然转身，否则你会大喊。

避免突然转身，尤其是在早晨下床的时候。在长时间的睡眠期间，腰椎间盘肿胀，使它们容易受到突然的扭力伤害。早晨起床的时候，要先翻身侧躺，接着双手撑床慢慢坐起，坐起的同时把脚放在地板上，然后站起来。进入汽车的时候，先把臀部慢慢移进座位；从车里出来的时候，打开车门，整个身体转过来，把脚放在地面上，然后握住门获得支撑，慢慢站起来。

8. 谨慎移动。从站到坐，要慢慢降低身体，可以先向后伸展胳膊，同时弯曲膝盖，让大腿来完成大部分工作，避免跌坐在椅子上的冲撞；否则，虽不会伤害到胎儿，但是在孕晚期可能会导致你拉伤一些原本就已经松弛的韧带。从坐到站，要再次最大限度地使用腿部肌肉，脚稳稳地踩在地面上，从小腿开始往上用力，小心不要让身体猛然向前，那样可能会快点，却会给下背部造成严重损害。事实上，孕期的任何移动最好都要比以前更谨慎一些，例如：当你从汽车座椅里抱出学步儿的时候就要特别注意，要在打开汽车座椅的安全带后，先将座椅转向你，然后再把孩子抱出来；大点的学步儿，可以在你帮他解开安全带之后，让他自己下来。

9. 强健后背的肌肉练习。传统的强健后背操需要肚皮着地趴着做，你现在当然不能做。不过，你可以试试下面这个最受欢迎的瑜伽背部练习：四肢着地，抬起右臂和左腿，伸直，收紧腹部肌肉，同时保持面朝下，头部与背部成一直线，保持 10 秒钟，然后换对侧的手臂和腿，重复做 3 次，当你抬起每条腿的时候，感觉背部肌肉变得紧张坚挺。再做做第 78 页的骨盆翘起练习。

10. 脚步轻盈。 幸运的是，大多数女性走路不像男人那样嘭嘭嘭用脚跟使劲儿砸地。尽可能不要在硬地面上跑步，甚至不要散步，例如水泥地面和沥青地面，它们会震动敏感的关节，尤其是脊椎；要在草地、土路、沙地等松软的地方散步。最后，要穿适合孕期的鞋子，高跟鞋加重了脊椎的前凸，使背部的情况恶化，要穿有足弓支撑的平跟鞋或低跟鞋，让疼痛最小化。（参见第 218 页，关于孕期使用足跟垫的建议和选择鞋子的建议。）

我现在出现了"孕期摇摆"。走路的时候，我摆动胳膊，肚子仿佛就会往前冲，与整个身体脱节。如果我没有注意到并纠正姿态，后背就会弯得特别厉害，肩膀向前耷拉着。这个姿势让我屁股疼，后背疼，我尽量把骨盆往前挺，保持肩膀平衡。

你可能关心的事

正如前面已经提到的，肿胀的组织导致了很多变化。下面是这个月你可能会经历的一些状况：

静脉曲张

孕期激素让你的血管松弛变粗，导致周围的组织肿胀，提高了血流量。你会注意到全身的血管都变粗了，例如颈侧的血管，阴道周围的组织以及其他地方出现了小结节，而血管肿胀最明显的地方是双腿，不断增大的子宫对骨盆血管施加压力，转而给腿部的血管带来压力，常常导致血液在那里积聚。大的静脉血管，尤其是颈部和腿部的静脉血管，都有单向阀来让血液持续流向心脏，而这种血液的流动如今受到压力的阻碍，导致阀门功能减弱，造成你所看到的甚至能在皮肤下面感觉到的凸起、打结的蓝紫色区域。好消息是再过几个月娩出宝宝，这一问题也就消失了。为了减少静脉曲张不受欢迎的外表和带给你的烦恼：

• 避免长时间站立或坐着。重力尤其容易引起静脉曲张。

• 坐着的时候，抬高你的双脚，避免交叉双腿。

• 躺卧睡眠时保持左侧位，参见

第 94 页。

- 为了让血液持续流动，免于积聚，不断活动你的腿和脚。

- 如果你需要排队很长时间，那就反复向两旁走几步，活动腿部。如果站着活动腿部会让你失去平衡，那就靠着你的伴侣或是站在你旁边的愿意帮忙的人，旁边的妈妈常常会理解你的需要，借给你肩膀靠一靠。

- 穿着宽松的衣物，避免紧身裤、束腰和过紧的袜子，它们会限制腿部的循环。

- 穿支撑性好的连裤袜。早晨起床前就穿上它们，这样重力就没有机会让你的血管鼓出来了。避免穿只到膝盖的支撑长筒袜，因为上端的松紧带会限制血液的回流。

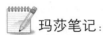玛莎笔记：

我的身体为了适应这次怀孕而经历了令人难以置信的变化，我感到惊奇不已。其间，我的整个腹部结构都好像在通过不断发生的内部变化而被改造，我的身体不再是自己的，它已经被一个进程或一个存在接管了，它一味地攫取需要的所有东西，不管我是否会受到影响。我只能眼睁睁地看着这一切发生，承受与别人分享自己的身体带来的后果。有时候这种接管令人不悦，但是所有这些不适只是为了欢迎我们的宝宝需要付出的小小

代价。

痔疮

静脉肿胀不只出现在腿部，也会出现在直肠内部，导致直肠痛，以及你可能会注意到的厕纸上鲜红的条纹状血液。是的，你可以将这些屁股上的小疼痛怪到与导致腿部静脉肿胀相同的压力上。另外，通常伴随孕期出现的便秘会加重这些烦恼。痔疮出现在肛门开口处，看上去就像豌豆大小的一团，凸出、流血、瘙痒、刺痛，尤其在排出干硬大便的时候（分娩时向下的挤压力下，这些小"豌豆"会肿大得像葡萄一样）。痔疮通常在第8、9个月的时候最大，也最不舒服。有些孕妇觉得分娩时向下推挤之后她们的痔疮最难受。就像身体的其他大血管一样，它们也会在分娩后收缩。

预防痔疮。虽然这些屁股上的小疼痛不可能完全消除，但下面这些做法可以减少其发生率：

- 预防便秘（参见第 24 页和第 166 页）。

- 按照两个人的饮食原则少食多餐（参见第 23 页）。

- 多运动。

- 避免长时间坐或站着，防止血液积聚。

- 做凯格尔运动（参见第 75 页）。

治疗痔疮。如果这些肿胀的血管出现了，下面是几个应对的方法：

• 大便后轻轻擦拭，更多的是拍拭，而不是摩擦。考虑使用湿纸巾来代替常规的厕纸。

• 热敷或冷敷。把碎冰块装在一只干净的袜子里冷敷，会收缩血管，减轻疼痛，冷敷时躺在厚毛巾上，以免浸湿你的床单。

• 为了解除瘙痒，可以在热水里添加半杯小苏打，泡浴一会儿。（热水可以让瘙痒的皮肤得到缓解，但也会让血管扩张，进一步加重流血，所以不要泡得太久，几分钟就够了。）

• 在痔疮上使用浸过金缕梅冰水的棉球或纱布块（或医生推荐的药垫），来帮助它们收缩，缓解不适。

• 如果你发现痔疮特别恼人或疼痛，可以采取膝胸式（参见第78页），暂时转移施加在肿胀血管上的压力，等待金缕梅或其他药物发挥作用。

• 如果你必须坐着，那就买个橡胶圈垫在椅子上。但是有些孕妇觉得橡胶圈给屁股带来的压力更重。你也可以选择坐在枕头上，或是在坐着的时候向一边倾斜。

• 使用非处方的痔疮药物前要咨询你的医生。虽然没有多少证据显示这些药膏会给宝宝带来危险，但是某些药膏会通过直肠组织吸收，进入血液中。

尿失禁

是的，又是骨盆压力惹的祸！你可能注意到每次打喷嚏，你都不得不交叉双腿，否则就会尿湿一点裤子。不要担心——这个问题在宝宝出生后也会消失的。当你打喷嚏、咳嗽或大笑的时候，横膈膜会收缩，将腹部器官和子宫向下推，挤压膀胱，如果你

准爸爸觉得自己怀孕了

是的，准爸爸们，你们的激素确实作为"我们怀孕了"二人组的一部分而发生了变化。你可能会感觉要晨吐，可能会人生头一遭感觉失去了一些性欲，这被戏称为"拟娩综合征"，大约多达50%的爸爸与怀孕的妻子共享某些孕期的不适。虽然对此有很多理论解释，但这很可能是很多夫妻体验到的孕期生理联系的副作用。

随着分娩临近，妈妈的性激素分泌开始下降，爸爸的也可能会下降。她的身体优先要做的是为宝宝的诞生做好准备，而不是再创造更多的。准爸爸的激素可能也会发生调整，性欲激素调低了，而父爱激素调高了。对妈妈、爸爸和宝宝来说，这是多么完美啊！你会明白"顺其自然"从生物学的角度来说是多么正确。

的膀胱是满的，或者你的盆底肌不够强健，就会导致尿失禁。为了避免这个烦恼：

• 尽量保持膀胱无尿：经常排尿并练习3次排空技术——用力3次，彻底排空膀胱。

• 咳嗽的时候张开嘴，避免在胸腔和腹腔积聚压力。

• 通过凯格尔运动强健控制排尿的肌肉（参见第75页）。在两次如厕的间隙，收缩和放松这些肌肉，就像你在努力停止排尿那样。但是一旦开始尿就不要停下来，因为这会导致尿液反流到肾脏，造成尿路感染。

• 佩戴卫生护垫或卫生巾来吸收漏出来的尿。

到了后期，你可能会担心漏出来的尿实际上是羊水，但是你可以通过尿液掩饰不住的气味区分它们，而且，羊水一旦开始泄露，就不会停下来。

如果我必须在站着的时候打喷嚏或咳嗽，我妈妈建议我弯曲膝盖，身体微微前倾。这办法确实挺有用。

腹肌分开

这是孕期的一个特殊现象。你可能以为自己怀孕的肚子中部出现了疝气，但是并非如此。通常，从肋骨经过腹部中央延伸到耻骨的两块肌肉带会随着子宫长大而分开，留下肚脐孤零零地杵着。如果你用手指划过肚脐，你可能会感觉到肌肉分开留下的缺口，在接下来的两个月里这个缺口会继续加大。分娩之后数月肌肉会重新回到一起，缺口会闭合。要做好准备，你的下腹部肌肉会随着每一次怀孕而变得更松弛一些，更下垂一些。

在怀孕的时候旅行

空中旅行

你可能想在宝宝出生之前好好出去放松一下，这可能是数年之内最后一次不用带着尿布和玩具的旅行了。最佳旅行时间是孕中期，这时候你最有可能不太疲惫，不太恶心，更浪漫，也会更有乐趣。如果可能，尽量在第7个月结束之前完成所有的旅行。之后，你可能就会太疲乏，身体太不平衡，无法四处活动，而且，航空公司也不会让你上飞机。要确保医生允许你起飞，同时遵循下列安全舒适旅行的指导原则：

什么时候飞。美国的国际航线禁止35周之后的孕妇乘机，美国国内航线则规定36周之后禁飞。如果你看上去超出了规定允许的孕周，航空公司可能会要求你出示医生出具的预产期证明。记住，不要指望空姐是受过训练的助产士！

飞到哪儿。 旅程越短，风险越小，你越舒适。一方面，直航的飞行减少了起飞降落造成的不适和困扰；另一方面，长途飞行让你无法得到足够的伸展和走动机会。如果你在计划休假，尤其是当你有早产的风险时，要避免去任何没有新生儿监护设施的地方。如果可能，避开炎热、潮湿的天气，它们会加重孕期身体的各种反应。如果你要去的地方没有空调，那么你应该从清单上划掉这个地方。同时，那些吸血的蚊子也热爱甘美的孕期身体，最好是避开蚊虫肆虐的地方，这些讨厌的虫子通常携带病菌。

坐在哪里。 不同的飞行者有不同的需要，孕妇有各种各样的座席偏好。下面是一些考虑：

• 尽量选择靠前的座位，空气循环可能会更好些，上下飞机也更容易一些。

• 或者选择尽可能靠近卫生间的位置，通常在飞机的后部。

• 可以选择靠窗的座位，最大限度地降低晕机反应。

• 或者选择靠近走道的座位，这会让你更容易地伸展双腿，偶尔站起来走走。

• 头排座位拥有最大的腿部空间，但扶手无法抬起来，即使邻座空着，你也不能向侧面移动和伸展。

• 显然，你不会被允许坐在紧急出口所在的位置，因为如果有紧急情况，人们需要帮助你，而不是你来帮助别人。

• 如果有旅伴，那就要靠窗和走道的座位，好心体贴的订票代理可能会让中间的座位空着，给你留出更多可以支配的空间。

• 如果你有多余的里程，可以升级到头等舱，现在就是宠爱自己的时候，尤其是长途飞行时。座位会更宽大，空气循环更好，洗手间更近，上下飞机更容易。而且，得到 VIP 服务的感觉就是不一样。

• 如果有人预定了座位但是最终未登机，你不妨拖着怀孕的身体去代理的柜台，请求最舒服的座位。你可

让血液循环起来

怀孕让血液栓塞的风险升高，会导致腿部的血栓性静脉炎，空中旅行时腿部静止不动加大了这些风险，因此要向医生或助产士询问具体的注意事项。对于大多数孕妇来说，简单的注意事项包括我们上面提到的腿部活动，旅行时多在机舱里走动，穿支撑性连裤袜。（参见第 41 页，降低血液栓塞风险的天然药物。）

能很幸运，可以遇到一位富有同情心的曾经怀过孕的工作人员，让你坐得更舒服一些。

怎么坐。要一个枕头垫在下背部。如果你坐在头排座位，可以抬高双脚。在长途飞行时，要料想到无论怎么做，你的脚都会增大一个尺码，一旦你脱下鞋，可能再穿不上了，所以一定要带一双更大一些的鞋，甚至带一双安全的拖鞋。为了增强腿部的循环，每小时都要做几次腿部和足部的屈伸运动。把安全带舒适地系在肚子下面。

如何去洗手间。登机前，用 3 次排空法（参见第 247 页）排空膀胱。尽可能多地去洗手间。起身去洗手间的最佳时机是开始降落之前，因为降落后可能会有交通堵塞，飞机停在跑道上，你就得留在座位上。

如何在空中处理空气干燥的问题。一定要满足口渴的需要，还要再多喝一些。机舱的湿度只有大约 7%，会让鼻腔和口腔黏膜干燥。在飞行前、飞行中和飞行后，都要多喝不含咖啡因和酒精的饮料。享受"鼻腔清洗"——携带一小瓶生理盐水鼻腔喷雾，每隔大约一小时往鼻腔里喷一喷。如果你很小心的话，还可以试试下面这个喷雾的小技巧：小心地拿着一杯热水，吸入蒸气。

如何吃。回顾少食多餐的原则（参见第 23 页），这对于孕期空中旅行来说尤其重要。晕机和晨吐结合的双重厄运是你无论如何都想避开的，打包一些经过你检验的零食，尤其是你还处在孕早期的话。因为机舱里的低气压会导致肠道气体扩散，引发不舒服的饱胀感，你可以用这些零食来安抚肠胃。

需要避免乘坐的飞机。尽管几乎所有的飞机现在都经过增压处理，来补偿高海拔造成的低氧情况，但是一些较小的老式通勤飞机并未增压，因为它们通常的飞行高度低于 7000 英尺。虽然短时间乘坐未增压的飞机飞行于 7000 英尺之上不太可能降低宝宝在子宫里的氧气水平（本来子宫里的氧气含量就稍低于妈妈），但是这会降低你血液中的氧气含量，让你感觉头晕眼花。如果你有这种感觉或者分不清东南西北，要向乘务员要一些

帮帮忙！我怀孕了

怀孕的你请求帮助时，要友好而坚定。让别人帮你把行李放进行李舱，无论如何，永远不要尝试自己把稍重一点的行李举到头顶的行李舱里，这肯定会造成背部的严重损伤。利用你怀孕这件事，让身边的人拿出爱心来帮助你，你值得拥有一只帮忙的手，因为你是个 VVIP——非常重要的怀孕的人！

孕期旅行必备

整理一份个人旅行资料包，尤其是出国旅行时：

- 医疗问题清单，包括药物过敏；
- 医疗保险卡；
- 家庭联系人和医生的电子邮箱、电话号码；
- 医生让你带上的任何医嘱或处方；
- 最近接种的疫苗清单；
- 疾控中心的旅行者健康网址：cdc.gov/travel
- 旅行者医疗援助国际协会网址：iamat.org

氧气。

要在机场避免什么。很多孕妇担心，而且有理由担心，全身扫描仪可能给她们自身尤其是体内对射线敏感的宝宝带来危害。尽管全身扫描仪使用的少量射线可能是安全的，但是我们认为这些扫描仪，尤其是那将你全身罩在其中的可怕笼子，属于"有疑问就别碰"之列。你可以要求由一位女性安检人员对你进行搜身检查。

什么时候接种疫苗。好消息是，尽管有些疫苗是推荐接种的，但大多数怀孕期间可以安全游览的国家都不再要求接种疫苗。如果你必须要去

高风险地区，那就到疾病控制中心的网站上看看或是咨询你的医生。如果有绝对的需要，那么孕妇可以安全接种以下疫苗：破伤风、百日咳、狂犬病、乙型肝炎和丙种球蛋白。（要了解更多孕期疫苗接种的信息，请登录askdrsears.com/topics/vaccines.)

 玛莎建议：

当你到陌生的地方旅行时，避免冒任何风险。在陌生的跑马场上意外更常出现。现在，你还要考虑另外一个生命，因此要谨慎地旅行。谨记，你可是在为两个人旅行！

怀孕的时候乘游轮游览

乘游轮旅行可能是夫妻在怀孕时最放松、最浪漫的休假方式——就餐和娱乐往往近在咫尺。不过要记住，游轮会移动，而旅馆不会，要注意用下列贴士来保障乘游轮旅行的舒适。

选择什么游轮。如果可能，选择较大、较新的游轮，它们有更先进的稳定系统，可以减轻左右的摇晃。游轮越大，你越不可能感觉到游轮的上下颠簸和左右摇晃，在平静的海面上，如果不往窗外看，你甚至可能忘记自己是在海上。如果可能，选择无烟游轮；如果不能，选择在室外就餐。（一

定要核实游轮公司对最晚多少孕周可以乘船旅行的规定。）

在哪儿航行。 躁动不安的海面通常意味着躁动不安的肚子。选择在较为平静的海上做短期旅行为宜，尤其当你并非海上航行的老手时。

在哪儿睡觉。 选择低层中央的舱位，那儿的晃动最轻。如果可能，选择甲板舱位，让你可以接触到新鲜空气。

旅行者腹泻

除了令妈妈不安，旅行者腹泻也会给胎儿带来潜在的危险。腹泻损耗了身体必需的营养素、盐和液体，而这些原本都是你在孕期需要额外补充的。严重的长时间腹泻会让妈妈脱水，减少流向宝宝的血液量。为了在旅行中避开导致腹泻的食物和病菌，需要注意以下事项：

• 只喝烧开的水或瓶装水，只使用瓶装水制作的冰块。

• 只食用消过毒的乳制品。

• 在旅行者腹泻盛行的国家，避免食用未经烹调的水果、蔬菜；只有在你自己用清洁的水洗过并削皮的情况下，才可以吃新鲜的水果、蔬菜。

• 避免食用未经烹调的肉和鱼，不要吃从已知被水银污染的水里捕获的鱼。

• 只在看上去卫生情况较好的餐厅就餐。

如果采取了这些林林总总的防护措施，你还是染上了旅行者腹泻，那么你的主要目标就是防止自己脱水。下面是治疗腹泻的方法：

• 如果腹泻很严重（每天超过6次水样大便），就要经常小口啜饮口服电解质溶液，总量要达到每天1～2升（这种溶液可以补充你在腹泻时可能失去的盐和矿物质。在药店里无须处方即可购买）；给你的医生或助产士打电话。

• 一些非处方的止泻药对孕妇是安全的，另一些则不安全，含有水杨酸和铋（例如 pepto-bismol）的止泻药孕期服用不安全，一些动物研究表明它们对子宫里的胎儿是有害的。含有阿托品和麻醉剂的处方止泻药显然也不安全。向你的医生咨询哪些止泻药孕期服用是安全的。

• 做好准备。在旅行前，询问你的医生或助产士需要带什么药物，需要做什么来预防腹泻。

汽车旅行

既然现在有两个人坐在驾驶座上，尽管你的宝宝受到良好的保护，驾驶的时候还是要注意下列事项：

听从身体的需要。你是在孕期激素的作用下驾驶，可能会更容易走神或睡着，甚至眩晕或昏厥。听从身体的需要，如果你需要在一天当中最不舒服或最困倦的时候开车，想办法更改会面时间或让别人开车。

走更安全的路线。只要有可能，尽量在非高峰的时段、最不拥挤和污染最轻的路段上开车，走两点之间最近的路线。

为两个人调整座椅。随着你的小乘客长大，调整座椅，在方向盘后面留出更多空间——逐渐在你的胸部和方向盘之间留出25～30厘米的距离。随着怀孕的进程，你需要继续向后挪动座椅，你的脚可能难以够到踏板，需要安装一个踏板延伸装置。

为宝宝系上安全带。没有安全带的保护，在突然停下或相撞时，宝宝就会夹在你和方向盘之间。一定要正确地系上安全带：把下面的带子尽量放低，置于子宫之下，紧贴着你的大腿上端和髋骨，如果带子不舒服地压在凸起的肚子上，就在带子和大腿之间垫个垫子；把肩带置于凸起的肚子之上，两乳之间，肩膀之上，但是不要抵住脖子；一定要保证腿上和肩上的带子都不要压在子宫上，最好是在子宫下边和旁边。不要担心在碰撞时安全带会挤压子宫或伤害宝宝，宝宝身处一个天然的水袋里，这个水袋就像气囊一样保护着他。研究表明，在撞车事件中，安全、正确地使用安全带的妈妈宝宝最可能不受伤害。

不要关闭气囊。在交通事故中，气囊更有可能保护你和宝宝，而不是伤害你们。

什么时候寻求医疗帮助。如果发生交通事故，即使宝宝被子宫的肌肉和羊水很好地保护着，胎盘也可能会受到损害。确定需要立刻就医的迹象包括羊水泄露、阴道出血。腹部、子宫或骨盆严重疼痛或压痛，开始宫缩，或胎动的数量和强度发生改变，也需要立刻就医。

 琳达医生笔记：

如果发生交通事故，你的医生或助产士可能想在医院里监护你几个小时，还可能做血液检查和超声波检查，排查内出血的迹象。对于RH阴性血型（参见第457页）的女性来说，尤其重要的是检查母婴之间是否有血液交换，如有可能就需要注射RH免疫球蛋白来防止RH致敏作用的发生。

感觉舒适。在后背弯曲的地方垫

个枕头，带上容易拿取的零食和水杯，长途旅行的时候尽量多停几次，稍事休息，上个洗手间，伸展一下腿脚。

 玛莎笔记：

　　我们的家庭爱好是航行，但怀孕时我最不想去的地方就是海上。威廉认为，如果由我来掌舵的话，或许就不大可能晕船。结果真的很管用。我还注意到，我自己开车的时候也比坐车的时候恶心得轻一些。驾驶的时候眼睛很忙碌，心思就不在肚子上了。

选择适合你的分娩课程

　　你想上分娩课的理由与你选择阅读这本书是一样的：掌握的信息越多，怀孕和分娩可能就越安全、越满意，而满意的分娩还会让你为人父母的生涯有一个自信快乐的开始。分娩课还可以提供一个支持团队，帮助你解决个人问题，介绍产后可以拜访的朋友；你还可以向有经验的父母学习，分享他们之前的孕产和养育经验，了解他们希望这一次在哪些方面与之前有所不同。

　　我们的一个从事孕产教育的朋友说，她的一些学生也去参加一些与孕产有关的会议，以便了解母乳喂养的信息，从中获得鼓励，比如说，国际母乳会、国际剖宫产警觉网络（ICAN）、国际依恋养育协会都组织这样的会议。你还可以与怀孕的新朋友一起午餐，或是来个产前派对。

　　在分娩课上开始发展的关系网络，可以带来多年的友谊和共同的家庭活动。玛莎执教的分娩课的特色是"炫耀之夜"——在最后一对夫妻分娩之后一个月左右，大家重聚在一起，炫耀自己的宝宝。新父母还可以来分娩课上展示他们的宝宝，讲述他们的分娩故事，回答关于母乳喂养的问题，提供养育建议。

　　一个好的分娩课除了社交上的收获，还将学习分娩技术，如何成为医疗护理的合理消费者，避免／应对疼痛的技巧。

　　也许，在分娩课上你将会学到的最有价值的课程是如何打破恐惧—紧张—疼痛的循环。

　　格兰特利·迪克－李德博士（Dr. Grantly Dick-Read），英国的非医疗分娩领域的先锋人物，他认识到这个循环是很多孕妇分娩时需要药物的关键因素。李德博士证明，大多数孕妇分娩时不需要在忍受痛苦和大量用药之间做出选择。他可以开导她们，消除她们对分娩的恐惧（尤其是对未知的恐惧）。他的妻子杰西卡教授这门课，她告诉孕妇们的身体在分娩时应该如何应对，为什么会有恐惧的感觉。李德夫妇教授放松技巧来对抗恐惧引发的头脑和肌肉的紧张，他们向孕妇们展示在分娩时如何与身体合作，而不是对抗身体。李德博士的书《无畏分娩》（Childbirth Without Fear）是一本经典之作，不断在修订和更新。

选择分娩课的时候，你要考虑的因素不应该仅限于是否离家近以及日程如何安排，而要上那种能支持你的分娩理念的课。读些书，再跟有经验的父母谈谈。

什么时候报名

如果你找到了"怀孕入门课"，就可以在怀孕初期的几个月里上这个课。这样的课可以帮助你了解教师及其所教模式的分娩理念，帮助你形成自己的分娩理念，让你以后更容易去选择课程。你可能会看个影片，学到一些基本的放松技巧以及运动和营养方面的知识，还能学到去见医生或助产士时问什么问题等。你可以从图书馆里借书，先看看你将会用到的分娩课用书和资料。

大多数分娩教育者设计的常规课程，面向孕中期末的夫妇。这些课通常持续 6 ~ 12 周，理想的话，会在你的预产期前一两周结束，或是包含免费的每周复习，直到分娩。这样，你在分娩的时候还能对学到的知识留有清晰的印象。

独立教师可能每隔几个月才会开新课，最好是早点联系你想要的老师，而不是在想开始上课之前才联系。大机构，比如医院和社区学院，通常有更多老师，会经常开始新课程，但是他们的团体可能很大，无法提供让你与老师和同学发展亲密关系的机会，但医院开设的分娩课可能包括参观妇产科。选择课程之前做好功课，有助于你选到符合自己需要的课程。

课程教什么

除了帮助怀孕的夫妻探索现有的各种不同的分娩选择，搞清楚你们特殊的分娩需要外，完整的分娩课还应该包括以下内容：

为两个人（或更多人）正确饮食：对很多夫妻来说，这是他们第一次上有关营养的"课"，可能也是他们第一次有了想要吃得健康的动力。

运动：你将学习什么时候做、做什么以及做多少来让你的分娩肌肉做好准备，并提高你的整体活力。

分娩阶段：你将学习如何识别身体在各个分娩阶段发出的信号。

放松和疼痛应对技巧：分娩将带给你从未体验过的最强烈的感觉。你将了解疼痛对分娩是有意义的，不可忍受的疼痛意味着你需要改变一下方法。好的分娩课不仅探索放松技巧和自助方式，例如言语鼓励、按摩、反压迫、活动以及使用淋浴或浴缸分娩，而且还解释不同医学镇痛方式的不同效果。这样，当你进入分娩的时候，已经备好了一整套预防或应对疼痛的技巧，而且知道哪一个对你来说效果最好。

你的伴侣可以帮什么忙。一旦爸爸理解并欣赏妻子身体内部正在发生的事情，他们就会变得更有同情心，更乐意帮忙。他们还可以从课堂上其他怀孕的夫妻那里学到很多。记住这一点："我们怀孕了"，所以"我们一起去上课"。

母乳喂养小贴士：成功的母乳喂养有赖于一个好的开始，你提前了解得越多——尤其是关于位置和衔乳，过渡起来越容易。由获得认证的母乳喂养指导者、专业认证的哺乳顾问和母乳会这样的教育/支持机构开设的课程都很不错，还有一些视听材料、书籍、宣传资料以及其他教学材料可以帮你的忙。（参见第459页的资源清单。）

消除产后的担心：好的分娩课不仅帮助你拥有更安全、更顺利的分娩，还帮助你做好准备，去适应宝宝带给家庭的很多变化。你将了解各种养育方式，来帮助你与宝宝建立更好的情感联系；你还会学到让男宝宝保持"完整"，还是给他割包皮；就如何应付家庭饮食、洗衣、购物和家务等找到一个解决方案；对产后你会有哪些身体和情绪变化有所了解；课程会触及新生儿护理的基础知识，例如洗澡、换尿布等，甚至会教你如何把新宝宝介绍给全家人。不同的夫妻会选择不同的分娩教育方式。下面是3个最著名组织的信息：

国际分娩教育协会（ICEA）

这个组织培训和认证教师，他们将最好的几个方法整合进他们的指导书里并遵循组织的宗旨——"了解选择，自由选择"。ICEA是怀孕夫妻和分娩教育者可靠的信息来源，他们召开大型会议，经营着一家网站（育儿、怀孕、分娩教育等方面的资源），还印发业内最精心研究的儿童护理小册子。关于ICEA提供资源的更多信息，以及如何找到离你最近的ICEA指导者，请登录ICEA.org.

拉玛泽国际(Lamaze International)

它最初关注的目标是把孕妇的注意力从宫缩上转移开的技巧，但在过去10年的时间里，拉马泽一直在传授更多样化的疼痛控制技巧，强调放松技巧和父母选择。一个有用的资源是《健康分娩实践4步法：避免不必要的医疗干预》(*Healthy Birth Practice 4: Avoid Interventions That Are Not Medically Necessary*)，这本书的作者是朱迪斯·A·罗西恩 (Judith A. Lothian)，她是注册护士，哲学博士，拉玛泽认证分娩导师 (LCCE)，美国分娩教育者学会会员 (FACCE)。

拉玛泽国际的学生还学习所有可供选择的医学镇痛剂的优点和缺点，毕业后，她们就具备了自主选择的能力，无论她们的选择是不用药，是注射镇痛剂，还是使用硬膜外麻醉，都不会感觉自己的选择受到了他人任何评判的影响。

拉玛泽国际的另外一个显著特色，也是它成功的秘诀，就是老师和所授课程要比其他团体的课程保守一些。产科医生通常支持拉玛泽，因为大多数课程都在医院开展，关注的主要是帮助准妈妈们为医疗体系内的分娩做好准备。并非所有的拉玛泽国际导师都是医院的工作人员，有些人独立授课。

布拉德利分娩法

也被称为"丈夫指导的分娩"，这种方式20世纪70年代由洛杉矶的马杰和杰伊·哈撒韦与丹佛的产科医生罗伯特·A·布拉德利博士 (Dr. Robert A. Bradley) 联合发展出来，前两位是美国丈夫指导分娩学院 (AAHCC) 的创始人。布莱德利博士从40年代到80年代执业，并于1965年写作了《丈夫指导的分娩》(*Husband-Coached Childbirth*)。他认为，孕妇参与到自己的分娩中比逃避疼痛更健康，疼痛不是要消除的问题，而是需要聆听的信号。他相信几乎所有的哺乳动物都能自发地分娩而不会出现并发症；动物有着内置的本能，人类妈妈需要学习的是如何克服对未知的恐惧，并通过良好的营养和运动让身体做好准备。她们还需要对正常无药物分娩非常熟悉的医生或助产士，以及自然分娩是常规做法的分娩地点；需要知道医疗手段什么时候是适当的，什么时候是过度使用以至于导致了其他干预。

布拉德利分娩法和教授它的老师，都对指导孕妇信任自己的身体非常有热情，他们相信，几乎所有的孕妇，只要加以适当的教育和支持，都能拥有安全、满意的分娩，不需要使用药物。事实上，超过90%的布莱德利毕业生是阴道顺产，她们的剖宫产比例要比美国平均数低很多。

布拉德利分娩法，产妇不使用转移策略来掩盖自己的分娩感觉，而是被鼓励要放松，听从身体的本能，与身体合作，找到适合自己的方式，从而让分娩更舒服，更有效率。布拉德利推荐更自然的呼吸技巧，例如在第一阶段或宫颈开口时，使用横膈膜/腹式呼吸以及帮助你的子宫娩出胎儿的呼吸技巧。布拉德利课程要比大多数其他方法更详细，耗时更久，通常包括一堂健康怀孕课，接下来是12周的分娩课程，如果有需要，还可以进行几周免费的复习。课程不仅帮助孕妇成为掌握信息的分娩决定者，还让她们成为明智的消费者。关于布拉德利方法的更多信息，请登录bradleybirth.com。

 琳达医生笔记：

一定的灵活度是很必要的。在你探索这些选择的时候，要保持开放的心态。

在教授分娩课的时候，玛莎整合了以上所有方式的优点，提供均衡合理的课程设置。

为了提高获得最佳分娩体验的机会，多研究一下，找到一种对你来说最好的分娩课程。向你预备选课的老师要她之前学生的名字，了解她的口碑；问自己，对于她的风格和课程内容你是否感到舒服；跟朋友谈谈，不只是谈她们的分娩老师，而且要谈在宝宝的出生过程中，她们觉得什么是她们希望知道的，什么是她们希望有不同做法的。

分娩课的花销弹性很大。有些医院的课程可能包含在分娩费用中，或者很便宜，参加课程的夫妻会坐满整个讲堂；有些授课单位课程的长度和内容可能比其他课程要多几倍，价格会相应地高一些，尤其当学生人数较少的时候。为好课程而花的每一分钱都是值得的。（关于催眠分娩的信息，参见第 329 页。）

 来自分娩教育者的一封信：

我们这些分娩专家可以播下种子，让准妈妈对自己做出的分娩决定感觉良好。我们相信孕妇具有潜在的智慧，了解什么对自己和宝宝是好的。在我们的课堂上，尽量避免进行"分娩的正确与错误方式"的判断，因为那会给准妈妈带来很多不必要的压力；我们也拒绝把自然分娩当作神话——认为只有这样做你才是真正的好妈妈，我们虽然全心全意支持自然分娩，但是我们也看到医疗干预对一些孕妇来说有多么重要。很多孕妇在分娩没能按照她们的设想进行时给自己施加很大压力，觉得好像自己作为妈妈失败了一样，而我们为这些孕妇感到骄傲，因为她们很可能比那些没有分娩困难的孕妇付出了更艰辛的努力。

"自然分娩"

"自然分娩"对不同的妈妈来说意义不同，然而，对于分娩教育者来说，是指"纯粹的分娩"，意思是不用药物，不用医疗干预。你把自己的分娩叫作什么没有太大意义，分娩体验对你意味着什么才最重要，如果医疗辅助帮助你避免了手术分娩，成功地完成了阴道分娩，你的分娩仍然属于自然分娩。

我们喜欢的是"生理分娩"——与之相对的是"药物分娩"，关注的重点是妈妈了解并能够与自己本能的激素合作，用对自己和宝宝最健康的方式分娩。（为了深深地欣赏在这种分娩时你体内发生的生理奇迹，参见第347页"分娩的激素交响曲"。）

我们还喜欢说"负责任的分娩"。负责任的分娩意味着你做足了功课——研究各种选择，建立适合自己的分娩理念，组成正确的团队，选择适当的分娩地点，教育你的头脑，训练你的身体，拥有一个安全、满意的分娩。不管你的分娩是否按照计划展开，只要在进入分娩前对分娩有所了解，充满信心，你就可以用任何名称来称呼你的分娩，并对此感觉良好。

对我来说，"自然分娩"意味着不化任何妆就去医院。

 琳达医生笔记：

我不理解孕妇为什么要对照顾者（分娩参与者、医生或助产士）持对抗态度，你和你的照顾者需要成为一个团队。如果你想要无医疗干预的分娩体验，那就找提供这种体验的分娩中心或干脆在家分娩，产科医生和助产士在医院里工作，受医院规定的限制。重要的是要跟医生或助产士诚实对话，讨论什么样的期望是现实的。

选择适合你的分娩地点

选择医院

当你组建正确的团队来帮自己分娩时，你还需要为这个特别事件选择正确的地点。通常，分娩参与者和分娩地点打包在一起，你选择的医生可能只在一家医院接生。不过，也可能有很多选择，那就要回到做功课上——在这种情况下，多看看，多了解。

　　选择医院通常取决于地理位置、现实性（医生或助产士在哪里接生）及经济性（你的保险承保哪些地方），这些都是很重要的因素。我们先假设你可以选择数家医院，那就要关注医院是否能够提供你想要的服务，例如：

　　• 以家庭为中心的可以分娩的母婴病房，这是个可以分娩、接生、享受你跟宝宝的第一天生活的愉快地方。

　　• 超大号的分娩浴缸，这是缓解分娩疼痛很多自然方法中的最新发明（参见第 325 页）。

　　• 产床既要在分娩和睡觉的时候感觉舒适，又要能够调整成不同的状态，适应分娩不同阶段的不同形式。

　　• 最新的非侵入性技术，尤其是使用遥测技术的新型电子胎心监护设备，可以遥控监测宝宝的心跳，而不必让妈妈待在床上或者拴着与床边设备相连的电线。

　　• "三级"特别护理或新生儿重症监护病房，有护理病儿所需的全部设备和人员，包括一名住院的儿科专家，以防宝宝在出生时需要特别护理。这将避免把生病的新生儿转到别的医院，造成母婴分离。

　　• 一天 24 小时待命的麻醉医师或护士，以防需要紧急剖宫产或出现其他产科急症。

　　• 助产护士或助产士在分娩地点发挥着重要作用，或是作为护士长、分娩支持者，或是作为低风险、无并发症分娩中的主要帮手。

　　• 工作人员中包括认证的哺乳顾问（或有此类认证的产科护士），帮助母乳喂养的妈妈有个良好的开端。

　　• 灵活的分娩理念。同时顾及自然和医疗两个层面，对大多数医院的产房来说，是非常困难的。不过分娩参与者应该能够帮助准妈妈在等待分娩的时候散步，鼓励使用对妈妈来说最舒适、对宝宝来说最健康的任何分娩姿势，并愿意在符合妈妈和宝宝的最佳医疗利益的前提下，尽量遵循妈妈的分娩意愿和分娩计划；另一方面，工作人员也要能够在意外的并发症发生时，迅速进入医疗思维模式。

　　• 被认证为"对婴儿友好的"医院。这意味着它实践的理念是帮助母婴实现母乳喂养。（参见 babyfriendly. org 网站。）

选择分娩中心

　　分娩中心和医院的主要区别在于分娩理念，而非分娩环境。一般来说，分娩中心由助产士开办，她们通常会参与所有正常的分娩，而产科医生作为顾问（同时作为后备，以防需要转到医院）。分娩中心的助产士关注的是支持妈妈以及她想要的分娩。

 琳达医生笔记：

分娩中心提供很多自由，例如随意移动，直立分娩，分娩时浸泡在热水里和水中分娩，持续监控妈妈和宝宝的情况，但只做有限的干预。

分娩中心信任自然，对技术持谨慎态度，假设大多数时候分娩会朝好的方向发展。分娩中心的反对者担心孕妇把自己和宝宝置于不必要的危险之中，因为在分娩中心不能随时得到那些只有医院才能提供的急救服务。分娩中心的支持者则认为，由于妈妈被允许用更自然的方式分娩，她需要急救服务的可能性相对较低。大多数分娩中心现在都离产科医院很近。分娩中心强调生理分娩，而不是药物分娩。

具有专业人员和正规认证的分娩中心对于没有并发症的孕妇来说，是医院之外的一个安全选择。1989年，最有名的医学杂志——《新英格兰医学杂志》（*New England Journal of Medicine*），发表了一篇针对12000名孕妇的研究，这些孕妇分别在美国的84个分娩中心分娩。在这项研究中，孕妇的剖宫产率是4.4%，远低于美国的平均水平；没有发生母亲死亡，新生儿死亡率远低于平均水平；

25%的头胎妈妈不得不转到医院，而只有7%有过分娩经历的妈妈需要转院。研究的结论是，分娩中心为低风险的准妈妈提供了医院分娩之外的一种安全、可接受的选择。如果你是低风险的，而且骨盆经受过考验（也就是说之前已经阴道分娩过一个孩子），那么可以考虑在分娩中心分娩。如果你是低风险的头胎妈妈，也可以考虑分娩中心，但是要了解后备的产科医生，以防需要转院。这样，一旦有需要，你就可以将分娩中心的环境和分娩理念与在医院获得满意分娩的选择结合起来。

 BJ医生笔记：

虽然大多数医院称自己的分娩和接生病房为"分娩中心"，但是某些医院的病房有着更像传统分娩接生病房的工作人员和工作程序。真正的分娩中心致力于护理低风险的准妈妈，遵循提倡自然分娩的理念，为没有并发症、阴道分娩没有预期风险的孕妇提供个性化的私密环境。他们通常提供对分娩更友好的氛围，例如能够在分娩时散步而不需要持续监控，可以吃喝，分娩时浸在水中，甚至在水中分娩；他们配置有分娩球、蹲凳、摇椅、大型的水浸浴缸和大床；他们的助产士是为孕妇提供护理的专家，不使用传统医院里那些烦琐的技术。

开设分娩中心需要得到美国分娩中心认证委员会（CABC）的批准，有些州还要求取得执照。认证委员会保证分娩中心为低风险的怀孕和分娩提供符合标准的服务，不允许在分娩中使用催产素或硬膜外麻醉，因为这些操作可能会置母婴于风险之中。

很多孕产保险计划现在都承保分娩中心并以此为卖点。助产士模式的护理承认怀孕和分娩的正常性，提供持续的护理来小心监控分娩，其主要标志就是助产士（或医生）必须在分娩时一直陪在孕妇身边。分娩中心的助产士提供"高接触"的方式，如果有需求的话，也提供一些"高科技"操作。提供者和工作人员都具有诸如像新生儿心肺复苏术等的认证资格，也有急救所需要的设备，如有需要，即可投入使用。分娩中心提供了一个安全的令人满意的地点，这里尊重你的分娩计划。

下面是选择分娩中心时要考虑的事项：

• 分娩中心持有国家认证还是州执照？

• 分娩中心的理念是什么？

• 你能参观分娩中心，了解那里的护理人员吗？

• 在分娩中心谁参与分娩过程？

• 你的保险承保在分娩中心的花销吗？如果承保，弄清楚如何报销费用的程序。

• 你的助产士在附近的医院有后备医生吗？

• 分娩中心离转诊医院有多远？

• 分娩中心与医生和医院之间有转诊协议吗？一旦有需要，这种协议可以保证转诊顺利。

你的"危险"是什么？

我们故意降低医学术语"高危妊娠"的严重性。尽管这种分类在医疗图表中常常会用到，用以提醒医护人员可能发生的并发症。但作为准妈妈，你永远都不应该害怕地琢磨"什么是高危"。记住，我们这本书的中心观点是消除分娩中的恐惧。描述险情更好的术语是"困难的"、"特殊情况"或任何其他分娩语言。只要能够告诉准妈妈，由于特殊的孕产状况，她需要"深入了解"并"获得行动能力"，为生下健康的宝宝对自己进行额外的照顾。"无并发症"和"有并发症"这样的术语都不像"高危"那么可怕。

选择在家分娩

家，甜蜜的家！近年来，家庭分娩运动势头很劲。2011 年的一项研究分析了 2004 ～ 2008 年的分娩记录，发现家庭分娩概率提高了20%。2008年，美国大约有28000例家庭分娩。

家庭分娩，对于那些没有并发症且拥有受过训练的分娩服务提供者的孕妇来说，是一种安全的选择。虽然美国妇产科医师学会（ACOG）继续反对家庭分娩，但是有足够的证据表明有计划的家庭分娩是安全的选择。美国护士—助产士学院相信家庭分娩对低风险怀孕是安全的，而且家是一个安全的环境。考虑家庭分娩的孕妇应该面试自己的分娩团队，确保助产士或医生对于在家分娩富有经验，能够携带适当的设备到家里，并与其他医疗支持有衔接，例如当地的医院，在有需要的时候，可以为母婴提供及时的护理。家庭分娩可以像医院分娩一样安全，只要针对每一种可能性都做好准备。

在欧洲，家庭分娩是规范而不是特例，如果北美的分娩模式与欧洲国家的模式相似的话，那么家庭分娩就会被美国妇产科医师学会这样的组织认为是安全的。在欧洲国家，产科医生和助产士协同作战，如果需要急救，运输体系非常有效率，产科医生和医院为参与家庭分娩的助产士提供后备支持。一项2009年发表在《加拿大医疗协会杂志》（*Canadian Medical Association Journal*）上的研究，比较了2000～2004年加拿大不列颠哥伦比亚省两种分娩方式——持证助产士接生的有计划的家庭分娩和助产士或医生接生的有计划的医院分娩的安全性和并发症比例，结论是家庭分娩和医院分娩的结果基本相同。不过，我们不能用其他国家的研究来判断在美国的家庭分娩是否安全，因为家庭分娩参与者的能力参差不齐，而且美国现有的母婴护理体系不是为家庭分娩准备的。

美国妇产科医师学会注意到，缺少认证的分娩参与者参与的家庭分娩与母婴并发症的高发病率相关，建议在考虑家庭分娩时注意以下安全事项：

• 之前有过剖宫产的孕妇，绝对不可以选择有计划的家庭分娩；

• 助产士或其他家庭分娩参与者应该受过适当的训练，得到当地和州法律的认证。所有的助产士都应该得到美国助产士认证委员会的认证。

• 家应该在有产科的医院附近，家庭分娩参与者应该与医院有预先签订的协议和运输条款，确保转诊安全及时。

选择家庭分娩的推荐检查清单

■首先问问自己，确定自己真的是家庭分娩的候选人。你真的想在家

为什么有些准妈妈选择家庭分娩？

• 这是全家的事。年龄适当的孩子（通常 3 岁以上）可以体验分娩的兴奋，由于无须等待常规的医院程序，家庭联系会自然发生。

• 分娩常常会更快，更少痛苦，更有效率。

• 分娩时开车去医院可能会很痛苦，充满焦虑。

• 一些妈妈觉得医院和所有的常规技术检查及监控会干扰正常的分娩过程。

• 她们在家更舒适。没有哪个分娩中心会比家里更舒适。

• 她们可以按照自己的节奏分娩，无须被医疗体系催促。

• 她们想享受助产士接生的分娩，尤其是助产士不能在当地医院接生孩子时。

• 她们就是感觉家庭分娩要比医院分娩更简单，对孕妇更友好。

• 她们相信"友好的细菌环境"以及不与宝宝分开的益处。

• 她们可以在自己的浴缸或租来的分娩浴缸里进行水中分娩，这在有些医院里是不被允许的。

• 她们更放松，而更放松的妈妈生起来更容易。

家庭分娩的缺点是，如果意外的问题出现，专业医疗干预的延迟可能会损害妈妈和宝宝的健康。

 威廉医生和玛莎笔记：

写这本书时，我们有幸经历的我家的分娩就有 17 次，生下的孩子，8 个是我们的（其中一个是收养的，他出生时玛莎是分娩教练），另外 9 个是孙子孙女。这 17 个孩子出生时，4 个在家里，3 个在分娩中心，其他在医院。大多数分娩是产科医生和助产士都参与的。我们享有的结果是：没有手术分娩，1 例难产，17 个健康的宝宝。我们在这本书里提供的赋予父母信息和能力的计划起作用了。一定要逐一查看上面的内容，帮助你为自己和宝宝做出最好、最安全的决定。

里分娩，还是只是害怕去医院？

■你相信自己的身体在家里运转得更好吗？尽管带着一些恐惧进入分娩对所有孕妇来说都是正常的，但无论分娩参与者或分娩地点如何，要拥有安全的家庭分娩，你都需要有特别积极的态度。如果你害怕在家里分娩，就不应该在家分娩。

■你的骨盆经受过考验吗？之前有过在家里分娩的经历吗？或者在医院或分娩中心有过无并发症的分娩吗？知道你的身体过去曾经运转良好，有助于让你感觉它有可能再次安然渡过难关，这种感觉会带走家庭分娩的大部分恐惧和危险。（不过要想到，没有任何两次分娩是相同的，不可预见的并发症可能发生在任何怀孕和分娩中，即使并没有之前的发病史或预先的警告）

■你有什么样的应对压力和疼痛的历史？还记得朋友极力赞扬她近乎

无痛的分娩中使用的硬膜外麻醉吗？硬膜外麻醉不是助产士参与的家庭分娩的选项。不过，助产士对非药物镇痛方式非常熟悉，例如姿势和放松，家庭分娩的一个优点是浴缸可以用来镇痛。

■你有绝对信得过的通过认证的有执照的助产士吗？她有产科的后备支持吗？

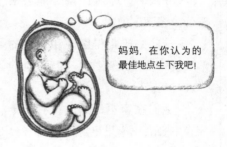

妈妈，在你认为的最佳地点生下我吧！

我的怀孕日记：第 6 个月

我的情绪上的感觉：

_____

_____

_____

我的身体上的感觉：

_____

_____

_____

我对宝宝的想法：

_____

_____

_____

我做的关于宝宝的梦：

_____

_____

_____

我想象中宝宝的样子：

_____

_____

_____

我最关心的事：

_____

_____

我最高兴的事：

_____

_____

产前检查

我的问题以及得到的回答：

_____

_____

检查和结果和我的反应：

_____

_____

_____

更新的预产期：_____

我的体重：_____

我的血压：_____

感觉我的子宫，我的反应：

_____

_____

_____

感觉到宝宝在踢我的时候，我的反应是：

_____

_____

_____

感觉到宝宝在踢动的时候，爸爸的反应：

_____

_____

_____

购物的时候我买了什么：

_____

_____

_____

我们开始上分娩课了，地点是：

_____

_____

_____

我们的老师是：

_____

_____

我们选择的方式是：

_____

_____

因为：

_____

_____

_____

我们决定在 _____ 生下宝宝

_____

_____

_____

因为：

_____

_____

_____

将会帮助我接生宝宝的那个人是：

_____

_____

_____

_____

我希望在产房帮助我的其他人是：

_____

_____

_____

_____

超声波照片：

感受：

第7个月的产前检查（第26～29周）

在第7个月的产前检查中，你可能会：

- 检查子宫的大小和高度；
- 检查皮肤有没有皮疹、静脉曲张和浮肿；
- 测量体重和血压；
- 检查血液，有没有糖尿病；如果你是RH阴性血，注射抗D免疫球蛋白；
- 检查血红蛋白和血细胞比容，视情况而定；
- 检查你的饮食，有机会讨论体重；
- 有机会听宝宝的心跳；
- 有机会看见超声波图像上的宝宝，视情况而定；
- 有机会讨论你的感受和担忧；

如果医生有其他担心，可能希望你在第7个月和之后每月检查2次。

第16章

第7个月：享受带球跑的日子

随着宝宝变大，他会以各种方式让你知道他的存在。你可能会被打在肋骨上的重拳弄醒，一整天东边被戳一下西边被戳一下，一会儿用膝盖，一会儿用肘弯。宝宝会不断提醒你，自己正在经历快速生长期，随着体重加倍，四肢加长，需要更多空间来伸展。

你的身体也会有所改变，你可能发现自己总是满怀敬畏地瞪着原来你的腰所在的位置，手就像被磁铁吸引着一样总想去碰触眼前这个充满生命力的半球。

宝宝现在占的地盘更大了，你可能会注意到自己更多的变化：走路的姿势不同了，吃饭的方式不同了，睡觉的姿势也不同了，有时候你甚至会想，最终宝宝是不是会接管你的身体。

第26～29周宝宝的发育情况

宝宝现在完全是个小人儿了，器官更成熟，足以适应子宫外的生活。所有的器官都在运转，但还没有开足马力，因为它们还需要再有两个月的时间来发育完全。肺的发育继续落后于其他器官，这一阶段出生的婴儿，头几周很可能需要仪器辅助呼吸。

这个月，宝宝有一次较大的生长加速期，体重会加倍，达到900～1300克，身长会增长，大约有35厘米，从头到脚，开始变得丰满起来。这个月里，宝宝不仅变大了，还变聪明了，数万亿个脑细胞开始制造髓磷脂——一种脂肪层，看上去就像电线的绝缘层，其作用也是绝缘，可以使神经冲动传导得更快。

宝宝的眼睑打开了，感觉器官得到了迅速发展，宝宝可以看见、听见，

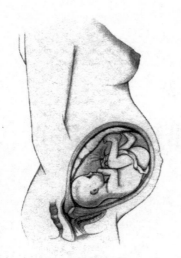

第 26 ～ 29 周的胎儿

可以闻气味，可以品味道。

宝宝能听到多少，我们只能猜测而无从得知。父母和产前研究者称，宝宝可以辨别熟悉的声音，会随着音乐活动。不断跟宝宝谈话，给宝宝唱歌吧！你知道的，有些声音确实会传到宝宝的耳朵里。

手指和指纹已经完全形成，宝宝现在可以握起小小的拳头了；肺上的小气囊——被称为肺泡，大小和数量都有了迅猛增长，而且这些肺泡内壁的细胞开始分泌一种表面活性物质，可以让这些小气囊不至于破裂，与不让肥皂泡破裂的物质的作用类似；胎儿开始蓄积脂肪，之前发育阶段那种皱皱巴巴的样子变得舒展些了；宝宝的胳膊和腿更长更强壮了，你可以通过宝宝在你的肚子里弄出更大的动静

而感知到这个事实。自然，当宝宝经历快速生长期的时候，你也同样会长得很快——增重 1300 ～ 2200 克，子宫将延伸到肚脐以上。

你可能会有的感觉

大多数孕妇发现，第 7 个月在情感上比较轻松。你现在已经习惯了怀孕的状态，学会了随波逐流——高峰时欢欣庆祝，低谷时忍受痛苦。你可能感觉怀孕带来的很多情感和生理上的"成长痛"已经被你抛在脑后，你接纳了一系列的新变化，专注于生下宝宝。尽管每个女人怀孕期间的情感和生理历程就像她们的个性一样独特，但是下面这些感受是很多人都经历过的：

更富有曲线

就是在这个月里，很多女人开始真正重视自己不断变化、令人惊奇的形体。她们认识到，这是只有在怀孕的时候才会有的特殊模样。

孕期的快感

很多孕妇描述她们这一阶段的感受是"狂喜"、"欣喜"，在上个月就已感受到的特殊性进一步得到发展，

272

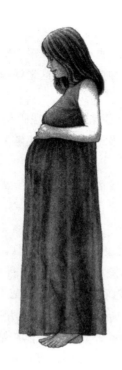

她们感觉自己真正怀孕了，看上去也真正怀孕了，并为此感到狂喜。很多准妈妈陶醉在怀孕的快感中，认识到她们正在做的事有多么了不起。

急着想把事做完

你可能觉得："再过几个月宝宝就会占据我所有的时间。我最好现在就把工作收收尾，把家务事打理好，以后可能没时间做了。"

健忘

你满脑子都是怀孕的事，它们看上去似乎占据了你头脑中所有的空间，只给日常事务留下极少的精力。重要的事件，例如亲友的生日和纪念日，你以前一直都会记得，但是现在可能会忘记。你还可能发现卡在一句话中间，忘记要说什么了，也不知道怎么结束话题。

尽管你对自己的健忘有着自然界最好的理由，但是家庭生活和工作必须继续，你可能需要从幼儿园接孩子，按期完成工作任务，不得不去打理其他很多生活琐事。如果这是你的第一个孩子，那就把这一切当作是为妈妈那种多任务同时进行的生活做准备吧！

当你不再依赖记忆来安排每天的工作，你将学会随身携带记事本、智能手机或其他设备，来帮助你记住预约的医疗保健项目、生日、分娩课以及谁来吃晚饭。你的日程表可能必须放在看得见的地方，比如贴在冰箱上或浴室的墙上；你可能还需要到处贴一些小纸条，提醒你那些可能会忘记的事。

我丈夫称我为呆子格雷西。我记得产检的日期，但我会忘记交电费，会把1升牛奶丢在厨房坏掉，会打电话时去洗手间时让朋友等，结果转头就忘记电话这回事了……我发现账本的收支比之前更不平衡了。所有这些似乎很搞笑，直到有一天闯了红灯，我才震惊地意识到，有些时候我真的需要集中精神。

心脏工作得更辛苦

因为正在长大的宝宝和你的身体都需要更多血液来供给氧气和营养，到孕后期，你的心血管系统会比怀孕前多出 45% 的血液。为了把这些多出来的血液输送到需要的组织里，心脏必须工作得更辛苦、更快速，这一点你可能感觉得到。因为心率大约每分钟会增加 10 次，而且伴随每次跳动，心脏泵出的血液要比以前多30%，你可能会有"心怦怦跳"的感觉，尤其当你突然改变姿势或运动时。这种心跳的感觉在第 28 ～ 第 32 周最为多见，这再次提醒你身体正在做额外的工作。你需要记住，一定要慢慢地改变姿势。

为两个人呼吸

你的肺，就像心脏一样，也在加班加点吸入额外的氧气，有时候你可能会喘不上气来。为了满足这种对氧气的额外需要，你的肺容量增加了，胸腔的周长可能会增加。因为子宫的扩展可能会影响扩张的肺部，把肺挤到肋骨上，你偶尔可能会觉得吸入的

氧气不足，为了弥补这一点，你会呼吸得更快一些，更有效率一些。你可能无意中常常叹气，这是深呼吸的另一种形式。

下面是当你感觉呼吸局促的时候，确保你和宝宝得到足够氧气的一些方法：

• 慢慢站起来，解除子宫对横膈膜的压迫。

• 慢慢举起胳膊，从侧面举到上面，同时缓慢而深沉地吸气。

• 慢慢放下胳膊，收回到体侧，同时慢慢呼气。有时可以把手放在胸腔侧面，确保吸气时下胸部是扩张的。

• 注意坐姿，就像你在第 241 页学到的那样，不要低垂着头，这会进一步挤压你的肺，腰背要直，肩膀向后收，胸部挺起。

• 睡觉时试试半躺的姿势，将后背和头部用枕头垫起来，或者侧睡的时候在头下面多加个枕头。

深呼吸吧！第 9 个月的时候，随着宝宝下降到骨盆，不再压迫隔膜，呼吸起来就会轻松些。

更渴了

口渴是身体发出的信号，表明你和宝宝都需要更多水分。口渴不是需要水分的绝对可靠的指标，所以不但要喝到不渴的程度，还要再多喝几

杯水，通常每天要喝够 8 ～ 10 杯水。如果你喝不到，由于对水分的需要量很大，身体就会从肠道获取，导致便秘。

肿胀更严重

孕晚期，怀孕带来的身体整体浮肿达到高峰。你身上通常会多出 10 升液体，因为身体需要制造更多血液，增加肾的循环以冲掉多出来的废物，而且还要补充宝宝的羊水游泳池。

你很可能看到和感觉到所有重力导致液体积聚的部位出现了浮肿，这被称为重力性水肿。早晨醒来，你可能发现脸肿了，因为水分积聚在眼睑周围的纤薄组织下以及整个面部。整天站着的时候，重力会导致多出来的液体像下雨一样向下移动，你的手、腿和脚都是一天下来液体积聚的地方，这会让你感觉就像是拖着更沉重的手、腿和脚在到处走。

正常的肿胀。尽管有些女性怀孕时会肿得比别人厉害，但下面这些迹象表明你的肿胀仍是正常的：

• 肿胀随着重力改变而改变，一天的不同时段身体肿胀的部位不一样；

• 你的饮食健康均衡，体重增长正常；

• 你在医生诊所测的血压和尿检都是正常的。

不正常的肿胀。积聚过量的液体可能是不正常的一个信号，例如高血压或先兆子痫（参见第 456 页）。如果出现以下症状，联系你的医生：

• 腿部的肿胀不断恶化，肿得非常厉害，当你按压肿胀的脚腕时，会留下明显的小坑，这被称为指压性水肿；

• 肿胀不因抬高腿部而减轻；

• 你体验到从未有过的严重头疼、视力模糊或尖锐持久的上腹部疼痛。

要减轻肿胀带来的不适：

• 避免长时间站或坐，避免突然变换姿势。坐着的时候不要交叉双腿，因为这会限制腿部循环，加重肿胀。

• 站或坐着时，经常屈伸你的脚来增加腿部循环。

• 通过散步或游泳来增加循环，减轻肿胀。

• 坐着的时候，抬高你的双脚——放在凳子上，抬高你的手。

• 一天结束的时候，抬高你的腿，尤其是你的脚肿了时。

• 侧睡而不要仰睡，这样沉重的子宫就不会压迫主血管，有助于促进腿部血液的回流（参见第 94 页的最佳睡眠姿势）。

 BJ 医生笔记：

如果你可以去泳池，那就坐在池

中，让水浸到肩部，泡30分钟。深水的压力有助于将脚和脚踝积聚的液体推回到血流中，这样，肾就可以清除它们。

笨拙

你的身体自然是偏离中心的，再加上健忘的头脑，想不经常摔倒都难。在接下来的两个月里，情况更是如此，不太优雅的步态和蹒跚的走路姿势让你看上去很笨拙。整天拖着多出来的10千克到处走，而且手、骨盆和腿部关节的韧带松弛而且浸满水，会让你在转角边缘处摔倒，在玩具上滑倒，或在进餐的过程中弄掉叉子。重要的是接纳怀孕期间你不会像以前那么敏捷，对所有的移动都需格外小心并能够预见到危险。端热的东西，抱起学步儿，甚至是走在不熟悉或不平坦的路上，时时都要更加小心谨慎。

 琳达医生笔记：

这不是一件小事。我在产科病房值班的时候，极少有哪天没有接诊一两个摔倒的孕妇，通常都是扭伤脚腕，或是摔倒"在肚子上"。我明白这是怎么发生的，但是孕妇更需要明白，要穿适当的鞋子，多加注意。例如，有个孕妇在下地下室的楼梯上摔断了腿，那时她胳膊上挎着一筐要洗的衣服，还抱着个扭动的学步儿，而且穿着夹脚拖鞋。她需要做手术，打石膏，在余下的孕期里每天都要打两针抗凝剂。

更多胎动

宝宝的四肢现在更长更强壮了，拳打脚踢的力量就更大了。研究表明，宝宝在第7个月时胎动最频繁，通常是在晚上和清晨。尽量享受或忍受这些踢打吧，因为子宫里日益拥挤的空间很快就会让宝宝的踢打失去不少力量。

汤姆和我都喜欢以我依偎着他的姿势入睡，他会感觉宝宝轻轻击打他的后背。这对我们来说，都是非常好的体验——所有人依偎在一起。

 BJ 医生笔记：

在孕晚期，宝宝的运动会从"杂技"变成"瑜伽"，踢打动作少了，伸展动作多了。

宝宝打嗝

除了你喜爱的踢打和移动，你可能还会更多地注意到胎儿打嗝——位于下腹部的短暂的间歇性的哔哔声。

打嗝通常持续时间不长，也可以长达 20 分钟，但是等你大声喊"来感觉一下"的时候，它们很可能已经停了。打嗝常常在每天的同一时间发生，因此家庭成员会很容易等到另一场表演。

一些宝宝出生后对某些食物敏感，他们的妈妈怀疑与宝宝在子宫里的时候就常常打嗝有关。一个妈妈还真的找到了这种联系。她的宝宝出生前，每次都在她喝完牛奶一个小时之内打嗝，当她两周大的宝宝出现疝气时，这帮助她认定牛奶是制造问题的食物，因为她给宝宝喂母乳，而她自己天天喝牛奶。

你可能关心的事

很多在孕中期体验到的感觉这个月仍会继续，甚至更强烈；很可能还会出现一些新的感觉，让你应接不暇。

疼痛的臀部和背部

臀部和骨盆的韧带拉伸，软骨变软，让这些骨头做好接待宝宝通过的准备。走路的时候，关节和韧带的这些变化会让你很不舒服，让你步态不稳，出现孕期常见的"鸭子步"。

腹股沟和骨盆疼痛

你可能注意到，咳嗽、打喷嚏、大笑、变化姿势或伸手够东西的时候，会突然出现尖锐的疼痛，这是由于将子宫连接到骨盆的那些已经松弛的韧带受到拉伸所致。当你穿内裤时，下床时，可能会感觉骨盆或腹股沟疼得厉害，或者感觉受到挤压；有时候你甚至会感到阴道四周剧烈疼痛，这是宫颈受到挤压所致。

更多阴道分泌物

白色的阴道分泌物常常会增加，很多孕妇现在需要每天使用卫生护垫，甚至卫生巾。

更多的假性宫缩

第 237 页了解到的假性宫缩现在变得更强烈、更频繁了。它们可能会让你很不舒服，让你暗想自己会不会就要早产了。但真正的分娩宫缩有明确的模式，要分辨你是否真的出现了早产，可以运用 4-1-1 公式：如果宫缩间隔 4 分钟（或更短）出现 1 次，每次至少 1 分钟，反复持续至少 1 个小时，就很可能是要分娩了，要立即通知你的医生。我们告诉妈妈们，如果每小时宫缩超过 6 次，就需要打电话给医生。

享受孕后期的性生活

第 7 个月的性生活可能要少一些激情，少一些次数，少一些动作，而且难免需要多一些创意。你可能更多地在想象孩子出生的前景，你丈夫可能发现自己的情感正在经历一次蜕变——妻子的身体不仅令人兴奋，不同以往，而且不断提醒他生活就要发生变化。当妻子的腹部达到最大值，夫妻双方都认识到他们不再是二人世界，就开始向前看。女人容易聚焦于分娩和养育宝宝；男人则聚焦于作为父亲的新角色及其对生活各方面的影响。你的伴侣可能担心，等你成为母亲时他会失去你，你们俩都有可能对即将到来的变化持有矛盾的心态。所有这些焦虑都会影响你们的性生活。

尽管如此，很多夫妻仍然在孕后期有性生活。随着你的身体发展，你们必须试验可行的、舒适的姿势。丈夫在上的姿势通常是最别扭的——要避开大肚子真的很困难，也最不舒服；这种姿势的插入是最深的，加上丈夫压在妻子肚子和乳房上的重量，尽管对宝宝无害，对准妈妈来说却很不舒服。此外，在最后的几个月里，妻子仰面躺着通常就会觉得不舒服。下面这些选择可以让妻子来控制插入的深

度以及她能承受的重量，不妨一试：

• 妻子在上；

• 丈夫在上，但是用手臂支撑自己的重量；

• 夫妻面对面躺着或者妻子背朝丈夫（用枕头支撑着她的大腿）；

• 从后面插入（妻子跪着，手和膝盖撑地，伴侣在后面）。

使用任何能让你们获得最大乐趣的姿势吧。如果性的需求超越了身体的不适和精神的涣散，你们一定会找到在一起的新方式。最困难的时候还没有到来：产后，当新宝宝就在旁边时享受性爱。

 爸爸笔记：

一天晚上，我们激情四射，心想终于可以有一点自己的时间了，宝宝突然大哭起来，我妻子开始溢乳，乳汁正好喷了我一脸。震惊之余，我们同时大笑起来。

为可能发生的情况担忧

其他妈妈可能想分享她们的分娩故事，无论是积极的还是消极的。只要可能，尽量不去听那些想告诉你都可能出现什么问题的人说话，因为对大多数父母来说，分娩都会很顺利。那么，宝宝可能会出现的那些问题怎么办呢？再次强调，你的宝宝生下来

健健康康的可能性非常大，尽量不要为可能发生的情况担忧。

 威廉医生笔记：

如果你的医生列举可能出现的问题时无意中放大了你的担忧，那么不要感到心烦意乱。医生或助产士工作的一部分就是告诉你所有的可能性，不过他们还应该马上告诉你，分娩通常会很顺利。

如果此类消极的对话在产前检查时困扰到你，请告诉你的医生。不要让对健康的担忧夺走怀孕和为人母的快乐。尽管担忧很正常，但是你们作为健康的妈妈和健康的宝宝一起来庆祝生日的概率很大。

我会成为一个好妈妈吗

对宝宝健康的担忧和对自己养育能力的担心，在这个阶段通常会结伴而来。矛盾的情感是为人父母的一部分，在怀孕期间，有些日子，你会为这件大事而兴奋不已；有些日子，你可能会为宝宝即将给家庭带来的变化而紧张不已；有些日子，你可能会对自己是否会成为足够好的妈妈心存疑虑。这些情感都是为人父母的演练。

将来，有些日子，你会热爱父母一职，也有些日子，你会奇怪自己为什么要干这样的事。你很可能听说过"妈妈的直觉"，就好像宝宝一出世你就会发展出第六感一样。无论让你成为最佳妈妈的那种神奇的生化物质是什么，你都可以安心，它们就在那儿等着你呢。有些妈妈更富有直觉，而另一些则在读取宝宝的信息时不够敏感。我们在本书中专门讲这个话题（"产后第一周"），就是为了给你提供一些行之有效的工具，让你安下心来发挥你和宝宝的最佳状态。记住，你的内在智慧才是做个好母亲的最佳工具！

做更多决定

选择专业的分娩教练

在父亲被允许进入产房并被冠以"分娩教练"（这是布拉德利博士创造的名词）的头衔之后不久，女人开始互相诉说一个小秘密——但她们从不跟丈夫或医生（可能会把丈夫赶到等候室去）讲这些：很多爸爸生来就不是做分娩教练的料。极少有男人对这个角色甘之若饴，极少有女人觉得伴侣那种实况转播式的策略有帮助。分娩模式尽管仍然强调父亲的重要作用，但是已经将父亲的角色重新定义为给予心理支持的人，将教练的任务重新分配给专业人士。

谁是教练? 就是支持分娩的人,她是个女人或自己就是妈妈,给传统的医院分娩注入一种放松、自然的做法。教练在场意味着妈妈不必完全依靠丈夫的帮助来应对疼痛;相反,她可以享受在这一特殊而充满压力的时刻,丈夫给予的情感支持和爱。

 威廉医生笔记:

我是少年棒球联合会非常好的教练,但是我对给分娩的孕妇当教练感觉不舒服。我第一次当分娩教练的体验就是,虽然已经对呼吸和测算时间进行了排练,但是玛莎第一次艰难的宫缩就让我担心起来。一旦我丢下教练的角色,担当起丈夫的角色,整个过程马上变得更自然了,玛莎也觉得更好了。

朋友当然可以来做分娩的支持者,但是雇用一个专业的分娩教练(也被称为产妇护导员或分娩助手)会让准妈妈拥有最好的结果。除了为分娩的准妈妈提供安慰和陪伴,分娩教练作为助产士、产科护士或受过特别的产科训练的外行,对帮助孕妇度过分娩过程充满热情,她们在分娩方面的知识和经验,她们对你的需求全力以赴的精神,使她们成为医院分娩独特、不可或缺的一部分。她们训练、辅导、

支持、稳定孕妇,帮助分娩过程进展得更快、更舒适;她们还有助于父母和医护人员之间的沟通,传达彼此的意愿,解放妈妈和爸爸,使他们可以专注于分娩。

你可以得到什么? 研究表明,孕妇在有支持的情况下分娩会:

• 缩短分娩时间(多达 50%);
• 减少医疗干预;
• 减少手术分娩;
• 减少硬膜外麻醉、外阴切开术和会阴撕裂。

分娩教练对高危孕妇格外有价值,因为面对高危孕妇,医疗干预在所难免,自然的疼痛控制方法更加难以实施,而分娩教练能够让高危孕妇放松下来与正在分娩的身体合作,在这方面给予妈妈难以估量的帮助。

谁支付费用? 尽管分娩教练会节省医疗开支,但保险公司通常不会支付她们的费用。你很可能必须自己为分娩教练买单,费用从 400 美元到 1200 美元不等。跟保险公司协商协商吧!

我之前有过一次剖宫产,这次怀孕,我想尽可能阴道分娩。通过看书我得知,雇专业的分娩支持者可以提高我想要的分娩实现的可能性。所以我与保险公司进行了谈判,我告诉他们,研究表明,有专业的分娩教练

参与的分娩，重复剖宫产的概率比较低。我请他们答应，如果我最终没有剖宫产，他们就为分娩助手买单，他们同意了。这不但让我在分娩的时候心情放松，而且还让保险公司做了一笔好生意——支付给我的分娩支持者的仅500美元，而剖宫产手术却需支付5000美元。我雇用了一个很棒的分娩支持者，最终得以阴道分娩，保险公司也心甘情愿地偿付了我的这笔费用。

如果你足够幸运，住在使用分娩教练是常规做法的地方，医院或产科医生可能有个名单供你打电话预约。助产士通常与产妇护导员团体有联系，她们也可以帮你找到有经验的分娩教练。此外，你还可以通过分娩教育者或朋友找到分娩支持者。

一旦那你选定了分娩教练，她就会在孕晚期中间安排一两次会面，帮助你制定一个现实的分娩计划。有些教练会在分娩开始后在医院与你会面，但是更多人会到你家去，在那儿帮助你分娩，直到你需要进医院的时候。

 BJ 医生笔记：

助产士和产妇护导员都提供分娩支持。如果助产士为你提供保健服务，她也会在分娩时支持你，但助产士可能不会在分娩的早期陪着你。如果你想待在家里，直到分娩进入活跃期，那么提供分娩早期支持的产妇护导员，就是可以考虑的选择，分娩的早期阶段非常难以预测，有产妇护导员在，可以减少"白跑一趟"的次数，还可以减少因"白跑"带来的挫败感。

关于分娩教练的疑问

分娩教练会让我丈夫觉得在产房里没有用武之地吗？

不太可能。根据我们的经验，丈夫都会张开双臂欢迎这个有经验的人。教练不能取代父亲在分娩时的作用，相反，她减轻了丈夫担当教练的压力，使他可以放手做最擅长的事情——爱他的伴侣。分娩教练还填补了医疗人员的空缺，解放了产科医生或产科护士，使他们可以做他们擅长的事；她还能教会爸爸拥有胜任的感觉，比如告诉他如何帮助妈妈保持舒适。

我选择雇用分娩教练，因为做了功课之后，我意识到在目前的产科体系中缺少这样一个人。由于经济压力，产科护士常常加班工作，产科医生也在超负荷工作。我想要得更多，不只是隔壁的邻居朋友在分娩时握住我的手而已，我也害怕丈夫会在我第一次疼痛袭来的时候惊慌失措。在和别的妈妈讨论过她们的分娩后，我意识到，很多第一次分娩的妈妈，在分娩的时候不知道如何理解自己身体内正在发生的情况，而分娩教练就是在那样的时候能帮到我的那个人。事实上，在我分娩的过程中，分娩教练真的减少了我的很多疼痛。

我被归到高危孕妇之列，因为我有高血压，医生担心我患上毒血症。分娩教练会对我的情况有帮助吗？

绝对有帮助。正如我们之前提到的，研究和常识都表明，有人在场提供明确的信息和支持，使孕妇能够与自己的身体合作，帮助她做出明智的分娩选择，会增加拥有满意分娩和健康宝宝的可能性。分娩教练在危机时刻真的很出色，在那些时候，往往会由于出现意外的并发症而需要突然改变计划，需要决定是否使用医疗手段或做手术，而你常常会头脑不清，无法完全理解都有什么选择。此时，分娩教练就可以担当建议者或中间人的角色，给你解释目前情况，让你更容易理解要做出的决定。

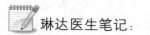 琳达医生笔记：

作为产科医生，我太爱分娩教练了！她们可以帮助孕妇和她的伴侣放松；如果分娩没有按计划发展，分娩教练在协助医疗干预及协助理解医生的建议方面真的很有用。

为宝宝选择儿科医生

40 年前，当我完成儿科实习将要挂牌行医时，我的教授告诫我，父母希望儿科医生具备 3 项品质——3A：有能力（able）、友善（affable）和找得到（available）。为你和孩子选择好的儿科医生是最重要的长期投资之一，医疗保健需要父母和儿科医生之间通力合作，而第一步就是为你的家庭选择合适的儿科医生。

尽管实际情况取决于孩子的保健需要，但可以预计的是，在孩子生命的头 5 年里你们至少要到医生的诊所15 次，所以你最好还是好好利用它。下面是一个逐步递进的计划，以及一些业内人士的建议，帮助你选择孩子的儿科医生并学会与医生联系沟通。

1. **问问自己。**在你与未来的医生谈话之前，先问问自己。你希望孩子的医生具备什么品质？如果这是你的第一个孩子，很可能对儿童的正常发展和常见疾病没有太多经验，你是不是缺乏信心（几乎所有的新手父母都会），认为你需要一位参与更多的儿科医生，请他帮助你理解正常的发展和成长，并在孩子生病的时候胜任地加以处理？你是不是个爱焦虑的人

（很多父母都是），需要一位有同情心的倾听者认真地对待你的焦虑？你是不是在评估各种不同的教养方式，需要一位医生来帮助你形成教养理念？你是不是已经属于资深父母，有着坚定的教养理念和风格，只想要一位理念相同的儿科医生？

距离是否重要？你愿意开车到更远的地方获得更好的服务，还是准备乘坐公交车或地铁去家或公司附近的诊所就医？

如果你是新手妈妈，母乳喂养的决心很坚定，显然你需要选择一位支持母乳喂养的儿科医生。也许你有特殊的沟通需要，我最喜欢的一位新手妈妈——南茜，就是这样的人。她是一位盲人，我从她身上认识到了母亲直觉的力量。南希和我学会了通过声音和触碰来沟通。检查的时候，我会引导她的手放在宝宝身上，帮助她欣赏宝宝正在发育的身体展现的奇迹。一次，她带宝宝来看皮疹，可是我却看不出有皮疹。第二天，她带着明显发疹的孩子又来到诊所，她居然可以在我能够看到皮疹的头一天就感觉到它！

2. 朋友推荐。跟与你教养理念相同的朋友谈话。在你的圈子里选择最有经验和理念相似的妈妈，让她们推荐孩子的儿科医生。问她们具体的问题："你最喜欢苏珊医生的哪一点？"

"当你需要汤姆医生的时候找得到他吗？""劳拉医生给了你需要的服务吗？""阿兰医生的合作伙伴跟他一样出色吗？"在继续调研之前至少找出 3 个人选。如果你在怀孕末期选择儿科医生，可以向你的产科医生或助产士咨询，她们现在对你的具体需要已经有所了解。儿科医生不仅要适合你的孩子，也还需要适合父母。

小贴士：如果你为孩子选择的儿科医生现在不接收新的孩子，就亲自写一封简短的信，请求医生接收你的孩子，写完信再打个电话。这个细节告诉医生，你真的对孩子的医生很在乎，而这会推动医生给你机会。正如我对我的诊所接待人员说的那样："在我们这里，总有好父母的一席之地。"

3. 提前了解是否接受保险。如果选了一位合适的医生，最后却发现那里不接受你的保险，多么令人失望啊！一旦你选定了几位未来的医生，就要检查你的保险单，看看哪些人是参与会员，在你缩小范围后，再与医生的诊所联系，确认他们是保险计划

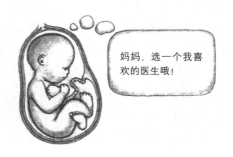

妈妈，选一个我喜欢的医生哦！

283

的会员，而且仍然接收新的患者。如果你一定要选择某一位医生，而他不是你目前的保险计划的会员，那就向保险公司说明你的选择，最好的保险公司现在都尊重父母为宝宝选择医生时宝贵的自由，提供"指定服务"（POS）这一选项，让你可以选择计划外的医生，通常要收取额外的费用。

4. 参观诊所。 一旦预约了日期，那么面谈那天要早到一些，参观一下诊所，在候诊室里跟其他患者聊聊，问问他们喜欢诊所和医生的哪些地方，不喜欢哪些。留意并向工作人员询问他们如何对待可能会传染的孩子。很多第一次来访的人会问的一个问题是："在你们这里，健康孩子和患病孩子有没有不同的候诊室？"这显然是她们从分娩课上或者从某位从未开过儿科诊所的人写的书上学来的问题。大多数尝试为健康孩子和患病孩子提供不同候诊室的医生最终发现，这是行不通的，因为没人想用"患病的"候诊室！更实际一点的减少疾病传染的解决办法是，把候诊室留给健康的孩子，引导可能具有传染性的孩子立刻进入检查室，甚至使用独立的入口。

5. 问问诊所的工作人员。 把自己介绍给诊所的工作人员，看看他们是否友好热情，你很可能要跟工作人员发生跟医生一样多的接触。在寻找

医生的访谈过程中，我喜欢听新父母说："你的工作人员真是很帮忙。"为了让你跟医生沟通的时间有最大收益，有很多问题可以在见医生之前让工作人员回答，例如：医院的隶属关系、非工作时间的安排、预约安排以及任何其他对你来说很重要的事。

小贴士：尽量在上午或午饭后的第一个预约时段安排新生儿和健康宝宝检查，这时候诊所通常最不拥挤，医生可以准时开始。

6. 和医生交流。 记住，交流的目的是决定这个儿科医生是否契合家庭的需要。试试下面这些交流技巧吧！

• 要简短。大多数医生对这种交流不收费，5分钟被认为足以对医生做出评估。如果你觉得由于特殊需求而需要更多时间，就预约一个常规的"检查"时段，而不是"交流"时段，并预期要付费。

• 要简洁。携带一份你最急迫的教养问题清单，这绝不是漫谈对未来行为（例如，尿床或学习障碍）担忧的时候。

• 要积极。不要用"我不想"开始一次沟通。我记得有父母这样开始："我不想给宝宝用滴眼液、维生素K、新生儿照相、新生儿血液检查、免疫……"消极的开始让我进入防御状态，因为我意识到他们的需求和我的

将脐带血存入脐血库

你是否该把孩子的脐带血存入脐血库呢？通常，脐带血都随胎盘一起扔掉了，这个本可以供你的宝宝甚至其他家庭成员使用的宝贵资源就被浪费了。

随着宝宝出生之日的临近，是否要存宝宝的脐带血以及存在哪里，是准父母需要做的另一个决定。脐带血包含干细胞，被移植后可以发展成不同类型的组织。这些细胞被成功应用在治疗白血病和其他血液病上。同时，在使用脐带血干细胞治疗糖尿病、脑损伤和其他涉及组织愈合的疾病方面，也有很多鼓舞人心的研究。

脐带血干细胞的潜在应用还在继续拓展，包括治疗和修复心脏病发作及其他心血管疾病后的心脏组织，中风、创伤或各种神经退化性疾病引起的大脑损伤，先天性的罕见代谢和遗传疾病。

出生后不久，脐带血就从脐带上采集进试管，储存起来留待日后使用。储存这种宝贵资源有两种方式：一种是捐赠给公共的血液银行；一种是支付私人脐血库的费用，保存这种超级治愈性元素，以供宝宝或家庭使用。如果你有一位患上白血病的家人，可能会从脐带血中受益，那就让这个人向医生咨询利用宝宝的脐带血进行干细胞治疗的可行性。

储存脐带组织怎么样？一些脐血库现在也提供储存小部分脐带的服务，目的是利用脐带中特殊类型的干细胞。尽管这种技术还太新，无法知道所有可能的用处，但是对那些已经选择储存脐带血的家庭来说，可能是个好主意。更多信息请登录 cordblood.com。

专业信条不合拍。虽然提前做功课并对常规的医疗做法形成自己的观点很好，但最好还是把问题改得积极一些，例如："医生，您这里针对常规免疫接种的做法是什么？"这让你可以了解医生对某个问题的立场，让你听到以前可能没有考虑到的因素。不过要清楚，对这个具体问题的彻底探讨不属于访谈拜访的范畴。

• 要令人印象深刻。一批准父母把我当作宝宝潜在的医生人选交流时，开头的一句话就给我留下了深刻的印象："我们对与宝宝有关的一切都进行了深入研究。"我立刻就对这些父母有了好感，因为这句话让我知道他们已经做好了准备，已经仔细选择了产科医生，调查了分娩地点，现在我是他们儿科医生的后备人选之一。他们传达出的信息是，选择谁来照顾他们的孩子是非常重要的事。

•避免引起医生反感。记住，能被有选择的父母选中，对医生来说是很骄傲的事情。不要表露出你选择这里是因为"我在黄页上找到你们"或因为"你在我们的保险计划里"。这些话不会留下很好的第一印象。

•问引导性的问题。要确定你们和医生之间理念是否相似，问一些引导性的问题，选择那些对你来说非常重要的话题，例如："医生，我真的想继续母乳喂养，但是我要在几个月后回去工作。你怎么帮助我们继续母

形成自己的分娩理念

生孩子就像生活本身一样，充满了惊喜，但是你的分娩理念越是清楚明白，就越有可能实现。制定分娩计划的目的，不仅能提高理想的分娩的概率，而且能提醒你的分娩参与者你有什么个人需要。产科医生、助产士和产科护士，产妇有着各不相同的分娩理念。有些妈妈喜欢个性化、低技术、更自然的分娩方式，有些妈妈则想要或需要在分娩时有更多高科技和医疗干预。你的分娩参与者不会知道你想要什么风格的分娩，除非你告诉他们。

产科护士给妈妈的话：

我已经看了你的分娩计划，知道你不想使用药物。虽然对我来说，请医生开一些镇痛药很容易，但是

过后你可能就不喜欢我了。在打镇痛针之前，先让我们尝试一下变换姿势吧！

产科医生给妈妈的话：

在分娩计划里你说想在过渡期后关掉硬膜外麻醉，这样你就可以参与进来，体验用力推出的感觉，所以我决定使用较低的剂量，这样，当你不再需要它们的时候，它们很快就会失效。

你的计划要有个性，不要从书上或分娩课上复制一份计划，这是你的分娩，所以也必须是你的计划。你将在上分娩课的时候学会如何撰写分娩计划。

乳喂养呢？"（你想知道医生是否在帮助工作的哺乳妈妈方面有经验）"如果我的宝宝半夜醒来，你有什么建议呢？"（你想要合理具体的建议，而不是简单的快速回答"就让他哭出来吧"。）如果你是一位喜欢亲密接触的父母，想要多抱抱孩子，敏感地回应宝宝的哭闹，就要注意泄露医生秘密的那些评论，例如"你可不要现在就宠坏宝宝"，这显示医生没有研究过亲密育儿。如果你计划一边带宝宝一边工作，需要一些实际的建议来平衡工作和育儿，那么听到一番关于日托有害的言论，就毫无帮助而且令人倒胃口。

 威廉医生建议：

选择儿科医生主要看行医能力，再看教养风格的适配性。

为什么这么多孕妇剖宫产？

我们喜欢说剖宫产，而不是剖腹产手术，因为这首先是一次生产（分娩），其次才是一台手术。曾几何时，95% 的孕妇通过阴道分娩，现在很多国家的情况仍是如此。那么，为什么美国是手术分娩比例最高的国家之一？目前，大约 1/3 的美国妈妈通过手术分娩。是美国女人比欧洲女人的骨盆更窄小或者宝宝更大吗？不太可

能。那么，真正的原因是什么呢？为什么几乎所有其他怀孕书都不提这个问题呢？准妈妈应该知道这些问题的答案。

现代科技和更安全的手术分娩挽救了很多妈妈和宝宝的生命，与耗时的阴道分娩相比，它使宝宝能够更健康地出生。我在 40 年的儿科医生生涯中，参与了上千次手术分娩，可以证明很多宝宝经由急诊剖宫产手术娩出，避免了在复杂的阴道分娩中可能由于缺氧而导致的终生残疾。好消息是，有一些简单的保健方法可供了解情况的妈妈使用，降低她们需要手术分娩的概率。

手术分娩在过去的 20 年里一直处于上升趋势，从 1970 年的 5%，升至 2000 年的 23%，再到 2009 年的 33%。下面是手术分娩增加的最常见原因：

更多多胞胎。对多胞胎来说，手术分娩显然更安全。现代生育药物使得多胞胎的数量增加，导致手术分娩的数量增加，但是这只占增加的一小部分。

更多硬膜外麻醉。虽然现代分娩更科学了，从某些方面来说也更安全了，而且目标是"无痛"，但是介入自然的过程不是没有风险的。比如说，镇痛药在帮助孕妇拥有更舒适分娩的同时也让分娩进程变慢了，最终使手

术分娩成为必要，硬膜外麻醉的情况确实如此。但很多女人却都把这种镇痛方法当作是产科学的一大进步。

关于硬膜外麻醉是否增加了剖宫产比例存在合理的争论。有研究表明，硬膜外麻醉确实与剖宫产率的升高有关，也有研究表明，时机恰当的硬膜外麻醉和控制得当的分娩，不会增加剖宫率。

硬膜外麻醉使骨盆下端和阴道的肌肉放松，而这些肌肉的放松最终会让宝宝进入后位（脸朝上），延迟或妨碍宝宝下降进入产道；这些肌肉的放松，还延迟和妨碍妈妈打开生理性的启动机制，产生向外推的冲动。没有了强烈而自然的向外推的冲动感，妈妈们就很难理解如何用力才能与子宫合拍，因而导致"无进展"而不得不手术分娩。

更多技术。对剖宫产率上升"贡献"最大的主要技术进步，是电子胎心监护仪的应用，结果是常常会拉响剖宫产的虚假警报。一方面，这种宝贵的工具可以发现诸如胎心频率低或缺氧等胎儿问题，可以在胎儿受困于这些问题之前就提醒医生进行手术干预；另一方面，尽管已经有40多年的应用历史，它仍然不是一种精确的科学。有些扭动的跟踪图像很难解读，它们究竟只是无意义的曲线，还是意味着宝宝的氧气供给出现了问题？虚

假警报是很多妈妈不必要地被紧急送往手术室的一个原因，而通常这么做是正确的，因为产科的至理名言就是"有疑问，就让宝宝出来"。只要电子胎心监护仪跟踪显示宝宝有可能缺氧，那么产科团队就不能冒险。

过度使用胎心监护仪肯定会让妈妈和产科医生与担忧为伴。很自然地，妈妈可能会想："我为什么要缠满电线呢？是不是有什么不对呢？"恐惧开始蔓延，而她越担心事情会出错，事情就越有可能出错。产科医生也是如此，会担心监护仪显示的这些弯弯曲曲的线条意味着什么，是否需要根据它们做些什么。

 BJ 医生笔记：

研究表明，对于低风险的怀孕和分娩来说，胎心监护通常没有必要，会导致不必要的干预，提高药物的使用和剖宫产率。有证据显示，对没有并发症的怀孕和分娩来说，减少不必要干预的做法是：间歇地用多普勒仪器（像产前检查时使用的一样）监护胎儿，同时有专业的支持者一直陪在产妇身边。助产士对这种分娩设置通常感觉更自在。

对责任的恐惧更大。尽管你很少看到怀孕书揭露剖宫产的上述原因，但这的确是手术分娩率直线上升的主

288

要原因之一。我曾经作为专家见证了很多分娩，产科医生就胎心监护的追踪结果打电话咨询，请我做出判断，最终选择了不进行手术分娩（这是更困难的决定，但此时产科医生最看重的是妈妈和宝宝的最佳利益）。即使参与者都没有错，但是一旦宝宝的健康受到损害，医生也会被起诉。"医生，你是否做了一切能做的事来使这个宝宝避免缺氧带来的问题？"这是法庭上常见的一个问题。显然，问话中的那个引导性的短语——"一切能做的事"包括手术分娩。

需要剖宫产的 7 个原因

从很多方面来看，生宝宝对于那些怀孕过程比较艰难的女性来说，从来没有像现在这么安全。手术进步使剖宫产成了安全的手术，其实它还是一台大手术。并发症虽然不常见，但是确实会发生，而且做妈妈的头几个星期在大手术的康复中度过是要面对很多困难的。现在让我们来了解一下手术分娩的 7 大原因，看看在你的分娩经历中，我们可以做些什么。

重复剖宫产。尽管这是进行手术分娩常见的原因，但也是你最有可能左右的一个因素。正如你将在第 295 页上了解的那样，"一朝剖宫产，永远剖宫产"的观念已经不再正确，因为越来越多人追求剖宫产后的阴道分娩。

 BJ 医生笔记：

虽然剖宫产后阴道分娩是一种安全的选择，但是有些产科医生和医院不支持这种做法。目前的标准是，如果一个孕妇之前分娩时做过剖宫产手术，那么产科医生就要亲临分娩现场，而很多产科医生都不会这么做，他们不会同意坐等分娩，或者说不会围绕孕妇分娩这个不可预测的时刻来制定计划。如果产科医生支持，那么一定要跟将要去分娩的医院确认，保证他们没有阻止你剖宫产后阴道分娩的规定。换言之，尽早做好准备，不要假设医院会答应你的请求。

产程无进展。大多数时候，当我被叫去参加手术分娩时，我会看到妈妈的表格上写着"FTP"的诊断，就是"产程无进展"——分娩没有按照惯常的时间表进行。FTP 大约占了手术分娩的 30%，通常是因为未知原因宝宝没有下降到足够靠下的位置，或是宫颈没有扩张到足够大。在参与多年 FTP 分娩后，我对这里面的概率计算产生了好奇：大约 10% 的分娩妈妈由于"产程无进展"而需要手术分娩，想想吧，有哪个产妇身体里的健康系统"不工作"的可能性能够达到 10%？那么为什么"分娩"系统会这样呢？

这个问题的答案是，很多产妇由于缺少相应的知识、准备和良好的分娩支持，没有按照身体自己的分娩体系设定的方式来使用它。你将会在第 372 页了解一些策略，帮助你的分娩顺利进行。

 琳达医生笔记：

在过去的 30 年里，无疑实施了很多不必要的剖宫产手术，其中不少是因为"产程无进展"。"产程无进展"，意味着"产妇无法进行分娩"，如果产妇太早去医院，或过度引产，或医生和妈妈厌倦了漫长的早期分娩阶段而太快选择剖宫产，这种情况就会发生；另一方面，美国的孕妇大部分年龄比较大，比较肥胖，而且很可能有糖尿病，所有这些情况都导致宝宝相对于妈妈的骨盆来说比较大，因而造成"产程无进展"。保证你的身体健康、体重正常，维持与医生的良好沟通，就可以把"产程无进展"这种风险降到最低。

 BJ 医生笔记：

所有的妈妈宝宝都有自己的时间表，"产程无进展"常常表示"无法等待"。当产妇符合标准的分娩曲线，就不会被认为有问题；如果她们超出了标准的分娩曲线，就会被认为有问题。只有对那些远远超出平均水平的分娩，产程无进展才是正确的标签。

 威廉医生笔记：

给分娩中的女性贴的"产程无进展"标签，更适合送给那些保健政策制定者，他们没有做到为女性争取既要更安全又要更满意的分娩的权利。"产程无进展"也指出一个事实，尽管产科护理技术有很大进步，但是手术分娩的比例没有下降反而上升了，美国现在位居手术分娩率榜单的前列，却位居娩出健康宝宝榜单的末端。

胎儿窘迫。导致剖宫产的第 3 种常见情况是胎儿窘迫，这个术语在 20 世纪 80 年代和 90 年代被产科医生和助产士广泛使用，但是在 21 世纪已被弃之不用，因为它过于模糊。电子胎心监护仪上胎儿的心电图显示胎儿的心率过高或过低，可能是宝宝缺氧的信号，提示胎儿正处在危险之中，必须马上娩出，也可能是宝宝还没有很好地从宫缩带来的正常的心率降低中恢复过来。尽管胎儿缺氧的某些原因是你无法控制的，但是分娩的姿势对此有极大的影响。例如，如果妈妈在分娩的大部分时间里仰面躺在床上，那么她需要手术分娩的可能性就会增加。（我们将在第 377 页上对此进行更多讨论。）

头盆不称（CPD）。手术分娩的另一个原因是头盆不称，即宝宝的头看上去太大，无法通过骨盆的出口。即使 X 光和超声测量胎儿—骨盆指数，显示你的骨盆出口比常见大小要小，你也可以使用特定的分娩姿势来扩大通道。用更直立的方式甚至蹲着分娩，可以使骨盆出口增大 20%，足以让胎儿的头和肩膀在产道的空间里正常旋转，找到最容易的路径娩出。

通过变换姿势扩大骨盆出口，加上胎儿自身的天然调整，通常可以让身材小的妈妈产下大个的宝宝。胎儿的头骨都是独立的，就是为能够在通过妈妈的骨盆时任意塑形而设计的。

我们家族里的大多数女人"不得不"选择剖宫产，因为都被告知：她们的骨盆太小了。怀第一个孩子的时候，我按照家族史做了剖官产。怀第二个孩子的时候，我做了准备，挑选了合适的分娩参与者和恰当的分娩地点，而我在分娩中的角色也不是病人

我们的分娩梦想

我们有个梦想，孕产保健改革将高度重视"任何文化的未来都取决于妈妈如何产下宝宝"这个信念。下面是我们的愿望：

给整个孕产领域更多经济支持，补偿产科医生和助产士以及其他孕产专业人士，因为他们做的是让世界更充实美好的工作；

每个产科将给每位妈妈安排一位助产士，这样她就拥有了两个分娩领域的专家——产科医生和助产士，可以从两方面得到好处；

将现代分娩中心设在妇产医院旁边，为妈妈们提供安全的选择；

每个分娩的妈妈，一进入医院，就有权拥有一位熟悉的助产士参与分娩。妈妈将会感到安全，因为两个分娩领域最好的都有了：助产士让她能够用自己的全力以身体本该运用的方式生下宝宝，而一旦意外的并发症出现，医生马上就可以加入进来。

我们相信这样出生的宝宝将会更健康、更聪明、情绪更稳定，而我们的社会也将从更好的分娩开端中获益。

而是参与者。最终，我娩出了一个4千克的健康宝宝。我让我的身体以它本该使用的方式进行分娩。

生殖器疱疹发作期。新生儿可能在通过被感染的产道时染上疱疹，因此有必要通过剖宫产取出那些妈妈在分娩时处于疱疹发作期的胎儿。疱疹感染对新生儿来说具有终生威胁。如果你有疱疹，医生或助产士会推荐你在35或36周左右服用抗病毒药物，将分娩时疱疹发作的风险降到最低。医生可能想要对可疑的病变做组织培养，并在孕晚期以及分娩早期非常仔细地检查你的阴道和外阴组织。之前有过疱疹发作的女性实际上会带给新生儿一些免疫力，而孕期第一次染上疱疹且在分娩时仍然疼痛的女人，感染宝宝的风险最大。如果你在开始分娩时还有疼痛的疱疹，就需要进行手术分娩。

臀位。虽然有半数胎儿在怀孕早期是臀位，但是大多数会在孕34周之前转为头位，只有3%～4%的宝宝不会翻转，仍旧停留在臀位。这可能是因为妈妈的子宫形状比较特殊，有些女人的子宫腔是心形或V字形的，可能就会让宝宝保持臀位。另外，如果宫内液体不足，宝宝也会卡在臀位；讽刺的是，如果液体太多，宝宝可能会不停翻跟头而进入臀位。

美国妇产科医师学会目前推荐对臀位宝宝施行手术分娩，因为阴道分娩，宝宝受到伤害的风险较高：宝宝可能会卡在产道里，或者发生脐带脱垂（在胎儿身体尚未出来之前脐带就从宫颈口滑出并被夹住），这两种情况都需要紧急实施剖宫产；还有可能损伤手臂上的主要神经，因为手臂在宝宝的头上受到挤压。上述风险在宝宝的脚先娩出的情况下更令人担心（足先露臀位）。臀位宝宝有时候可以通过胎头倒转术（cephalic version）先进行转身再分娩，如果医生认为你的宝宝是臀位，可以问问是否可以实行胎头倒转术。

多胞胎。很多双胞胎妈妈，当然并不是全部，被建议进行剖宫产手术，因为通过阴道分娩两个宝宝可能会让宝宝的氧气不足。三胞胎（甚至更多！）几乎都要手术分娩。当然，这个决定取决于具体情况，要根据宝宝们的大小、一共怀了几个、之前的分娩历史和其他因素来确定。无论如何，如果你怀着双胞胎，跟你的医生谈谈，如果安全的阴道分娩尝试对你来说很重要，就找一个至少会考虑一下阴道分娩的医生。

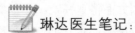 **琳达医生笔记：**

美国剖宫产率上升的原因很多——有些是好事，有些则不是：

292

- 具有较高风险的妈妈怀上了宝宝；

- 由于生育治疗，出现了更多的多胞胎；

- 更多年龄较大的女性第一次怀孕生子；

- 美国女性普遍偏胖，而超重的女性剖宫产率较高；

- 有些女性自己要求剖宫产，这样她们就不用忍受分娩日期不确定的"不便"了；

- 对医生来说，进行剖宫产通常要比耐着性子熬过漫长的第一次分娩更快、更容易一些；

- 臀位宝宝几乎都通过剖宫产分娩；

- 更少女性进行剖宫产后阴道分娩（参见第 295 页）；

- 害怕因为任何类型的难产婴儿而被起诉，使得医生推荐剖宫产；

- 目前受训的医生没有学过产钳助产和真空吸引助产技术，而在过去，这些"手术性阴道分娩"常常被用来避免剖宫产。

好消息是大多数女性的分娩都没有并发症，无论是阴道分娩还是剖宫产。然而，有一些方法可以让你帮助自己避免不必要的剖宫产手术。

如何提高阴道分娩的机会

下面是一些提高阴道分娩机会的策略：

仔细挑选你的医生。在孕前和怀孕期间，你想确定医生拥有的理念能够保证剖宫产率维持在合理范围内，就一定要在孕早期跟医生约个时间讨论这个问题，千万不要等到孕晚期才谈，那时候，你可能就没时间换医生了。下面是一些可以提出来的好问题：

- 你参与我分娩的概率有多大？如果你不能参加，有哪些人可以代替你？

- 你和你的团队初产的剖宫产率是多少？

- 你和你的团队重复剖宫产的比例是多少？

- 你对分娩课有什么推荐？你如何对待上过布拉德利或催眠分娩课的孕妇？（可以窥探医生在自然分娩方面的理念。）

- 你隶属于哪个医院或分娩中心？

- 你有能力实施产钳助产或真空吸引助产吗？如果你自己不能，能立即找到有这些技能的人吗？那些将在我分娩时代替你的人有这种能力吗？

- 你对自主选择的诱导分娩有何看法？（参见第 372 页诱导分娩的内容。）

• 你对臀位宝宝有何看法？你能用胎头倒转术来扭转臀位宝宝吗？

如果你之前有过剖宫产，就还要问另外一些问题：

• 你向之前有过剖宫产的孕妇提供阴道分娩吗？

• 你在剖宫产后的阴道分娩方面成功率是多少？

• 你一年做多少例剖宫产后阴道分娩？

这些问题的答案都没有正确或错误之分，但是讨论这些问题可以让你对医生的理念以及他如何回应你的担心有所了解。

遵循健康怀孕计划。你的身体为小乘客通过做的准备越好，分娩就越有可能更健康——对你和宝宝都是如此。营养良好、健康的组织可以适应阴道分娩的力量而进行拉伸和改变。

维持最佳体重。如果拖着 9 千克甚至更多额外的体重跑马拉松会更困难，分娩也一样。太多多余的身体脂肪不仅会让激素失去平衡，提高需要手术分娩的概率，而且一旦需要手术分娩，还会延缓组织的康复。

稳定的血糖、最佳的体重及稳定的血压，再加上所有那些大都在你控制范围内的激素影响，你通过阴道分娩的概率会大大增加。当其他的激素稳定时，你的分娩激素就会工作得更有效。回顾一下第一部分的相关建议吧！

强健你的分娩肌肉。没有哪项运动能跟生一个孩子相比，想象一下需要的肌肉能量、需要的专注度以及推出宝宝需要的耐受力吧！你越是多伸展、强健分娩最需要的肌肉，分娩顺利的可能性就越大。

分娩时保持直立的姿势。你花越多的时间仰面躺着分娩，就越有可能需要手术分娩。在我们多年参与接生的经历中，我们经常看到下面的情景：我们站在门廊上，看着分娩的妈妈仰面躺在床上，到处连着线，用着药，不怎么能活动，此时我们俩都会想："等着吧，待会儿又得手术分娩。"简单说，重力是你分娩的最好朋友，当你仰面躺着的时候，重力就把宝宝拉向你的背部；而当你站着、走路、蹲着或采取任何直立的姿势，重力就会把宝宝拉向你的宫颈口。本书里最重要的章节之一是第 379 页的"找到最佳分娩姿势"。

多活动。"产程无进展"的最重要的原因之一就是无法活动。你多站起来走动，就可能不需要手术分娩。

常见的剖宫产循环

明智地使用技术。跟你的医生讨论电子胎心监护是否有必要以及什么时候有必要。正如你在第 269 页上了

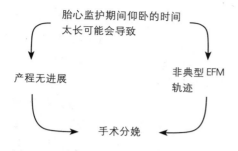

胎心监护期间仰卧的时间太长可能会导致

产程无进展

非典型 EFM 轨迹

手术分娩

解到的，电子胎心监护确实会使手术分娩的比例增加，例如，仰面躺着会增加电子胎心监护记录出现非典型轨迹的比例，无论是"连续"电子胎心监护还是"间断"电子胎心监护都是如此；而且，为了实施电子胎心监护，经常要求分娩的产妇待在床上。不鼓励低风险的妈妈常规使用电子胎心监护仪的产科医生呈上升趋势，因为没有证据表明这一组妈妈使用电子胎心监护仪会改善分娩结果。

找个分娩教练。想要把手术分娩的概率降低 50% 吗？雇用一个专门受过训练的产妇护导员、专业的分娩助手或分娩教练吧！正如我们在第 287 页讨论的，雇用分娩支持者不仅能提高你获得更满意分娩的概率，而且能够极大地提高阴道分娩的概率。不幸的是，尽管统计数据和研究结果都表明这是预防手术分娩的最佳方式，但是很多保险公司仍旧不偿付这部分费用（参见第 280 页，与保险公司协商的小贴士）。尽管如此，有分娩支持者参与你的分娩，肯定是对你

和宝宝健康的一项投资。

信任身体会为你所用。信任身体的分娩系统会正常工作，明白你的骨盆通道是专为生下宝宝而设计的。害怕无法完成分娩这种想法，可能成为一种自我实现的预言，因为恐惧会使子宫紧张而无法有效工作。让积极的支持者围绕在你身边吧！即使有很多家庭成员或朋友都是剖宫产，你也要明白，这不一定是你必须要经历的。

记住，对妈妈好的对宝宝也好！你越多遵循这些防止手术的建议，就越可能在产后给予宝宝更多的关注，否则，你将不得不将一部分精力从育儿转移到康复上。（更多与降低手术可能性有关的建议，参见第 372 页的"推进分娩的 13 种方法"。）

想要剖宫产后阴道分娩

即使之前做过剖宫产，你通过阴道分娩下一个宝宝的可能性还是比较大的。许多年前，剖宫产的刀口都是垂直的，位于子宫的上端，那是最容易破裂的地方。现在的剖宫产刀口是水平的，位于子宫的下端（即便在紧急手术的情况下也是如此），这种切法叫下段横切，也叫比基尼切口，开裂的可能性极小。

如果是下段横切，权威估计，在接下来的分娩中子宫开裂的风险大约

是 0.2%，这意味着妈妈有 99.8% 的机会完成分娩而不会子宫开裂。对 36000 名尝试剖宫产后阴道分娩的孕妇进行的调查中，没有妈妈死于子宫开裂，无论之前的子宫刀口是何种类型。在一项对 17000 名尝试剖宫产后阴道分娩的孕妇的研究中，没有婴儿因为子宫开裂而死亡（不要让"开裂"这个词吓倒你——它不是说你的子宫会突然爆炸。它的意思是之前的剖宫产刀疤会慢慢分开，而且使用电子胎心监护仪可以监测到这种"分开"的警示信号）。

调查研究的数据对你很有利，剖宫产后阴道分娩对大多数女人来说只有很小的风险。然而，如果你有第 289 页列出的需要剖宫产的 7 个原因里的任何一个，可能就不会成为剖宫产后阴道分娩的人选。

你是否可以成为剖宫产后阴道分娩的人选，取决于上次剖宫产的原因。如果你上次需要手术分娩是因为胎儿臀位，或疱疹正在发作，或有先兆子痫，或电子胎心监护显示宝宝正在经历严重的胎儿窘迫，那就没有理由认为这一次你还需要剖宫产，因为这些因素都是前一次怀孕的特殊情况，可能不会再次发生。如果导致上次剖宫产的诊断是头盆不称——宝宝的头太大而无法通过你的骨盆，你也没理由担心，新的研究表明，这种诊断不会降低你进行剖宫产后阴道分娩的机会，而且真正的头盆不称很少见，在大多数情况下，这种分娩被诊断为"产程无进展"。

通常，宝宝不出来，是因为他的姿势不对，而同一位母亲的另一个（甚至更大的）宝宝如果处于较好的位置，可能下一次就轻松滑出来了。研究表明，尽管之前有过头盆不称的诊断，剖宫产后阴道分娩的成功概率仍然高达 65 ~ 70%。女性的骨盆出口通常随着分娩次数的增加而变得更灵活，分娩时位置的变换也可以让宝宝更容易找到出生的路。不过，不要单靠积极的数据来支持你选择剖宫产后阴道分娩，行动吧！

参加支持小组。国际剖宫产警觉网络（ican-online.org）在美国各地都有分会。这种支持小组将帮助你应对前一次剖宫产带来的内疚，同时让你知道如何避免再次剖宫产。你将从经历过一次手术分娩而下次进行剖宫产后阴道分娩动力很强的妈妈们那里得到有用的建议。

不要回想。将精力放在当前的分娩上，不要让自己反复回想上次引发剖宫产的分娩。否则，你可能会在看到胎心监护仪发出第一次警报时就惊慌失措，忘记了你为这次分娩所做的一切努力。

这一次，你可以从本书中获益。

遵守本书的建议，有知识、有准备地拥有健康的孕程和支持良好的分娩。根据我们的经验，很多开始研究剖宫产后阴道分娩的孕妇，在回顾上一次分娩时意识到，她们可以做些事情来避免剖宫产。那些相信自己已经竭尽所能进行阴道分娩的妈妈，通常不会有内疚感和失败感，因为她们认识到真的需要剖宫产。不管怎样，你都会很高兴进入母亲的身份，并为最终拥宝宝入怀而感到狂喜。

选择支持剖宫产后阴道分娩的分娩支持者和分娩地点。 你需要找一个支持你的分娩教练和剖宫产后阴道分娩成功率高的孕产体系。剖宫产后阴道分娩成功率在 70 ~ 85%，就是可以接受的，当然，这还不是最重要的。最重要的是医生的理念和支持性的基础设施。如果医生或助产士只允许少数"理想的"孕妇进行分娩尝试，那么他们的成功率就可能会很高，而他们的理念可能还是向大多数病人推荐重复的剖宫产手术。虽然对于想要剖宫产后阴道分娩的孕妇来说，的确有一些必须要额外注意的事项（备好血液、静脉注射、麻醉剂和可以立即使用的手术室），但最重要的是分娩地点的医生认为：这个过程是正常的，没有太大的风险。

研究表明，就连之前有过两三次剖宫产的妈妈也有 70% 的剖宫产后

科学说：剖宫产后阴道分娩是安全的，但是有小小的风险

2004 年发表在《新英格兰医学杂志》上的一篇研究表明，剖宫产后阴道分娩基本上是安全的，但是并非 100% 安全。19 个医学中心的产科研究者招募了 45000 名之前有过剖宫产经历的孕妇，其中 18000 人尝试了剖宫产后阴道分娩。分析结果之后，研究者得出结论：在剖宫产后阴道分娩的过程中，宝宝出现血液供给及大脑供氧量低的风险是 1/2000。研究者还认为，剖宫产后阴道分娩风险虽小，仍比选择重复剖宫产要稍高一些。

尽管对宝宝来说风险极低，但是这些发现加上法律的压力，足以浇灭产科医生对剖宫产后阴道分娩的热情。这项研究还显示，使用催产素引产的剖宫产后阴道分娩尝试者，与那些不使用催产素的妈妈相比，子宫开裂的风险要大一些。

阴道分娩成功率，只要她们是在支持剖宫产后阴道分娩的分娩地点分娩。专门的剖宫产后阴道分娩产科中心会认为，大多数想剖宫产后阴道分娩的孕妇都没有高风险，会像对待正常分娩的产妇那样对待她们。实际上，他们认为给剖宫产后阴道分娩妈妈贴上

"高风险"的标签会适得其反。因为她们不需要额外的技术、干预或监护。要特别小心那些对想要剖宫产后阴道分娩的小臀妈妈有"骨盆偏见"的分娩教练。事实证明，很多娇小的女人成功娩出了大宝宝。

不要让测量吓倒你。 剖宫产后阴道分娩研究没有发现宝宝大小与子宫开裂比例相关。而且，通过超声波预测胎儿大小和重量并不总是准确的，尤其在最后一个月。

雇用一个分娩教练。 雇用有经验的分娩教练的妈妈更有可能得到自己想要的分娩（参见第 279 页）。

 琳达医生笔记:

可悲的是，很多孕妇甚至拒绝考虑剖宫产后阴道分娩的可能性，尽管之前的伤疤出现问题的风险只有0.2%。很多医生和医院不提供剖宫产后阴道分娩，因为他们不能满足美国妇产科医师学会为提供这种分娩的医院设定的标准。如果你对剖宫产后阴道分娩感兴趣，重要的是要找到一个跟你理念相似的医生，而且他那里人力和设施齐备，足以处理可能出现的剖宫产后阴道分娩并发症。

预约的剖宫产

预约手术分娩，尽管对医生和父母来说最方便，而且理论上说更安全，但是不一定符合妈妈和宝宝的最佳利益。积极的一面是，确切知道哪一天的什么时间你将生下宝宝让人感觉很好。但是我参与接生了很多"自主选择的剖宫产"，结果没有料到宝宝出来后尚未发育成熟，因为日子计算错了。另一个可以考虑并与医生讨论的选择是，分娩开始几个小时后再进行剖宫产，这样做的好处是：预产期由你和宝宝来决定，而不是由超声波或测量来估算。如果你的新生儿可以说话，她会谢谢你为了爱而分娩，分娩时释放的天然激素可以让宝宝更容易适应子宫外的生活。研究表明，在妈妈分娩开始一段时间之后再手术接生的宝宝，产后头几天出现呼吸问题的概率要比那些妈妈没有开始分娩就剖宫产生下的宝宝低。

 琳达医生笔记:

现在医生和产妇都有要实施剖宫产后阴道分娩的巨大压力，总体而言这是件好事，我认为这改善了女性的健康。但是一定要确保你实施剖宫产后阴道分娩是因为你和医生都认为这是恰当的做法。尽管我们诊所的剖宫产后阴道分娩尝试率为90%，成功率为80%，但是考虑到那20%也很重要，这20%的人，一半经过仔细考虑，中途与医生一起决定这次怀

298

阴道分娩对宝宝有好处吗？

如果你计划手术分娩可能会想，何必要让自己和宝宝经历分娩之苦。研究显示，阴道分娩对妈妈和宝宝都有好处。尽管阴道分娩的过程对妈妈和宝宝来说充满压力，但是压力有其积极的作用：对妈妈来说，阴道分娩使有益健康的应激激素和情感联系激素得以分泌，帮助妈妈应对疼痛，适应照顾新生儿的生活；对宝宝来说，妈妈的辛苦工作也刺激宝宝的肾上腺分泌高水平的"战斗或逃跑"激素，这与成人遇到压力或危及生命的情境时系统分泌的帮助成人快速适应的激素是一样的，被称为"胎儿应激反应"，有助于宝宝进入"战斗"状态，适应子宫外的生活。

研究显示，与那些通过预约剖宫产接生而不能从分娩中获益的新生儿相比，经历过阴道分娩的新生儿体内这些"帮助者激素"的水平更高。胎儿应激反应可以通过以下方式帮助宝宝健康地过渡到子宫外的生活中：

• 促进呼吸。这些激素提高了表面活性物质的分泌，这种化学物质可以帮助肺部保持扩张，而且一些孕产科医生认为，分娩激素也有助于刺激呼吸。

• 增加流向重要器官的血流量。应激激素指挥血液流向宝宝的心脏、大脑和肾脏。

• 提高新生儿的免疫力。肾上腺激素使宝宝血液中抗感染的白细胞数量增加。

• 提高对宝宝的能量供给。在从胎盘喂养到母乳喂养的过渡期间为宝宝提供营养，帮宝宝渡过难关，直到妈妈分泌乳汁。分娩还可以刺激生产乳汁的激素——催乳素的分泌。

• 让情感联系更容易实现。高水平的分娩激素让新生儿更警醒，对养育者的互动有更好的回应。

胎儿应激反应进一步证明了，妈妈和宝宝的身体能完美地共同应对分娩并开始新生活。

（要了解更多关于分娩激素如何帮助妈妈宝宝的信息，参见第18章"分娩的激素交响曲"。）

孕最好还是重复剖宫产；另外一半，尽管做了所有正确的事，最终还是要剖宫产。

虽然正在分娩的产妇实施剖宫产出现并发症的概率要略大于自主选择的预约剖宫产，但是由"大自然妈妈"这位医生决定的预产期要比用技术计算出来的更准确，也就避免了不必要的早产。根据美国妇产科医师学会的规定，自主选择的手术分娩最好在39周之后实施。总而言之，需要问医生的重要问题包括：您这里有多少之前做过剖宫产的病人尝试了剖宫产后阴道分娩？成功率是多少？如果尝试率低于80%或者成功率低于50%，又没有很好的解释，那么你可能就要找一个在这个领域更有经验和更具专业性的团队了。

剖宫产后的康复

得益于现代产科技术，手术分娩尽管不幸变得更普遍，但也更安全了。然而，剖宫产接生仍是一个大手术，因此你现在就可以做些事情，将来好帮助身体更快恢复，让你在向母亲身份更顺利过渡。

组织要更好康复、更少损伤，它们需要：

• 修复和生长所需的营养素；
• 充足的血流量来输送这些营养素；
• 强大的免疫系统来预防和抗击感染；
• 清洁的食物和环境，没有"反药物"（antimedicines）——妨碍康复的化学物质。

你已经了解了有助于身体早日康复的大部分信息，下面是我们的健康康复计划的精华：

• 记住康复食物的5S：海产品、沙拉、果饮、香辛料和补充剂（参见第48页）。
• 蛋白质和健康的脂肪为正在康复的组织提供基本的框架。
• 健康的碳水化合物为正在康复的组织提供能量。
• 重要而强大的维生素和矿物质为正在康复的组织提供营养。
• 抗氧化剂充当抗老化营养素，帮助这些组织保持健康。
• 回顾一下第3章列举的12种怀孕超级食物，这些食物也是名副其实的"超级康复食物"。
• 重读下面这些部分：激素和谐如何促进康复（参见第348页）；运动如何帮助身体康复（参见第65页）；压力管理如何帮助身体康复（参见第79页）；健康睡眠促进康复的性质（参见第87页）。

在怀孕期间越早开始实践我们的健康康复计划，你就能够更快从分娩中恢复过来。

（参见第 423 页的相关部分："如何帮助你的身体从分娩中康复"。）

从剖宫产中获得最佳结果

"我已经预约了剖宫产手术，我知道以我的情况来看这样对宝宝最好，但是我很遗憾，我原本非常想自然分娩。而且，我也很害怕手术。"这些感受就是为什么我们不说剖腹产，而是说手术分娩或剖宫产。因为这首先是一次分娩，其次才是一台手术。最好事先了解手术的情况，而不是在分娩的时候与失望做斗争。你还可以事先计划，做些事来为你和宝宝创造积极的体验。让宝宝通过手术出生，与通过阴道分娩一样，都是一件值得庆祝的事。

因为剖宫产非常常见，所以有可能你的某一班分娩课上的同学都想要剖宫产。下面是一些可以让宝宝的出生有个性、有意义的一些方法：

· 局部麻醉。脊髓麻醉或硬膜外麻醉对妈妈和宝宝来说都更安全，只有在极少数情况下，全身麻醉才是有必要的。你的麻醉师或麻醉护士会根据你的具体情况讨论麻醉选择。

· 让准爸爸、支持你且平静的朋友或家庭成员坐在你的身边，如果准爸爸有些犹豫，提醒他真正的手术是

在消毒帘后进行的，你们都不会看到任何令人不安的情景。

· 请产科医生尽量把宝宝举高些，让你能够在接生后马上看到他。在剖宫产中看到新生儿被"举起来"是一幅非常美的画面。

· 在宝宝出来并快速检查（体温、呼吸和脉搏、心跳）后，立即请求把宝宝抱到你身边，拥抱宝宝。你需要一些帮助，因为你可能有点无力，而且一只胳膊由于输液而不能动。这种妈妈—爸爸—宝宝的结合是拍照的好时机，在很多情况下，有人会主动充当你们的摄影师。

· 当你的子宫和腹部正在缝合（这需要 30 分钟）、手术收尾的时候，准爸爸可以陪着宝宝去育婴室，这样宝宝就不用单独跟陌生人在一起了。这一额外的父子连接时刻将对他们俩产生深远的影响。

· 为了降低术后疼痛，问问麻醉师能否通过脊髓或硬膜外麻醉的管子使用长效的镇痛药。这种药物可以提供持续的镇痛效果，可达 20 小时，这样你就不需要其他镇痛药了。另一个选择是通过静脉注射药物，你可以自己控制，这被称为患者控制的镇痛，只需在需要的时候打开阀门。这种药物对母乳喂养的宝宝完全是安全的。

· 在大多数情况下，宝宝会跟你待在康复室，然后在你们俩情况都很

稳定的时候跟你一起去你的房间。如果准爸爸或护士可以陪你待在房间里，宝宝又是健康的，那么即使是剖宫产生下的宝宝也可能与你共处一室。最好的术后镇痛剂是宝宝。

• 事先计划好家里有人长期帮忙；记住，你将要从腹部大手术中恢复。

我的怀孕日记：第 7 个月

我的情绪上的感觉：

_____

_____

_____

_____

我的身体上的感觉：

_____

_____

_____

_____

我对宝宝的想法：

_____

_____

_____

_____

关于宝宝的梦：

_____

_____

_____

_____

我想象中宝宝的样子：

_____

_____

_____

_____

我最关心的事：

_____

_____

_____

_____

我最高兴的事：

_____

_____

_____

_____

产前检查

我的问题以及得到的回答：

_____

_____

_____

_____

检查和结果和我的反应：

_____

_____

_____

_____

更新的预产期：_____

我的体重：_____

我的血压：_____

感觉我的子宫；我的反应：

_____

_____

_____

感觉到宝宝在踢我的时候，我的反应是：

_____

_____

_____

感觉到宝宝在踢动的时候，爸爸的反应：

_____

_____

_____

_____

感觉到宝宝在踢我的时候，其他孩子的反应是：

_____

_____

_____

_____

_____

购物的时候我买了什么：

_____

_____

_____

_____

_____

宝宝的超声波图像或我丰满的照片：

感受：

_____

_____

_____

_____

_____

_____

_____

_____

_____

_____

第 8 个月的产前检查（第 30 ～ 33 周）

在第 8 个月的产前检查中，你可能会：

• 检查子宫的大小和高度；

• 检查皮肤，有没有皮疹、静脉曲张和浮肿；

• 测量体重和血压；

• 尿常规，检查有无感染、糖或蛋白质；

• 检查血红蛋白和血细胞比容，视情况而定；

• 检查你的饮食，有机会讨论体重；

• 有机会听宝宝的心跳；

• 有机会通过超声波看见宝宝，视情况而定；

• 有机会与医生讨论你的感受和担忧；

如果医生有其他担心，可能希望让你在第 7 个月和之后每月检查 2 次。

第 17 章

第 8 个月：进入分娩准备期

终点在望，你很可能开始放慢忙碌的生活节奏，把更多心思放在和宝宝在一起的生活上。随着母性本能的增强，你可能开始设想把宝宝抱在怀里看着宝宝眼睛的感觉；你可能在脑海里描绘出宝宝的形象，想象他的样子，他的举手投足，他的头发和眼睛的颜色，他的哭声……你甚至可能会将幻想快进，想象未来的他在踢足球或跳舞。开始把注意力几乎都放在宝宝身上，这是很自然的。

当然，你也可能仍然想扮演超级妈妈，大事小事一把抓，直到分娩那一刻。但是，没有哪项"工作"与你正在做的这一项同等重要，作为准妈妈，你要经常坐下歇歇，把脚抬高，闭上眼睛，拍拍你的肚子自我鼓励一下，因为你正在完成人类最伟大的一项任务——孕育一个生命，你拥有莫大的特权。

第 30 ～ 33 周宝宝的发育情况

当你低头看时，可能难以想象肚子还会再长大，但是你和宝宝都还要再长一些。在接下来的 8 周里，宝宝的体重可能会翻倍，但是不要担心，你不会长那么多。

宝宝的生活空间变得越来越拥挤了，从现在到出生，大多数宝宝每周增重大约 220 克，身长增加 1.3 厘米，到这个月末，宝宝的体重接近 1800 克，身长 40 ～ 45 厘米。

在这个月里，宝宝的脂肪储存量会加倍，尤其是皮下脂肪，这使宝宝的外表看上去更充盈；宝宝的头发长得更长了，覆盖全身的丝般柔顺的胎毛开始脱落；宝宝对外界的光线会做出眨眼的反应。这一阶段是宝宝的大脑发育最迅速的时期，一定要喂饱你自己，这样宝宝就可以得到更多"大脑食物"（参见第 25 ~ 28 页所列食物）。

宝宝翻转。之前，宝宝大多是臀位（屁股向下），他的头、四肢和躯干就位于子宫的顶端，那里空间更宽敞些。在怀孕早期，宝宝可以很容易地变换姿势，因为他们还比较小，而子宫里有足够多的羊水可供他们翻跟斗。到了 34 周，大多数宝宝会翻转为头向下的姿势，导致胎动的位置和强度发生变化。一直到怀孕的最后几周，产科医生和助产士都不会太担心胎儿的位置，除非你早产。

感觉宝宝下降。临近第 8 个月末，或者第 9 个月初（尤其是第一次怀孕），胎儿会下降进入你的骨盆，就好像是调整好位置准备"出来"一样，这让你的外观和内部感觉都会随之发生变化，看上去，腹部的隆起低了一些。很多第二次怀孕的妈妈发现，她们的宝宝直到分娩开始前一周甚至更短的时间才开始下降，这是因为骨盆肌肉已经接待过一个宝宝了，不需要再预热。随着宝宝的下降，胃部（较少烧心）和横膈膜（呼吸更轻松）承受的压力减轻了，但是宝宝现在对膀胱和骨盆施加了更多压力，会导致漏尿并引发频繁排尿的冲动。（参见第 247 页减少漏尿的小贴士。）

你可能会有的感觉

虽然你的身体明显向外扩展，但是你的心却向内收敛，转向宝宝。下面是第 8 个月的一些典型情绪：

不耐烦

你可能会想："生个孩子为什么要这么久？"或"我已经慢慢鼓出来 7 个月了，可还有漫长的两个月要过，现在就把这家伙取出来吧！"剩下这两个月看上去永远都过不完。对怀孕感到厌烦，急于抱上宝宝，这都是很自然的。

想一想身体必须适应孕育、分娩

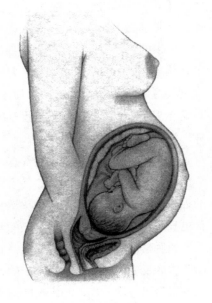

第 30 ~ 33 周的宝宝

宝宝时，你就能理解大自然为什么要让你度过这些甜蜜的有时不舒服的时光了。如果你的骨头、肌肉、韧带和所有负担宝宝的组织快速拉伸，肯定会很疼！而9个月的"缓慢拉伸"使组织可以慢慢适应宝宝，又不至于有太多疼痛，比如说，阴道组织就需要逐渐软化、拉伸，以适应宝宝出生。尽量品味这剩下的两个月吧！提醒自己这是你最后的机会——有时间小睡一会儿，去看电影而不用请人照顾宝宝，做爱时不会被宝宝的哭声打断。好好享受两个月的"休闲"状态吧！

需要休息

对很多8个月的妈妈来说，大脑告诉身体：要慢下来，抬高双脚，闭上眼睛，好好休息，待在家里。

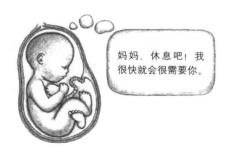

妈妈，休息吧！我很快就会很需要你。

回想上一次的分娩

每次分娩都跟宝宝的个性一样独特。如果你之前生过孩子，回想一下

事情发生的顺序以及当时的情绪：这次分娩会有什么不同？会更疼还是疼得轻一些？耗时更短还是更长……这也是总结之前的分娩经验教训的好机会：这次你想在哪一方面改进？你还会用同一种镇痛方法吗？还会用同样的分娩姿势吗……这次你要智慧得多，就让你的经验和智慧为你所用吧！

觉得肚子更大了

显然，你觉得肚子大了是因为确实大了。好消息是，这差不多就是你的宝宝能达到的最高点了，下个月宝宝就会开始下降进入骨盆。肚子大可能也会产生更多烦恼，你很难四处走动，关节疼痛，脚部水肿，弯身照顾学步儿就更是个苦差事了。

我喜欢3岁的女儿对我的大肚子的反应。她会伸过手拍拍我的肚子说："宝宝，宝宝。"她还变得越来越兴奋，想知道新宝宝在哪儿睡觉，还问："新宝宝要坐在高椅子上吃饭吗？"当她帮我拿出一些宝宝衣服和宝宝鞋子的时候，她说："这些小鞋子真可爱！"

更强的假性宫缩

你的假性宫缩可能变得更剧烈，

311

感觉就像用结实的带子绑紧你的腹部一样。利用这些分娩前的宫缩来练习你在分娩课上学到的放松和自然镇痛技巧吧！一旦你感觉宫缩要来，重要的是调整心情，让身体放松，而不是让身体紧张。可能你现在正从容面对这些，因为你知道，也就还有一两个月而已。

更强的胎动

在最后两个月里，胎动次数减少是正常的，但是它们可能更有力了，有些踢打能够在肠道、肋骨、膀胱、腹股沟……宝宝的踢打指向的任何地方，真的很疼。你可能刚要开始睡，夜间胎动表演就开始了。

 玛莎笔记：

我们喜欢全家一起玩宝宝踢打游戏。我会在鼓起的肚子上放一张纸，让孩子们观看宝宝把纸踢打掉。我们还玩"猜身体部位"的游戏：这是脚后跟还是小胳膊肘？

夜间频频醒来

无论是孕妇还是腹中的胎儿，都无法整夜安眠。如果增大的子宫没有弄醒你，住在里面的小房客也会让你不得不醒来。(参见第90页的睡眠建议。)

控制分娩疼痛：了解你的选择

最好是在分娩之前几个月就对自然的和医学的镇痛方法都有所了解，不要等第一次宫缩来到的时候才开始补习疼痛控制课。如今的分娩妈妈在分娩镇痛上比以前有更多的选择，不仅在自然镇痛方面大有可为，而且医学镇痛也更好、更安全了。因为有太多的镇痛选择，如今的准妈妈就更需要掌握足够的信息。下面就教你如何身心并用来促进分娩进程并缓解疼痛。

为什么分娩这么疼

要让像西瓜那么大的宝宝从像芸豆那么小的宫颈口出来，需要很多力气来推，而肌肉组织不可能费力拉伸，却让你毫无知觉。你的子宫将非常辛苦才能完成分娩这项壮举。你会感觉有多痛，取决于宫缩的力量以及宫缩是否因为催产素而更强烈，疼痛还与宝宝有多大以及宝宝的姿势有关，宝宝面朝下就比面朝上疼得轻些。除了辛苦劳作的子宫和快速拉伸的宫颈肌肉外，周围的组织也承受了很多压力性疼痛，例如大肠、膀胱、背骨和其他邻近的组织，当宝宝通过的时候，它们也会被挤压和拉伸。

与流行的看法相反，通常不是收缩的子宫肌肉造成疼痛，大多数分娩疼痛，源自宝宝通过时扩张的宫颈和周边组织。在分娩的第一阶段，子宫自身不将宝宝推挤出去，而是通过收缩来提拉宫颈肌肉，打开通路，让宝宝的头可以被推出去。骨盆的肌肉和韧带含有丰富的压力感受器和疼痛感受器，因此，向上提拉宫颈以及之后将宝宝推出产道，都会产生强大的压迫感和疼痛感。由于肌肉紧张，疼痛感还会增加，紧张度越高，这些强大的感觉就越会转变成疼痛。

像所有肌肉一样，子宫的肌肉也会在需要做的工作遭遇抵抗时受到更大伤害。当肌肉被拉紧、扭转、过度疲劳时，肌肉组织内部的化学作用和电解活动就会失去平衡，这些生理变化就会产生疼痛。

你如何感觉疼痛

宫缩开始，组织被拉伸，这些组织的神经中的疼痛感受器受到刺激，发出闪电一样快的神经冲动，经由神经到达脊椎。在脊椎里，这些冲动在去大脑的路上必须通过一道道门，这些门阻挡住一些信号，剩下的信号到达大脑后才能被认定为疼痛。好消息是，你确实可以在 3 个地方影响疼痛：

• 产生疼痛的分娩组织；

• 脊椎的闸门；

• 感知疼痛的大脑。

在找出自己的疼痛控制技巧时，你会想运用能控制这 3 个地方的疼痛的镇痛方法。

理解这个疼痛通路的一个方法是，把疼痛冲动想象成迷你赛车，它们从刺激点——骨盆周围紧张扭曲的肌肉快速驶向微型的疼痛感受器，或者说位于脊椎和大脑里的神经细胞停车场，挡住通往这些感知疼痛的感受器的通路，也就是镇痛药的工作方式。

你不用药物也可以影响这些疼痛赛车的活动。首先，可以限制从起点出发的赛车数量，可以使用放松技巧（参见第 318 页）让你的肌肉不至于变得过于紧张疲乏，采用有效的分娩姿势（参见第 377 页）让你的肌肉自然地工作；其次，你可以关闭脊椎上的闸门，让疼痛赛车无法全部通过，令人愉快的抚触刺激，例如按摩，就可以发出积极的冲动，至少可以部分阻挡疼痛冲动在脊椎中的传导；你还可以通过派出竞争车辆的方式在门那儿制造交通堵塞，例如音乐（参见第 320 页）、积极的心理意象（参见第 321 页）；最后，你可以让大脑的感受器充满天然的镇痛剂，例如内啡肽（参见第 319 页），这样疼痛赛车就没有地方停车了。

313

除了使用药物（参见第 330 页）和身体自己的内啡肽，你还可以用注意力分散技巧来充满大脑的疼痛感受器，阻止对疼痛的感知。使用分散法时，你努力用其他意象填满大脑，由于这个意象特别吸引你，你就会全神贯注于它，掩盖了对疼痛的感知。这些技巧在分娩课上感觉不错，甚至当你在起居室里练习模拟分娩时也挺有效，但是当真正的分娩开始时，它们可能会不起作用。这种专注需要很强的心理控制力，可能需要多年练习才

疼痛是有意义的

美国有很多孕妇在医院预登记的时候都会要求使用硬膜外麻醉。电影电视经常把分娩描绘成一种紧急情况，孕妇仰面躺在床上，必须用药物分娩。另一方面，分娩教育者则尽量不提疼痛，用更术语化的"宫缩"以及类似的术语"激增"和"高潮"来代替"疼痛"。

疼痛是否可能在分娩中有意义呢？在经历了我们自己孩子的出生并看到上千名女性控制（或没有控制）她们的分娩疼痛，我们就疼痛和分娩得出两个结论：

1. 疼痛确实有意义。

2. 不可控制的疼痛在分娩中是不正常、不必要或不健康的。

总而言之，疼痛是身体发出的信号，说明有个系统没有按照预设的方式工作，或者身体里有什么地方出错了，需要关注。如果你跑马拉松，发现膝盖疼痛或难受得喘不上气来，你会把这看作是一个提示：你需要一些营养或水分，或是需要改变呼吸技巧或跑步方式。你做出必要的改变来提高能量，缓解疼痛，同时继续向你的目标前进。

生孩子也是如此，例如，如果妈妈感觉后背尖锐疼痛，她可以把这理解成一个信号，不断改变姿势直到感觉疼痛缓解。对妈妈有好处的对宝宝也有好处，通过改变姿势，宝宝也能转换姿势，找到更轻松——更少疼痛的娩出方式。对疼痛，正确理解，明智控制，就会对分娩有帮助。倾听它的信号吧！

把疼痛当作分娩沟通者：可以加以控制的疼痛说明宫颈正在工作——打开，让你将宝宝推出；不可控制的疼痛说明你该做些改变了。（参见第 322 页玛莎水中分娩的故事，那是倾听疼痛的另一个例子。）

能掌握。对很多产妇来说，这很快就会变成心理负担，容易让身体紧张不安。

根据我们的经验，当一位分娩妈妈为了逃避分娩疼痛而过于努力把注意力集中到别的事情上时，她的心理和肌肉都无法放松。但是对某些产妇来说，分散注意力策略确实有帮助。

10个有效控制疼痛的策略

无论读多少书，做多少练习，都无法让你为分娩完全做好准备。但可以肯定的一点是，你了解得越多，准备得越好，恐惧就越少，分娩的疼痛就越少。在向你展示如何为自己制定正确的疼痛控制体系时，我们将专注于两个方面：减少疼痛的产生，减少疼痛的感知。

疼痛耐受力就像个性一样因人而异。一个女人有的"强烈感觉"，对另一个女人来说就只是"哇，真疼啊"的一声呻吟，没有哪个疼痛控制计划适合所有的孕妇。有些妈妈过于关注"不使用药物"，以至于她们没有与正在分娩的身体建立联系，更加无法在分娩激素的交响曲中放松。我们要朝着平衡的镇痛努力，一方面，难以忍受的疼痛会延迟分娩，对你和宝宝都好；另一方面，时机错误、剂量错误的药物也会延迟分娩，而适当使用镇痛剂可以加速分娩，使妈妈和宝宝更健康。

 玛莎笔记：

不要极力控制，而要想着放手，这意味着理解身体的信号，配合它们的工作。

1. 对镇痛持有平衡的心态

一些孕妇进入分娩时完全排斥用药，横下一条心要自然分娩，认为除了不使用药物的分娩，其余的都是失败的；另一些孕妇则要求医生使用一切手段来追求无痛分娩，毫无疑问，这两种极端情况中间的平衡地带才是正确的。对大多数妈妈来说，明智的是在进入分娩时，了解所有自然的镇痛技巧，同时对可供选择的医学镇痛法保持开放的心态，以备你的分娩或具体的孕产情况需要。

分娩不是一次赛跑，看谁能在医疗辅助最少的情况下跑到终点。分娩是你的宝宝来到世界上的时刻，也是你生命中的标志性事件，对分娩的记忆将会伴随你一生。任何有利于生下健康宝宝的、有助于你对整个过程感觉良好的方法，对你来说都是正确的疼痛控制计划。

BJ 医生笔记：

当你在医院分娩时，护士可能会让你在 1 ~ 10 分的疼痛量表上给你的疼痛打分，这个做法是医院的认证机构强制实施的程序，尽管使用这种评分量表从未被证实是判断分娩孕妇疼痛情况的可靠做法，但它仍被广泛使用。

我对这个做法的一个担心是，它让孕妇关注"她有多疼"，而不是她如何控制疼痛。当一个孕妇被反复要求为疼痛评分时，向她传达的信息是，她的疼痛一定比她实际感知到的更严重。我建议很多计划在医院分娩的孕妇请护士不要给她们使用疼痛评分量表，这一点可以通过你的分娩计划来实行，写一份文件，就像预先的医疗指示，可以被整合进病历，这样护士就可以"摆脱困境"。（关于制定分娩计划的更多信息，参见第 286 页。）

2. 忘掉你的恐惧

恐惧会增加疼痛。神奇的子宫肌肉组织的效率有赖于你的激素、血液循环和神经系统协同合作，恐惧会干扰这 3 个系统：

• 恐惧和焦虑导致身体产生过多的应激激素，这会抵消身体产生的用于促进分娩进程、缓解不适的激素，结果就是分娩耗时会更长、更痛苦。

• 恐惧会降低血液流动，减少对子宫的氧气供给。缺氧的肌肉很快就会疲劳，而疲劳的肌肉就是疼痛的肌肉。

• 恐惧制造肌肉紧张，而分娩时你最不想要的就是绷紧的腹肌和骨盆肌肉。紧张的肌肉不仅疼痛，而且更难以协调一致地将宫颈扩张到足以让你将宝宝推出的程度。正常情况下，子宫上端的肌肉收缩，向上拉，而下端的肌肉放松张开，让宫颈扩张，宝宝可以通过这里进入产道。恐惧主要影响比较靠下的肌肉，导致它们绷紧而不是放松，结果就是，子宫上端的强壮肌肉收缩后抵住了下端紧张的肌肉和宫颈，疼痛更厉害了，分娩却没有什么进展。

对分娩有些恐惧很正常，因为我们都对未知的事物感到焦虑，然而，未解决的焦虑和恐惧会阻碍你的分娩。尽管毫无恐惧的分娩就像毫无疼痛的分娩一样稀少，但是你可以在分娩之前努力解决自己的恐惧。你到底恐惧什么呢？你害怕疼痛吗？你听过恐怖的故事？过去对疼痛有过负面体验？你害怕剖宫产或是会阴切开术吗？你害怕在分娩的中途失去控制吗？你害怕宝宝有问题吗？把你的恐惧都列出来，在每种恐惧旁边写上你可以做什么来避免恐惧成真。还要认识到，有些过程和结局是你无法控制的，不要为你不能改变的事情担忧。

让没有恐惧的帮手围绕在你身边。你可能已经知道朋友和家庭成员中谁将分娩看作恐怖的事，而谁没有。恐惧是会传染的，要明智地选择那些陪你分娩的人。不要觉得这是最终向你妈妈证明某件事的时候，如果她对分娩的态度是恐惧的，最好事后让她在录像里看你分娩，而不是在产房里用她的恐惧影响你。

避免恐惧的回放。不要把过去的可怕包袱带入产房。分娩会扰动之前令人不舒服的创伤性分娩记忆。你可能在一次排山倒海的宫缩高潮时，不由自主地启动了"紧张起来"的按钮，而这只是对很久以前某个事件的反应。

 威廉医生笔记：

很多准爸爸害怕分娩，他们不理解分娩疼痛，在伴侣疼痛的时候感到非常不安，而且发现自己无法"解决"这个问题。就连"无畏先生"也会在特别强烈的宫缩面前变成"吓破胆先生"。给你的伴侣打打恐惧预防针，这样他就不会把烦恼传给你，对你的分娩会很有帮助：让你的伴侣接触正常的分娩影像和声音，做好心理准备，告诉他如果事情没有按计划进行，可能会发生什么事。注意，不要跟他说你的恐惧，如果他看到你都不

经皮电神经刺激疗法

经皮电神经刺激疗法（TENS）是一种缓解疼痛的技术，作用在疼痛中枢，主要针对术后疼痛，现在也被一些分娩中心用来缓解分娩疼痛，例如背痛性分娩的疼痛，而不是正常宫缩有节奏的疼痛，因为宫缩疼痛允许间歇的休息。经皮电神经刺激疗法的仪器大约像一摞扑克牌那么大，拿在妈妈的手里，从仪器上出来的电线贴在妈妈的皮肤上，通常是在下背部，当妈妈感觉宫缩或背痛来袭，她就可以打开电流发生器，向皮肤和肌肉输送刺痛的感觉，妈妈可以调整电刺激的水平。针灸和经皮电神经刺激疗法的实践者都认为，压力和电流会干扰疼痛信号，刺激局部的内啡肽分泌。这些机制被认为可以降低局部的感觉，同时降低大脑对疼痛的感觉。

害怕，他也就不太可能害怕了。

3. 雇用专业的分娩教练

自己有过分娩经历，对分娩的正常感觉以及对分娩有过专业研究的有经验的女性，是可以陪在你身边的有价值的人。这个特殊的女性，将帮助你理解分娩时的感觉，提供控制疼痛的建议，将告诉你如何跟自然的力量合作，让分娩较少痛苦。（参见第 279 页，我们对选择分娩教练的建议。）

4. 放松分娩的肌肉

"放松？你在开玩笑吧？这些宫缩就像是轧路机碾过一样，怎么放松？"我们认识的一位妈妈在分娩的过程中对她的分娩教练这么说。"放松"（一个更好的词可能是"释放"）不是甩给正在进行一生中最剧烈体力劳动的妈妈的一句空话，而是她为了有助于分娩进展要实实在在去做的事。放松所有其他的肌肉，这样她的子宫就可以不受干扰地工作，这有助于产妇与子宫合作，而不是反抗它。能否放松和释放，可能会有很大的不同，区别就在于你是得到想要珍藏的极佳分娩体验，还是得到不那么好的很快就会忘记的体验。

为什么要放松？ 放松所有其他肌肉，只让子宫肌肉收缩，可以缓解不适，加速分娩的进程。如果身体其他部位紧张，尤其是面部和颈部，这种紧张也会传递给需要在宫缩时保持放松的骨盆肌肉。在分娩中，紧张的肌肉比放松的肌肉更疼，紧张肌肉内部发生的化学变化实际上降低了肌肉的疼痛阈限，与肌肉不对抗分娩的情况相比，会让你疼得更厉害。当紧张的肌肉对子宫冷酷无情的不自主收缩进行抵抗时，结果只能是疼痛。肌肉的紧张疲惫很快就会导致心理的紧张疲惫，这会提高你对疼痛的觉察，降低你应对疼痛的能力，你将会失去考虑选择、做出改变来减少痛苦的能力。

娩出胎儿是一项艰苦而吃力的工作，进行的过程中有冲锋也有休息，有点像"冲锋"和"充电"的循环，一旦宫缩结束，你就需要放松下来，完全进入休息，如果你在两次宫缩之间不抓紧休息，就不可能再次冲锋，迎接下一次宫缩到来。随着分娩的过程，宫缩会逐渐变得更强烈，更耗费体力，在间歇期有意识地休息就更重要，此时的休息可以为即将到来的推出阶段保存能量，因为那时候需要大量能量来做你从未做过的最艰苦的工作。

放松还有助于平衡你的分娩激素。正如之前我们提到的那样，有两种激素帮助你分娩：一种是肾上腺素（应激激素），可以给身体提供额外的力量，以备像分娩这种要做出巨大努力的情况之需。肾上腺素对身体生成的天然麻醉剂起到协同增强的作用，带来更大的自然镇痛效果。分娩时，你的身体需要足够多的应激激素来帮助你努力工作，但是又不能太多，太多了会让你的身体变得焦虑沮丧，导致心理和肌肉都来对抗分娩进程。

另一种在分娩时为你工作的激素，是一种天然的镇痛激素，名叫内啡肽。这是身体内部的天然麻醉剂，能够帮助你在压力情境下放松，在受伤的时候消除疼痛。这些生理性的分娩助手在神经细胞内生成，它们附着在神经细胞的疼痛感受器上，并在那里使疼痛的感觉减弱。大力运动会提高内啡肽的水平，而在分娩这项费力的运动期间，内啡肽会自动进入你的系统，只要你没有因为太紧张而阻断它们的释放。

在分娩的第二阶段（推出），宫缩最厉害的时候，内啡肽的水平非常高。就像人工麻醉剂一样，内啡肽在每个女性身体里起的作用也不一样，这可以解释为什么有些女人似乎感觉比其他人更疼。未受阻碍的内啡肽对你来说比人工麻醉剂更好，它可以在分娩期间提供稳定的镇痛源，让分娩妈妈有一种心理健康的感觉，她们常

常用"自然的麻醉状态"来描述这种感觉，不像药物那样是一阵一阵的"冲击"，随之而来的是头晕眼花，浑身无力。在两次宫缩之间休息，会让这些天然的镇痛剂发挥作用；恐惧和焦虑会提高应激激素水平，抵消内啡肽的作用。如果你的心理少些焦虑，你的身体就可能少些疼痛。

内啡肽还帮助你从分娩过渡到育儿。产后的内啡肽水平最高，两周后才会回到分娩前的水平。内啡肽刺激催乳素的分泌，而催乳素是一种放松激素和"母性"激素，能调节乳汁产生，从心理上推动你享受育儿的过程。内啡肽还帮助你在怀孕时保持放松。

当你以身体原本设计的方式分娩时，会产生完全均衡的应激激素和内啡肽；恐惧和疲惫则会让这些激素失去平衡。当你在宫缩的时候放松，在两次宫缩中间休息，就会为身体如何受到心理的控制而感到惊奇，你会感觉轻松，你的宝宝会更容易出生。

尽可能多花一些时间练习特定肌肉的放松以及整个身体的放松。下面是一些行之有效的放松技巧，玛莎以及我们辅导的妈妈们曾经用这些技巧来排除"放松障碍"。

放松和释放（R&R）。在宫缩间歇放松，在宫缩时释放。分娩时要把这两组词记在心里，调整自己的想法，让自己想些能让肌肉放松的事情，帮

助你跟随身体正常的工作状态。当你感觉宫缩开始时，不要让自己因为即将到来的宫缩紧张起来，肌肉紧绷，而要深呼吸，放松，然后释放。做下面的"R&R"练习会将你的状态调整到可以说："宫缩来了，呼吸，释放！"而不是说："哦，不！宫缩又来了！"用你的想象力，想象自己紧张起来，然后对此做出释放的回应；当你模拟的宫缩停止时，深呼吸一次，放松，进入休息状态。

做这些练习的最佳时间是当你出现假性宫缩的时候——你将得到回报，与紧张有关的疼痛会减轻。找一堆枕头，让自己舒服些，与你的伴侣一次又一次地用不同姿势练习：站着靠在伴侣身上、墙上或某个家具上，坐下，侧躺，甚至四肢着地跪着。

练习 1：检查全身的肌肉紧张情况。皱着的前额，握紧的拳头，紧闭的嘴和咬紧的牙关，抬高的肩膀是明显的表现。依次从头到脚放松每一组肌肉：先让每一组肌肉紧张起来，然后再放松，这有助于你识别这两种不同的状态。当伴侣提示你"宫缩"开始，心里默想"放松、释放"，然后让这些绷紧的肌肉松开。记住此时的感觉，这样你就可以在分娩的时候回忆它，因为那时"释放"的提示"说起来容易做起来难"。

练习 2：在怀孕的最后一个月里，整月都要一天数次地经常练习"抚触—放松"。"抚触—放松"，能使你处于紧张过后是快乐而不是疼痛的期待状态。找出哪种抚触和按摩最能让你放松下来（参见第 326 页）。做练习 1 的从头至脚依次放松的练习，让每组肌肉紧张起来，然后让伴侣在紧张的部位放上一只温暖、放松的手作为让你释放紧张的提示。这样，你就不用老是听见"放松"这个语言提示，因为到最后你肯定会听烦了。现在，你还可以用这个练习来放松疼痛的肌肉，让伴侣适当碰触疼痛的部位，练习说："我这里很疼——你按压、搓揉或抚触这里。"

5. 分娩时放音乐

享受你最喜欢的分娩催眠曲吧。音乐是非常棒的放松助手，挑选一支自己喜欢的曲子来帮助你放松。在家做"放松、释放"练习时播放这支曲子，这样你就习惯于在听到这些舒缓的调子时放松下来，分娩时也会是如此。

你觉得牙医为什么要给患者放音乐？为的就是在他们治疗牙齿时用音乐占据患者的大脑。音乐实际上可以缓解身体的不适，这种现象被称为声音麻醉。研究表明，在分娩时听音乐的妈妈，比那些不听音乐的妈妈使用的镇痛药要少一些，因为音乐刺激妈妈的身体分泌内啡肽——天然的镇痛和放松激素。音乐还让头脑充满愉快的感觉，使疼痛的感觉没有多少立足之地。音乐对分娩参与者也有舒缓情绪的效果，提醒她们尊重这一过程的安宁。

播放那些已经证明有助于放松的曲子，仔细挑选那些旋律让你放松而不是刺激你的歌曲。很多妈妈制作了自己的唱片，包含那些之前在压力情境下帮助过她们的曲目。有些音乐可以引发特定的愉快回忆——例如你们第一次一起跳舞，它们是极好的选择。有些妈妈说自然环境的声音（例如瀑布、风和海浪）以及轻柔起伏的乐曲比声乐更能舒缓情绪。（除了带上你最喜欢的 CD 或数字播放文件，一定要记得一起带上播放器和新电池或合适的充电器。）

6. 练习心理意象和视觉想象

充满舒缓画面的清醒头脑可以让分娩的身体放松——至少在两次宫缩之间，还可以促使改善分娩情况的内啡肽的产生。运动心理学家能够用心理意象帮助运动员改善运动成绩。

现在就选出你觉得最振奋和放松的画面，然后在白天经常想这些画面，尤其在最后一个月。用这种方式，你

就可以带着一个存满记录短片的心理图书馆去分娩，在宫缩间歇可以点击播放，获得休息的一刻。存入半打你和伴侣最愉快的记忆影像：你们怎么相遇的，最喜欢的一次约会，特别的假期等。

想象我喜欢的甜点，能帮助我放松。我们的分娩教育者提醒我们："紧张（stressed）"这个单词倒着拼写就是"甜点（desserts）"。

将分娩期间正在发生的事情视觉化很有帮助。当宫缩开始时，视觉化子宫正"拥抱"你的宝宝，搂着他可爱的小脑袋；在宫口扩张的阶段，想象你的宫颈随着每次宫缩逐渐变薄，张开得更大；那些在推出阶段成功使用视觉意象的妈妈，视觉化产道正慢慢地像花儿一样绽放开来，把痛苦的画面转换成有建设性的画面。

你还可以试试"打包疼痛"的方法，抓住疼痛，就好像它是一大团塑形黏土，把它软化成一个小球，或是把它包起来，系在氢气球上，想象它离开你的身体，飘浮到天空上。沮丧的想法也可以同样操作，把它们放进一个思想泡泡里，让它们随风飘走。这种练习在宫缩开始的时候结合"廓清式呼吸"使用尤其有效：深呼吸，吐气，或是把疼痛的部分吹走，或是

321

把它看作一个朋友，带着你的宝宝又走近了一段宫缩的距离。

在更厉害的宫缩期间和间歇，尤其是开始推出之前那几次宫缩，想象那条终点线。当推出阶段开始时，想象宝宝的头露出得越来越多（还有那些头发！），很快，分娩参与者通常会帮你看到那小小的头并且碰触它。想象当你的宝宝出来时，你伸手过去协助分娩参与者把宝宝抱到你的腹部，感觉那个温暖湿润的小身体。

心理意象不是心理战胜身体的技巧，而是心理帮助身体更有效地工作。一定要把心理意象当作一种放松方式来使用，而不是当作分散注意力的方法。如果你认为可以通过把心思放在另一个星球上来帮助你逃避身体里正在发生的疼痛，那么你很可能要大吃一惊，因为宫缩会压倒一切，精神逃避的努力效果甚微。

更现实的是希望你的心灵与分娩合作，而不是逃避它。这么说吧，很多没有用药物的妈妈说，当她们把心思集中在身体正在发生的事情上时，她们确实"去了另一个星球"，这不是一种逃避，而是真的隔绝了分娩这项占据一切的任务之外的所有事情。

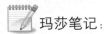 玛莎笔记：

头几次分娩时，我尝试过分散注意力，例如眼睛盯着一个固定的地方，进入恍惚的状态，按一定的模式呼吸，用手指敲打一个旋律。但是宫缩变得很厉害时，这些技巧就不管用了。我本能地开始做那些真正有用的事：我让身体接管一切，做它该做的。当我学会在分娩时放松身体而不是试图控制它时，我才能够放松骨盆肌肉。

7. 享受水中分娩

在生活中，最简单的做法常常最有效，分娩也是。缓解阵痛最令人惊奇的做法之一，也正好是最没有侵入性和副作用的方式——水中分娩。奇迹就是"水"，不是用来喝，而是用来放松，用来浸泡。

 玛莎笔记：

生我们的第7个孩子斯蒂芬的时候，我亲身体验了水中分娩的好处。经过4个小时的阵痛后，我开始觉得身体的下前方有一阵更剧烈的疼痛袭来。这是身体发出的强烈信号，说明有些情况需要引起关注。于是，我爬进一个装满温水的大浴缸，又经过两次剧烈的宫缩后，我可以让整个身体放松了。我尝试不同的姿势，发现一个可以让我肩膀以下都"浮"在水里的姿势，这样我的整个躯干和骨盆就可以保持完全放松。那时，疼痛真的消失了——比打杜冷丁还管用！

理性地对待分娩疼痛

45 年来，在亲历分娩并见证其他人的上千次分娩后，我们想在这里讲一讲有经验的妈妈是如何看待分娩疼痛的。

我们知道她们与第一次怀孕的女性有着完全不同的视角，第一次怀孕的女性可能预期她将要在分娩中经历的疼痛是一生中最可怕的疼痛，带着恐惧进入分娩；有经验的分娩者认为，虽然阵痛比别的疼痛来得"厉害"，但这是一种不同类型的疼痛。认识到其中的区别，让有经验的妈妈比新手妈妈更有可能以一种不那么痛苦的方式度过分娩。新手妈妈可以从有经验的妈妈那里取经、学习、受到鼓舞。当她听说"阵痛就像是反反复复的严重腹痛"，就得到了一个有用的参考标准，也许就能够对自己说："我能做到。"可要是她只听说"很恐怖"，就没什么用。

想一想你这一生中遭受过的最严重的疼痛，比如说，一次非常厉害的牙疼或偏头痛，它突然就缠上了你，来势汹汹，延续多日，无论你采用什么办法，它就是无休无止，不肯离去，为了得到几分钟的解脱，你愿意付出一切。阵痛则不同：

• 这种疼痛不是无休无止的。很幸运，宫缩之间是有停歇的，而且停歇要比疼痛持续时间长得多，至少在进入第二个阶段之前是这样。要知道，每次宫缩只有 60 ~ 90 秒。

• 这种疼痛是可以预测的。你知道在两三分钟后另一次宫缩就会开始，你可以从心理上做好准备接受它。

• 过一会儿你就会知道下次疼痛是什么样的，可能比前一次更强烈些，也有可能更缓和一些，但是每一次都是类似的。

• 阵痛是渐渐增强的，这让你有机会适应它，应对它。

• 阵痛有着持续的目的，提示你为了对宝宝有益，调整身体姿势。

• 你知道阵痛会结束。

• 当阵痛结束时，你将得到世界上最神奇的回报。

当你能理性地认识阵痛时，就会明白大自然设计的这种疼痛是可以控制的。不然，女人为什么要继续生孩子呢？

这种伴随完全的"释放"而来的近乎彻底的解脱令人惊奇。我在水里待了大约一个小时，直到推出阶段开始。我步出浴缸，在我们的床上用侧躺的姿势产下斯蒂芬。随着孩子的娩出，我们发现了让我感到那么疼的原因：他的小手跟头挤在一起，因此两个部位需要同时通过宫颈。疼痛发生的变化提示我需要做出改变：水中的放松让我的骨盆肌肉有时间调整。

为什么水管用。还记得中学的物理课吗？把一个物体放进水里，与它的重量相等的浮力会让它上升。为了简化阿基米德定律，可以这么说：水给分娩的妈妈提供承托力。有浮力的感觉就像是没有重量，因为要支撑的重量减少，肌肉就不需要那么紧张，你的身体就不那么疼了，可以节省能量用在需要的地方——正在辛苦工作的子宫。

水缓解疼痛。肌肉在不太下坠的状态下，疲劳和疼痛就减轻了。水提供的支撑性反压还缓解了肌肉的疼痛，尤其在背痛性分娩的情况下。回顾一下之前关于让神经系统充满愉快的感觉，不给疼痛留空间的镇痛方法吧！在水中，水刺激着皮肤的每个部位，就像在不断地对身体进行按摩。要触及像浸泡在热水中所触及的这么多的皮肤感受器，可需要上千个温柔的指尖啊！

水让人放松。把身体浸入温暖的浴缸里，舒缓了你的身心，减少了应激激素，给身体带来天然的放松镇痛效果。

水让人"释放"。随着分娩的进程而变换姿势，是一个产妇可以使用的最重要的自然镇痛和促进分娩的方式。身在水中让一切发生得更自然、更轻松。很多躺在较硬表面上分娩的产妇描述，她们感觉像是被钉在一个点上，根本不敢移动，唯恐一动就会更疼。水中的女人因为身体获得了水的支撑，在她寻找最能缓解不适的姿势时可以随意漂浮。在水里似乎还能解放心灵，这样她就能利用潜在的本能让紧张漂走。下一次当你在游泳池

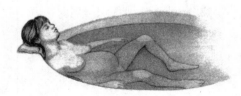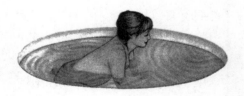

水中分娩

里时，看看这问话说得对不对，注意一下你是怎样自由移动身体清空头脑的。

水中分娩在俄罗斯和法国已有五十余年的应用，但是在北美相对比较新。一项对1800名尝试在按摩浴缸里分娩的女性进行的研究，展示了下列鼓舞人心的结果：

• 分娩时间比较短；

• 宫颈扩张得更有效率，每小时2.5厘米，而那些没有利用水的妈妈只有1.25厘米。

• 准妈妈更少说疼。

• 胎儿下降速度快一倍。

• 剖宫产率是传统医院分娩的1/3。

• 由于高血压而被认定为高危的产妇，浸入水中数分钟后，血压就迅速下降。

更多获益，更少疼痛——进入分娩浴缸吧！

 BJ 医生笔记：

如果你计划分娩的医院里有浴缸，一定要问问它们的使用频率，以及医院对分娩时泡浴的规定或限制。很多医院宣传浴缸，但是因为限制多而很少使用。

用水帮助分娩。有些医院的产科以及很多分娩中心都有按摩分娩浴缸（如果你选择的医院没有，表现出你很失望。这是女性们可以影响分娩产业运作的又一个途径。）你也可以租用一个便携的，相关信息可以向当地的助产士或分娩机构询问。（当然，你必须说服你的医生和医院允许你这么做。）这种浴缸应该足够宽大，至少要160厘米宽，让你在里面伸展得开。下面是一些利用水来分娩一些的方法：

• 放上与洗澡水一样温度的水，通常要比体温略高；

• 当宫缩的强度告诉你需要一些抚慰时，进入浴缸。对大多数女性来说，投入水中的最佳时间是宫口开到5～8厘米的时候，此时分娩活跃期达到高峰。你可能发现在过渡期这个强度最大的阶段，水中分娩尤其令你舒服。躺进分娩浴缸还可以用来加速过于缓慢的分娩，因为溅到乳头上的水花会引发刺激宫缩的激素释放。水还对缓解快速激烈的分娩很有效，因为在那样的情况下，如果不设法缓解，宫缩就有压垮你的危险。

• 尽量仰面向上或四肢着地跪着，这样水可以盖住你的子宫，至少漫到胸部。

• 如果舒适地漂浮在水中让你的分娩停滞，那就出来溜达溜达，或是蹲在地上，让分娩重新启动；一旦分娩重新开始，再进到浴缸里。

• 当你进水和出水时，一定要赶在宫缩间歇期，并且有人协助，这样你就不会滑倒了。

• 当你感觉有推出的冲动，就应该出来擦干了。也有胎儿在水中出生，因为没来得及出来，或者妈妈感觉太舒服而无法让自己从水中离开。只要马上把他们从水中抱出来放在妈妈的臂弯里，就没什么问题，这样宝宝就可以尽快进行第一次呼吸。

除非你的分娩参与者另有建议，否则即使在破水之后使用浴缸也是安全的。那时宫缩变得更剧烈了，你真的需要水带来的解脱。有水中分娩经验的孕产中心报告，破水后进行水中分娩的女性感染率并没有上升，只要妈妈在分娩活跃期中，并进行事后的控制感染消毒就没事。

通常，没必要离开水进行常规操作。如果你需要静脉注射，可以注射在手上，套上一个防水的塑料袋，再用橡皮圈封住口。如果有必要间断性地使用胎心监护仪，那么可以在你能够露出水面的肚皮上使用；如果用的不是为水下使用特别设计的监护仪，可以在手持监护仪上套个塑料袋。

如果医院或分娩中心不提供分娩浴缸，你又租不到，至少可以尝试坐在普通浴缸里，或站在淋浴喷头下。喷射热水常常会对背痛性分娩起到很好的镇痛效果。而且，除了与水接触，淋浴或浴缸注水的舒缓水声也很受欢迎。

不要期待所有的阵痛都会在水中消失得无影无踪。不过，根据我们以及其他使用浴缸分娩产妇的体验，水是现有的最棒的分娩救星。

8. 享受正确的抚触

舒缓的按摩，充满关爱的抚摸，激情的亲吻，甚至简单的足部摩擦，对分娩中的妈妈来说都是幸福的抚慰（更多内容参见第 388 页）。通过抚摸神经末梢密布的皮肤，揉捏皮肤下面的压力神经末梢，大脑就会受到愉快刺激的轰炸。

除非分娩开始，否则你不能确定哪里需要抚触及如何抚触。但是，在最后几个月里，练习用按摩来缓解背疼，或用抚触来帮助你在假性宫缩期间放松，都将让你为分娩做好准备。在产前多练习，一旦你丈夫在大日子来临前看到抚触多有帮助，就会鼓舞他在分娩时使用这些技巧。

使用纯植物油或按摩乳液，尝试用不同的手法按摩身体的不同部位。指尖的大力按揉最适合面部和头皮，深度按压和揉捏最适合大块肌肉，例如肩膀、大腿、屁股、小腿和脚。让你的伴侣试着用手掌跟的反压来帮你缓解背部肌肉的疼痛。使用芳香精油，尤其是薰衣草、玫瑰或没药，还可以促进放松，薄荷精油则在你感觉恶心的时候很有用。

提前找出你喜欢哪种按摩手法，不喜欢哪种，例如，顺着体毛生长的方向向下按摩是令人愉快的，而逆着毛发按摩会让你不舒服。帮助伴侣了解你喜欢的按压强度和节奏，可以轮流按摩，在你为他按摩的时候，向他展示你喜欢什么。

我的第一次分娩进展缓慢，我得到了最好最放松的足部按摩。第二次分娩则快速而激烈，我丈夫揉搓我的腿也又狠又快。不知怎的，他就本能地知道只有激烈的动作才能与一个大甜瓜通过的疼痛抗衡!

给按摩师的建议：不要把对按摩的批评当作对你的人身攻击。要预料到你的伴侣在怀孕后期会敏感，在分娩时会易怒。在分娩时按摩过去她喜欢的地方，可能会得到一声粗暴的"停!"或"别碰我!"你会发现这些"热点部位"让她恼怒而不是放松。在分娩课上，你可能练习过使用按摩工具，例如网球或油漆滚筒，但是要做好即兴发挥的准备，在不同的分娩阶段尝试用不同的手法按摩不同的部位。如果她不喜欢你的手法，那就快速变换手法，保持耐心，她会尽量让

你知道她想要什么，但是她可能太专注而没在意到礼貌。放心吧！她将会非常感激你的付出。

9. 为分娩而正确呼吸

每一种运动都有自己最佳的呼吸模式，这一点对分娩来说尤其重要。忘记那些陈旧的分娩录像吧！那里面的孕妇在子宫第一次收缩时会机械地大口喘息。玛莎记得 40 年前的理论是，通过将呼吸维持在胸部，横膈膜就不会压在收缩的子宫上，为了做到这一点，呼吸必须快速，以保证吸入足够的氧气，结果大多数孕妇发现自己变得头晕眼花，非常紧张，而这是你最不想发生的事情。

我丈夫和我每天晚上练习规律的呼吸，但是一旦我被势不可挡的宫缩抓住，就忘记该怎么呼吸了。

当呼吸模式被作为分散注意力的工具时，身体的生理机能中呼吸真正的目的和作用就被破坏。缓慢深沉的呼吸具有放松的效果，并为血液提供充足的氧气，而快速的浅呼吸很容易造成相反的效果。如果你发现自己在宫缩期间呼吸很快，很可能是因为你陷入了恐慌，这个时候放慢呼吸，自然就会感觉更平静。你并不需要模式，

在有意识地释放紧张时，缓慢而深沉的腹式呼吸是本能的选择。

我做了 10 年的分娩和接生护士，现在是专业的分娩教练，曾经参加了上千位产妇的分娩，极少看到夫妇在分娩中成功使用练习好的规律呼吸。大多数孕妇为达不到其所需的专注而感到受挫，她们发现这会更让她们困惑，有压力，而不是放松。规律呼吸意在分散注意力，但根本不足以分散对强烈宫缩的注意，尤其在分娩后期和过渡期间。我注意到此时大多数妈妈本能地将注意力转向内部，转向连续的、更深沉的、更缓慢的呼吸，这让她们放松下来，与自己身体的工作协调一致。

正确的呼吸技巧是对你有效的那种，是给你和宝宝输送最多氧气而又最不费力的那种。试试下面这些注意事项。

要做到：

• 当宫缩开始时，通过鼻子深深吸气，然后通过嘴巴缓慢、深长、稳定地呼出。当你呼出时，关注面部肌肉的放松和四肢的柔软（想象紧张离开你的身体）。呼气提示松开，在骨盆肌肉上你尤其可以感觉到这种放松感。

• 随着宫缩达到高峰，提醒自己继续用放松、舒服的节奏呼吸。如果随着某次强烈的宫缩，你的呼吸开始变快，丈夫和分娩教练可以帮助你掌握节奏。

• 如果你还是觉得自己呼吸得太快，那就更深地吸气，然后悠长地吐气，就好像你在吹散蒸气一样。

• 宫缩之间自然呼吸，休息，就像你在睡着的时候那样。想象氧气流入宝宝体内的画面。

• 给分娩教练或伴侣：观察准妈妈的呼吸模式，以此作为线索来判断她应对得怎么样。缓慢、深沉、有节奏的呼吸表示她正在很好地驾驭分娩。快速、时断时续的呼吸则传达着紧张焦虑，可以给她按摩，示范适当的呼吸或提示改变姿势。

不要做：

• 不要喘息。喘息对人来说是不自然的（狗和猫分娩的时候喘息是因为它们不会出汗，喘息是它们释放身体热量的方式）。喘息不仅让你筋疲力尽，而且会导致过度换气。

• 不要过度换气。太快太重的呼吸释放太多的二氧化碳，导致你感觉头晕，手指、脚趾和面部有刺痛感。有些女人容易在强烈的宫缩最高潮时过度换气，需要关爱地提醒她们放松，放慢呼吸。如果你开始过度换气，深深地用鼻子吸气，用嘴呼气，越慢越好。

催眠分娩

用催眠作为分娩放松和加速的方法，已经变得越来越流行，尤其是在不用药物的分娩地点。英国产科医生格兰特利·迪克－李德是《无畏分娩》一书的作者，他提出催眠可以让折磨很多孕妇、提高阵痛和时长的"恐惧—紧张—疼痛"循环减轻。妈妈越少恐惧，她的身体就越不紧张，她的分娩肌肉就越放松，分娩越快，越少痛苦。恐惧抑制身体天然麻醉剂内啡肽的分泌，减少恐惧让妈妈能够利用自己天然的内部镇痛药。

催眠使分娩的妈妈能够信任身体，以大自然原本打算的方式去分娩。通过参加课程，在家听录音，妈妈可以练习自我催眠。当分娩之日到来时，她将使用这些已经熟悉的催眠技巧来让自己的头脑平静下来，放松分娩肌肉，有个更平静、更快速的分娩。那些天生具有使用头脑来控制身体技巧的妈妈可以从催眠分娩中获益。即便催眠并不必然导致自然的无药分娩，也是一种有助于增加更放松、更少疼痛分娩可能性的方法，而且，它还真的管用！催眠分娩的统计数据显示，在学习过催眠的产妇中，硬膜外麻醉的使用由美国平均水平71%降低到23%，手术分娩率从32%降到17%。

 BJ 医生笔记：

我告诉那些想使用催眠分娩的妈妈们，当头脑中的"掌控"部分不再挡路，身体就可以不受限制地工作，分娩的进程就得以加快。我们从小到大都相信，控制很重要。这个哲学在生活的很多方面行得通，但是在分娩上通常行不通。催眠在我分娩时是一种非常有效的方法，它不仅有助于分娩，而且是我终生受用的方法，每当我遇到压力，总能帮助我平衡。

关于在催眠分娩的更多信息，请参考 hypnobirthing.com 以及 hypnobabies.com。

• 不要屏住呼吸。即使在推出的紧张状态下，你在电影里看到的那种面部青筋暴跳、血脉贲张，屏住呼吸用力产出胎儿的方式，不仅累人，还会剥夺你和宝宝非常需要的氧气。

• 不要太担心在分娩时如何呼

吸，只要你保持平静，自然就会用对你和宝宝最好的方式呼吸。

10. 了解医学镇痛方式

所有的药物都有风险／获益比，病人以及她的医生或助产士应该了解。在这里，我们给你方法，让你有能力发展自己分娩时的疼痛控制计划。

现在就研究你的选择吧！不要等到需要时再了解。当你处在不舒服的阵痛高潮之中，感觉要喊出："现在就给我来点什么吧！"这时你的身心完全不在"研究选择"的状态中。没有哪个医生可以做出完全无痛无风险的承诺，尽管当今的麻醉和镇痛技术比以前更好、更安全了，但是仍然没有一种完美的镇痛剂——完全有效，而且对妈妈和宝宝绝对安全。通过了解有什么样的产科药物，各有什么益处和危险，如何正确使用它们，你将可以决定如果要用，你想用哪个。医学镇痛可以成为天然自助镇痛有益的补充，而不是替代品。记住，研究表明，那些上过自然分娩课、学过如何控制自己疼痛的妈妈需要的镇痛药，比不了解情况的妈妈要少得多。

麻醉镇痛剂

但愿有一种完美的麻醉药，可以只作用于妈妈的疼痛通路而不会通过胎盘进入胎儿体内。不幸的是，没有这种万能灵药，在麻醉剂解除妈妈身体疼痛的同时，它们也会影响胎儿。对麻醉剂的另一个担心是它们对大脑的作用，因为麻醉剂可以损害一个人的专注力。然而，在与自然镇痛方法结合的情况下，适当使用麻醉药物，可以给苦苦挣扎的孕妇提供足够的解脱，使她可以休息和充电，帮助她重回正轨。下面是关于选择和使用麻醉剂，每个准妈妈都应该知道的事。

麻醉剂如何对妈妈起作用。麻醉剂通过阻断大脑的疼痛感受器来解除疼痛。镇痛效果因人而异，不仅麻醉剂为每位妈妈提供的镇痛程度各不相同，而且造成的心理和情绪副作用也各不相同。

• 有些妈妈注射后 20 分钟内镇痛效果就很明显，而另一些人则只得到部分缓解（"它带走了疼痛最剧烈的部分，让我可以更好地应对"）。

• 有些人觉得麻醉剂带来的头昏脑胀比身体疼痛更糟糕。

• 有些女性很享受麻醉剂引发的喜悦状态，那种漂浮感有助于将她们的头脑带离分娩；另外一些人则发现麻醉剂损害了她们做决定的能力，让她们无法做出有益于分娩的决定。如果一个妈妈头脑太不清醒，以至于无法用移动和变换姿势来控制分娩，那么她的分娩可能会拖延，疼痛的时间也会延长。

· 麻醉剂还可以让你觉得昏昏欲睡，以至于你会在宫缩间歇的时候睡着，只有当每次宫缩达到高潮的时候才会醒过来，因而也就无法集中注意力，保持对宫缩的"驾驭"，最终你可能会感觉被疼痛压倒了。

如果这是你第一次怀孕，或者是第一次使用麻醉镇痛剂，你不知道自己会有什么样的反应。请注意，即使你可能对这些药物有很好的耐受性，可能体验到疼痛的解除，并且也没有太多副作用，也还是要准备好可能出现恶心呕吐、头晕目眩以及上面讲到的精神恍惚感。如果在之前的分娩中你使用过麻醉剂并达到了目的，那么这次它管用的可能性仍然很高，当然谁也不能担保。

如何在分娩期间明智使用麻醉剂。你可能在进入分娩病房前并未对药物做过任何研究，学习的都是自然镇痛方式，但是在某个时刻与分娩参与者一起决定使用一些医学镇痛剂，对你和宝宝以及分娩的进程来说，都是最佳选择。下面是在分娩中使用麻醉剂最安全、最有效的方式：

选择合适的药物。与医生或麻醉师讨论，哪种药物最适合你分娩的具体情况，哪种更有可能给你带来最快最有效的镇痛效果，又对你的宝宝影响最小。根据我们的经验，纳布啡（Nubain）在减弱疼痛方面最有效，副作用最小。但我们发现，由于成本问题，这种药物在有些医院不是常备药。现在常用的麻醉剂是芬太尼（Fentanyl），因为它起效快，代谢得也快。一氧化二氮（笑气）在分娩中的使用也重新兴起。

重要的是避免在分娩时耗尽力气，有时候妈妈更需要的是睡觉而不是镇痛。你的医生不会在分娩早期建议使用麻醉剂，他可能建议吃点镇静催眠的药，帮助你睡一会儿，这样你就可以在进入分娩活跃期的时候有更多的能量储备。

选择合适的时机。镇痛剂给得太早只会延缓分娩的进程，在分娩的早期阶段，麻醉剂会降低宫缩的力度，延缓宫颈的扩张；如果给得太晚，太临近分娩，它们可能抑制宝宝的呼吸。使用麻醉剂的最佳时机是在分娩非常活跃的时候（6～8厘米），就在进入过渡期之前，或是宫缩势头太猛，你觉得就要失去控制的时候。因为麻醉剂对新生儿的神经和呼吸系统的作用在使用后两个小时左右达到高峰，所以医生都不愿意在预计胎儿出生之前的两个小时内使用这些药物，他们希望给这些药物逐渐消失的时间，至少要做到不会损害宝宝出生后的呼吸能力。所以，医生认为在推出阶段开始后使用麻醉剂是不安全的。幸运的是，一旦你有了用力推出的冲动，你对医学镇痛剂的需要也就大大降低了。如果出现了确实需要在推出阶段使用麻醉剂的情况，也不要担心，宝宝可以在出生后立即注射麻醉剂阻断剂纳洛酮（Narcan），这将会扭转药物对宝宝呼吸能力的影响。

选择合适的途径。静脉注射药物比肌肉注射起效更快，药效消失得也更快。在静脉注射之后 5 ~ 10 分钟，妈妈通常就会感觉舒服多了，这种感觉能够维持大约一小时。与此相反，肌肉注射通常需要 30 ~ 60 分钟才能完全起效，但是效果可以持续三四个小时。在这两种情况下，所有的妈妈都会感觉第二次用药的效果没有第一次的好。大多数孕妇会选择静脉注射，因为如果分娩疼痛确实到了难以忍受需要用药解除的程度，你肯定希望越快越好。另外，当你通过静脉注射药物时，也同时获得了额外的液体，而这正是身体在分娩时需要的。你可以要求使用肝素帽，这是一种静脉导管，可以用药而无须连接到静脉注射瓶，你更容易地调整姿势。

作为分娩教育者，我遇到很多妈妈，她们明白干预和手术对身体的影响，却不明白对产后生活的影响。她们不明白特定的药物在产后对哺乳的影响可以持续数周（甚至数月），也不明白接受硬膜外麻醉，无法感觉到胎儿娩出，会给心理带来的影响。

 玛莎笔记：

1967 年，我们的第一个孩子出生时，我们年轻无知，愿意听从产科医生的建议，而他的标准做法就是施行脊髓麻醉，用产钳辅助接生。（脊髓麻醉使我毫无感觉也丝毫不能移动，失去了妈妈推送宝宝出去的能力。）我仍然记得宝宝从我的身体被拽出来时那种完全麻木的感觉，也记得当护士给我看宝宝时，我心里那种没有连接的感觉，因为我的身体对分娩毫无记忆，所以我的头脑无法理解宝宝已经出生了。那时的这种不好的感觉，至今仍然困扰着我。

硬膜外麻醉

很多孕妇想拥抱医生，因为在分娩时医生给她使用了硬膜外麻醉。硬膜是脊髓周围包裹的一层外壳（鞘）。脊髓麻醉（spinal）是指将麻醉药注射进硬膜内腔，腔内有脊髓、脊椎神经和脑脊液。在硬膜外麻醉中，麻醉药被注射进硬膜外的空间；而在脊髓麻醉中，它们被注射进脊髓周围的空间。硬膜外麻醉废除了生孩子必须经历疼痛的信条，但是在你紧紧抓住这种神奇的技术之前，先了解一下它的益处和风险吧！你应该知道硬膜外麻醉有哪些种类，分别在分娩期间的什么情况下使用，使用后要付出什么样的代价。

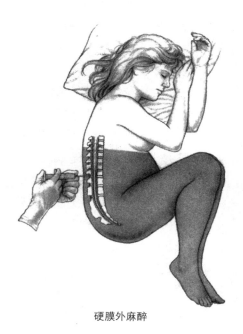

硬膜外麻醉

硬膜外的过程——你可能有什么感觉

在接受硬膜外麻醉之前，你会被先静脉注射一升液体来增加你的血流量，预防有时候伴随硬膜外麻醉出现的血压降低；然后，你的医生或麻醉师会让你坐起来，或侧躺蜷曲成为胸膝卧位，将下背部拱起，以便拉宽隆起部位椎骨之间的间隙，更容易找到注射的准确位置。当医生或护士用消毒液擦拭你的下背部时，你会感觉有点冷。

接下来，你会感觉到轻微的刺痛，这是在把一些局部麻醉剂注射到皮下，使这一部位变得麻木。当这一部位足够麻木时，麻醉师就会将一只稍大的针头插入硬膜外的间隙，注射测试剂量的药物来确定针头是否位于正确的位置，一旦针头被准确插入，麻醉师就会通过针头穿一根导管到硬膜外的间隙，然后移除针头，把柔韧的导管留在适当的位置。

之后镇痛药会被注射到导管里，过上几分钟，你可能会感觉到一阵冲击感，就像电击一样，沿着一条腿飞流直下。在5分钟之内，你可能就会感觉肚脐以下开始麻木，或是感觉腿部很温暖，也可能会刺痛。

在10～20分钟内，你的下半身可能会感觉沉重，或是麻木，这取决于使用的药物类型，宫缩的疼痛会消退，疼痛降低的确切水平很难准确描述。目前使用的硬膜外麻醉更重视感觉阻滞，而不是运动阻滞，因此大多数女性能够活动（但是不能下床），有压迫感，但是疼痛很轻微。麻醉师通过在不同的位置使用不同的麻醉剂或止痛剂，调整阻滞的方式。

大多数女性为硬膜外麻醉唱赞歌，但是，接受硬膜外麻醉的产妇大多成了病人而不是参与者。是的，一旦疼痛解除，你就可以休息，重新聚集能量，但是因为麻醉，下半身感觉沉重，你需要别人帮助才能变换姿势。

排空膀胱的感觉受到了损害，需要护士给你插上尿管；你的血压有可能降低，护士可能会每隔2～5分钟就检查一下你的血压，直到它稳定下来，之后再每隔15分钟查看一次；为了保持身体两侧镇痛效果的均衡，护士可能要让你不断翻身；为了保证胎儿对硬膜外麻醉反应良好，你可能要被连接到电子胎心监护仪上；你还将注意到，医生或护士隔一段时间会摩擦你的腹部皮肤，检查你是否有感觉，以便确认药物给你提供了足够的镇痛效果，但是又没有高到干扰呼吸的程度；最后就是，既要让你得到足够的麻醉解除疼痛，帮助你控制分娩，又不能太多以至于减缓分娩进程，这有点像玩杂耍，需要极力平衡。所以，就像你在下面这些故事里看到的那样，分娩的妈妈们对硬膜外麻醉有着不同的观点。

我生第一个孩子的时候分娩过程很可怕，诚实地讲，我不确定我还想再有一次那样的经历，但是分娩的记忆确实会消退，我又怀孕了。这一次我选择了硬膜外麻醉，我很高兴我这样做了。在分娩开始之前，就只是知道自己要接受硬膜外麻醉这个事实已经带走了对分娩的很多恐惧。实际上，我爱上了这种没有多少痛苦的分娩经历，我没有因为选择了硬膜外麻醉而感到内疚，或是觉得不够像个女人，对我来说，这是个正确的决定。我的硬膜外麻醉棒极了，我等不及要再生一个宝宝。

我觉得自己像搁浅的鲸鱼，腿感觉像是一袋土豆，一点都不能动，每个人都得来帮我，当我宫缩的时候，甚至需要护士告诉我才知道。是啊！是不疼，但那时我觉得与身体失去了联系。下一次分娩，我可能得重新思考一下硬膜外麻醉这个问题。

做硬膜外麻醉分娩时，我感觉我的身体和我不同步了，用力推出的冲动被抹杀了，需要护士把手放在我的子宫的位置，告诉我什么时候用力。我感觉像是分娩的旁观者。

硬膜外麻醉的类型

硬膜外麻醉不仅每年都在提高，而且可选的类型越来越多，让分娩孕妇和她们的医生可以选择最适合个体分娩情况的类型。下面是你的医院可能提供的硬膜外麻醉的清单：

连续的硬膜外麻醉意味着有个床边泵持续向你的硬膜间隙注入麻醉剂。连续的硬膜外麻醉是最常用的，因为它提供不间断的镇痛效果，让血压更稳定，从整体上来讲需要的药物剂量更少。

间歇的硬膜外麻醉则在需要的时候间断性地注射药物，使妈妈能够在可以忍受的疼痛与需要的活动程度之间平衡。有些妈妈不喜欢间歇注射导致的过山车效果。

产妇控制的硬膜外麻醉（PCEA）给产妇控制权，让她自我调节可以得到多少解脱，一按按钮，电脑控制的预设的药量就会被注射进硬膜外麻醉的导管。使用这种方法，一些产妇使用了较少的药物，另一些则使用了更多，但是，至少你可以选择。

新型硬膜外麻醉

妈妈和医生长久以来都梦想有一种麻醉药可以让产妇在分娩时享有感觉和活动能力，又没有疼痛。有了更新型的硬膜外麻醉，这个梦想几乎就要实现了。麻醉师正在试验镇痛药和麻醉药的组合，或者只用镇痛药，希望阻滞疼痛神经但放过运动神经。这种被戏称为"可行走硬膜外麻醉"的

镇痛药让妈妈可以站立、跪着、蹲着甚至被扶着行走，它们要比通常的低剂量硬膜外麻醉"剂量更低"。研究表明，与夺走妈妈运动能力和直立分娩能力的硬膜外麻醉相比，让妈妈可以在分娩时散步或至少直立的硬膜外麻醉，可以让分娩更有效率、宝宝更健康。

"可行走硬膜外麻醉"实际上同时使用了脊髓麻醉和硬膜外麻醉。少量镇痛药被直接注射进脊髓腔（而不是周围的硬膜），剂量虽小但足以缓解阵痛，又不至于阻滞运动，妈妈可以在有人帮忙的情况下走路、淋浴、坐、站或蹲。这种麻醉对那些正在经历不可忍受的宫缩，疼痛和疲乏正在妨碍分娩进展的妈妈尤其有用。用得太早的硬膜外麻醉（在5～6厘米之前）可能会减缓分娩进程，但是脊髓镇痛可能带来恰好的镇痛效果，让妈妈在进入下一个更费力的分娩阶段之前可以休息和充电。

"硬膜外麻醉"可能有很多方式，询问医生有哪些选择，提前与医生讨论，对你的偏好有所了解。之后还要再跟麻醉师讨论你的选择，不过，分娩活跃期之前你可能都见不到他。一定要告诉医生，如果你的分娩情况有变，你愿意随时做出改变。在分娩之前你不会知道宫缩感觉起来会像什么，你想如何控制它们。事先对你可

低剂量硬膜外麻醉（Epi-lite）

麻醉师药袋里的另一种镇痛剂是在硬膜外麻醉中使用低剂量的麻醉药，或者镇痛剂和麻醉药物组合。这种较低的剂量使妈妈能够维持感觉、压迫感和运动能力，疼痛又不厉害，让她可以没有恐惧地控制自己的分娩。

硬膜外麻醉阻滞了所有的分娩感觉，它可能会掩盖那些不同寻常的疼痛——它们本可以提示有些事不对头，督促妈妈和那些帮助她的人做出调整。批评者还认为，有一些硬膜外麻醉在很大程度上消除了妈妈对身体的觉察，她会变得与分娩失去连接，爸爸也会同样没有连接，因为他就不必参与这件事了。低剂量硬膜外麻醉可能是解决这些担心的方法，是一种更有益、更安全的折中办法。

使用低剂量硬膜外麻醉，当宫缩出现时，妈妈仍旧可以感觉到。

尽管剂量足够高可以缓解特定程度的疼痛，但是又不会掩盖很大的疼痛，那种疼痛可能是身体发出的信号，说明存在需要妈妈和医生关注的问题。

低剂量的硬膜外麻醉可以消除足够多的阵痛，这样精疲力竭的妈妈就可以放松，缓过劲儿来推送宝宝。它让妈妈至少可以在摇椅上坐直。虽然不能走动，但至少她还可以摇动。硬膜外麻醉进一步改进后，麻醉师可以将脊髓麻醉和硬膜外麻醉结合在一起，先在脊髓腔里注射小剂量麻醉剂，立即就会起效，但是只能维持两个小时，而后连续的硬膜外麻醉则会持续起作用，带来更长久的镇痛效果。

低剂量硬膜外麻醉让产妇得到两个方面的最佳平衡：既保留了感觉，又不会太疼。

能有的选择有所了解，届时将会帮助你做出最好的选择。

硬膜外麻醉的时机

什么时候接受硬膜外麻醉与接受哪种硬膜外麻醉是同等重要的决定。在分娩中太早接受硬膜外麻醉，将限制产妇的运动能力，根本没有必要；在分娩的最后时刻接受硬膜外麻醉又达不到硬膜外麻醉的目的，可能只会阻碍推出。硬膜外麻醉对妈妈的分娩有何影响是非常个人化的，很难总结出绝对的产科麻醉"应该时"与"不应该时"，不过，还是有一些具有普遍性的指导原则：

你的产科医生或助产士和麻醉师很可能建议，等他们满意地看到你已经进入分娩活跃期、宫缩是有规律的、宫颈正在逐步扩张的时候，才进行硬膜外麻醉。不同的产妇到达这个阶段的时间是不同的，但是通常这要等到宫颈扩张到大约 5 厘米，你已经确定无疑进入分娩活跃期时。因为你必须走到"半路"，才能到达使用硬膜外麻醉最安全、最有效的分娩阶段，所以重要的是要发展出自己的疼痛控制体系，即便你早就知道自己要进行硬膜外麻醉。如果你已经精疲力竭或是有某些产科或健康原因，产科医生或麻醉师就会建议让硬膜外麻醉提前就位，例如，对双胞胎来说，有可能要在你的肚子上实施急救，或是进行紧急剖宫产接生第二个宝宝，这就让提前安置硬膜外麻醉导管成为一个好主意。

有些妈妈和分娩参与者对硬膜外麻醉采取"等着看"的态度。如果你自己的疼痛控制系统运作正常，你并没有过度疲劳，宫缩也在可忍受范围之内，你可能就会希望暂缓在后背上插这根导管。但是请记住，从做决定到起效的时间（决定使用硬膜外麻醉后准备就位与解除疼痛之间的时间）至少间隔 30 分钟。等待太长时间意味着你可能得不到需要的解脱。

我一直应对得不错，直到宫缩像防暴警察一样来袭，我才乞求使用硬膜外麻醉。医生检查后说我已经进入过渡期，太晚了，不能用了。对医生和我来说，要在这些宫缩高峰期间进行硬膜外麻醉肯定很困难，而且，等它开始发挥作用的时候，最难熬的部分可能已经过去了，我很可能不需要它了，我就那么硬挺过来了，但是下一次，我不会等这么久才请救兵。

什么时候要求减少或关闭硬膜外麻醉也是一个重要的决定，最好是提前一个小时想好这个问题。很多妈妈和医生喜欢及早停止注射，在推出阶段开始时，硬膜外麻醉的作用就足以消失，好让妈妈能够移动，把身体调整到推出时最舒服的姿势。

如果等宫颈口完全扩张之后再关掉硬膜外麻醉，那么在大约一个小时内你不会出现用力推的冲动，也就不能有效地推出，推出阶段可能会长达 3 小时，先是一小时无效的推出，然后才是两小时真正的推出。很多产科病房推荐等妈妈真正感觉到冲动再开始用力推，不要试图推动进程，而是要利用时机，单靠子宫用力推动宝宝在产道里前行。你的分娩参与者可能会给你些建议——有的孕妇在使用硬膜外麻醉的情况下推得非常有效率，那就不需要让它的作用消失；另一些孕妇则受益于将硬膜外麻醉关小或关掉，这样她们才真的能感觉到用力推的冲动，才能够更有效率地推出。

 BJ 医生笔记：

　　总的来说，数据表明关小或关闭硬膜外麻醉不会有影响，除非硬膜外麻醉的"剂量太大"，妈妈根本无法挪动她的腿。关小或关闭硬膜外麻醉带来的问题是疼痛会反弹，可能会更厉害，妈妈可能无法控制它，因而无法有效地推出。

对硬膜外麻醉的安全性的疑问

硬膜外麻醉对宝宝安全吗？

　　真相是医生也不确定硬膜外麻醉是否对胎儿绝对安全，不过我们的观点是很可能是足够安全的。就连美国食品和药品管理局也把硬膜外麻醉标识为"普遍认为是安全的"，这是一个模棱两可的说法，意味着他们也不确定。根本就不存在没有风险的镇痛剂，少量硬膜外麻醉中使用的镇痛药和麻醉药确实几分钟内就会穿过胎盘进入胎儿的血液中，有些胎儿在硬膜外麻醉实施之后出现胎心图形的改变，不过这些变化被认为是无害的。

　　一些观察者注意到，妈妈用过硬膜外麻醉的新生儿更有可能在出生后的数周里出现喂食困难；另外，与妈妈未用药的新生儿相比，当出生后立即被放在妈妈的肚皮上时，妈妈用过药的新生儿寻找乳房的劲头不够足。由于尚不明确的原因，有些妈妈在硬膜外麻醉之后会发烧，而且妈妈接收硬膜外麻醉的宝宝中 5% 也会发烧，对照顾新生儿的医生来说，很难确定发烧是否只是药物的副作用，还是新生儿感染的信号。为了安全起见，有时候医生不得不进行一系列的检查来排除婴儿感染。

　　当我们调查研究各种各样的产科麻醉剂时，发现要评估它们的有效性和安全性非常困难。产科麻醉剂领域的发展如此迅速，以至于有一次我们请一位麻醉师就一项相当新的研究发表看法，他的回答是："哦，我们不再使用那种药了。"由此可见，你看到的听到的很多与硬膜外麻醉有关的潜在问题实际上已经过时了。

　　由于针头的改进以及以更小的剂量使用更好的药物，如今的硬膜外麻醉对胎儿来说更安全了，对妈妈来说恼人的副作用更少了。与你的麻醉师讨论安全问题非常重要。有时候，妈妈使用硬膜外麻醉实际上对宝宝有益。毕竟，妈妈一直在拖延、耗损的分娩中受苦，流向子宫的血液就会减少，对宝宝也不好。硬膜外麻醉既可以支持妈妈，也可以支持宝宝。

硬膜外麻醉对我来说安全吗？

就像任何药物一样，一些女性可能会经历不愉快的副作用：血压降低，发抖，恶心呕吐，全身发痒，排尿困难，头疼，如果硬膜外麻醉"走脊髓"（这意味着药物进入脊髓，并顺着椎管上行）甚至会癫痫发作，有些接受硬膜外麻醉的女性还报告说有长期背痛。尽管这些副作用只是暂时的不舒服，但是可能足以让你停下来想想是否真的要做硬膜外麻醉。

不过，大多数孕妇轻松做完硬膜外麻醉，有一点不愉快的副作用，但把健康的宝宝和关于分娩的愉快记忆带回家了。

硬膜外麻醉会干扰分娩进程吗？

硬膜外麻醉可以帮助或阻碍分娩进程。我们曾经参加过时机恰当的硬膜外麻醉，确实推动了分娩，也看到过时机不对或选择错误的硬膜外麻醉干扰了分娩。就像关于硬膜外麻醉安全性的研究那样，就它们在延长分娩方面的研究也得出了不同的结论。总的来说，硬膜外麻醉确实有延长第二产程（推出）的倾向，尤其对第一次分娩的妈妈来说，然而，新型的低剂量硬膜外麻醉通常不会延长分娩。下面是两个硬膜外麻醉如何影响分娩的例子：

简和托尼是第一次做父母，他们想要"正确地"生下孩子，为此他们参加了两个不同的分娩课，花了很多心思选择分娩参与者，雇用分娩教练，做足了功课，就是为了分娩这件大事。他们进入产房时对所有选择都有很好的了解，对学到的所有自然镇痛方法都做了充分练习。

简的个人疼痛管理体系似乎运转良好，到了分娩中期，宫缩变得越来越剧烈，不管简如何走路、跪着、泡在水里、蹲着，不管托尼如何按摩、支持和指导，不管产科医生和分娩教练做什么应该做的事，简的分娩进程就是很缓慢。她用尽了所有应对疼痛的资源，现在变得越来越疲乏，忍受了很多疼痛却没有收获，她的分娩停滞了。

简与丈夫意识到自然的方式不再管用了，他们和分娩参与者一起决定使用任何恰当的医学干预手段来达成顺利分娩的目标。她选择了硬膜外麻醉，这让她可以休息，重新获得力量，继续她的分娩。简感觉到一点内疚和后悔："我不能做到自然分娩了。"但是她知道什么时候该做什么，对自己的决定感觉良好。从硬膜外麻醉那里得到大约 3 小时的解脱后，简要求停止硬膜外麻醉,让它的作用慢慢消失。事实上,大多数药效在她进入推出阶段时确实消失了,她蹲着推出了 4 千克重的健康宝宝。

在这个例子里,明智地使用硬膜外麻醉帮助了简的分娩,使她有时间重获能量。简和托尼没有把使用硬膜外麻醉看作是追求安全满意的分娩的一种失败,而看作是一种可用的选择。

即将第一次做父母的约翰和苏珊有一大群赞美硬膜外麻醉优点的朋友,她们说不明白为什么有的孕妇想要经历分娩的痛苦折磨而不使用这种"天赐妙招"。约翰和苏珊参加了医院的分娩课,但是他们认为,既然苏珊无论如何都要使用硬膜外麻醉,那就没有必要花时间练习放松、呼吸和姿势变化这些他们不需要使用的东西。苏珊在宫缩刚一开始强烈起来的时候就用上了硬膜外麻醉。之后,她就被限制在床上,她的分娩进程很慢。为了让分娩重新开始,医生使用了人工催产素(Pitocin),照顾苏珊的护士不由得想:"她先是用了一种让宫缩减弱的药,然后又用另一种药让它加强。两个错误相加就能变得正确吗?"她的分娩停滞了——"产程无进展",最终以剖宫产生下了孩子。

这是一种干预使另一种干预变成必需的向下螺旋。如果这个妈妈多了解一些情况,有能力制造自身的缓解疼痛药物,然后使用硬膜外麻醉作为自然镇痛剂的补充而不是替代品,那么她的分娩可能就不需要剖宫产。

理解每一种医疗干预,尤其是硬膜外麻醉会如何影响妈妈制造天然的分娩激素,非常重要。研究表明,不使用硬膜外麻醉的妈妈在分娩的第二阶段催产素水平比较高,而用了硬膜外麻醉的妈妈容易出现内啡肽水平较低的情况;在未用药的分娩中,妈妈们从内啡肽那里得到一定程度的天然的疼痛缓解作用,这些内啡肽应该是大多数未用药的妈妈体验的分娩"快感"的原因。

硬膜外麻醉在带走疼痛的同时,也夺走了一些分娩的乐趣。当然,有时候硬膜外麻醉对妈妈的激素来说是最好的事情。例如,当妈妈被强烈的宫缩压倒而变得越来越疲乏时,或当她的应激激素升高,子宫收缩变弱,流向子宫的血液减少的时候,这两种情况对妈妈和宝宝都不好。这时,对这些妈妈来说,硬膜外麻醉有助于降低应激激素的水平,使子宫收缩变强,变得更有效率。

选择了硬膜外麻醉,是否意味着我更有可能会剖宫产?

剖宫产有很多原因,这个问题很难回答。

很多没有定论的研究都建立在比

较陈旧的麻醉剂和比现在的常用剂量大得多的剂量之上，而新型低剂量的硬膜外麻醉似乎不会增加剖宫产率。

还是让我们暂时忘记研究，运用一下我们的常识吧！正如我们讨论过的那样，为了帮助胎儿向下进入产道，妈妈必须能够活动，根据她的感觉来调整姿势。可是，常规的硬膜外麻醉让妈妈动不了，这样她就不能利用宝宝娩出的一个宝贵帮手——重力；另外，当她没有感觉的时候，就没有信号告诉她何时以及如何移动或变换姿势。硬膜外麻醉还需要进行胎心监护，而这会产生虚假警报，导致手术干预。接受硬膜外麻醉的妈妈经常需要人工催产素，而这需要不间断的胎心监护，这种技术螺旋常常一路将你引到手术室，就像约翰和苏珊的分娩故事。

正如简和托尼的故事，硬膜外麻醉在某些情况下通过预防或缓解疲乏而帮助妈妈避免了手术分娩。有几次我们还见证过下面这种分娩情形：妈妈"产程无进展"，因此医生建议剖宫产。在准备剖宫产时，妈妈接受了硬膜外麻醉，这让她放松并充电，在手术团队做准备的时候，令每个人感到惊讶的是，妈妈推出了宝宝。

有时候，选择一种干预可以防止另一种更严重的干预。在某些医疗状况下使用硬膜外麻醉，例如分娩中的高血压，可能会降低妈妈需要剖宫产的风险。

经历了漫长而乏味的分娩后，我受够了"靠自己来"，长达两天令人窒息的宫缩收效甚微时，我用硬膜外麻醉和人工催产素来帮我扩张到10厘米，然后我请求他们在推出阶段把硬膜外麻醉关了，当药效最终消失时，能感觉到推出的冲动而不是被告知"宫缩来了，现在推吧"，真是太棒了！

最终，满意的分娩经历并不取决于按摩、音乐或用药，而是取决于做出让你舒服的决定。医生的目标跟你一样——最大限度的舒适以及最小限度的风险，可现实情况是，很少有女性能够都得到。用药会带来风险，不用药意味着不舒适、疼痛和艰苦努力。根据你对各种选择的理解，根据你的个人偏好和独特的分娩情况，你将能够做出明智的选择，拥有一个你和宝宝都满意的分娩。

我的怀孕日记：第 8 个月

我的情绪上的感觉：

_____

_____

_____

_____

我的身体上的感觉：

_____

_____

_____

_____

我对宝宝的想法：

_____

_____

_____

_____

我做的关于宝宝的梦：

_____

_____

_____

_____

我想象中宝宝的样子：

_____

_____

_____

_____

我最关心的事：

_____

_____

_____

_____

我最高兴的事：

_____

_____

_____

_____

产前检查

我的问题以及得到的回答：

_____

_____

_____

_____

_____

检查和结果和我的反应：

_____

_____

_____

_____

最新的预产期：_____

我的体重：_____

我的血压：_____

感觉我的子宫；我的反应：

_____

_____

_____

_____

感觉到宝宝在踢我的时候，我的反应是：

_____

_____

_____

感觉到宝宝在踢动的时候，爸爸的反应：

_____

_____

_____

逛街的时候我买了什么：

_____

_____

_____

感觉到宝宝在踢动的时候，哥哥或姐姐的反应：

_____

_____

_____

想到阵痛的时候，我的感觉是：

_____

_____

_____

我将要尝试用这些方法来缓解疼痛：

_____

_____

_____

_____

我上次分娩没尝试但将要在这次分娩时尝试的事：

_____

_____

_____

_____

我的大肚子照片：

感受：

_____

_____

_____

_____

_____

_____

_____

_____

_____

_____

第 18 章

分娩的激素交响曲

妈妈们，在怀孕期间，数百种激素交响合奏，和谐一致地孕育宝宝，现在，最后的乐章就要奏响了！

只要你能够随着身体内部激素的旋律，做出如同被美妙的音乐深深打动时的反应，在高潮来临时激情澎湃

奋力拼搏，在低回婉转时静思默想积聚力量，你就能够与"作曲家"的作品合拍、同步，这里的"作曲家"不是别人，就是你身体内置的神奇的生物设计。

让我们在你的激素交响乐队的几位主要演奏者身上多花一点时间吧，它们是：

- 雌激素
- 孕酮
- 催产素
- 内啡肽
- 肾上腺素

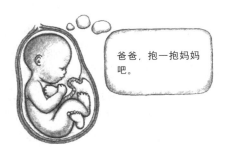

爸爸，抱一抱妈妈吧。

347

- 皮质醇
- 催乳素

孕育和准备的激素

以雌激素和孕酮为代表。整个怀孕期间，你的胎盘主要生成两种促进胎儿生长的激素——孕酮和雌激素，这两种激素都比孕前水平提高了 10 倍以上，这就是为什么你感觉自己更有女人味了。

在最后一个月，音乐会即将结束，激素变化已经让产道做好准备推出你的小乘客。是什么引发了分娩，这仍然是个谜，但是我们已经知道如下事实：直到分娩之前，这两种怀孕激素都是均衡的，孕酮让子宫肌肉放松，防止子宫收缩得太厉害，而雌激素则让子宫肌肉强健，为最后的冲刺做好准备。当分娩开始时，雌激素直线上升，而孕酮直线下降。尽管分娩对你来说一点都不像音乐，但是你的身体内部真的正在演奏一支奇妙的交响曲。

为了欣赏这个神奇的设计，让我们进入子宫的肌肉细胞一窥这些激素是如何工作的吧！激素附着在细胞膜的受体上，这些受体有点像门，激素敲敲门说："让我进去！"受体越多，激素的作用就越大。在怀孕的最后几周，雌激素在子宫肌肉上安装了更多

的催产素受体，让子宫肌肉做好准备来欢迎它的分娩伙伴——催产素，催产素的作用是让宫缩的力度增强。

这两种为分娩做准备的激素——雌激素和孕酮在大脑和正在收缩的子宫肌肉之间打开了天然的镇痛通路，这被称为鸦片通路，就好像是要促进身体更辛苦地工作，同时又要让它感觉更好。既然子宫已经做好了工作准备，分娩的交响曲就随时会上演。

分娩激素的美妙平衡

妈妈们，请欣赏怀孕时激素平衡达到的巅峰状态吧！分娩激素可以看作是你身体内部的分娩"药物"，一种激素令人不快的副作用（可能会被感知为"疼痛"）会由另一种激素的作用（天然的镇痛剂）加以平衡。

力量和进展的激素

催产素登场。你可能没有意识到，但是你一直都在享受催产素的作用：在做爱和高潮时，你会得到一点催产效果。作为分娩交响曲中最有名或最能被感受到的激素演奏者，催产素就像是协调一致的交响乐队中的打击乐部分，它知道何时该激昂，让分娩能够向前发展；何时该缓和，让妈妈享

受休息的间奏。从你第一次感受到假性宫缩时起，催产素就一直在排练自己的部分。当真正的分娩开始时，催产素就作为主演登场了。

催产素的名字来自希腊语，意思是"加速分娩"，这正是它所做的事。当鼓点达到最强音——在一次宫缩力度最强的顶点，妈妈正要说"够了"的一刹那，另一个主要的演奏者登场了，这次是一种酶——胎盘分泌的催产素酶，它暂时降低了宫缩的力度。

鼓点暂时静了下来，让两位明星——妈妈和宝宝暂时休息和充电，为三五分钟后的下一个高潮做好准备。每个高潮都有可能比前一次更强，比前一次间隔更短的时间。另一个受欢迎的演奏者——血清素也在宫缩压力的顶峰时演奏出几个音符来缓解焦虑，缓和尖锐的感觉。这些迷你幕间休息正是辛苦的妈妈需要的。

在理想的情况下，妈妈得到明智的、知识丰富并且有耐心的参与者支持，允许催产素持续发挥作用。当胎儿的头降得更低一些，宫颈被拉起不再挡路，阴道慢慢打开，准备接待这个小小的乘客。这些组织的受体触发更多让子宫肌肉收缩的激素，尤其是更多催产素，让胎头继续下降。这种阴道的挤压就像是巨大的治疗性拥抱，让宝宝为适应子宫外的生活做更好的准备，在生理上更稳定。

缓解和放松的激素

内啡肽是"不要担心"的分娩激素。妈妈自己制造的镇痛药叫作内啡肽，被恰当地称为"奖励和强化激素"，当宫缩的力度增强时，它们的投放数量也随之增加，并在最后有力的推出阶段达到最高量。这些神经化学物质在分娩时达到顶峰，在分娩后的头几天里继续保留在妈妈的大脑和血液中，强化妈妈的养育功能；它们还进入初乳中。产后，内啡肽作为生化协调员，帮助妈妈和宝宝互相认识。不仅妈妈在分娩时会制造自己的奖励和快乐药物，胎儿也会通过自己的垂体腺制造此类激素。

怀孕期间，妈妈血液里的内啡肽水平逐渐升高。研究发现，到了怀孕末期，内啡肽使妈妈忍耐疼痛的能力提高了。内啡肽还能激活多巴胺，多巴胺也与快乐和喜悦有关。

准妈妈们，我们似乎超级热衷于让你知道你能制造自己的分娩药物，因为我们希望你能拥有最健康的分娩。

同步的交响曲。内啡肽水平随着宫缩的增强而升高。催产素和内啡肽在促进分娩和缓解疼痛这两方面同步演奏。当催产素开始发出"太响亮"的声音时，也就是宫缩变得太强烈时，内啡肽就会压下疼痛，带来平静和解脱。内啡肽与催产素一起，使妈妈常常在推出阶段说自己感到狂喜以及"心在另一个星球"。

分娩过程对宝宝的基因有好处。表观遗传学（健康和疾病的发展性起源）这门新科学正在开始证明妈妈们和很多从事孕产保健工作的人长久以来的猜测：分娩的激素交响曲激活了某些基因，让胎儿能为子宫外的生活做更好的准备，让妈妈获得更好的照顾宝宝的能力。尽管表观遗传学还处于刚刚起步的阶段，研究表明，怀孕和分娩的激素和谐可能引发"激素印刻"，意思就是宝宝出生时会带着更多的受体——整个身体细胞上的那些微型小门，让更多的健康激素有选择性地登台。这种分娩经历能够影响宝宝以后的患病倾向，例如糖尿病和心血管疾病，还能够影响宝宝大脑里的情绪健康构建。要给宝宝一个健康的开始，就尽你所能演奏出最佳的激素交响曲吧。

放松"音乐"。卵巢分泌激素松弛素，软化和放松之前紧张的宫颈肌肉，促使它扩张。当"推出—收缩激素"与"放松—扩张激素"协同一致地工作时，分娩的交响曲就会更短促更有效率。

对妈妈和宝宝来说，生理性分娩比药物性分娩更好。妈妈体内制造的药物与医院药房的药物迥然不同，妈妈体内制造的天然药物会互相交谈，因为它们说的是同一种神经化学语言，而药房的药物不会这种语言。妈妈体内的激素和谐，为妈妈和宝宝在分娩时建立情感联系做好了准备。

提高演出水平的激素

能量激素登场。分娩交响乐队的另一个部分是肾上腺素和去甲肾上腺素，合起来称为儿茶酚胺。还记得这些"战斗或逃跑"激素吗？为了拥有健康的分娩，产下健康的宝宝，在分娩中你需要这些内部药物在正确的时间以正确的剂量投放到你的血液中。就像其他聪明的激素演奏者一样，它们都有自己的位置，知道何时奏响乐器，何时静默。

儿茶酚胺在分娩期间逐步增加，在过渡期演奏得最响亮，那时妈妈需要大幅提升能量和警觉性。宝宝在出生时儿茶酚胺的水平也会猛增，这有助于将血液输送到重要的器官，如心脏和大脑，使宝宝更好地为子宫外的生活做好准备。

未解决的压力，尤其是恐惧，会让儿茶酚胺在分娩早期弄出太大的噪音，形成功能失调的恐惧—紧张—疼痛的循环，这可能会延缓而非加速分娩，导致辛苦的妈妈太快耗掉太多的分娩能量，结果就是在还没圆满完成任务之前就已经筋疲力尽。

肾上腺素和皮质醇。在分娩的高潮，另一个演奏者皮质醇，伴随肾上腺素一起加入演出。正如马拉松运动员需要"肾上腺素激增"来完成朝向终点线的冲刺一样，你的身体也需要得到一次肾上腺素的激增来将宝宝推出。好消息是，所有激素会同心协力调动能量来供给工作最辛苦的肌肉，让它们做好让宝宝通过的准备。不过它们也有些古怪之处，就是要为分娩妈妈出现自己都意想不到的行为举止负责。

 BJ 医生笔记：

我爱听分娩妈妈说："我做不到！"就好像"突然跑不动"的马拉松运动员那样。这提示我做好准备，因为宝宝就要来了！这正是需要积极支持她的时候，帮她释放她的宝宝出来。

为了让宝宝做好准备，从依赖胎盘的生活平平安安地过渡到保护性子宫之外的生活，宝宝也必须制造自己的健康药物。一个新出生的宝宝体内有着高水平的儿茶酚胺，这些儿茶酚胺，帮宝宝稳定体内的生化指标，尤其是血糖指标；帮宝宝维持正常的体温、心率、血压和呼吸；它们还帮助宝宝维持足量的葡萄糖和其他重要

营养素，比如游离脂肪酸。儿茶酚胺甚至能够增强宝宝的嗅觉，进一步引导他趋向给他带来温暖和食物的源泉——妈妈的乳房。

你是否曾感到惊奇，为什么有些宝宝那么警醒，眼睛睁得大大的，急切地要与妈妈建立连接（生理上称作安静警觉状态，这是建立联系的最佳神经状态），尤其是当他们被立即放在大自然最好的"保温箱"——妈妈的胸前时？推动宝宝在降生之时为了自身的健康如此行动的功劳，要记在儿茶酚胺身上。

妈妈和宝宝两个人的音乐。分娩是一支变动的交响曲，被称为分娩乐章。当这一对母婴跳起分娩之舞时，妈妈动，宝宝动，妈妈改变位置促使宝宝改变位置来通过产道，而这在用药最少或不用药的分娩中才能做到最好。

泌乳和与宝宝建立连接的激素

催乳素演奏乐曲。乐队里另一个重要的激素是催乳素，正像名字描述的那样，它促使乳汁分泌。这种激素不仅帮助乳汁分泌，还在妈妈的大脑里演奏优美的乐曲。怀孕期间，催乳素升高，分娩时有所降低，然后在最需要它的产后头一小时，奏响最强音，作为神经化学协调员，激活泌乳，帮

助妈妈和宝宝建立连接。

当妈妈把乳房给宝宝时，宝宝的吸吮和肌肤接触给妈妈带来平静和愉悦。宝宝的吸吮还刺激妈妈的大脑生产更多催乳素和催产素，这有助于妈妈睡得更好，减少压力，让妈妈更具母性。这是一个极聪明的母婴循环：妈妈从神经化学上预设好了要哺喂宝宝，而宝宝的吸吮让妈妈更具母性。新爸爸也有着较高的催乳素水平，这让他们更具父性。最后，催乳素还在促进宝宝大脑发育方面有所贡献，这可能是母乳喂养的宝宝更容易长成聪明孩子的诸多原因之一。

从生化的角度来说，神经科学家认为催乳素在妈妈和宝宝之间引发"积极的成瘾"，这是对分娩的辛劳给予的"基于大脑的奖赏"。分娩的另一个奇迹是：分娩的激素和声提高了我们称之为依恋激素的水平，将妈妈和宝宝拉得更近。

分娩的下一个乐章：宝宝见到妈妈

当分娩参与者明智而快速地将宝宝送到要去的地方，放到妈妈裸露的肚皮上进行肌肤接触时，令人惊奇的事情发生了，宝宝和妈妈开始共同跳起产后第一支舞。

当宝宝被肚皮贴肚皮地放在妈妈柔软、温暖的肚子上，宝宝所有的感觉和反射一下子都被激活了！宝宝可能会休息一下，辨清自己所在的方位，然后很快（常常是在几分钟之内）向妈妈的乳房爬去，这是因为妈妈的乳晕腺体发出的信息素就像生化磁铁一样吸引宝宝爬向乳头，对此的专业术语叫"出生爬行"，这在尼尔斯和吉尔·伯格曼的书《抱持你的早产儿》（*Hold Your Premie*）里有优美的描写和科学的论证，在 birthcrawl.org 网站上也有描述。宝宝有力的腿脚在踏步反射中推动他向正确的方向运动，这样他就可以与安全和生存的来源——乳头建立连接。

 玛莎笔记：

在妈妈的肚皮上发生的这些有力的按压甚至还有其他目的：这种搓揉效果实际上在刺激刚刚排空的子宫开始收缩，闭合子宫的血管。

还有一些刺激来自宝宝抓捏、吸吮妈妈胸部的皮肤和乳房。宝宝的眼睛锁定深色的乳晕围绕的目标，鼻子锁定妈妈的气味，急切地探索着，这时，让他自己去确定乳头的位置，他会找到它，衔住它，开始吸吮，就像我们说的那样——"为了美好的生命"，这正是激素设定他要做的事。宝宝的吸吮引发妈妈体内催产素的另一次分泌高潮，刺激刚刚排空的子宫继续收缩挤压胎盘上残余的血管，防止出现产后大出血。妈妈悦耳的分娩激素交响曲与宝宝的悦耳的出生激素交响曲和谐共鸣，让宝宝尽快适应子宫外的生活。

加演曲目：出生联系

吸吮、抚摸和眼神交流都是音乐的一部分，为宝宝开始子宫外的生活而谱写。现在，宝宝作为客座指挥登场了，当宝宝被放在那个安全的接近妈妈的地方，另一个乐章展开了——互相给予：宝宝的吸吮给妈妈带来额外的激素勃发，帮助她推出胎盘；而宝宝和妈妈在产后马上进行肚皮贴肚皮的接触，妈妈则给宝宝带来温暖，因为她的乳房是天然的取暖器，她胸部的整体温度提高了3度来欢迎和温暖宝宝。结果是，妈妈温暖了宝宝的身体，宝宝温暖了妈妈的心。

气味、温暖和肌肤接触，作用于宝宝大脑的情感中枢——杏仁核，点亮了让宝宝认为"我觉得安全"的神经元。好意的参与者常常急于用他们的方法来"安抚"宝宝，然而对妈妈和宝宝来说，妈妈柔软温暖的腹部和乳房才是最好的稳定剂，明智的医护人员应该促成妈妈和宝宝在那里的结合，这种结合实际上稳定了宝宝产后不稳定的生命指征，尤其是体温、心率、血压和呼吸。如果站在宝宝的立场上看，突然被带到这个巨大、空旷、可怕的世界，会想待在哪里呢？在妈妈身上，还是在保温箱里？正如尼尔斯所言："妈妈才是最好的保温箱。"

出生相会继续进行。还会发生什么事情呢？一心盯着正在吸吮的漂亮宝宝，但是也别忘了仍然有很多健康的激素正在运作。当你们开始一同跳起出生联系之舞时，你们俩都得到了更多的激素来推动舞蹈继续下去。血液中的催产素水平在产后一个小时之内是最高的，此时正是妈妈和宝宝最容易深深爱上彼此的时候，因为催产素是一种爱和"拥抱化合物"的激素。催产素还能够让你们俩平静下来。要知道，在这一小时里，刚刚成为母亲的新奇感，子宫外生活的新鲜感，让你们非常需要平静下来。就连在产后"宝宝蜜月期"的几周里，持续高水平的出生激素也是引起新妈妈产生下述感觉的原因："我只想坐在摇椅上哺喂宝宝，我才不关心房间有多乱呢。"

我们讨论这些生化细节的目的，是为了强调妈妈正在分娩的身体有多么神奇，多么有力。虽然很多产科的思维模式是把妈妈当作被动的病人，医护人员是指挥，但是在自然的分娩交响曲中，妈妈总是演出的明星指挥。

宝宝一生中最重要的两分钟

降生与剪断脐带之间的时间对宝宝的健康非常重要。在这神奇的两分钟里，宝宝要进行重要的生理过渡，用来描述这一过程的医学术语是"稳定化"。下面这些做法，可以帮助宝宝从胎盘"呼吸"最健康地过渡到肺呼吸：

拥有生理性分娩。分娩的激素交响曲可以转化成更多的稳定激素和依恋激素，从妈妈流向宝宝最重要的适应性器官——大脑、心脏和肺。

暂缓剪断脐带。只要有可能，延迟几分钟再剪断脐带，这样可以给宝宝提供"最后一股"健康的血液。

给宝宝提供肌肤接触。妈妈是保持宝宝温暖的生理性的"保温箱"。请暂缓进行常规操作(滴眼药、打针、称重等)，尽快将宝宝放到妈妈腹部，即使宝宝需要输氧也可以这么做，常规操作的大多数项目完全可以等宝宝待在妈妈腹部上再进行，这样才不会打断宝宝与安全基地的联系。

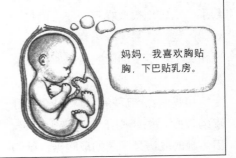

妈妈，我喜欢胸贴胸，下巴贴乳房。

产科医生、助产士、产妇护导员、护士以及朋友对舞台进行支持，有时甚至待在后台，在合适的时间提供适量的技术支持，只是为了帮助妈妈演奏出更动听的音乐。

医护人员登场。有时候，妈妈对自己制造药物的能力失去信心，对身体信号的用意感到不确定，助产士或产妇护导员，以及解读这些信号有经验的参与者就可以出手相助。当感觉到妈妈就要走调甚至扔掉指挥棒时，有经验的参与者就会给妈妈适当的提示："试试换个姿势吧"，"聚焦在放松上"……帮助妈妈把交响曲演奏下去，没有人越位，每个人只提供支持，妈妈就会找回自己的节拍。

支持性的医护人员

助产士的音乐

助产士就像是副指挥，她根据自

己的和专业的经验，本能地观察妈妈什么时候忘了乐谱，什么时候对演奏失去了信心，什么时候开始走调，及时提供支持，决不轻易干预。助产士观察妈妈的肢体语言，本能地帮助妈妈找到调子：也许是换个姿势，也许是说几句鼓励的话，也许是给予一点情感和身体的滋养，也许是换个场景，比如调暗光线或换支曲子。根据助产士的训练、理念和经验，分娩是一个正常的、健康的、和谐的过程。助产士拥有智慧和经验，知道什么时候该请医生介入，什么时候妈妈可能需要技术和药物甚至手术，从而让分娩获得最佳结果——健康的妈妈和健康的宝宝。

乐队的产科部分

分娩的交响曲如此复杂，以至于有时候妈妈的激素、解剖学或宝宝的位置没有遵循生理学的脚本上演，例如，前置胎盘、臀位和早产等情况。为了妈妈和宝宝的健康，其他演奏者（产科医生、麻醉师等）必需被召集加入，还有一些必须的技术和药物也要参加，但这不是主旋律，主旋律依然是妈妈继续制造自身的分娩药物。"技术分娩"的副作用是，女人对自己子宫的工作变得害怕起来，甚至错误地认为，让医生切开她们的腹

部和子宫把宝宝拉出来，要比让宝宝安全地通过正常通道进入外部世界更安全。可是，千百年来，数以亿计的分娩都演奏出了优美和谐的分娩交响曲。再次引用尼尔斯的话："人性第一，技术第二。"

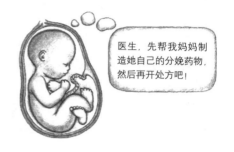

医生，先帮我妈妈制造她自己的分娩药物，然后再开处方吧！

分娩时的爸爸

爸爸常常在这个显然以女性为中心的演出场合感到无助。你可能会问："我能做什么？"爱你的妻子吧！这是你可以比这个舞台上的任何其他人都做得更好的事。你可能会长舒一口气，你不必非得记住分娩课上介绍的那些很快就会忘记的呼吸练习，在分娩时，你可以通过听从自己的激素"去爱妈妈"，演奏出美妙的音乐。

 琳达医生笔记：

男人也分泌催产素，帮助他们与伴侣和宝宝建立更好的联系。这是一种机会均等的激素。

家人和朋友

对妈妈来说，身边围绕着欣赏分娩交响曲的一群人非常重要。请只要那些积极的、放松的人！

医学和药物指挥的不太同步的交响曲

生理性分娩的激素和谐，这是人类历史进程中不断完善的结果。然而，在过去的一百年里，现代医学试图改善大自然的设计。在 10 ~ 15% 分娩中，现代产科医学不得不补充妈妈的演奏，难产和受损伤新生儿重症监护等产科技术的进步，使更多妈妈和宝宝拥有了成功的演出。适当的干预可以造福妈妈和宝宝，但是妈妈距离生理性分娩越远，她的激素交响曲就越有可能被打断。

药物性分娩与生理性分娩

当外来的"演奏者"被邀请加入妈妈的乐队，比如说 Pitocin 或 Syntocinon 这样的人工合成催产素，像电子胎心监护仪这样的技术型演奏者，或是像硬膜外麻醉这样的药理性镇痛，会发生什么呢？整个乐队就有走调的风险。

激素破坏者登场

"你的宫颈开得不够……你的产程没有进展"。"没有"这个词导致指挥棒从妈妈的手里掉落。当破坏性音符响起，分娩的行动就可能出现不自然的停顿，恐惧就会潜入，使演奏走调：催产素水平降低，宫缩减慢，乐队变得不同步。外来的药物会干扰妈妈自身制造的药物。化学药物旨在补充，而不是替代，并且只有在妈妈制造的生理性药物已经得到支持的情况下才可加以补充。

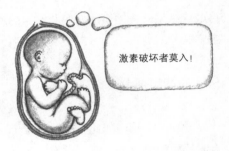

激素破坏者莫入！

人工催产素如何起作用

为妈妈和宝宝量身定制的催产素有时多有时少，自动在恰当的时间向妈妈的血液中投放恰当的剂量。天然催产素带来的宫缩不仅对妈妈更容易忍受，对宝宝也更安全。"妈妈牌"催产素呈脉冲式抵达已为激素做好准备的子宫，告诉受体何时你需要多一些，何时你需要少一些；而静脉注射

356

的输液不具备这种脉冲效应，不会知道何时应该调高，何时应该调低。

 琳达医生笔记：

人工合成的催产素，从化学成分上来看与催产素相同，但剂量完全不同。人工催产素输液按照医疗规定使用，会一直调高直到宫缩达到产科的标准。这可能是一件好事，如果使用恰当，合成催产素可以让异常缓慢的分娩加速进行，这有助于避免手术分娩、真空吸引或产钳接生，当妈妈的推出气力已经耗尽时，可以为妈妈补充一点额外的"精力"。

要确定你和医生已经在"妈妈牌"催产素的帮助下走过了尽可能长的路程，你只是在绝对需要的时候才

召唤乐队的替补乐手登台，如果好意的医护人员推荐使用合成催产素，那么要确认这是必需的，并且已经先尝试了其他可用的方法。分娩并不总会按照你理想的乐谱演奏，有可能的话，坚持按照分娩的伟大经典作品来演奏，也要明白，有时候需要即兴创作，而这也可以带来伟大的时刻。

一些孕产神经学家担心人工催产素输液会导致受体不敏感，意思就是需要更高剂量的合成催产素（以及更疼痛的宫缩）来迫使受体打开。新兴的心理神经内分泌学认为，大脑可能不把这些合成的化学药物当作真东西，因为合成的催产素可能无法穿越血脑屏障，在那里留下真切的影响，"妈妈牌"催产素会既对子宫（宫缩）也对大脑（镇痛和安抚）起作用，但是合成催产素可能只作用于子宫。

与那些处在天然激素作用下的分娩妈妈体验到的宫缩相比，催产药物容易造成更长、更强、更频繁的宫缩，合成的刺激分娩激素可能会损害胎盘

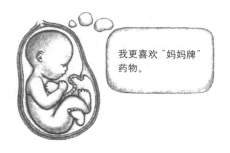

我更喜欢"妈妈牌"药物。

对血液和氧气的供应，因为在宫缩之间胎盘和宝宝没有太多时间来补充养料和氧气。人工合成的宫缩通常对妈妈来说会更疼，让她与自己的镇痛激素（催产素和内啡肽）不同步，使她需要更多的镇痛药物和硬膜外麻醉，而这又会导致更多的并发症。

药物镇痛，尤其是硬膜外麻醉，可能还"消除"了妈妈自身天然的分娩和依恋激素，因而让妈妈无法从这些分娩的神经化合物中获得快感。

一位分娩参与者对我说："你可能需要打点催产素来快速重启停滞的分娩。"我很想说："我是妈妈，不是汽车电瓶。"

疼痛的"音乐"

当制造宫缩的激素不和谐时，宫颈激素不能在推出激素让它们放松时放松下来，这就导致子宫收缩得更厉害来推紧闭的宫颈肌肉——"啊！"更疼痛的分娩就会出现，这就是为什么我们要强调分娩的激素和谐。你的身体要比床边的静脉注射仪器，更知道该给系统注入多少催产素以及什么时候注入。况且，打催产素输液的时候你通常得躺在床上，这个姿势本身就会延缓分娩。用分娩妈妈的行话说："合成催产素宫缩太剧烈，太长了！"

硬膜外麻醉登场

如果时机恰当，硬膜外麻醉可以帮助演奏会继续进行，可以让筋疲力尽的指挥休息、充电，再重新开始演奏。但是，如果用得太早，它们会延迟分娩终曲的上演。使用化学镇痛剂不恰当可能会让妈妈的生理性激素镇痛和促进分娩的作用打折扣。

合成催产素可能对宝宝的影响

一些分娩科学家担心合成催产素"太长太强"的作用可能还会减少胎盘向宝宝供给的血液，这就是为什么在使用合成催产素的时候，为了安全起见，需要同时使用电子胎心监护仪。

电子胎心监护仪登场

尽管有时候可以救命，但是我们对技术的热爱也影响了分娩。电子胎心监护仪可能记录下令人困惑的曲线，预示可能有不和谐存在，常常导致过早地取消整场演出，重新引导乐队走到台下，进入手术室，这种情况目前发生在超过 30% 的分娩中。

一种干预，例如合成的催产素，常常需要另一种，例如电子胎心监护仪，这就需要更多地仰面躺着，导致难以忍受的疼痛，于是需要硬膜外麻

妈妈牌催产素 VS. 合成催产素：生理性分娩 VS. 药物性分娩

催产素的作用于	生理性的	药物性的
大脑	镇痛	可能只作用于子宫，不进入大脑
宫缩强度	脉冲式，有无痛的间歇	太强，太长，太疼
与子宫内的催产素受体是否同步	催产素在受体准备好且最敏感时释放，并让受体保持敏感	催产素的释放与受体的敏感度可能不同步，导致受体不敏感
剂量	天然契合妈妈的需要和受体的敏感度	可能不契合妈妈的需要和受体的敏感度
宫缩对宝宝的影响	宫缩不太强烈，更短些。让胎盘血管放松的时间更长，恢复流向宝宝的健康血液	宫缩更剧烈，更长些。可能挤压胎盘血管；放松阶段较短，可能会使流向宝宝的血液减少
宫颈	契合宫颈成熟和准备情况，促进产程发展	更强的宫缩可能在宫颈还没准备好的情况下出现，增加疼痛感，延缓进展
镇痛	当催产素水平升高时，内啡肽水平也会升高，起到镇痛平衡的作用	可能享受不到天然的内啡肽镇痛效果
分娩方式	更有可能阴道分娩	手术分娩的可能性升高
妈妈血液中分娩和养育激素的水平	催产素和内啡肽水平更高	天然催产素和内啡肽水平较低
母乳喂养	较高的泌乳激素；喂养更有乐趣	较低的泌乳激素；母乳喂养不太成功

新生儿	脐血中的分娩激素水平和联系激素较高。催产素和其他激素对宝宝有益。	联系激素较低

醉或处方镇痛剂。如果这些干预不合时宜，那么它们可能会扰乱分娩的激素和谐，把妈妈从指挥降格到从属的角色。当妈妈和医护人员协同一致，在音乐会的最后时刻，所有的激素就会一起合奏出一个圆满的高潮——娩出宝宝。

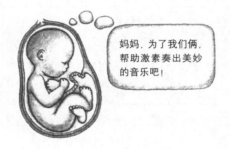

妈妈，为了我们俩，帮助激素奏出美妙的音乐吧！

专家为分娩交响曲谱写的最后乐章

本书"诞生"之前几个月，玛莎和我很荣幸地成为"扭转潮流"的演讲者，这是澳大利亚关于母婴医学最新进展的一个会议。我们和来自世界各地的生理性分娩专家——产科医生、助产士、大学教授和新生儿重症监护护士以及四百余名医护人员聚在一起，只为一个目的：让现代的母亲了解如何提高她们拥有最健康的怀孕和分娩的概率，并有能力付诸实施。在会议上，我们请两位参会者，尼尔斯和吉尔·伯格曼博士（围产期医学专家）对我们的分娩激素和谐类比做个总结。现将他们的总结引用如下：

在自然分娩中有一种激素和谐，就好像一首古典交响曲。像任何好的交响曲一样，分娩交响曲有4个乐章：

妈妈指挥第1乐章（快板），在分娩时达到乐章的高潮部分。宝宝接着指挥第2乐章（柔板），开始得非常轻柔、安静，多种乐器演奏各自的曲调。在第3乐章（诙谐曲）里，妈妈和宝宝共同演奏，然后在第4乐章（终曲），所有的乐器和谐一致，演奏出完整的交响乐。这部交响曲里的"乐器"都是激素，它们在妈妈和宝宝的大脑和身体里奏出健康的音乐。

第1乐章从分娩启动那一刻开始，定下了主旋律。催产素呈脉冲式释放，使子宫收缩，产道打开。这种打开使妈妈大脑里的催产素水平进一步升高，让她为建立连接做好准备。

作为配合，分娩提高了宝宝的肾

上腺素和皮质醇水平。这些应激激素对宝宝的大脑和肺进行强烈的刺激，当宝宝通过产道时，肺部会受到挤压，这让肺做好呼吸的准备。子宫里的宝宝大部分时间在睡觉，但是现在宝宝需要清醒，为指挥下一个乐章做准备。

宝宝出生时，妈妈和宝宝体内的应激激素达到最高水平，这是结束这个乐章的真正高潮。

出生时，宝宝吸进第一口气。哭在此时并不是必需的。尽管在出生那一刻需要应激激素，但是现在它们必须快速降低。从此时起，宝宝开始指挥第2乐章：柔板，舒缓轻柔，需要在安全的地方演奏。与妈妈进行肌肤接触为宝宝的身体提供了温暖，稳定了宝宝的心跳和呼吸，并且提供一种熟悉的气味，让宝宝有安全感。

现在宝宝体内主要的演奏乐器是催产素，它会降低压力水平，并开启一系列的行为，就像在一个曲调里，音符一个接一个地按顺序奏出。宝宝现在变成积极主动的那一个，而妈妈退后休息。宝宝的嗅觉引导他挪向妈妈的乳头，途中，宝宝可能会抚摸，会品尝，他知道该去哪里，因为他的生命仰赖于妈妈的初乳和乳汁。无须任何帮助，他就会衔上乳头，开始吸吮。然后宝宝会确定妈妈的面部，进行眼神接触，同时继续吸吮。

这引入了很多新乐器：催乳素释放出来了，激活了乳房上制造乳汁的腺体；母乳喂养还激活了多巴胺这种快乐激素，让妈妈在情感上感到满足，这种激素交响曲让妈妈感觉照顾宝宝这件事非常值得，几乎会上瘾。

另一波催产素开始作用于妈妈大脑的各部分，一是让她极具保护性；另一个是激活她与宝宝联系的情感能力。之后，催产素会刺激喷乳反射的发生，每一次都强化了保护和连接。

吸吮对宝宝来说也是非常快乐的事情，还可以缓解疼痛。宝宝将决定这个乐章持续多久，当宝宝在妈妈身上睡着的时候乐章就结束了。气味告诉宝宝，妈妈在这里（入睡是安全的），这让大脑可以循环进行各种水平的睡眠，这对大脑的发展建构是必需的。这种睡眠不应该被打断，常规操作应该在宝宝清醒的时候集中进行。

第3乐章，就像诙谐曲那样，是妈妈和宝宝的共舞。当宝宝从第一次睡眠中醒来时（大概在一个或数个小时后），这个乐章就开始了，他想要眼神接触和连接的时间，想要更多待在乳房上的时间。接下来是另一种循环：睡觉—玩耍—喂养。在最初周而复始的循环中，妈妈有机会把自己的大脑与宝宝的大脑连接起来，在宝宝睡觉的时候睡觉，然后跟宝宝一起醒来。最初的1000分钟（大约16小时）是妈妈和宝宝学习共舞的敏感期。

第 9 个月的产前检查（第 34 ～ 40 周）

在最后一个月里，产前检查的频率和内容很大程度上取决于你的孕产情况。通常，医生可能希望每周见你。在第 9 个月的产前检查中，你可能会：

- 检查子宫的大小和高度；
- 触诊子宫来确定宝宝的位置；
- 内检，视情况而定；
- 测量体重和血压；
- 超声检查来确定宝宝的大小和位置，视情况而定；
- 阴道菌群培养，筛查 B 族链球菌感染；
- 有机会讨论如果分娩开始，何时给医生打电话；
- 有机会讨论假性宫缩与"真正的"宫缩有何不同；
- 有机会讨论分娩开始的迹象；
- 有机会讨论何时去医院或分娩中心；
- 有机会讨论你的分娩计划，包括分娩教练手、避免侧切或特殊的分娩要求；
- 有机会讨论你的感受和担忧；

你的医生可能会讨论超过预产期该做什么。你可能会每周进行超声波检查，评估羊水量，或讨论在某个时间点进行诱导分娩。如果你过了预产期，医生会就某些需要留意的令人不安的信号给你些建议。

第 19 章

第 9 个月：迎接新生命

宝宝出生在即，兴奋逐渐累积，你比之前更急于见到宝宝了。可能你也厌烦了总是听人说："什么！你还没生？"至少现在你可以回答："快了！"对很多孕妇来说，第 9 个月是孕期里最漫长的一个月，我们曾经多次听准妈妈们说，她们真希望可以快进到分娩的大日子。如果你还没有这么夸张，那你可能开始算你还有几周就要生了："我怀孕已经 36 周了——只剩下两周了！"

说"分娩月"而不说"分娩日"，从产科的角度是更准确的表述，因为进入第 9 个月，准妈妈实际上大部分时间都处于"分娩"过程之中，在分娩前的这几周里，你的身心都在为一生中这件最值得纪念的事做准备。当然，对这种广义的分娩过程的体验，不如小宝宝最终出生那天体验到的那么强烈。

第 34 ～ 40 周宝宝的发育情况

你会感觉宝宝更大了，因为宝宝的体重在这一个月里几乎翻了一番，从不到 1800 克长到大约 3400 克，此时身长可能差不多 53 厘米了。在这个"即将完成"的阶段，宝宝获得了大量的皮下脂肪，这种填充让他为出生做好了准备；他的胎毛消失了，一部分胎脂也消失了，只留下小部分胎脂来帮他润滑，让他在出生时更顺利地通过产道。

这一阶段，宝宝在子宫内的空间变得相当局促，他蜷缩成一个小球，进入准备出生的位置。最后几周，因为子宫里可供运动的空间变小了，宝宝只是做做踏步运动，转转头，眨眨眼，吮吮拇指，抓抓手，练习他进入这个世界后需要的所有运动。从几个月前到现在，宝宝一直都在吞咽羊水，

363

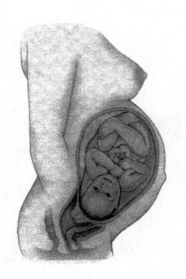

第 34 ～ 40 周的胎儿

尿出羊水。他肺部的气囊现在已经盖满表面活性物质。在宝宝出生后，它们将帮助肺泡随着每次吸入空气而扩张，使这个月出生的宝宝几乎都可以在子宫外自主呼吸。

你可能会有的感觉

准备好了！

"我早就准备好了！"这是怀胎9个月时很多准妈妈在每周的产前检查时对医生说的第一句话。大多数准妈妈在宝宝启动前就已经感觉迫不及

分娩激素如何运作

还记得我们说过你的激素就像一支交响乐队（参见第 168 页上的"倾听激素交响曲"）吗？在最后一个月里，音乐会临近尾声，你的激素交响曲发生改变，让产道为宝宝通过做好准备，推出小乘客。到底是什么启动了分娩，至今仍是一个未解之谜，但我们已经知道如下事实：在分娩日开始前，你的怀孕激素一直处于很好的平衡之中，孕酮让子宫肌肉放松，防止它收缩得太厉害，而雌激素则强健子宫肌肉，为最后的冲刺做准备。当你接近终

点线时，孕酮的作用就会减弱，而雌激素的作用会增强，雌激素逐渐加强对子宫平滑肌的刺激，带来时强时弱的假性宫缩，并最终抵达质变的时刻，假性宫缩变成真正的分娩宫缩。当雌激素引发了越来越强、越来越痛的真性宫缩时，这种体贴的激素会向大脑发出信号，要求分泌它的伙伴激素血清素，血清素可以平复焦虑，稍微缓解你的疼痛。虽然你怎么看都不会觉得分娩是一首乐曲，但是神奇的激素交响曲的的确确在你体内奏响。

待,一切都就绪了,这是合情合理的。此时最好的选择就是深呼吸,召唤出适量的耐心。玛莎可以清楚地回忆起怀我们的第 3 个孩子时,她在第 9 个月末的感受:我们前两个孩子都提前了几周出生,因此必须保持耐心对我们来说是全新的体验。

医生看穿了玛莎急于生下孩子的心情,对我们说:"下次产检时看情况再说吧。"我们强烈地预感到,只要玛莎点头,他将会很高兴用药物来"推动"这件事。事实上,玛莎在那周快结束的时候开始了分娩——她需要的是耐心,而不是药物。

我希望能向女儿传递我妈妈传递给我的分娩态度。因为我在兄弟姐妹中排行靠前,所以有机会看到妈妈把怀孕和分娩当成一件多么快乐的事。如果我女儿跑来问我:"怀孕像什么?"或"怀孕可怕吗?"我会告诉她:"怀孕是你的身体规划好要做的最特别的事。"

想回归"正常"

是的,或许你急于抱上宝宝,或许你等不及要结束怀孕恢复你的身体,或许你只是很想趴着睡一觉。与此同时,你对即将失去孕妇这一特殊身份也会感到怅然。这一特殊身份让你与宝宝有着十分独特的亲近感,这种亲密体验是其他人无法分享的,可能让你感觉恋恋不舍。好消息是,这种亲密很快将会发展成为另一种更加让人难以置信的体验:一旦你臂弯里抱上珍贵的小宝宝,你将会为自己多么快就忘记了怀孕的苦与乐而感到惊奇。

我发现自己在孕期最后一个月里,离不开宝宝的踢动,不停地对宝宝说话,总是抱着隆起的肚子,努力想把这些非同寻常的感受印刻在脑海里。然而,宝宝呱呱坠地后,我却意识到,尽管怀孕是美好的,我也喜欢与宝宝分享我的身体,但是拥有一个独立的他更令我感到满足。怀孕的感觉很棒,但是做妈妈真的其乐无穷!

更需要休息和待在家里

虽然你不会变成一个隐士,但是大多数孕妇在孕期最后一个月都一心想待在家里。你可能变得更容易陷入沉思,对其他事情的欲望和能力都降低了,社交活动似乎无关紧要,对世界大事变得漠不关心,而对自己的安宁则非常在意。这是大自然保护你不受外界侵扰的方式,否则你可能会从未来最重要的事情上分心。你现在有最好的借口对任何占用你的时间、精力或让你离开家的事情说"不"。如果你突然感觉到一种冲动，想要来个彻底的大扫除，或是做一件什么大事，比如把 10 年积攒的零散照片整理进相册或电脑里，也不必感到惊讶。琳达医生在等待第一个孩子降生的时候清理了地下室，那之后 20 年，再也没打扫过地下室。等到生第 3 个孩子的时候，你就不会爆发出这样的能量了。

我决定等进入第 9 个月后要过一种身心都需要的安宁生活，我想让它们都好好休息，为分娩保持健康。通过观察朋友，我看到分娩有多么辛苦，所以知道这是我储存能量的最后时机。然而，在分娩日之前的两周，我开始清洗墙壁，之前我从未清洗过墙壁！

伴随着为最重要的新人准备房间的冲动，你可能适时地转换到了高速运转模式。有一两天的时间顺应这种能量激增，可能会让你在似乎看不见尽头的最后几周的单调乏味中获得健康的消遣，给你带来一种额外的成就感。但不要做得太过头了，尽管雌性筑巢的本能在整个动物界都很常见，但是人类的妈妈不需要那么洁净无瑕的巢穴，你不必在宝宝出生前把一切都装扮得完美妥帖，要知道，很多设施完备的育婴室在头几个月（甚至几年）里都派不上用场。很多事情可以找人代劳，或是等分娩之后，当宝宝舒适地蜷伏在背带里睡觉时，你再慢慢去做。或许你自我感觉离分娩还有一两周的时间，但不要过于相信这种感觉。在第 9 个月里，每一天都要好好休息，就像第二天就会分娩一样。

宝宝下降，感觉好一点

有时候，在最后的几周里，你可能会注意到大肚子下降了一些，你甚至可能听到有人说你的侧影变了。大多数生头胎的妈妈在分娩之前两周宝宝开始下降，也有些宝宝提前四周就开始下降，而很多生二胎的妈妈直到分娩开始宝宝才下降，这是因为生二胎的妈妈的骨盆肌肉已经经历过分娩，不需要热身了。宝宝的头进入骨盆也被称为"入盆"（因为宝宝的头嵌入骨盆开口）。无论宝宝是"下降"还是"入盆"，你都会感觉不同，看上去也不同。你可能会注意到的一件事，你的乳房不再能触到肚子的顶端了。

气喘和烧心，这两种第 8 个月时常见的烦恼，进入第 9 个月，通常有所缓解。这是因为当宝宝下降入盆，你的横膈膜就有更多空间，这有助于你呼吸顺畅；此时子宫对胃的挤压也不那么厉害了，你就有可能觉得烧心减轻了。当然，在子宫上方这些不适有所改善的同时，下方的不适又会卷土重来：由于宝宝的头压迫膀胱，你需要更频繁地跑厕所；尽管消化道的上端可能感觉舒服些，但是被挤压的下端管道再次感觉到便秘、胀气，痔疮也可能会增大。

骨盆承受更大压力

随着宝宝下降进入盆腔，你可能发现自己的脊椎底部或耻骨中央时常感到强烈的刺痛，走路变得很不舒服；有些准妈妈的宫颈会出现令人不适的刺痛或针刺感；有的则每当要抬腿穿短裤或下床时，骨盆区域就会感觉受到压迫，甚至产生尖锐的疼痛，这种疼痛有时还会辐射到背部或大腿。第9个月新增的骨盆疼痛，最有可能是因为骨盆韧带为即将到来的工作做准备而变得松弛拉长，你可以通过变换不同的姿势来缓解这些不适，继续每天做些温和的运动也会有所帮助，例如慢慢地多走走路。

宝宝的头压迫骨盆的神经和血管，还会导致大腿痉挛。就像骨盆疼痛一样，这种变化是由于孕激素对你全身的关节韧带造成的影响，全身韧带松弛可以导致膝盖和手腕无力，让你提起一点东西都有困难。但你仍然

需要适当的活动，活动会让你的身体适应变化。不要变成沙发土豆，否则你的肌肉、心血管、呼吸和消化系统都会失去健康。分娩时，强健的肌肉非常重要，可以为你提供支持，这样强壮的子宫肌肉才能工作得最有效率。大多数第9个月的准妈妈发现游泳是最放松、最舒适的运动。

 琳达医生笔记：

记得看到怀孕的女人步履蹒跚，走路像鸭子时，我曾想自己永远都不要那样。我没有意识到那是由于骨盆韧带松弛导致的——是的，我也得那么走！

在孕后期有些疼痛的一个好处是，你可以有机会练习分娩课上学到的深呼吸。夫妻常常不把这个练习当回事，不能每天抽出时间来练习。确实，要在什么都没有的情况下练习应对宫缩有些奇怪，但当你真正感觉疼痛时，感到刺痛或强烈的假性宫缩时，就可以好好用用深呼吸了：进入放松状态，深呼吸，花一两分钟想象这是一次真正的"阵痛"。当你停止对抗，任其发生，看看事情会怎样变化。

感受不一样的胎动

在第9个月里，宝宝比第8个月

动得更少了，虽然频率降低了，力度却相应增大了。你可能感觉肋骨上被狠狠踢了一脚，骨盆上被重重打了一拳，有时候你甚至感到宝宝好像跑进了你的阴道——一种特别奇怪的感觉。

当宝宝在尴尬的位置踢你的时候，试着动一动身子，让他也动一动。这是分娩时变换体位帮助宝宝通过蜿蜒产道的一次小小演练。

感觉身体更庞大，失去平衡

现在你很庞大，真的很大。你可能发现腹部肌肉由于要用力托住肚子而疼痛，走路的时候腹股沟和大腿骨会疼，庞大变成无所不在的感觉，就连你的双腿也感觉更沉重，你可能觉得不知道如何才能拖着自己走过另一个月。上下楼梯时尤其吃力，就连从沙发上起身都开始需要先计划计划了。

产前准备

在分娩前的最后几周里，你有很多事情要做，有很多电话要打。下面是一些建议，帮你理清思路：

☐ 安排人照顾其他孩子；

☐ 把工作收尾；

☐ 提前在医院或分娩中心登记；

☐ 参观分娩地点；

☐ 制订分娩计划，与医生讨论；

☐ 与医院协商分娩计划；

☐ 提醒分娩教练你的预产期，如果可能会提前，你要尽早让她们知道；

☐ 事先储备一些不容易坏的食品，冷冻一些饭菜；

☐ 付账单；

☐ 确定你明白什么时候给医生打电话，什么时候去医院；

☐ 备齐婴儿用品；

☐ 购买最后的舒适衣物：睡衣、哺乳胸罩；

☐ 购买宝宝的汽车座椅，正确安装。

待产包应在预产期前几周就开始准备，把你认为需要的东西都放进箱子，不要封口，以防后来要添点什么。当盼望已久的那一刻来临时，你就没有时间到处抓取可能需要或想要的东西了，极有可能会落下什么。

下面是待产包需要的东西：

分娩救星

☐ 你最喜欢的枕头（装进有颜色的枕套里，以防丢失）；

☐ 你最喜欢的音乐，拷进MP3，带上多余的电池或充电器；

☐ 无香味的按摩乳液或按摩油；

☐ 你最喜欢的零食（例如：什锦干果、新鲜水果、果汁），再给爸爸带个三明治；

☐ 热水瓶或热敷米袋；

☐ 你在练习分娩时一直使用的特殊辅助设备，例如分娩球、网球、膝盖垫（为四肢着地姿势准备）；

☐ 分娩时穿的衣服（游泳上衣，如果你打算在分娩时使用浴缸浸泡的话），分娩后穿着回家的衣服——不要忘了浴袍和拖鞋。

洗护用品

☐ 梳子、吹风机、发圈或皮筋；

☐ 香皂、除臭剂、洗发水、护发素（不要带香水，可能会让宝宝不舒服）；

☐ 产妇卫生巾（医院也会提供）；

☐ 牙刷、牙膏、护唇膏；

☐ 眼镜或隐形眼镜（或都带——分娩时你可能会嫌隐形眼镜麻烦）；

☐ 化妆品。

宝宝回家时穿的衣物

☐ 婴儿袜；

☐ 内衣；

☐ 连体睡衣（适合汽车座椅）；

☐ 婴儿包被；

☐ 带裤腿的婴儿睡袋和厚毯子，如果你在天气寒冷的时候分娩的话；

☐ 帽子（通常分娩的地方会提供）；

☐ 尿不湿（通常分娩的地方会提供）。

其他物品

☐ 医院的入院登记表；

☐ 一份或多份分娩计划；

☐ 保险单据；

☐ 相机（录像机和照相机）；

☐ 手机和充电器；

☐ 给宝宝的哥哥姐姐准备的"生日"礼物；

☐ 喜欢的书和杂志；

☐ 家人和朋友的电话号码。

你可能关心的事

是否继续工作

如果你不是在家工作，那就需要决定什么时候停止工作。有些准妈妈说："我想要一直工作到分娩那天。"我们请你谨慎对待这种做法。这是一个身体正在经历很多生理变化的时期，一如怀孕刚刚开始的时候，那时你"屈服"于这个进程，允许身体休息，因为你感觉到难以忍受的疲倦。此时，处在为分娩做准备的过程中，你的身心都聚集了大量能量，你需要再次"屈服"于这个过程，设定太多最后期限或强迫自己继续工作，可能会使你的身体无法放松，无法按照大自然设定的程序进行。持续工作到分娩时的孕妇，体验到内心的冲突，往往会"抱住"宝宝不放，因为她们必须先完成一些别的事情。

最后一个月真的是一个需要对所有事情放手的阶段，这样你的身心才能得到休息，才能顺利进入分娩阶段和转换为母亲身份。如果可能，提前一两个星期开始休产假，让你有时间休息，补充储备。研究表明，孕妇在分娩之前休息和睡眠越多，分娩就越容易——这是所有孕妇都想要的！

在最后冲刺阶段失眠

大多数准妈妈承认，这个月她们由于无法获得足够睡眠而颇为沮丧。无论她们如何努力，就是睡不好，总是觉得没得到充分休息，这可能是因为第9个月在生理和情感上都消耗过大，或是因为大脑太活跃，总能找到要担心的事。不管怎样，你现在都得到了另一次练习放松和深呼吸的机会，当你成功消除紧张之后，把这种方法收藏起来，留待分娩时使用。

第一次准备做妈妈的孕妇，现在正在习惯从未体验过的浅睡眠模式。这种模式将成为，而且将长期是妈妈熟悉而实用的夜间模式。哺喂小宝宝，查看其他孩子有没有盖好，安抚被噩梦惊醒的孩子，熬夜照顾患病的孩子，抚慰睡不着的孩子，所有这些事情都表明，在今后几年里，浅睡眠是必需的。

体重轻微改变

尽管宝宝在这个月里要增重，但是你的体重可能只稍微增加一点，也可能维持原状甚至减少一些。在最后这个月，体重减轻通常是由于羊水量减少了，因为激素开始改变体内水分的分布。你制造的羊水少了，而小便频率增加，可能会使全身整体水分减

"过了预产期"该做些什么？

为什么不必担心？ 如果预产期到了而宝宝还没到，你不必担心。尽管你已经准备就绪，但是宝宝显然还没有。事实上，大多数被贴上"超期"标签的宝宝并没有超期，正常的成熟范围在 38 ~ 40 周，但是你估计的日子可能会差一两周（参见第 140 页），用现代的超声波测算，那些 42 周还未出生的宝宝里只有不到 4% 真的超期。你计算的预产期毕竟没有那么准确，就连超声波测算也不是毫无差错。如果你的月经没有规律，预产期从一开始就不准确，那么宝宝就更容易被贴上"超期"的标签。第一次怀孕通常会更长一些，因为身体以前从未进行过分娩。无论如何，担心都不能促使分娩发生，正如你已经了解到的，压力只会增加出现并发症的风险。

为什么医生可能会担心。 你和医生只能观察和等待。但是，那些在子宫里待的时间太长（超过 42 周）的宝宝出现某些问题的风险确实较高。这包括：

• 宝宝的生长速度超过胎盘，导致宝宝得不到足够的营养。这在超过 42 周的胎儿里只占 10%。

• 更常见的是，超期的宝宝出生时太大，导致分娩变得更困难。

• 羊水量可能会降低到令人担忧的水平，出现分娩并发症的风险增加。羊水有助于在分娩时保护脐带，超期的宝宝可能会因为脐带受到挤压而更难以承受分娩，分娩过程中可能出现心率减缓等问题，导致剖宫产。

• 超期的宝宝更有可能吸入胎便（肠道内容物），这会卡在宝宝的呼吸道里，导致产后暂时的呼吸问题。

• 超期的宝宝血糖不稳定的可能性较高。

医生或助产士会每周测量两次羊水指数，确保没有出现羊水过少的情况。通常在 41 ~ 42 周，医生或助产士会开始对孕妇进行额外监护，如果宝宝满 42 周仍未出生，可能就会安排诱导分娩。

诱导分娩？ 因为上述并发症的风险在宝宝确实"超期"之后会上升，医生有可能会采取干预措施，为了宝宝的健康，可能不想冒任何风险。宝宝待到 43 周的情况并不常见（不到 1%），一旦遇到这种情况，出现并发症的风险就大大增加了。超过 42 周的宝宝可能无法承受分娩，主要是因为胎盘老化，不能在分娩时提供足够的能量储备。分娩既需要宫颈成熟（软化），也需要子宫有规律的、协调的收缩。如果理由充分，医生可能会用以下方式诱导分娩：

• 通过在宫颈上使用前列腺素凝胶（米索前列腺醇）促使它成熟，刺激分娩。

• 通过在宫颈内整夜放置一个充气的导尿管囊来促使它慢慢软化和打开。

• 通过人工破膜——但要确定胎儿已经降到足够低的位置，保证这一操作的安全性。

• 通过"扫"羊膜：在阴道检查时，医生将一只手指伸入宫颈，稍加抻拉，然后做画圈"扫"的动作来分开羊膜和宫颈。这可能会刺激启动分娩的激素，前列腺素的分泌。

• 通过人工催产素诱导分娩。如果胎儿降得还不够低，一定要谨慎操作。

• 通过推荐"DIY"方式，如性交、乳头刺激等来启动分娩。

当然，直立行走是促使宝宝下降的最安全、最合理的方式，可能正是你需要的分娩刺激措施。你可以在街上多走几圈，或是去乡下享受大自然。

少，导致体重减轻。这只是身体释放掉了不再需要的水分。

从分娩到出生

推进分娩的 13 种方法

你已经花了 9 个月的时间来孕育胎儿，也花了好多周来学习分娩的科学和艺术。现在，你一直等待并操练的日子到了。

你可以推动分娩向前发展，避免出现我们称之为"失望循环"的情况。想象一下这种情景：你在家里开始宫缩已经有一段时间了，已经被接收入院（意味着你确实已经在分娩），过了几个小时，助产者再次对你进行检查，宣布"没有任何实质性变化"。你变得失望焦虑，这进一步延缓了进展，你将面临一个持久的分娩过程。对一些孕妇来说，缓慢稳定的进展正是她们健康的常态，但是有些办法可以帮助几乎所有的孕妇让身体运作得更有效率，这也意味着更少疼痛。

1. 获取各种资讯。 在分娩课上，你已经了解了不少关于分娩的解剖学和生理知识，尤其是关于子宫如何收缩，宫颈如何逐渐扩张，宝宝如何七拐八拐地从蜿蜒曲折的骨盆通道穿过。你也明白了放松的重要性，知道恐惧会影响分娩进程，你的激素是如何运作的，以及你能做什么来帮助它们更好地工作。

现在回顾一下，关于明智使用技术和药物的所有选择：

• 时机恰当的硬膜外麻醉（参见第332页），能够帮助筋疲力尽的妈妈休息一下，重整旗鼓，从长远来看，这样做可能会加速分娩。

• 另一方面，错误的用药或在错误的时机使用正确的药物都会影响分娩的进展（参见第330页）。

• 使用需要你待在床上的技术会延缓分娩。如果你需要静脉输液，就请求使用肝素帽，这样你可以活动，而不必连接到床边的静脉输液挂杆上。如果你需要使用电子胎心监护仪，请求间断性使用。

• 如果因为医学原因你需要持续使用电子胎心监护仪，请求用遥测型（一种无线的方式），这样你可以继续活动。

 琳达医生建议：

如果你打算用分娩浴缸，问问能不能用防水的监护仪。

2. 获得休息。 工作越辛苦，你就越需要多休息。幸运的是，分娩提供两类休息：第一类是在分娩早期，那时宫缩通常还不太难应付；第二类是在每次宫缩之间。除了分娩最剧烈的过渡期，在一次宫缩结束和下次宫缩开始之间，你总有时间休息一下。（有些孕妇在过渡期有一次接一次的宫缩。）

初产孕妇常犯的错误是在分娩早期没有好好休息。你可能盘算："宫缩不算太坏，我应付得了，在真正的分娩开始之前，现在正是打扫房间或写出生声明的好时候。"大错特错！如果你没有在心理和生理上好好休息，应对真正的分娩就要困难得多。如果你仍在家里待产，躲进一个安静的地方，关掉手机睡一会儿，或至少休息一下。不要总是想着还没做完的事。

记住在宫缩之间休息，特别是在分娩初期两次宫缩间隔长达5分钟左右的时候，用你演练过的放松技巧，我们曾见过有经验的孕妇有效地使用放松技巧，甚至在分娩的活跃期也能暂时开个小差。不要把宫缩之间的时间浪费在担心下一次宫缩会是什么样子上，记住：你应付得了这一次，就应付得了下一次！在两次宫缩之间，默念 R（rest）- R（relax）- R（rejoice），即休息、放松、高兴。

3. 获取营养。辛苦工作的子宫需要从食物中获得能量，从液体中获得水分。过去医生一般不鼓励在分娩期间吃吃喝喝，以防妈妈需要为剖宫产而做全身麻醉；取而代之的是，会让妈妈通过静脉注射来补充水分，获取能量。现在大多数需要手术分娩的妈妈是用硬膜外麻醉或脊椎麻醉，分娩时空着肚子不像以前那么重要了。全身麻醉（在紧急接生的情况下可能仍然需要）会导致你在失去意识的时候呕吐，并把呕吐物吸到肺里，出于这个原因，分娩过程中应该只吃少量可以快速消化的食物。另外，大吃大喝很可能让你更不舒服，甚至恶心呕吐。下面说说如何在分娩时保持良好的营养：

*早点吃。*分娩开始后，早点吃东西储备能量；当分娩变得更剧烈时，你的胃可能就不合作了。

*经常吃。*就像你在孕早期学到的

爱上"分娩水"

把以前经过你的肚子检验的果饮带到分娩地点吧！分娩日可不是试验新食谱的时候。（参见第 27 页的超级果饮食谱。）

那样，对不舒服的肠胃来说，少食多餐远比大吃大喝好。

*吃对肠胃有益的食物。*一些妈妈在分娩时感到恶心，很难吃得下喝得下，尽管如此，你还是得吃点。带上在怀孕早期孕吐时你的胃容易消化的食物和饮料，那个时候能够吃得下的食物就是现在最有可能吃得下的食物。避免油腻和油炸的食物、容易胀气的食物和碳酸饮料。如果你感到恶心，无泡的姜汁汽水可能有用。

*尽量多喝水。*避免脱水，脱水会消耗你的能量，扰乱身体的生理机能，延缓分娩。在分娩初期，每小时至少补充 250 毫升水，在两次宫缩之间小口啜饮。去医院时一定要带至少两个水瓶，装上你最喜欢的健康饮料，如果汁或果饮，作为饮水的补充；还可以考虑带一瓶电解质饮料，如椰子汁，当肌肉既需要水分又需要盐分时饮用。很多妈妈对分娩太投入了，以至于忽视了自己身体的干渴，分娩时伴侣的一项任务就是负责递水瓶。

*静脉输液。*如果你恶心得没法吃也没法喝，医生担心你会脱水，可能会建议你输液。输液会让停滞的分娩或筋疲力尽的妈妈重获动力，另一个好处是，更多液体意味着去洗手间的次数更多，而这些走路和蹲起，本身就可以促进分娩。

4. 获得安静。为自己打造一个

安静的分娩环境。分娩陪伴者（丈夫、朋友、护士）需要尊重你的隐私，这样你才能在宫缩期间集中精力，在间歇的时候休息。这是伴侣可以发挥作用的地方，把保持安静的任务交给他，让他保证把聊天、吵闹或捣乱的人赶出你的产房，维护你的隐私和尊严。让灯光保持昏暗可以营造安宁的气氛，也可以放些舒缓放松的音乐。

 BJ 医生笔记：

当你开始分娩后，对给家人和朋友打电话要持谨慎态度，否则你和伴侣很难维持安静的环境，因为每个人都想及时获得最新消息或是跑来看你。我建议你指定一个人作为主要联络人，一旦你的分娩进入良好状态（6厘米左右），立即告诉你的联系人，然后由她负责让每个人都了解你的进展。这样，你和伴侣就可以避开不必要的干扰，专注于眼前的大事。

5. 保持幽默。笑对分娩有益，会提高内啡肽的水平，降低应激激素的水平。尝试在你房间的电视或电脑上放个搞笑的电影；一些妈妈会在分娩初期听录音书；为了让你的心情保持愉悦，还可以试着与护士和其他工作人员开开玩笑。当挑战来临的时候，你愉悦的心情将会使你保持放松，更有能力迎接下一个阶段。

6. 保持浪漫。爱让世界运转，也帮助宝宝降生。性爱时释放的激素也能增强分娩的力度。乳头刺激——妈妈自己做或请伴侣协助或浸在浴缸里往乳头上撩水，会促进身体释放增强宫缩的催产素。亲吻、充满爱意的搂抱、感官按摩都可以让分娩激素为你工作。这些激素还能够对抗焦虑，而焦虑会延缓而不是推进分娩。

对我来说，生育是性感和女性特质的终极表达，所以场景设置对我来说非常重要。我想要轻柔的音乐、昏暗的灯光以及私密的气氛。适合分娩的环境和你做爱时想要的环境是类似的。

7. 保持积极。消极的分娩环境对分娩的妈妈没有帮助，把消极的人从产房里赶出去。你不必听别人的故事，也不必知道她们为何产程无进展，不必接受她们批评你的分娩策略跟她们相比是失败的。只邀请积极的人参与你的分娩，当宫缩变得剧烈时，如果陪伴你的人太多，就会成为消极因素，要提前让她们知道，到了某个时候，你会只想让伴侣和分娩教练跟你在一起。伴侣和分娩教练需要清楚房间的气氛会给你带来什么影响，及时做出判断，而且你肯定也需要他们保持积极的态度。（参见第354页，邀请谁来参与你的分娩。）

8. 保持舒适。 细心照顾自己，用你能想到的（而且可以装进待产包的）促进分娩的所有辅助装备。带上你喜欢的音乐，带上一些膝盖垫，你发现四肢着地是你最舒适的姿势时可以用。冲个澡，浸泡在浴缸里，吃点健康的零食，让你的按摩师忙起来，用枕头为你提供支撑——做能给你带来安宁和舒适的任何事情。如果由于医学原因你需要在床上待很长时间，那就带个形似蛋托的泡沫橡胶垫（提前询问医院是否提供；如果没有，那就在折扣店或百货商店的床上用品部买一个），这种垫子可以舒缓皮肤和肌肉。

9. 获取装备。 你带到产房的分娩设备越多，就越有可能获得较快的进展。如果医院在辅助分娩的设施方面比较落后，那就带上你自己的。带上专业的分娩教练（参见第 279 页，"选择专业的分娩教练"），带上 MP3 播放器，或是你收集的卡片，上面写着令人鼓舞的引言，让你放松，让你振作。如果你喜欢这个主意，那就从分娩书中，从诗歌或圣经中，从幽默的五行打油诗里，搜集一些句子或段落。你可能想自己读，也可能想让伴侣读给你听。听爱人读一首诗，可能正是可以帮助你在两次宫缩之间放松的事情；听一段鼓舞人心的圣经段

落，可以让你重新聚焦。关于其他分娩辅助方式，参见第 381 页。

我在两次宫缩之间唱赞美诗——这真的很管用！

10. 发出声音。 把你的礼貌留给晚宴吧！你不必为分娩时发出的声音感到不好意思。毕竟，你不是在图书馆或教堂里分娩。当被问到分娩的妈妈该如何表现时，资深的医护人员，尤其是那些自己生过孩子的女性会回答："她想怎样就怎样。"当进展变得困难时，很多妈妈发现，大声叫喊、拉长声音呻吟或用力尖叫，让她们找回了力量和舒适感。这些（有时是不自主的）声音释放了紧张情绪，是聚集体内力量度过非常艰难的宫缩的有效方式，它们就像是运动员在特别疲劳或需要全神贯注的情况下发出的声音。有些声音对分娩有利，有些则会阻碍分娩，例如，低频拉长的呻吟让你放松，为你补充能量，而高频率、尖利、突然的喊叫会让身体紧张害怕（对你和隔壁产房的妈妈都是如此）。一定要让丈夫知道你可能会发出奇怪的声音，否则他可能会误认为这些可怕的噪音是你已经失控的信号，因而想要做些什么来让你安静下来，或者担心出了什么问题。

我是一个受过训练的歌手，我发现在分娩时唱出声音是一种极大的放松。我通过发出声音把宫缩的疼痛捆绑起来送走。

11. 保持活动。每一个分娩妈妈都应该有分娩期间活动的自由，包括调整到任何对她来说最佳的分娩姿势的自由。然而，为了利用身体天生的能力指引你找出分娩的最佳姿势，可能得先改变固有观念，从你的记忆里抹去电影里那些仰面躺着分娩的场景。研究表明，那些没有仰卧分娩固定观念的孕妇，更容易在分娩期间采用 8 种不同姿势中的任何一种，大多是用直立、半直立和走动（参见第380 页，获得更多关于分娩的最佳姿势的信息）。散步在分娩中尤其有用，既可以缓解不适，又可以加速产程。

我的护士其他方面都很完美，但是她不断向我推荐老式的仰面躺着的马镫姿势。

12. 保持直立。研究表明，直立分娩能提高子宫的效率，缩短分娩时间，让宫颈打开得更好；它还加宽了骨盆通道，让宝宝更容易生出来。当你直立的时候，在怀孕激素作用下已经松弛的骨盆关节更容易发生变形，容许大头、宽肩膀的宝宝通过。保持直立还让产道肌肉更自然地拉伸，降低撕裂的可能性。

直立分娩不意味着你得不停地站着、靠着、走着或蹲着。姿势转换能够帮助分娩获得良好的进展，下面是转换姿式的最好方式：

• 宫缩的时候直立分娩；

• 宫缩间歇的时候靠着或斜躺着休息。

生第一个儿子的时候，我的宫口开到了 10 厘米，但由于过早干预，孩子一直没有机会降到产道里，我一直没有推出的冲动，最终还是做了剖宫产手术。第二次怀孕时，我和丈夫为改变情况制定了计划，我决心要自己把宝宝推出来。在怀孕的 9 个月里，我一直都在头脑中描绘宝宝下降而我把他推了出去的情景。练习时，我反复默念："下降，头先出来。"我在头脑中想象身体的变化，情绪的感觉，反复记住将如何应对可能发生的一切。

分娩的时刻到了，一切都进展得很完美。分娩的过程中，我不断重复"下降，头先出来"，一切如我想象，只是比我预期的快了许多，我还不知道怎么回事呢，助产士就告诉我丈夫，该把我挪到分娩浴缸里了。我采用了在头脑中描绘时采用的分娩姿势，只用了大约一个小时就取得了胜利：宝

我的进展如何？

理解医护人员使用的术语并将其对应你的身体变化，对你来说会有很大帮助。医生衡量你的进展时会采用 3 个指标：宫颈消失、扩张和下降。

宫颈消失（或"变薄"）用来衡量宫颈变薄的程度，因为它要从厚壁的圆锥体变成薄壁的大杯，托住宝宝的头。内诊时，医生会测量宫颈消失的程度，其等级如下：

• 消失度 0：你的宫颈还没有开始变薄。

• 消失度 50%：你的宫颈已经行程过半。

• 消失度 100%：你的宫颈已经完全变薄，做好了完全展开（扩张）的准备，这时你就可以开始推出了。

对初产妇来说，宫颈可能需要完全消失才能开始扩张，而对经产妇来说，宫颈消失和扩张可以同时发生。在临近预产期的内诊时，你可能会听到医生宣布你的宫颈"成熟了"，那就是说它已经足够柔软，可以开始消失和扩张了。

扩张指的是宫颈打开了多少。内诊时，医生用食指和中指通过阴道触摸宫颈，测量打开程度有几厘米。在分娩之前或分娩前期，你可能打开 1～2 厘米；当分娩剧烈时，你会打开 3～9 厘米；在过渡期，你打开最后的 1～2 厘米。当医护人员告诉你已经打开 10 厘米了，就是说你的宫颈已经完全打开了。用产科的术语来说，处在"分娩"之中，意味着你的宫颈在不断扩张。

下降描述的是胎儿先露的部分（通常是头）已经下降到骨盆的什么位置。内诊时，医生会确定胎儿下到哪一"站"了。0 站台在骨盆的中部，高于或低于 0 站台 1 厘米就是另一站。最高的站台是"漂浮"，意味着胎儿的头在骨盆的入口，还没有入盆。如果医生宣布"你的宝宝正在负 4"，就意味着他漂浮在 0 站台上方 4 厘米处。如果医生宣布："你的宝宝现在在正 4"，说明宝宝的头已经一路下降穿过骨盆，医生已经能够看见了。

除了消失、扩张和下降，影响分娩进展的另一个因素是胎儿位置的变换。胎儿不仅要下降到产道中，而且在通过骨盆时必须转动身体，以找到阻力最小的通道。有时候，在分娩过程中，扩张和下降的程度在 1 小时（甚至更长的时间）里保持不变，那是宝宝和你的身体正一起合作来改变宝宝的体位，为他找到一个更容易通过的路径。尽管这些变化不会进入你的扩张和下降记录，但同样是进展。

如果医生宣布："你还是 4 厘米。"不要灰心丧气。在分娩活跃期，产科医生通常认定的"正常"进展是每小时扩张 1 厘米（经产妇扩张 1.5 厘米），但这只是粗略的经验法则，不一定是你的子宫遵循的规则。比通常情况进展缓慢的分娩不一定就是异常的。最新研究表明，每隔 4 小时扩张 1 厘米的速度也可以算作正常的模式，并非每个产妇的分娩都会照标准进行。

宝的头先滑了出来！

我的两个建议是：找一个支持鼓励的产妇护导员和参与者；在头脑中描绘分娩的情景，既包括身体的情况，也包括情感的变化，以及你打算如何应对。

13. 保持湿润。浴缸分娩应该是一种与生俱来的权利。大多数妈妈在分娩时有一种天然的欲望，想要泡在水里。

找到最佳分娩姿势

我意识到，如果产科医生来检查时我躺在床上，她就会把我当成病人看待。但当她看到我在房间里四处走动，在大厅里闲逛，或靠在我丈夫的胳膊上分娩，她就会感觉我应对得很好，不需要干预。我猜躺在床上让我看起来身体虚弱、需要帮助，会让医生感觉必须得做点什么。

正如做爱并没有一个最正确的姿势一样，娩出胎儿也没有一个"最佳"姿势。重要的是知道有哪些姿势可以尝试，并且有尝试的自由。助产士对用不同的姿势分娩这件事非常支持，会在用力推和娩出阶段推荐你使用。试试这些经过检验的成功分娩的姿势吧：

我是用蹲着的姿势生出宝宝的，我丈夫从背后扶着我。当我请产科医生跪着从下面接生宝宝时，你真该看看她脸上的表情。但是，效果很棒！下次有人提出这样的请求时，我打赌她会很愿意——准备好膝盖垫哦！

蹲姿。蹲姿对妈妈和宝宝都有益，

它可以加宽骨盆开口，缓解背部疼痛，加快分娩的进程，同时放松会阴肌肉使它们不易撕裂，改善宝宝的氧气供给，甚至促进胎盘娩出。如果你在怀孕的时候练习过蹲姿，分娩时用起来就更容易些；如果你在蹲着的时候需要帮助才能保持平衡，可以找个支撑。蹲姿使宫缩更有力，因为宝宝的头处于对宫颈施压的位置，这就是蹲着会加速分娩进展的原因。如果你觉得它让宫缩变得难以承受，可以调整。

下面是对蹲姿的一些建议：

• 除非蹲姿可以帮你加速分娩初期的进程，否则把蹲姿留到第二个阶段吧，那时你的宫颈完全打开了，你可以开始推出。蹲姿在第一阶段很少用得上，除非对你来说这是一个控制宫缩的舒服姿势。不过，在宫缩真的变厉害之前，最好避免让你的腿太疲劳，留到推出阶段再用。

• 推出的冲动是你采取蹲姿的信号。当宫缩开始时，自行进入蹲姿或靠别人的帮助蹲下。如果你在床上，那就要一个连在床上的蹲姿杆，或是靠他人的脖颈支撑（参见第383～384页图）。

• 为了避免劳累和失去平衡，两脚要分开至少与肩同宽，慢慢下蹲，不要跳跃，会拉伤膝盖。

• 当你蹲着的时候，放松腹部肌肉，让你看上去好像已经怀孕11个月了一样。绷紧腹部肌肉可能会加剧疼痛。

• "悬挂蹲姿"（参见第383页图）是一种自然放松的姿势，提醒你的身体放手，释放紧张，产下宝宝。让身体保持这个姿势还会向大脑发出消息让它投降。

跪姿。跪姿对缓解难以承受的宫缩、消除背痛或让臀位的宝宝转身都很有帮助。这个姿势也很容易变换为其他姿势：试着降低重心，坐在你的脚后跟上，成为跪蹲式，或变为四肢着地。

坐姿。坐直，两腿尽量分开。这个姿势也加宽了骨盆开口，但不像蹲姿效果那么明显。一个分娩效率最高的姿势是半蹲半坐在矮凳上，可替代的选择是跨坐在马桶上、椅子上或分娩球上，如果你因为使用镇痛剂而必须待在床上，可以跨坐在床角上。

站着或靠着。多走动有助于分娩进展得更迅速更有效率，所以在一次强烈的宫缩发生时，你可能发现自己处于直立状态，请马上原地停下来，靠在墙上或陪伴者身上，或者把头靠在高桌子上的枕头上，作为进入蹲式的一种替代性选择。

侧躺。尽管直立有助于分娩向前发展，但是整个分娩过程都保持直立是不实用甚至不可能的，因为辛苦工作的身体需要一些休息，如果得不到休息，就不能把工作做好。侧躺是比仰躺更好的一种选择，最好是左侧躺，就像第 94 页图展示的那样。一定要在你的双腿之间垫一两个枕头来让骨盆保持打开。

多长时间侧躺一次，每次侧躺多久，取决于你的分娩。如果你想要让又痛又快的分娩慢下来，就采用侧躺式吧！尤其是在强烈宫缩到来的时候。如果你想让拖延的分娩加速或提升宫缩的效率，就在宫缩时采用跪姿或蹲姿，在宫缩之间回到侧躺式。

有些妈妈感觉侧躺很舒服，以至于她们用这个姿势娩出了宝宝。如果你希望采用这个姿势，就需要请一位助产者抬高你放在上面的腿，使骨盆张开。

一定要在分娩课上和家里练习这些姿势。记住，在宫缩期间想着"直立"，在宫缩之间想着"休息"。在分娩中，不断试验，直至找到最能帮助你应对不适、促进分娩进展的姿势。

现在你已经知道了如何通过自助模式来促进分娩进展，拥有了相关的知识和手段，下面就描述一下大多数女性通常会经历的分娩阶段。

分娩的阶段

在第 9 个月，你热切期盼分娩日到来，这可能使你把子宫的每次疼痛都当成宝宝要来了——通常都不是，你可能还要再等几天或几周才能见到宝宝。一些妈妈开始分娩的时候会经历一阵剧痛——突如其来、确定无疑、强劲有力，之后进展非常迅速；另一些妈妈则是缓慢地进入分娩，并没有在特定时刻出现标志性的症状；还有

用球吧！

我们认为，在拯救分娩的器材中，分娩球是最佳选择之一。在我们的起居室里，有一个 70 厘米的"分娩球"（分娩用品邮购目录和运动用品商店有售），我们的孙子孙女们经常拿来玩。每次有孕妇来我家，都会被吸引过去，常见的反应是："哦，天啊，单单是坐在这个球上就令人放松！"一个朋友请求借走，在她分娩时用，她坐在这个球上的时间比待在床上的时间还要多。这很合理，因为坐在球上自然就会放松骨盆肌肉。

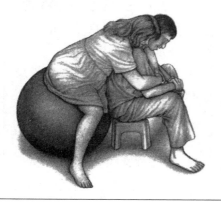

一些妈妈开始分娩后可能会时而前进时而停顿，走走停停、拖拖拉拉好几天。关于分娩的术语太多了，诸如"预分娩"、"假分娩"、"分娩早期"等，还有"真分娩"、"活跃分娩"等，简直让人糊涂。尽管每位准妈妈的阵痛和分娩都像她们的孕期一样各有特点，但大多数准妈妈在分娩来临时都会经历几个典型的阶段。

预分娩：你可能会有的体验

孕期最后一个月的大部分时间都可以算作是预分娩。在分娩激素使骨盆韧带松弛的同时，也使你的阴道组织变得更容易拉伸，让宫颈软化"成熟"，做好扩张的准备。身体会发生很多变化，为分娩做好准备。下面是分娩临近的一些迹象：

感觉到宝宝入盆。到第 8 个月末或第 9 个月初（初产妇），胎儿开始下降进入你的骨盆。很多第二次分娩的妈妈发现她们的宝宝直到分娩开始前一个星期甚至更短时间才入盆。

频繁小便。既然宝宝的头靠近了你的膀胱，你去卫生间的次数可能会

分娩贴士

这是我们从自己的 12 次分娩以及参与过的几千次分娩中收集的让分娩少些痛苦多些效率的方法。你可能希望带上这个清单，以便提醒自己以及助产士：

☐ 选择合适的分娩教练（参见第 279 页）

☐ 补充水分（参见第 374 页）

☐ 获取营养（参见第 374 页）

☐ 在宫缩之间休息（参见第 401 页）

☐ 在宫缩之间获得安静（参见第 374 页）

☐ 幽默（参见第 375 页）

☐ 听音乐（参见第 83 页）

☐ 多活动，少坐着（参见第 377 页）

☐ 直立分娩（参见第 377 页）

☐ 利用分娩球（参见第 381 页）

☐ 请人按摩或反压抚触（参见第 326 页）

☐ 尝试用网球或油漆滚筒来应付背痛（参见第 327 页）

☐ 热敷或冷敷（参见第 241 页）

☐ 呼吸（参见第 327 页）

☐ 水中分娩（参见第 322 页）

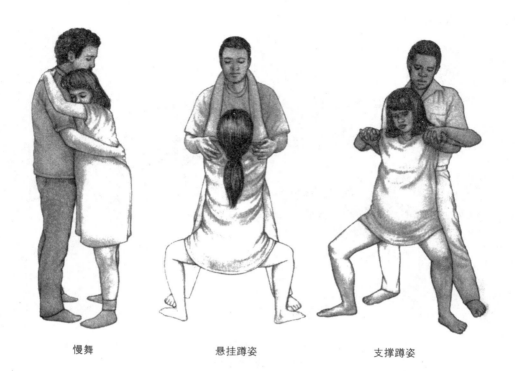

慢舞　　　　　　　　悬挂蹲姿　　　　　　　支撑蹲姿

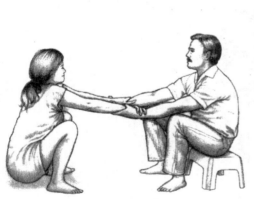

支撑蹲姿

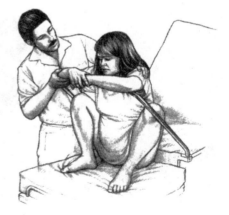

使用蹲姿杆

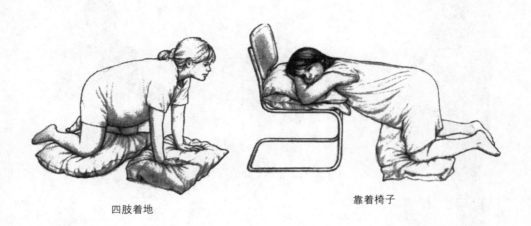

四肢着地

靠着椅子

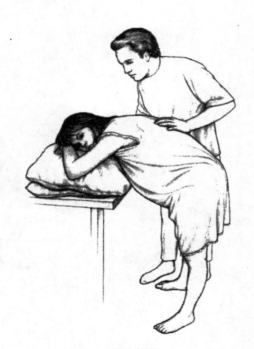

靠着桌子

比之前多得多。

下背部疼痛。当宝宝越来越重不断下降时，要料到下背部和骨盆在小便时会有些疼痛，骨盆韧带会拉伸得更厉害。

更强的假性宫缩。你可能注意到这种热身宫缩不只是让你不舒服，还变得痛起来了，就像月经的绞痛一样。尽管这些预分娩宫缩不像分娩宫缩那么强烈，但它们的力度也足以启动宫颈变薄的工作，让你的宫颈从厚壁的圆锥变成薄壁的杯子。这些宫缩到临近分娩的时候可能会变得更强，在分娩之前，它们可能会时断时续地疼上一两周。当你变换姿势或开始行走时，它们就会变得不那么剧烈，记住练习放松技巧。（参见第386页，关于预分娩与分娩宫缩不同的信息。）

我觉得就好像有条腰带系在我的肚子上，突然收紧，放松，然后又收紧。在我的"真"宫缩开始之前，这种情形持续了两周。

腹泻。分娩激素作用于你的肠道，可能导致腹部痉挛和松懈，频繁的排便，这是大自然的灌肠剂，为的是排空你的肠道，腾出更多空间让宝宝通过。这些激素可能还会让你感到恶心。

阴道分泌物增加。你可能发现有更多的蛋白色或粉红色的阴道分泌物出现。这与下面描述的"见红"不同。

"见红"。宝宝的头下降进入盆腔，加上预分娩的宫缩让宫颈变薄，可能会"打开"封住宫颈的黏液栓。这种黏液的稠度不尽相同，有稀薄的，也有非常黏稠的，有些女性发现明显是黏液栓的东西一下子排出来，有些女性只是发现带血的阴道分泌物增多。随着宫颈变薄，宫颈上有些毛细血管破裂了，你可能会看到差不多一茶匙带血的黏液，从淡粉色到棕红色都有可能。如果你的分泌物更多是血而不是黏液，就像经血或是鲜红的血，那么一定要立即向医生报告。

一旦发现"见红"，你很有可能在3天之内开始分娩，但也有些妈妈又坚持了一两周。

破水。只1/10的妈妈在分娩之前先破水。对大多数妈妈来说，破水发生在分娩进展良好时，如果你在分娩开始前就破水了，估计你的分娩在接下来的几分钟或几小时里就会更激烈地开始，至少也会在接下来的24小时之内；如果破水发生在分娩开始之后，分娩通常会和缓一些。一定要跟你的医生或助产士讨论，如果破水了你该怎么办。她可能会推荐诱导分娩，尤其是如果你的B型链球菌检验结果呈阳性（参见第446页）。一味等待分娩或诱导分娩都有利有弊，但你的医生一定希望尽早知道破水的消息。

上述迹象表明分娩即将到来，但不一定是在什么时候。有些妈妈在分娩之前的几天里出现了一些或全部迹象，另一些则在一两周之前就出现了。这些迹象什么时候出现，程度如何，每个人都不一样，有些妈妈甚至在这些变化出现时都没有注意到。如果你发现了几种迹象，最好是赶紧休息，因为你将在几天之内分娩的可能性很大。

分娩开始：怎么判断

当宫颈开到了 5 厘米时，你就正式进入分娩的活跃期了（参见第 387 页关于阶段的描述）。一些孕妇可能要花上几天、一周甚至两周才会达到这一阶段，然后她们就会体验到持续而规律的强劲宫缩。当宫缩变得有规律，越来越强，你的分娩就开始了。在这一切发生后，你可能一天之内就能见到宝宝了。

我们发现，把宫缩划分为预分娩宫缩和分娩宫缩很有帮助。预分娩宫缩为宝宝准备好通道，分娩宫缩娩出宝宝。很多妈妈，尤其是初产妇，无法指出分娩宫缩开始的确切时间，当然，事后可能会回忆说："哦，对，就是那时候开始的。"下面告诉大家怎样判断。

预分娩宫缩（也叫"假"宫缩）：

• 不规律：无法辨识出清晰的模式，持续时间超过数个小时；

• 非进展性：它们不会变得更强、更长或更频繁；

• 感觉更多发生在前面，在下腹部；

• 从无痛到中度不适，程度不等，感觉更像是挤压而不是疼痛；

• 如果变换姿势、走路、躺下或洗个热水澡，它们会变得不那么强烈，也不会太难受；

• 感觉子宫像是个硬球。

分娩宫缩（也叫"真"宫缩）：

• 遵循规律的模式（但时间很少精确到分钟）；

• 是进展性的：它们变得越来越强，越来越长，越来越频繁，间歇越来越短；

• 感觉在下腹部，同时辐射到下背部；

• 程度从不舒服的压迫感，逐渐变得像抓、拉、痉挛一样疼痛，通常可以通过有意识地释放身体的紧张来控制和减轻疼痛；

• 如果你躺下或变换姿势，不会发生变化；走路可能会让它们更剧烈；

• 通常伴随着"见红";

• 子宫变得像岩石一样硬;你不得不停下正在做的任何事,专心致志地度过这次宫缩。

除非出现危险的信号(参见第391页),否则没有必要给在常规工作时间之外的医生打电话。如果是工作时间,而你的好奇心又让你无法等待,就去检查一下吧!医生可以做个内诊,告诉你是处于预分娩期还是已进入分娩初期。如果宫颈正在软化,变薄,消失或是已经开始扩张,你会倍受鼓舞。

一旦你(也许是你的医生)确定这是真的了,就可以留意每个分娩阶段的信号。每个人的分娩都不一样,尽管如此,分娩还是有某些共同的阶段。

分娩的第一阶段:

• 初期或潜伏期:开了 1 ~ 4 厘米;

• 活跃期:开了 5 ~ 8 厘米;

• 过渡期:开了 9 ~ 10 厘米;

分娩的第二阶段:

• 休息和推出期;

• 胎头着冠和娩出期;

分娩的第三阶段:

• 胎盘娩出期。

对有些孕妇来说,第一阶段的各期界限分明,而对另一些人来说,各期同时进行。还要记住一点:各期的长度和强度存在巨大的差异,每个孕妇都不一样,同一个妈妈的每次分娩都不一样。下面的描述包含的是普遍的指导原则,而你的分娩将有自己独特的长度、时间设置和强度。

分娩的第一阶段:初期

你可能会有的感觉。对大多数孕妇来说,分娩初期或潜伏期是最容易度过的阶段,也是时间最长的阶段,有些孕妇甚至意识不到她们在分娩,可能觉得自己只是在经历比较强的假性宫缩。

分娩初期,宫缩之间的间隔从 5 ~ 30 分钟不等,疼痛持续 30 ~ 45 秒,疼痛通常没有强烈到让你无法在房间里走动或无法像平时一样做事的地步,大多数孕妇感觉平静,可以控制局面。你可能想聊天,想找人陪伴,或者想散散步;你可能会为终于到了这一刻而兴奋不已,然而又为接下来会是什么样子、你将如何应对而焦虑不安;你可能会感觉到筑巢的本能来袭;还可能会出现上面关于预分娩的描述中的部分迹象(腹泻、下背部疼痛、阴道分泌物增加、类似痛经的疼痛、见红、频繁小便)。在这个时期,有些妈妈可能会漏出一些羊水,或是羊膜会破裂,不过在进入分娩活跃期之前,这并不常见。对初产妇来说,

387

分娩初期持续的时间为平均 8 小时。但是，具体到个人，可以从几个小时到几天不等。如果分娩初期发生在夜里，产妇就会在睡眠中度过这一时期。

你的身体里发生了什么？ 分娩初期，宫颈变薄，最终几乎完全消失；宫颈还会扩张，并在分娩初期结束时达到 4～5 厘米。

你能做什么？ 在分娩的这一时期，你的身体会跟你要花招。你可能感觉狂喜，想聊天，或者突然升起一股能量想要忙碌起来；你可能不会有需要退回到安静的场所休息的感觉，但是你必须这么做，因为很多初产妇在分娩初期浪费了太多能量，等到更艰难的部分开始的时候，她们已经筋疲力尽了。这时你需要休息，但精神兴奋和轻微的身体不适可能让你坐立不安，不妨请伴侣为你做个后背的放松按摩，泡个热水澡或淋浴，看书或看看电视，还可以试着睡觉，尤其是夜里。总之，要做任何能做的事来为即将到来的工作保存体力，好好用用你的放松技巧吧！如果你就是无法安静下来，就悠闲地散散步，直立的姿势和轻柔的运动，会让重力帮宝宝下降到你的骨盆里，让宫缩持续有进展。

小心不要陷入恐惧模式。如果你之前经历过难产或是不信任自己的身体，就很可能会心生恐惧。恐惧会导致你从心理和身体两方面抵制分娩。

如果你感觉自己变得焦虑，试着跟能帮你的某个人谈谈，例如你的分娩支持者或有经验的朋友。

重要的是评估你的想法把你带到哪里去了。焦虑和恐惧，与接下来可能会发生什么以及过去发生了什么有关。如果你的头脑停留在过去或未来，就无法聚焦在身体当前的需要上。这些早期宫缩可能不太疼，不妨试试那些你一直在练习的天然镇痛技巧——深呼吸和放松。

当宫缩变得越来越强的时候，使用这些技巧，同时尝试不同的姿势。在宫缩之间尽量侧躺着休息；如果背痛变得更剧烈了，试着花点休息时间练一练爬的姿势；当潜伏期的阵痛变得越来越剧烈越来越密集时，你在宫缩的时候可能就要靠着什么人或什么东西以获得支撑。

大多数孕妇在分娩初期是舒适地待在家里度过的（一些医院规定你必须进入分娩活跃期才能入院待产）。一定要经常吃点东西，储备能量；保持膀胱排空，因为这会帮助分娩向前发展；最重要的是放松身心，这样你才能保持平静，保存体力。

当潜伏期要结束时，你的头脑或身体会告诉你：宫缩的强度和频率增加了（大约 5 分钟一次）。分娩活跃期开始的一个常见信号是，你从狂喜的状态平静下来，变得内省，想要排除身边的烦扰，退回到安静的地方。这种情绪变化通常是该获取医生帮助的线索。

分娩初期给爸爸的建议。如果是在夜里，就鼓励妻子睡觉；如果是在白天，就鼓励她休息（如果她同意了，你也应该做同样的事，毕竟，你也面临着繁忙的一天），给她按摩，揉搓背部，提供任何你认为她喜欢的身体和情感支持；问问她需要什么，提醒她吃点喝点。

这对你来说可能是个难熬的时刻。你可能有先入之见，认为分娩是危险的，女人会痛得尖叫，男人会疯狂地在产房外面踱步——这种电影里看到的景象，可能会让你的头脑下意识地进入恐惧模式，充满各种非理性的想法，诸如你突然害怕9个月前的性爱如今让你的爱人陷入了危险，你可能开始觉得对她不断增加的痛苦负有责任，却又无力减轻她的痛苦。另外，一些对未来的恐惧也会跳出来：担心宝宝到来之后生活会变成什么样子，担心妻子以后是否还能够再享受浪漫的夜晚，担心你是否能够赚足够多的钱来满足新宝宝的医疗和教育需要，担心你是否会成为好父亲等。

如果你属于不能面对医院、疼痛或流血的很多男人之一，那么接下来的48小时对你来说会很困难，无论你做了多么精心的准备。勇敢点，你

能行！你对伴侣的爱和关心会帮你渡过难关。她最需要你做的就是待在她身边，与她分享接下来的时刻。这当然会是压力很大的时刻，但是当你怀抱宝宝的时候，会又激动又骄傲，一切恐惧和担心都会消失得无影无踪。在以后的日日夜夜、年年月月里，这个小人儿和他的妈妈都将要指望你稳定、平静的支持和陪伴。通过妻子送给你的世上最重要的礼物——孩子，你的生活将变得无法估量的丰富多彩。

分娩的第一阶段：活跃期

你可能会有的感觉。一般的指导原则是，一旦宫缩强烈到让你无法顺畅地说完一句话，不得不在中间停下来，那么你就已经进入分娩活跃期了。在分娩的初期，你可能被欺骗，心想："还好嘛，我能应付得了。"现在，当宫缩来得越来越猛，持续时间越来越长，让你不得不全神贯注，你可能会改变腔调："哇！这太厉害了！"

通常，活跃期的宫缩每隔3～5分钟发生一次，每次持续45～60秒，你可能正走在路上，突然发觉宫缩让你不得不中途停下来，几乎无法呼吸；你不再可能只通过分散注意力来控制疼痛，而需要召唤之前练习过的放松和镇痛技巧。

记住，你必须一次一次地应对宫缩，在两次宫缩之间要让身体和精神得到彻底的休息。尽量不要去担心下一次宫缩，事实上，你不可能想那么远，更不要说担心了。

经历过分娩的女人常常描述分娩活跃期是从子宫上端开始冲向底部或是从背部辐射包围到前面的波浪，这些波浪的强度在宫缩中间达到巅峰，然后慢慢消退。在分娩活跃期，你的整个身体似乎都投入了分娩，可能会感觉到发生在耻骨上端的紧张的牵拉，而且伴随着深切的背痛，还有骨盆上的压迫感。这是胎膜最有可能破裂的分娩时期，羊水会冲泄而出（更多关于破水的内容，参见第 385 页）。

你可能发现自己的情感甚至在身体变化之前就已经告诉你，你处在分娩活跃期了。在分娩活跃期开始之前或开始时，很多妈妈本能地想寻找一个更宁静的环境，丈夫和其他照顾者应该辨识这种信号，并相应地调整日常事务。

分娩第一阶段的这个活跃期，平均持续 4 个小时，但是你的子宫有自己的时间表。很多孕妇经历了走走停停的活跃期，分娩一会儿强烈，一会儿平静，然后宫缩再次加剧。

我醒过来的时候，床单已经被浸湿了，我以为自己在睡觉的时候尿了，所以起来重新铺了床，冲了个澡。在冲澡后，我还是能感到液体顺着我的腿流下来，于是我对自己说："哦，天哪，我破水了！"我开始打包去医院。

你的身体里正在发生什么。在这个活跃期，宫颈完全消失了。打开了 4～8 厘米，胎儿的头下降进入盆腔，常常会同时导致破膜，羊水冲泄而出。你的大脑对不断增加的不适做出回应，释放出内啡肽。尽量避免陷入恐惧—紧张—疼痛循环，现在正是你希望分娩激素为你工作的时候，当然不要应激激素。你可能注意到，虽然不冷，你却开始颤抖，其实这时候你通常是很热的，颤抖是你正处于活跃分娩期的一个信号，是所有其他支持分娩的肌肉重新聚集能量、防止痉挛的表现。洗个热水澡有助于让这些肌肉重获能量。

你能做什么？ 运用放松和镇痛技巧（参见第 318 页）。分娩活跃期之初是很多孕妇选择医学镇痛剂的时刻（更多关于对镇痛拥有平和心态的信息，参见第 314 页）。记住下面这些关键点以缓解不适，促使分娩向前推进：

• 宫缩之间休息，为身体充电；

• 在宫缩期间放松和释放。在宫缩开始时深呼吸，缓慢而有节奏，通

什么时候去医院或分娩中心

你可能想象过这样的场景：你疯狂地往医院或分娩中心赶，结果却只能在汽车后座上产下宝宝；也可能是丈夫不得不变成助产士，负责在卧室里接生宝宝，因为你在家等得太久了。实际情况与你在电影里看到的不同，这样的事情很少发生，只要从医生那里得到一点指导，大多数准妈妈都可以把去医院或分娩中心的时间掌控得很好。在最后的某次产前检查中，你会接受关于什么时候去医院的指导。（如果你有特别的产科问题，医生让你早点去，就早点去。）下面是一些普遍的指导原则：

• 对大多数初产妇有效的指导原则是，当你达到 4—1—1 时——宫缩间隔 4 分钟，每次持续 1 分钟，在 1 个小时甚至更长的时间里持续发生，就去医院。

• 当宫缩强到让你在半路上停下来，或者让你无法说话或需要你用安抚技巧时，就该去医院了。

• 遵循内心的声音。如果它说"现在该去了"，那就去。

除非医生有别的指示，在去医院之前一定要保证分娩已经确定开始。因为在自己舒适的家里分娩的时间越久越好，太早进入不熟悉的医院环境，可能导致分娩停滞。

如果你因为虚假警报而去了医院或分娩中心，也不要担心工作人员会怎么想，他们对此已经习以为常，不会用高人一等的态度对待你，嘲笑你，或者问让你尴尬的问题："你这么早到这儿来干什么？"（如果有人这么说，忽略它！）如果这是你的第一个宝宝，没人期望你知道分娩是怎么回事，或者期待你可以自己检查宫颈确定已经进展到什么程度了。如果这不是你的第一次，那么你完全有理由认为分娩会来得更快。

从医生那里获得一些"什么时候该去医院"的建议。典型的建议包括：

规律的、疼痛的宫缩持续时间超过 1 小时。这一点可能要根据你是否已经开始扩张、过去是否有过快速的分娩或住的离接生地点很近还是很远调整。

破水。通常情况下，破水后，如果你还没有开始分娩，分娩将会自行开始；但是如果有链球菌或胎儿位置（如果胎头没有抵住宫颈，脐带就容易脱垂）方面的担心，医生或助产士可能希望你住院。

如果出现下面的情况，马上出发吧！

持续的阴道出血，排出血凝块或鲜红的血。这可能是由于宫颈正常的拉伸导致的，但也可能表示胎盘有问题。

突然发生的头疼和上腹部疼痛，可能是先兆子痫的征兆。

过鼻子吸气，通过嘴巴呼气。一旦宫缩停止，再次深呼吸，释放所有累积的紧张。

• 经常变换姿势。灵活应对，采用任何对你有用的姿势。

• 每个小时喝一杯水。

• 每个小时排空一次膀胱。

• 考虑浸在水里。

在这一时期，可能有时候你会感觉心已经逃到另一个世界去了。这种开小差的感觉可能出现在宫缩发生或停止时。不要害怕，你的身体只是在做正确的事情来帮你应对疼痛。

活跃期给爸爸的建议。重要的是，分娩现场的每个人都要尊重妈妈对安静的需要，不要吵闹，为她提供一个宁静的环境。可以请护士和其他医护人员不要聊天，不要弄出不必要的响动。

现在是关键时刻，一定要保证你的伴侣没有因为你的恐惧而成为恐惧—紧张—疼痛循环的牺牲品。仔细观察她，查看有没有恐惧和紧张的迹象，尽你所能驱散焦虑和紧张。提醒她："一切都很好，你做得很棒！"当活跃期开始后，提议爸爸和妈妈一起深呼吸，实践放松技巧。可能她想不到要这么做，但如果她没有一开始就做的话，可能会逐渐失去放松的能力。如果她经历了一两次非常剧烈的宫缩，可能自然而然选择医学镇痛方式，这时，你可以用第318页上的放松方法来帮助她重回正轨。

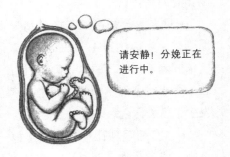

请安静！分娩正在进行中。

分娩的过渡期

你可能会有的感觉。过渡意味着你正在从分娩的第一阶段——拉伸打开产道，逐渐过渡到第二阶段——推出宝宝。过渡期是你最辛苦的时

阴道分娩过程中，什么时候可能需要额外的帮助

所有孕妇都相信自己能推出宝宝，但实际情况并非如此。在某种情况下，一小部分孕妇必须接受剖宫产可能很必要（详细的讨论参见第16章）。还有更少的一部分人则必须考虑"手术性"阴道分娩。也就是说，要用产钳或真空吸引器接生。让自己了解手术性阴道分娩的理想时间，应该远在你可能需要接受这样的操作那一刻之前。理想的是，在怀孕早期就了解医生的理念、经验和受训背景。

然而，就在这一刻，你正在推出宝宝，需要手术性阴道分娩的情况可能有两种：一种是胎儿的心跳下降，主持分娩的医生可能会宣布这是一种紧急情况，最安全的接生方式是马上把胎儿拉出来。最理想的是，他一边用器械把胎儿拉出来，一边给你讲讲可能的风险。

更常见的情况是，你已经做了所有正确的事，尽你所能地推出，胎儿在产道里的位置已经相当低，医生建议帮忙把胎儿拉出来。这可能要用到产钳，这是一种弯曲的钳子形状的器械，设计思路是夹住胎儿的头部两侧，当你推出时医生就可以用它对头部施加拉力。真空吸引器是一个小吸盘，放在胎儿的头顶，内有吸引装置，让医生可以在你推出时施加拉力。

小心地适当使用这些干预，对你和宝宝来说比持续的推出或剖宫产要更安全。因为在长时间分娩之后，宝宝在骨盆中的位置较低，此时做剖宫产出现并发症的风险较高（包括以后剖宫产的风险），而产钳或真空吸引器助产的并发症发生率则比较低。当然，妈妈出现组织撕裂或宝宝的头皮出现局部肿胀、瘀青甚至轻微出血的风险真实存在，不过风险非常低。在这样的时刻，你会很高兴你提前做了分娩的功课，而且提前认真选择了医生。

期，但也是最短的时期，通常持续15～90分钟，而且大多数孕妇在过渡期的宫缩次数不超过10～20次。过渡期的宫缩比活跃期的更频繁，间隔时间只有1～3分钟，持续1～1.5分钟，而且不止一个高峰，来势汹汹，在两次宫缩之间，你没有多少时间可以休息。

当宝宝降落到产道，你可能感觉后背更疼了，骨盆和直肠有强烈的压

迫感。另外，这种压倒一切的宫缩可能会导致恶心、呕吐、打嗝、大汗淋漓、冷热交替、全身颤抖，腿部颤抖得尤其厉害，你的大腿可能会剧烈疼痛。

很多孕妇在过渡期感觉无法承受。无情的宫缩似乎根本无从应付，想说"我坚持不下去了"或"我再也不想继续了"或"现在就给我用硬膜外麻醉吧"都是很正常的。即便此前的你一直对分娩应对自如，对宫缩驾驭良好，但是你仍然可能无法轻松度过这一时期。

宫缩就像潮水一样涌来，两次之间几乎没有喘息的机会，你可能会大喊、呻吟或发出任何粗俗本能的声音，你需要发出这样的声音才能做你该做的工作。当你到达自己感觉可能无法继续的那个时刻，提醒你自己，你就要渡过最困难的时期了。一旦过渡期结束，真的就是下坡了，虽说下面的推出也是艰苦的工作，但是大多数孕妇觉得困难小多了，收获却大多了。

 BJ 医生笔记：

我喜欢分娩的产妇对我说，她再也坚持不下去了。这提示我准备好一切，因为宝宝马上就要来了！

你的身体里正在发生什么。 在过渡期，你的宫颈口扩张了最后的一两厘米，在这一时期尾声，你会听到这些神奇的字眼："好消息！你已经全开了。"过渡期之所以这么猛烈，是因为子宫肌肉现在要完成两个任务才能让宫颈全部打开：继续把残余的宫颈拉起来越过胎儿的头；开始把宝宝的头向外推出。此外，宝宝的头挤着通过宫颈时，对直肠和骨盆施加了巨大的压力，造成了压倒一切的疼痛。幸运的是，你的大脑也认识到过渡期的强烈，继续释放出内啡肽。

你能做什么。 因为过渡期的工作非常艰苦，你需要召集所有分娩中的放松和镇痛方法。

• 调整姿势，找到对你有用的姿势：跪姿、坐姿、四肢着地、侧躺、蹲姿。你的身体会告诉你什么时候该变换何种姿势。

• 不要让背部受力。

• 使用分娩浴缸或淋浴来重新进入放松—释放模式。

• 宫缩之间要彻底休息，不要去想上一次或下一次。

• 专注于释放，在脑海中描绘打开的宫颈正从宝宝的头上通过的画面。

• 用不断吹气的方式克服任何推出的冲动。如果你允许自己在宫颈完全打开之前用力推出，就会导致宫颈肿胀，从宝宝的头上通过的时间就会拉长。抵挡太早推出的冲动是非常困难的事，如果你感觉到有推出的冲动，要让分娩参与者知道，这样她就可以检查你的宫颈，如果是时候推出了，她就可以给你开绿灯放行。

 BJ 医生笔记：

你的身体可能会接管分娩的进程，让抵制推出的冲动变得困难。注意倾听身体的声音，当你开始发出被认定是"推出"的噪音时，医生会对你进行评估，确保宝宝的头已经滑出了宫颈。如果宫颈没有完全打开，你就会得到先不要推出的指示。

那些起初选择不用硬膜外麻醉的妈妈们往往会改变主意，在过渡期要求使用。如果分娩参与者告诉你太晚了不能用，不要感到失望。要知道，等到硬膜外麻醉就位并起作用，过渡期很可能已经结束了。

过渡期给爸爸的建议。记住，没有规则规定分娩的妈妈应该如何表现。过渡期不是个浪漫的时期，你的爱人可能会攻击你和其他照顾者，无意间变得非常敌对。她很可能无法告诉你，你该怎么帮助她；她可能心无旁骛，无法想到你能做什么来让事情有所改善；她还会没耐心，太疲劳，无法解释她的需要。如果她大喊："不要那么做！"或"快停下！"你不要感觉受到了伤害。

在这一时期，某些抚触可能会令她分神，如果她厉声说"走开"，你可以退后一点，但仍要跟她待在一起。安抚她，赞美她，通过和她一起深沉而缓慢地呼吸，尽量让她的呼吸正常。如果你们有助产士、产妇护导员或其他分娩支持者帮忙，这时候你将很高兴可以依靠她的经验，准妈妈需要你们两个人的帮助。

当你的妻子处在最糟糕的情况时，你需要有最好的表现，成为她的依靠。你不必解决所有的问题，只需待在那里就够了。"爱她"，她将会非常欣赏你这一点，超出你的想象，但是不要期待她的感谢，等一切都过去再说吧！

分娩的第二阶段：推出宝宝

你可能会有的感觉。推出阶段最受欢迎的两个特点是：通常比过渡期要容易得多；推出阶段结束的时候，宝宝就出生了。宫缩现在不那么剧烈了，也不那么疼了，间隔的时间更久一些，前一次与后一次之间有 3 ~ 5 分钟，每次只持续 1 分钟。

*幸运的休息。*在过渡期和推出冲动开始之间，很多孕妇在分娩中可以得到 10 ~ 20 分钟的间歇时间，这被分娩教育者海伦·韦塞尔（Helen Wessel）称为"平静期"，被分娩教育者希拉·基辛格（Sheila Kitzinger）

称为"休息和感恩期"。如果你在分娩中拥有这个短暂的停顿，那就休息。大多数孕妇还体验到能量激增，有点像是为推出阶段重整旗鼓。

推出的冲动！ 一旦宫颈完全打开，宝宝的头就开始下降进入产道。你将会感到一种不可控制的用力推出宝宝的冲动。

这是一种无法抵抗、压倒一切的感觉，差不多就像是我这一生当中最激烈的一次排便（但话说回来，又完全不像）。那是我体验过的最原始的感觉，而且和过渡期比起来，感觉简直好极了。

当你推着宝宝通过产道时，你可能感到一阵令人担忧的烧灼感，因为会阴组织正在拉伸，以适应胎头娩出。记住，会阴就是为这种拉伸打造的，用不了几分钟，胎头对会阴的挤压就会让这种感觉麻木。在推出阶段，一些孕妇感觉好像在排便，而有些孕妇真的排便了，这没有什么好尴尬的。

一些幸运的妈妈用力推了几下就产下了宝宝，而其他人则要经过几个小时的艰苦的推动。对大多数初产妇来说，推出阶段的平均时间为 1 ～ 1.5 小时（第二次怀孕的推出阶段通常要短得多）。大部分分娩的推出阶段，时间差异非常大，如果硬膜外麻醉让

你推出的冲动和能力减弱，那么这一阶段可能会比大自然预计的时间长，这就是为什么很多孕妇和她们的分娩参与者决定在过渡期关掉或调低硬膜外麻醉，让妈妈能够完全参与到推出阶段。药效完全消失可能需要一个小时，这取决于药物的强度。

你的身体里正在发生什么？ 你的宫颈在过渡期之后完全打开了，使得宝宝的头（或臀，如果是臀位，参见第 292 页）可以进入产道。在前一阶段，子宫完成了所有的工作，现在轮到你的腹部和骨盆肌肉来帮忙了。当宝宝的头拉伸阴道和盆底肌肉时，这些组织上的微型受体就会引发用力产下胎儿的冲动，这被称为弗格森反射（Ferguson reflex）。这种反射还向身体系统发出释放更多催产素的信号，催产素会刺激子宫收缩，与弗格森反射合作将胎儿推出。一个告诉你用整个身体来推，另一个则告诉你的子宫收缩，帮忙把胎儿推下去。当你推出时，腹部肌肉和横膈膜顶着子宫的顶端推，协助有力的子宫肌肉将胎儿稳稳地向下、向外推。

你能做什么。 知道什么时候应该推，怎么推，可以帮助你用更少的力气更快地抱上宝宝。下面是一些我们从自己的分娩和已经生过的妈妈们那里学到的推出建议：

试着用自己的方式用力。 对未用

药的分娩以及药物的作用已经完全消退的分娩来说，你可以在身体告诉你推出的时候推出，而不是等别人大喊："用力！"一旦你有排山倒海的推出冲动，那就用力推。这种冲动可能在一次宫缩开始时出现，也可能在宫缩最强的时候出现；你可能会在宫缩时感觉到长而连续的冲动，也可能在每次宫缩中感觉到几次冲动。

 BJ 医生笔记：

把下巴抵在胸前，让身体蜷曲在胎儿周围，全神贯注推出，从腹部顶上发力，就好像你正在做仰卧起坐，不要从喉咙发力！

避免医护人员指挥的推出。 医护人员就像啦啦队员，为跑到终点的运动员加油喝彩，在推出阶段用激励性的语言为妈妈鼓劲。这种如啦啦队一样的鼓励可以通过平和的、支持性的方式来表达。告诉任何傲慢专横的"教练"，她们不断督促你"更用力推！""屏住呼吸！""你能做到，再用力一点！""推啊！推啊！"是在打扰你内心的节奏。这种让别人指挥的推出是给产妇用药过多的时代遗留下来的。那时的产妇因为药物的作用不能动，既无法感觉到什么时候应该推出，也无法尝试有效地推出。

 BJ 医生笔记：

一定要让所有的分娩参与者知道你不愿意用"数到10"来为推出计时。这样，你就没有每次都要推得长些或是比你的身体让你推得更频繁些的压力了。

如果因为药物，你无法感觉到推出的冲动，就需要别人告诉你何时推出，怎么推。分娩和接生护士或你的分娩教练可以让你知道何时推出，你也可以把手放在子宫上，这样你就能感觉到宫缩来了。当宫缩开始时，你的指挥者可能会给你指示："深深吸气，吹出去！再深吸一口气，蜷曲（不要弓着）后背，用力向下推！"（参见第332页，关于硬膜外麻醉的相关内容。）

恰当地推。 抹掉你记忆里任何类似的电影画面：面色发紫的妈妈平躺着用力推出，直到她的眼球真的鼓出来。与我们前面所讲的生理性推出不同，由焦虑的啦啦队大声督促的"紫色推出"，通常对妈妈没有什么帮助，对宝宝还可能有害。毕竟，这不是一次奥林匹克举重比赛。当妈妈用力推出胎儿时，长时间屏住呼吸，胸腔内的压力会增加，使血液回流到心脏的速度减慢，使她的血压降低，还会减少对正在辛苦工作的子宫的血液供

科学说：大多数孕妇不需要会阴侧切

产科医生过去喜欢会阴侧切术的原因是：与不侧切导致的撕裂相比，侧切的伤口更容易修复；侧切可能预先防止了更大的撕裂；侧切会让分娩加速，对产钳或真空吸引器的使用有帮助。侧切时，医生或助产士使用局部麻醉让组织麻木，刚好在胎头着冠之前，在会阴部位切一刀，以扩张开口。

常规的会阴侧切术是过去分娩方式的遗留。那时，用药的孕妇平躺着分娩，双腿踩在马镫上，这个姿势会让会阴的肌肉紧张，更容易在分娩时撕裂。现在，孕妇分娩的方式不同了，这让很多妈妈、助产士和产科医生得出结论，会阴侧切不推荐常规应用，应"限制使用"，意在"避免会阴侧切，除非是为了胎儿的健康着想"。现代会阴侧切的研究已经澄清了认识方面的很多误区：

误区 1：用剪刀剪出来的平直开口比自然撕裂的伤口好得快。错。研究表明，几处小撕裂，可能只涉及皮肤表层，要比一个切开了皮肤和肌肉所有层次的大切口更容易愈合。自然撕裂的自然治愈。

误区 2：分娩时的自然撕裂可能延伸到体内，损伤直肠。错。研究表明，会阴侧切的伤口更容易延伸撕裂至直肠，导致长期的问题。与那些常规进行会阴侧切的孕妇相比，"限制使用"组（只在医疗上必需的情况下使用会阴侧切术）的孕妇出现的撕裂更少，更有可能拥有完整的会阴肌肉，更少需要在分娩后缝合。拿着一块薄布的边尝试把它撕开，然后在一块同样的布上剪个小口，再试着撕开，显然那块已经被剪开的布更容易被撕开。

误区 3：会阴侧切缩短了分娩的第二阶段，对宝宝更健康。也错也对。会阴侧切术可能偶尔会缩短分娩的第二阶段，但是研究已经表明，除了紧急情况，这对宝宝的健康没有什么影响。

误区 4：如果一个孕妇做了侧切，那她出现长期的盆底肌肉问题，例如尿失禁的可能性就更小。错。研究表明，情况正相反：那些没有做侧切的孕妇倾向于在产后拥有更健康的会阴肌肉。会阴侧切术无助于防止盆底肌肉功能紊乱，例如之后的脱垂。

误区 5：会阴侧切术可以防止阴道拉伸变形。错，一派胡言。阴道已经被拉伸到了极限，从总体拉伸时间里减掉几分钟，于事无补。没有哪个手术操作可以让阴道恢复到跟"新的一样"。

误区6：会阴侧切术可以让你更快地恢复性功能。错。研究表明那些分娩时不做侧切的孕妇能够更快地恢复性生活，而且做爱的时候体验到的疼痛较轻，对性的满意程度较高。（阴道的紧张度更多是由盆底肌肉的力量而不是别的什么东西决定的，做凯格尔运动吧！）

新的研究不仅表明常规使用会阴侧切术不明智，不必要，而且可能是危险的。撕裂在分娩时并非不可避免，而会阴侧切术通常在没有任何撕裂（或撕裂很小）的情况下进行。会阴侧切术让你需要面对很多问题：会阴是身体上不容易愈合的一个区域，还很有可能会感染；

很多女性因为会阴侧切术而经历了数月的不适。

会阴侧切术比分娩还糟糕。好几个星期我都没法坐着，不得不走到哪儿都拽着我的橡胶"甜甜圈"。

下面这几种孕产情况，会阴侧切术可能是必要的：
• 胎儿窘迫——此时需要尽快把胎儿取出来；
• 肩难产——胎儿的肩膀卡住了；
• 阴道臀位分娩；
• 产钳或真空吸引器分娩。

研究人员相信，遵循这些指导原则，可能需要会阴侧切术的妈妈少于10%。

给。屏住呼吸用力的时间越长，对循环系统的这些扰动就越有可能发生。有研究将每次超过6秒钟的拖长的屏息和用力与胎儿心率的改变联系起来，认为那样胎儿可能得不到足够的氧气。

研究支持了妈妈本能的做法，证明：短促、频繁的推出保持了体力，保护了面部的血管，为子宫输送更多

的血液，增强了宫缩，还为宝宝输送了更多氧气。事实上，研究表明大多数妈妈都能恰当地推出，无须任何人告诉她们怎么做。除了对宝宝更健康，对妈妈更省力，恰当的推出还减少了会阴组织撕裂的可能性，减少了进行会阴侧切术的概率。

那么，最好的推出方式是什么？尽你所能用力推，但是不要做得太过。

短促（5～6秒钟）、频繁（每次宫缩3～4次）的推出不会让你筋疲力尽，而且可以让血液中的氧气水平保持稳定。在用力向下推5～6秒达到你的最大力度后，把肺里的空气吹干净，然后快速吸气，让肺里充满足够的新鲜空气，进行下一次推出。

做什么能避免会阴侧切，还能最大限度地减少撕裂？ 下面就介绍一些较好的做法：

练习凯格尔运动（参见第75页）。在怀孕的后6个月里，一天至少做100次。而且，不要忘了操练这个练习中的放松模式，因为放松的肌肉更有可能拉伸而不会撕裂。

避免在分娩时采取平躺、脚踩马镫的姿势。这个姿势不仅会让骨盆出口变窄，而且会让会阴肌肉紧张，更容易撕裂，或是带来会阴侧切。研究表明，采用蹲式或侧躺式推出的妈妈，撕裂或做侧切的可能性要小得多。使用硬膜外麻醉和平躺分娩姿势的妈妈更有可能需要会阴侧切。

控制推出。推得太用力，娩出太快，可能会撕裂你的会阴，或者让你接受会阴侧切术。如果分娩参与者看到会阴没有时间慢慢拉伸，就可能做侧切以避免撕裂。如果轻柔地伴随身体自然的冲动推出，就会让会阴和阴道的肌肉慢慢拉伸，使它们更有可能打开而不撕裂。分娩教育者用衣袖做类比：如果你试图快速地把手从又长又紧的薄衬衣袖子里穿过去，很可能会不顺利；如果你强行用力，很可能就会撕裂衣料；如果你慢慢往里伸，逐渐撑大袖子，理顺衣料，就可以轻柔地让手臂通过。

给会阴适当的支持和帮助。使用会阴按摩技巧，你的分娩参与者可以在宝宝的头拉伸会阴肌肉组织时，轻柔地理顺它们。当胎头着冠时，她还可以用热敷来支持会阴组织。用按摩油按摩你的会阴可以提高阴道开口的弹性。

轻松进入分娩的着冠阶段。一旦你感觉到伴随胎头着冠拉伸会阴组织而来的那种烧灼感，就要停止用力向下推，这不容易做到，因为用力推的冲动不肯停止。关键时刻，当分娩参与者支持会阴肌肉时，你通过吹气而不是屏息来慢慢推出胎儿，不可能在持续吹气的同时又用力向下推——现在就试试，你会看到效果。"把胎儿吹出来"是一种值得练习的好技巧，你可以把它作为每日练习的一部分。届时分娩教练可能仍需要你推一推，何时推，她会告诉你。

当胎头着冠时，才与产科医生讨论不做侧切的好处，可能不是时候。在第8个月或第9个月的产前检查时就与医生讨论，让医生或助产士了解你的偏好：除非是为了你和宝宝的健康绝对需要手术，否则你希望避免侧切。一定要确保你的愿望被写进了分娩计划。

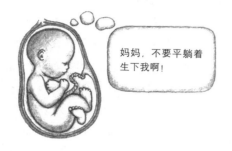

妈妈，不要平躺着生下我啊！

采取最佳推出姿势。平躺是最差的推出姿势，竖直蹲着才是最好的姿势。如果你平躺着，就等于用力推胎儿上山，这是最没有效率的，而且你压着下背部的骨头（尾椎），很可能就会在胎儿通过时阻止了它向外弯曲，延缓了分娩的进程，增加了疼痛。蹲着分娩，你的骨盆被抻开，重力让胎儿向下向外移动得更快。得到蹲姿效果的方法很多，一个方法是采取半躺的姿势，当你推出时让人把你的双腿往后拉来加宽骨盆宽度。但是，这样的安排对重力的利用比更竖直的蹲姿要少。

如果胎儿下来得太快，你可以用侧躺的姿势，让分娩教练或分娩支持者用热敷给予会阴支持。你还需要有人抬高你放在上面的那条腿。

慢慢来。妈妈们和分娩参与者往往想让分娩的推出阶段加速进行。你急切地想结束分娩，抱上宝宝。想要把胎儿快速推出的"医疗冲动"来自过时的信念：胎儿在产道里受到挤压的时间越长，就越有可能缺氧。目前的研究表明，较长的第二阶段，如果控制和监护得当，不会对胎儿有不利的影响。新的研究表明，是推出阶段强烈持久的用力下推剥夺了胎儿的氧气，而不是第二阶段的时间长度。如果你听到胎心监护仪发出的"哔哔"声在宫缩期间慢下来，不要感到恐慌。只要它们能够在宫缩结束后弹回正常水平就没问题，胎儿的心率通常会在宫缩期间降低，在宫缩之间恢复正常。如果这些哔哔声让你担心烦恼，那就请人把声音关掉，安排一个分娩参与者留意监护仪。

在推出之间休息。虽然分娩教育者和生过的妈妈们都会给出这个建议，但是很多新手妈妈不会利用分娩的间歇期。当你的推出随着宫缩的停止结束时，可以换一个能够得到休息的轻松姿势，吮吸着冰棒，听听轻音乐，保持房间的安静，也让参与者保持安静，使用你想要的任何一种放松技巧来让自己沉浸在平静的世界中。在宫缩之间视觉化"打开"和"放松"情景，宫缩时也要做同样的事。想象一朵郁金香优雅地开放，作为鼓励身心放松、产下宝宝的一种方式。

放松会阴。最初几次强烈的推出

401

冲动可能会让你感到惊讶，促使你收紧而不是放松盆底肌肉。这就是凯格尔和放松练习真正回报你的时候了。

第二阶段给爸爸的建议。提醒伴侣放松，并帮助她这么做；支持她用想用的分娩姿势；用凉爽的布擦拭她的额头，给她拿冰棒，给她（需要的地方）做按摩或反压，揉搓她的胳膊和腿，提醒她深呼吸，释放；保持产房安宁平静，驱除干扰因素和人员；对她的进展加以鼓励，即使她觉得太慢了也要说"做得很好"；提醒她，她有多么坚强。不要忘记在适当的时候亲吻她。

着冠：胎儿的头露出来了。在推了一会儿之后，你的阴唇和会阴开始隆起，这是"显而易见"的成果。很快，分娩参与者就会看到皱皱巴巴的长着黑头发的小头皮，当你用力向下推的时候，它就会出现；当宫缩停止时，它又缩了回去，等下次宫缩开始再出现。当分娩参与者宣布："胎儿的头露出来了"，你的会阴开始逐渐拉伸，直到最终阴道开口就像皇冠一样嵌在胎儿的头上。这个渐进的进进出出的下降过程，让阴道组织慢慢打开。

一旦胎儿的头转过拐角，窝在骨盆的骨头下面，就不再能在宫缩停止时滑回去。（这时候你可以伸手下去摸摸宝宝的头，更好地运用推出的力量。）当你的阴唇和会阴拉伸时，你

会有刺痛、烧灼的感觉，这被称为"火圈"。（抓住你的嘴角向两边拉，注意那种拉伸和烧灼感，放大后就是分娩的感觉。）这种刺痛的感觉是身体让你暂时停止推出的信号，事实上只要几分钟，胎头的压迫就自然会让皮肤上的神经麻木，烧灼感就会消失。

一旦胎头着冠，医生有时会让你不要推，目的是让胎儿的头慢慢出来，避免撕裂你的内部组织和会阴。你会被告知何时停止推出，代之以吹气（你几乎不可能在吹气的同时推出）。再有几次宫缩，再推一两下，肩膀就会出现，宝宝完美优雅地滑入分娩参与者的手中或滑到床上。你会感觉到最大的荣耀和最大的轻松，你终于推出了宝宝——身体的至高努力达成了目标，你不知道是该哭还是该笑。你的目光会一刻不离地停留在宝宝身上，你会陷落在床上或丈夫的臂弯里，共同分享这个特别的时刻。

如果有必要的话，医生会吸出宝宝鼻子和嘴巴里的黏液，摩擦宝宝的后背，刺激他的呼吸（之后你就会听到宝宝的第一声啼哭！），然后把宝宝放在你的肚皮上，让你们肌肤相亲，并盖上毯子。当你在说"嗨，宝贝"而无视一切的时候，快速的健康检查已经完成。脐带将等几分钟再剪断，以便让宝宝可以更轻松地过渡并得到胎盘存留的血液（一些爸爸可能想要

得到剪脐带的殊荣）。

为了让宝宝更健康地过渡到子宫外的生活，有些宝宝可能需要特别护理，例如吸出胎便，刺激呼吸，或是输点氧气。请注意：这些简单的操作，如果不是全部，至少大多数都可以在宝宝待在你的肚皮，他的安全基地上的时候完成。

分娩的第三阶段：娩出胎盘

你可能会有的感觉。在做了那么多工作并对新生命感到惊奇不已之后，你很可能已经筋疲力尽了。当你和爸爸一起注视着你们的宝宝、对他小小的身躯感到好奇时，医护人员将继续工作，你的分娩系统也是，还有一小部分工作要做——娩出胎盘。

你可能对宝宝太着迷了，没有注意到胎盘正在娩出，但是大多数孕妇会觉得她们和宝宝的亲密被身体不适打断了，因为子宫和分娩参与者会提醒你，你的工作还没全部做完。你会感觉到一些绞痛，甚至一种微弱的推出感，有点像比较轻微的宫缩在帮助你娩出胎盘。然后，如果你有侧切，或有撕裂，医生可能需要稍微缝合一下。为准备缝合而做局部麻醉时，你可能会感觉到一点儿刺痛。分娩第三阶段的微弱不适淹没在分娩结束、终于抱上了珍贵宝宝的欣喜之中。

体内的突然变化可能会让你发冷颤抖。无法控制的抖动让人紧张，不能集中精神，非常不舒服。请人拿来温暖的毯子，用深呼吸尽可能让身体放松。

你的身体里正在发生什么。你的子宫继续收缩，既是为排出胎盘，也是为压迫子宫血管以止住出血。如果有问题，你可能会接受人工催产素注射来帮助子宫收缩，更快地止住出血，如果你正在进行静脉输液，催产素会添加在里面，你可能都不知道，因为医生不会问你。分娩参与者可能会按摩你的子宫，帮助它收缩，确保它保持坚实，因为在子宫坚实的情况下血才会更快止住。这通常会很不舒服，但不总是有必要这么做。胎盘的娩出需要 5 ~ 30 分钟。

你能做什么。享受与宝宝在一起。拥抱、爱抚你那么辛苦产下的这个小生命，让宝宝一直待在你的肚皮上，肌肤相亲，你的体温会让宝宝保持温暖。（分娩参与者会给她盖一条温暖的毛巾。）在未用药的分娩中，宝宝是警觉的，有意识的，他的本能就是做出爬行的动作，推动自己向你的乳房方向移动。他会找到一侧乳头（增大的、变深的乳晕是他的目标），用舌头舔，用嘴巴含，最终衔住乳头开始吸吮，全部都靠他自己搞定。尽量不要给他太多帮助，最好是让他自己

403

建立连接，不要受到衣物和毛毯的太多干扰，也不要受到太多催促和刺激。他对乳头的吸吮，加上你看到和摸到宝宝时涌起的母性感觉，带来催产素的释放，自然地帮助子宫收缩，帮助胎盘排出，并止住流血。（参见第352页，关于"出生爬行"的相关内容。）

在产后的一周里，每次你用母乳喂养宝宝，都会感觉子宫痉挛，这叫作产后宫缩痛。这种疼痛在第二次及以后的怀孕中要比第一次怀孕更强烈。不要因为这种不适而泄气，或者推迟喂奶。如果产后宫缩痛让你非常烦恼，问问医生你是否可以服用对乙酰氨基酚或布洛芬。痉挛意味着子宫正在恢复到正常的大小。痉挛很快就会不知不觉地消失。深呼吸可以帮你放松地度过这一时期。

等轮到爸爸来抱小人儿时，他也可以不穿衬衫，这样他们就可以肌肤相亲一段时间。如果宝宝必须到育婴室进行常规检查（可以就在你的房间做，让宝宝待在你的肚子上）或是因为医学原因要去那里，就让爸爸送小人儿去。坚持要求尽早把宝宝抱回来跟你在一起。

除了那第一声啼哭，没理由再让宝宝哭。新出生的宝宝会保持警醒大约1小时，这给了你们宝贵的联系时间，然后宝宝会睡很长时间，你也可以打个盹儿了，这是你应得的休息。让宝宝跟你待在一起！他来自一个温暖的安全的地方，需要感觉世界是安全有爱的，这就是为什么大多数医院不再有新生儿育婴室的原因。所有健康的宝宝都需要从出生开始一直到出院都跟妈妈待在一起，连剖宫产出生的宝宝也可以跟妈妈待在一起，只要房间里有人帮忙。

羊水

胎膜

黏液栓

宫颈

膀胱

阴道

直肠

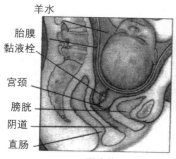

预分娩:

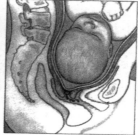

见红:
宫颈扩张

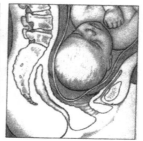

胎膜膨出:
宫颈变薄

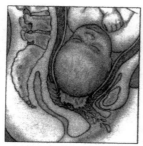

破水

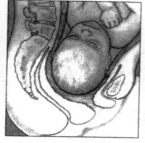

过渡期:扩张完成,推出

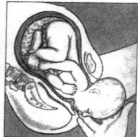

娩出胎儿

405

我的怀孕日志：第9个月

我的情绪上的感觉：

_____

_____

_____

_____

我的身体上的感觉：

_____

_____

_____

_____

我对宝宝的想法：

_____

_____

_____

_____

我想象中宝宝的样子：

_____

_____

_____

_____

我的体重：

_____

_____

_____

_____

我的血压：

_____

_____

_____

_____

我最大的担心：

_____

_____

_____

_____

_____

我最高兴的事：

_____

_____

_____

_____

产前检查

我的问题以及得到的回答：

_____

_____

_____

_____

检查及结果；我的反应

_____

_____

_____

_____

感觉到宝宝在踢动的时候，我的反应：

_____

_____

_____

_____

感觉到宝宝在踢动的时候，爸爸的反应：

_____

_____

_____

_____

当分娩开始的时候，我的感觉：

_____

_____

_____

_____

分娩的照片、宝宝的照片、一家人的合影：

感受：

_____

_____

_____

_____

_____

_____

_____

_____

产后检查

根据你的分娩情况，医生最有可能在产后一周内进行以下检查：

· 你是否仍有宫缩；

· 手术伤口（手术分娩或会阴侧切）的愈合情况；

· 你在产后适应方面可能会有的问题；

· 你是否有持续的出血或阴道分泌物；

· 泌尿问题；

· 会阴的不适，例如阴道分泌物、阴道肿胀或痔疮；

· 母乳喂养进行得怎么样；

· 情绪管理方面的建议；

· 应该过多久再要下一个宝宝（最有可能发生在后期的检查中）；

· 检查血压和脉搏；

· 可能检测血红蛋白；

· 产后的健康饮食和生活方式；

· 子宫触诊，确定是否正在恢复产前的大小。

第20章

产后第1周

在宝宝出生后，你的身心都会提醒你，你刚刚完成了辛苦工作以及你的生活中正在发生的巨大变化。你还需要完成两个任务：一是从分娩中恢复过来；二是适应为人母的生活。虽说抱着宝宝可以抵消你全身上下所有的疼痛，但还有一些需要你来应对的烦恼。

如果你认为怀孕是一种令人惊奇的情感体验，那么请做好准备迎接产后情感的龙卷风吧！突然，你的生活不再是自己的——宝宝发出的每个声音都会让你扑过去。你的身体正在经历又一次的一系列改变，激素正在急剧调整，再过上一两个月，你就会感觉能够较好地掌控局面。但在目前，前一刻你可能感到喜悦满足，下一刻就会变得恐惧担心。

你可能会有的感觉

兴奋

你刚刚从分娩的辛苦中熬过来，宝宝终于在这里了，这是你生活中的一个伟大时刻，一个天然的高潮。你可能发现自己难以入眠，除了宝宝，想不到任何人和事。你可能迫切地想要把你的分娩故事讲给所有人听。

不堪重负

照顾小宝宝是一项全天24小时的工作，现在这项工作就是你的了，尽管在此之前你可能没有受过训练。这项工作开始的时候，你已经因为分娩而筋疲力尽，但是，可能还得过几个月你才能连续睡上三四个小时，你当然会有不堪重负的感觉。

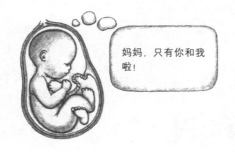

妈妈，只有你和我啦！

需要休息

你的分娩激素会促使你过一个所谓的"宝宝月"，你会杜绝任何与照顾宝宝无关的干扰。

起伏不定

情感低潮与情感高潮交替出现。你为宝宝的出生辛苦了数月，现在，这件大事已经圆满完成了，情绪有点低落是自然的，尤其是你正面临着新的挑战。对于已经不是孕妇，你可能偶尔还有点伤感，因为你已经不是关注的焦点了，宝宝才是。

有时候，你甚至可能感觉很不满意，觉得分娩期间发生的某种情况导致了分娩不如意。如果出现了这种情况，那么一定要跟医生或助产士谈清楚，这样你就不会为超出你控制范围的情况而责怪自己。毕竟，你的宝宝已经平安降生了。

疲惫

你刚刚经历了一生当中最艰难的工作，身体的每块肌肉、每个关节、每个器官都为了把宝宝顺利娩出而超时工作，难怪你从头到脚都受到影响。分娩时间的长短，是阴道分娩还是手术分娩，对身体的影响自然有所不同。一般来说，至少还要持续几个星期。你的眼睛可能会充血，因为在剧烈的推出阶段有些血管破裂了；宝宝的脸上可能会有类似的印痕，但是宝宝脸上的这些"蛛网印"几天之内就会彻底消失，而你的则需要几周。在产后的这些天里，你可能看上去就像是被水淹过一样——苍白，疲惫。

在最初几周，甚至更长的时间里，你可能都会感觉到深入骨髓的疲惫和全身的疼痛僵硬，可能走路都是个辛苦活，就连深吸一口气也会让过劳的胸部肌肉疼痛。除了时间的疗愈效果，你还可以尝试下面这些缓解产后疼痛的方法：

• 休息；

• 泡个热水澡；

• 按摩，尤其是针对疼痛的肌肉；

• 通过吃有营养的食物来补充身体所需的养料；

• 多抱抱宝宝，将你的注意力从身体上移开。

产后宫缩痛

生完孩子以后，你的子宫必须继续收缩，以便恢复到原来的大小；另外，子宫收缩还有助于压迫子宫壁上的血管，控制产后出血。分娩后的几个小时，这些宫缩会很规律而且很强烈；在接下来的几天和几周里，频率和强度都会降低。

产后宫缩痛类似于疼痛的经期腹痛或假性宫缩，它们在母乳喂养开始的时候会增强，因为宝宝的吸吮会刺激催产素的释放，而催产素会让子宫收缩，止住出血。

产后宫缩痛通常在第一次分娩后并不十分激烈，但是在以后的分娩后会相当疼痛。为了应对这种尖锐的不适，你可以使用任何在分娩期间对你起作用的放松技巧，这有助于母乳喂养更舒适地进行。问问医生是否可以服用镇痛剂来缓解不适，大多数药物在哺乳期服用是安全的。最重要的是，不要因为你知道喂奶会让腹痛发作而不肯给宝宝哺乳。

会阴疼痛

敏感的会阴曾被拉伸到极限，它可能有瘀青或被撕裂，如果再被切了一刀，肯定会更疼。为了缓解不适，促进愈合，防止感染，请遵守下列原则：

- 尽可能避免会阴侧切（参见第398页）。很多妈妈都说侧切愈合期间的不适比分娩还糟糕，因为刀口那里的抽痛会持续数周。

- 请护士或医生指导你如何进行"会阴护理"。热敷会增加血液流动，促进愈合；冷敷会让你感觉不到疼痛，减少肿胀。这两种措施对于疗愈受创的会阴都是必需的，护士会尽快在你的会阴上塞一个冰袋（感觉好极了）。你可以继续用几天冰袋——把产妇卫生巾用半杯水浇湿冻起来就很好用，提前多准备几块。她还会建议你泡热水澡，给你示范如何用"会阴瓶"（一种可挤压的塑料瓶）往会阴上喷热水或冷水。试试在卫生巾和会阴之间垫上冰爽的金缕梅垫片。

- 用任何你感觉舒服的姿势坐或躺。在硬的表面上落座，歪向一边可能比坐直了更疼。如果没有哪个姿势可以忍受，那就试试橡胶的或充气的"甜甜圈"，这样可以减少会阴承受的压力。为了防止感染，每隔几个小时换一次卫生巾，而且总是从前往后擦拭，以免把直肠细菌弄到会阴上。

- 大小便后不要用厕纸擦拭，换用会阴瓶喷淋热水冲洗这个区域，用柔软的毛巾蘸干。用厕纸擦拭对敏感的会阴来说太疼了。

- 如果会阴持续疼痛，医生可能

会给你开些在哺乳期服用安全的镇痛药。

流血和阴道分泌物

产后几天，有时候是几周，你的子宫会继续排泄出残留的血液和组织，称为恶露。在最初几天里，恶露是红色的，量大概相当于月经量较多的日子的量，可能有凝块。到了第一周末，恶露的量应该减少，变成红棕色，质地变稀薄。在接下来的几周里，这种分泌物从红棕色变成粉红色，最终变成黄白色，你会发现自己换的卫生巾少了。任何促进子宫排空的活动，例如站着、走路或母乳喂养都会提高分泌物的排泄量。

持续的阴道出血可能是令人恐惧的，因为你不确定这是正常的还是不正常的。下面是可能有麻烦的信号，一旦出现要去看医生。

• 出血一直都是鲜红色而且量很大。产后的每一天，阴道排泄物的数量都应该逐渐减少，内容应该越来越不像血。如果在最初的几天过去后，你仍然每个小时都浸湿一块卫生巾，连续超过 4 小时，那就要去看医生。在得到医生批准之前，不能使用卫生棉条。

• 排出大的凝块或大股鲜红的血。很多女性偶尔会在母乳喂养后涌出大量鲜血或高尔夫球大小的凝块，但是出血应该很快停止。在最初几天里，排出葡萄大小的凝块是正常的。

• 恶露总有一股恶臭的气味。它应该没味或闻起来像经血。

• 你越来越头晕，脸色苍白，感觉湿冷，心跳很快。

如果出血让你担心，不要犹豫，马上去看医生，因为你正在产后康复中，必须注意身体的任何变化，而确定这些变化是否正常是医生的工作。

如果你有大量令人担忧的出血，在等医生回电话或者去急诊室的路上，平躺下来，在子宫上放一个冰袋，正好放在耻骨的中央；或者在侧切的伤口上放个冰袋——如果疼痛和出血似乎来自那里。出血的常见原因是子宫肌肉未能有效收缩，胎盘残留，或是感染。医生会检查，看看是否有上述问题发生，抑或你经历的只是正常的产后阴道排泄。

感觉头晕

在产后一天左右，感觉头晕目眩是正常的，尤其在从躺到坐、从坐到站变换姿势的时候，走路的时候，你也可能感觉头晕眼花。怀孕的终止带来血液总量和全身体液的突然变化。改变姿势时，你的心血管系统就需要花点时间来适应和代偿。你需要慢慢地一点一点地改变姿势，在这个头晕眼花的阶段过去（通常需要一天）之前，当你起床或走路时，可能要寻求帮助，尤其是当你抱着宝宝的时候。

排尿困难

产后第一天，你可能感觉不到排尿的冲动，有尿意的时候排尿有困难，或者排尿的时候有种烧灼感。膀胱和尿道紧挨着产道，难怪这些组织会被挤压、拉伸和擦伤；膀胱的功能也可能被硬膜外麻醉抑制了，要等药效消失后才能恢复；侧切甚至微小的撕裂都会让排尿变得困难，因为破损的皮肤碰到尿液会有灼痛感。你现在应该明白为什么你在洗手间感觉轻松些需要时间了吧。产后尿潴留非常常见，护士会反复问你："尿了吗？"做好准备，她可能会触诊下腹部来检查膀胱，看看是否膨大。下面是让你的泌尿系统重新开始工作的一些方法：

•多喝液体，产后至少马上喝两杯 230 毫升的液体（水或果汁）；

•制造流水声，听到流水声会让你的身体系统产生同样的想法；

•站立或走动而不要待在床上，让重力帮你排尿；

•尽量放松盆底肌肉，事实上，当你尝试排尿时，要放松整个身体；

•泡在温暖的浴缸里，如果你觉得尿在那里更舒服，就尿在那里；

•护士可能会按摩你的膀胱（如果膨大了），让它运转起来；

•如果你的会阴有切口或撕裂的伤口，那就在排尿时，同时用会阴瓶装温水喷淋会阴，水会稀释尿液，减轻烧灼感。

有时候，膀胱已经变得充盈，但是你和护士用尽力气都不能让它排空。如果你在产后 8 小时还未排尿，医生可能推荐用导尿管来排空膀胱，解除胀满的不适。尿液潴留时间太长会让你患上膀胱炎。

尿潴留的问题一两天后就会结束，但是有一两周你都得频繁跑厕所。这是身体除掉过去 9 个月期间累积的多余水分的正常方式。

漏尿

当你咳嗽、打喷嚏或大笑时漏几滴尿很正常，但是很恼人。这种"压力性尿失禁"是暂时的烦恼，此时你的膀胱和骨盆器官正在重新排列，回归孕前各自的位置。产后头几周你反正都要用卫生巾的，之后这种烦恼也就消失了。

大汗淋漓

你的身体除掉怀孕期间积聚的过

多水分的另一种方式是出很多汗，尤其是夜里。头一两个晚上，可以穿棉质衣物来吸汗，并在床单和枕头上盖块毛巾来吸收这些夜汗。过度出汗或"潮热"在头一个星期最明显，到第一个月末逐渐消退。

便秘

出于类似的原因，你的直肠可能跟膀胱一样不愿工作。排便牵涉的肌肉可能在宝宝通过期间受到创伤，而药物和麻醉剂暂时也让肠道的运动有些迟缓。除了这些导致便秘的身体原因外，很多妈妈还从心理上不愿对会阴肌肉做任何推动，或是害怕弄疼这些组织，或是出于让它们休息的愿望。然而，你越快让肠道动起来，感觉就越好。（便秘护理建议，参见第 24 页和 166 页。）

痔疮疼痛

缓解了便秘也就缓解了痔疮的苦恼。（痔疮康复，参见第 246 页。）

胀气

造成便秘的肠道运动迟缓也会让你感觉胀气，尤其是你正在从剖宫产中恢复的话。频繁地吃点喝点，但是每次量要少，让你的身体再次运转起来，有助于缓解这些不适。在摇椅上摇动，对那些从腹部手术中康复的人来说尤其有用。

产后妈妈的饮食

尽管大多数医院在安全的生育医疗实践上评分为 A，但是很多医院在给康复中的妈妈提供营养方面不合格。

考虑到你刚刚完成的耗尽能量的壮举，你需要（也值得）有人为你奉上最有营养的食物。鉴于这种情况，或者在入院时提出特殊的产后营养要求，或者最有可能的是，向朋友或家人预订，提前准备一份营养要求清单，这样在产后住院期间，他们就可以为你送餐。

可以让他们送来的一样好东西是自制的超级果饮（参见第 27 页的超级果饮食谱），最好是怀孕期间你喜欢的口味。啜饮你最喜欢的果饮尤其对肠道有益，如果你是手术分娩，也有益于康复。在产后住院这段时间，当然还包括在家的头几周，尽量遵循你在第 2 章和第 3 章学到的健康怀孕计划。

为宝宝生产乳汁

你刚刚完成了人类能够完成的最重要的工作——生下一个宝宝。现在你开始进行下一项重要工作——养育你的小人儿。即将学习的母乳喂养新手小贴士，建立在玛莎19年喂养我们8个孩子的经验之上，其中包括两个哺乳困难的孩子（一个有唐氏综合征，另一个是收养的），同时也结合了我们四十多年来在儿科实践中，辅导母乳喂养妈妈并见证了效果的经验。

1. 有个专业的开始

妈妈和宝宝如何开始母乳喂养，为成功的母乳喂养关系设定了一个基调。虽然你可能认为母乳喂养应该轻松自然水到渠成，但是一开始可能会很有挑战。重要的是，拥有最新的信息，万一遇到问题有找到专业哺乳顾问的渠道。产前，你可以参加母乳喂养课程，在那里，你会得到一张阅读清单，尤其会得到关于正确衔乳的图片和资料。你可以阅读《西尔斯亲密育儿百科》中有关母乳喂养的内容。

大多数产科病房有哺乳顾问和具备相关知识的护士，她们可以帮助你和宝宝学习初次在一起的技巧。如果医院不提供这种帮助，明智的选择是提前预约一个哺乳顾问，请她在第一天就来看你，手把手教你怎么做。当然，你很可能在分娩课上有学习关于母乳喂养的知识，但是细节可能在你的大脑某处，当你有个尖叫、饥饿的宝宝需要喂奶时很难想得起来。

2. 享受第一次哺喂

除非有医学并发症，否则产后马上让医生把宝宝放在你的胸腹部，肌肤相亲，盖上温暖的毛巾。大多数（未用药分娩的）新生儿都急于见到他们的乳汁，所以他们真的会爬行到乳房，极少需要帮助就可以定位目标，完成我们所谓的"自我依附"。

我们曾经惊奇地看着小嘴一直朝向妈妈的乳头，就好像被某种有魔力的波吸引着爬向乳房。不要催促这初次的引见，就让宝宝舔、含你的乳头，而你们共同享受这美妙的时刻。宝宝越早与你的乳头接触并开始吸吮，对妈妈和宝宝就越好：宝宝的吸吮产生一种激素，刺激最后阶段的宫缩，有助于胎盘的排出；这些吸吮引发的宫缩还可以控制产后出血，加速子宫恢复孕前的大小；第一次哺喂还有助于缓解你和宝宝因分娩和出生产生的压力。

用手从乳头上挤出几滴超级乳汁——初乳，初乳富有营养和免疫促

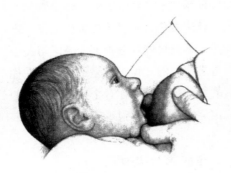

让宝宝张大嘴正确衔乳

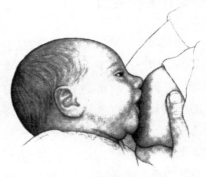

下嘴唇翻开

进因子，正是宝宝需要的，可能有助于帮他开始。这种初次哺喂的"液体黄金"质量很高，但是数量很少，因此现在不是操心宝宝吃到了多少的时候。此时，你关注的重点应该仅限于了解如何建立这种亲密关系。

3. 鼓励正确的衔乳

（大多数用药的）宝宝不确定该做什么，不会自我依附，需要引导才能正确地衔乳。衔乳的两个魔法阶段是"张大嘴"和"下嘴唇翻开"。在头几天，你的乳房还比较柔软，当宝

科学说：母乳喂养的宝宝更聪明、更健康

一项 2010 年的研究发现，至少吃过 4 个月母乳的 5 岁儿童出现行为问题的风险会降低 30%。这些儿童还比喝配方奶的同龄儿童较少焦虑，较不粘人，通常有更好的社交关系。我们回顾了近期的科学研究成果，发现科学证实了妈妈们一直怀疑的事：宝宝吃奶时间越长越频繁，他们在情绪和智能上就越健康。科学表明，母乳喂养的宝宝倾向于：

• 有更高的智商；

• 有更少的行为问题；

• 患上过敏性疾病的可能性比较低；

• 长大后比较苗条；

• 患糖尿病的风险较低；

• 10 岁时在阅读、写作、拼写和算术考试中得分较高。

宝衔乳时，教他张开嘴，这样他的嘴唇和牙龈就远远地避开乳头落在乳晕上，帮他含住一大块乳房，不要让宝宝只吸吮你的乳头，那样你很快就会非常疼。当宝宝衔住乳晕时，他就会用牙龈压迫乳晕下面的乳腺，把乳汁吸出来。一定要让宝宝的嘴唇，尤其是下嘴唇，舒适地翻出来贴在乳晕上，而不是塞在里面，或是收紧。如果宝宝的嘴唇卷在里面，轻轻地用手指把它拉出来。

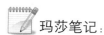 **玛莎笔记：**

我的顶级哺乳建议：让宝宝含住乳晕，而不是乳头。

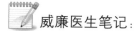 **威廉医生笔记：**

过去，当我跟住院医师一起巡视产科病房时，学生们会把这种时段称为"西尔斯医生的下嘴唇巡视"。我们从一间病房到另一间病房，向新手妈妈示范如何让新生儿正确衔乳，我会用我的食指轻轻往下压宝宝的下巴，让下嘴唇含得更牢一些。妈妈很快就会喊道："哦，感觉好多了！"

4. 让宝宝离得近些

除非有医学并发症，否则就让宝宝跟你共处一室，这样宝宝就总是离乳房很近。记住，妈妈和宝宝应该从出生到出院一直都在一起。当然了，如果你在家或分娩中心分娩，这种亲近就是理所当然的。

关于母乳喂养，你可能会担心

乳房发胀

在产后的头两天，你注意不到乳房发生太多变化，甚至可能会奇怪乳汁到底从哪里来，因为你只产出了少量初乳（含有大量营养素和免疫促进因子）。一般到了第3天，你会惊奇地发现，乳房有了自己的生命，似乎一下子长大了两个罩杯。

一些妈妈的乳房突然变得疼痛肿胀，而另一些妈妈，尤其是那些产后喂奶很频繁、有效率、整夜哺喂的妈妈，体验到的是乳房逐渐丰满起来。你的激素再次开始工作：随着雌激素和孕激素的水平在产后下降，催乳素——生产乳汁的激素接管了工作。当乳房开始工作时，组织就会肿胀。这些急剧的变化可能不是你在孕期想象的充满爱意和安宁的母乳喂养体验的一部分，新生儿可能仍然有衔乳的困难，作为妈妈，你应该保持平静，好事在后面。

当宝宝学会很好地衔乳，你的乳房达到舒服的乳汁生产量，供需保持平衡，你就会稳稳地走上满足、温馨的历程。有些乳房不适很常见，尤其是新手妈妈，但最终都会解决的。当乳房的丰盈不可避免，你需要采取措施来缓解不适，最大限度地减少肿胀。长时间的肿胀会让你更容易出现乳房感染和其他哺喂困难。

• 在肿胀发生之前，帮助宝宝学会正确衔乳；

• 运用"下嘴唇外翻"这个小贴士（参见第 418 页图）；

• 不要热敷，热敷会增加乳房组织的肿胀，而要冷敷或把冰袋放在坚硬、疼痛的肿胀乳房上；

• 站在热水淋浴下可以引发喷乳反射，有助于软化肿胀的乳房。站在淋浴里时，让水流过乳房，同时轻柔地按摩和挤奶来软化乳晕，这样宝宝就可以更好地衔乳。

• 肿胀时，乳头组织扁平，乳晕变硬，让宝宝无法含入足够的乳房，无法压迫乳头旁边乳晕下面的乳腺组织。只是吸吮乳头不会吸出多少乳汁，但是会刺激身体分泌更多乳汁，增加肿胀。如果你的乳房太满了，宝宝无法很好地衔乳，那就用吸奶器或用手挤出一些乳汁，数量要足以让乳晕软化，让宝宝可以衔住比乳头更多的部位才行。不要挤出太多乳汁，否则你的身体会误以为宝宝的需要发生变化，会幅提高供应量。

什么都不如正确衔乳的宝宝更能够快速地解除乳房的胀满。频繁地哺喂最终会让你的供应符合宝宝的需求。鼓励宝宝经常吃奶，如果他在白天一次睡得时间太长，过几个小时叫醒他哺喂一次。

乳头疼痛

大多数疼痛的乳头源自宝宝没有正确地衔乳。当宝宝有效地衔接、吸吮时，你的乳头位于他的嘴巴后部，远离舌头和牙龈，娇嫩的乳头不会受到摩擦。疼痛的乳头并非母乳喂养不可避免的一部分，如果乳头开始疼痛，你需要注意喂养时发生了什么。作为妈妈，头几天你的一部分工作是帮助宝宝学会如何吃奶，你可以做到这一点，即使是新手妈妈。虽然你可能想叫些帮手（知识丰富的护士、哺乳顾问、有经验的朋友），听取专家的意见，但是对于宝宝，你才是专家。保持平静，保持耐心，你们很快就会找到解决之道。下面是解除乳头疼痛的一些方法：

• 一定要在把宝宝从乳房移开之前中断吸吮，你可以把食指塞进他嘴里，插在牙龈之间。如果宝宝从乳房上"弹开"，乳房就会受伤！

• 先从不太疼的一侧开始喂奶。乳头疼痛通常会随着乳汁开始流淌而减弱，等你看到喷乳反射（乳汁从另一侧乳头上滴下来,乳房有种刺痛感,宝宝的吸吮吞咽节奏发生改变)时再把宝宝挪到另一侧。

• 把宝宝放到乳房上之前,先刺激喷乳反射。可以用热敷、按摩或轻柔地挤出奶水。

• 频繁哺喂,白天每隔两个小时一次,这会减少肿胀,让宝宝更容易衔乳。

• 哺乳间歇,让乳头在空气中晾干。挤几滴乳汁,涂在乳头上风干,会帮助皮肤愈合。

• 使用提纯的绵羊脂油产品（比如 Lansinoh 护乳霜）来保持皮肤湿润,这样会愈合得更快。避免使用必须在哺乳前擦掉的保养品。

• 佩戴尺寸合适的全棉乳罩,或者不戴胸罩,穿一件棉 T 恤。避免塑料或合成面料内衬的胸罩,它们会捂住湿气。

• 含塑料成分的乳垫会加重乳头疼痛。如果乳垫粘在乳房上,先用水润湿它再取下,避免刺激皮肤。

大多数母乳喂养问题可以在几天之内得到解决。如果你没有得到所需的帮助,认为宝宝没有得到足够的乳汁,就让医生给你推荐一位哺乳顾问或联系母乳会获得你所在地区辅导员的名单。母乳喂养值得你付出努力。

舌系带过短

宝宝的小舌头紧绷着,是导致妈妈衔乳疼痛和乳汁传输不足最常见的隐蔽因素。舌系带过短意味着连接舌头和嘴巴底部的膜比正常的要短,使舌头无法有效地裹住乳晕,压出乳汁。新生儿舌系带过短的问题一度被忽视了,因为舌系带过短似乎不会影响奶瓶喂养,因而被当作一件"长大就会好"的事放过了。在我们的实践中发现,未治疗的舌系带过短,是导致早期哺乳问题的最常见原因。我们变成了"剪刀手"。你的宝宝舌头太紧,需要切断小系带的信号是:

• 当宝宝张开嘴大哭时,舌尖上有个凹痕,有点像心形图案上端的那个凹坑。

• 宝宝的舌头不能伸到下牙龈外侧。

• 你的乳头疼痛,衔乳时也很疼。

• 宝宝似乎没有得到足够的乳汁,吃奶的时候很容易累,似乎在咬乳头。

剪开舌系带是个快速无痛的手术,宝宝的医生在诊所就可以实施。剪开最好是在出生头几周进行,因为此时舌系带只是薄薄的一层膜,通常很少（几滴）或没有出血。当宝宝的嘴张大时,医生用一块纱布捏住舌尖,用剪刀剪开舌系带,直到它与舌底的连接处。一旦识别出这样的问题就要早做手术，而不要等着看是不是会变好，等待只会让妈妈经历很多疼痛，妈妈和宝宝都会很受挫，很可能会做出放弃母乳喂养的决定。

 威廉医生笔记：

手术非常快速、容易、无痛，我告诉很焦虑的妈妈不要眨眼，否则就会错过。舌系带保留的时间越长，就会越粗壮，手术就越难做。

手术分娩后的母乳喂养

如果你是手术分娩，就有两个任务：自我康复和喂养宝宝。试试下面这些行之有效的母乳喂养策略吧！

• 疼痛抑制乳汁分泌，让你更难以享受与新生儿在一起的时光。为了降低术后疼痛，跟麻醉师谈谈，看看用什么药可以帮助你在手术后既感觉最舒服，又最清醒。

• 请哺乳顾问或主管护士给你演示如何用侧躺式和搂抱式哺乳。这些姿势使宝宝的重量不会压在你的伤口上。

• 侧躺着哺乳时，周围舒服地垫上枕头。在你的后背和床栏之间垫上一两个枕头，两膝之间垫一个，头下面垫一个，宝宝背后垫一个。为了在侧躺的姿势下支撑你的伤口，在肚子下面塞一个肚枕（一个小的海绵垫或折叠的毛巾）。

• 让护士或丈夫把宝宝抱过来，帮你调整好宝宝的身体和嘴的位置，以便他更好地衔乳。

• 一定要让伴侣留意专业人员怎样帮助你哺乳，鼓励她们给他演示在医院里如何帮助你，以后在家里如何帮助你。尤其重要的是，爸爸要学习如何帮助你运用"下嘴唇外翻"技术（参见第418页）。

• 在剖宫产手术后，尽可能安排宝宝跟你住在一个房间，让爸爸、祖母或朋友帮忙——这个人可以在住院期间的大部分时间陪你，搭把手照顾宝宝。

你的乳汁可能需要点时间才会来，才能开始母乳喂养。这取决于麻醉的类型和康复的时间。这可能是药物的一个直接后果，或是因为剖宫产的妈妈尽早频繁哺乳的机会比较少。好消息是，研究表明手术分娩的妈妈在母乳喂养上与阴道分娩的妈妈一样可以很成功，只要她们对母乳喂养保持较高的认同，并得到所需的帮助。

在特殊情况下喂养有特殊需要的宝宝

如果你的宝宝需要新生儿特别护理，例如他早产，有呼吸困难，或者有基因或发育性状况需要额外的医疗护理，母乳喂养就更为重要。每一滴液体黄金里含有的上百万免疫细胞是你能给宝宝的最好药物。参见第461页列出的母乳喂养资源，你会了解母乳如何帮助有特殊状况的宝宝。

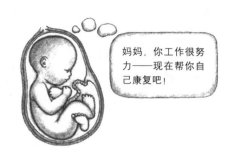

妈妈，你工作很努力——现在帮你自己康复吧！

大自然赋予了妈妈制造适合宝宝需要的乳汁的能力，从下面的例子里可见一斑。如果你的宝宝早产了，早产的妈妈就会分泌早产宝宝需要的营养素较高的乳汁，例如热量、蛋白质和脂肪，尤其是建构大脑的脂肪（参见第33页）含量都很高。

早产婴儿不成熟的肠道吸收脂肪有困难，特别是配方奶里的脂肪，而妈妈的乳汁富含溶脂酶，可以将脂肪分解，更容易消化。早产妈妈的乳汁还含有较高的免疫蛋白。总之，早产儿需要的额外的营养和保护，妈妈的乳汁里都有了。

如果你收养了一个婴儿，不要选择配方奶，考虑用朋友或乳汁银行捐献的乳汁喂养他。仅次于生母的乳汁的就是另一个妈妈的乳汁。

如何帮助你的身体从分娩中康复

你在我们的健康怀孕计划里学到的大多数东西，可以恰当地更名为"帮助母亲身体康复的健康计划"。召唤你身体内部的药物，就是帮助你康复的方法。（重读第65页，关于为什么以及如何利用你自身的药房的内容。）

在孕期，尤其是分娩时，你的组织被拉伸得很厉害，为了更好地康复、更少受到伤害，组织需要：

• 修复和生长所需的营养素；

• 可用于输送这些营养的充足血流量；

• 强健的免疫系统，预防和抗击感染；

• 远离"反药物"——食物或环境中妨碍康复的化学物质。

以下措施可以帮助你的身体踏上康复之路：

1. 吃康复食物

你在第32页上了解到的12种怀孕超级食物，包含了组织和免疫系统需要的主要营养素。你会注意到这些超级食物有很多共同的营养素，又花样繁多。还记得老祖母的话："在盘子里多放些颜色"吗？想一下："白色不利于康复。"不要吃白面包，吃100%全谷物面包；不要吃白米饭，吃野生稻米或糙米；不要吃牛奶巧克力（白巧克力），吃黑巧克力。

2. 吃 5S 康复食物

海产品、沙拉、果饮、香辛料和补充剂，这些食品种类应该在你的饮食结构中大约占90%，它们含有蛋白质、钙、益生菌、维生素、矿物质、omega-3和抗氧化剂，都是你的身体康复所需的主要营养素。它们还帮助你享受到额外的非常有价值的康复益处——协同作用，当你把很多水果、蔬菜、海产品和油脂混合在一起，营养素就会共同起作用，达到最大的康复效果。参见第31～54页，享用怀孕超级食物的康复大餐吧！

3. 少食多餐和啜饮

每一餐的数量越少，你康复得就越快。3个重要的康复词汇是：稳定的、胰岛素、水平。少食多餐更有可能保持胰岛素水平的稳定，而暴食则更有可能导致不稳定的胰岛素水平，当胰岛素水平太高或很不稳定时，你的组织就不容易康复，免疫系统就会衰弱，感染就会增多，组织的血液供应就会降低。（参见第23页，关于少食多餐的建议。）

4. 多吃海产品和 omega-3 丰富的食品

海产品是最佳的康复食品。Omega-3滋养正在康复中的组织，帮助红细胞这个小小的氧气携带者更快速地将氧气和营养输送到这些组织。海产品中含有的其他营养素包括蛋白质、维生素D、抗氧化剂和虾青素（三文鱼里面的粉红色），是大自然中最强大的细菌抗击者和正在康复中的组织的保护者。

5. 避免不利康复的物质

化学食品添加剂会延缓康复，与能够促进康复的真正的食物很不一样。你的免疫系统会识别出这些假食物，当作不属于身体的外来食物进行加工。久而久之，免疫系统加工过的这些假食物造成生化废物的累积，它们聚集在组织里，妨碍组织康复。我们一直强调吃真正的食物，尤其是在孕期和产后。为了更好地康复，要在孕前、孕中和孕后过绿色的生活。（参见第97～116页）。

6. 幽默是最好的药物

幽默有利于康复，因为它能让免疫系统的康复作用更活跃，减轻压力对康复的危害。笑在降低血液中应激激素水平的同时，还提高了血液中循环的细菌抗击者——T 细胞的水平。儿童医院正在通过提供小丑护理来探索笑的康复力量。祝你永远都不要失去那种孩子般的对幽默的欣赏。（关于笑的更多信息，参见第 85 页。）

7. 享受抚触的康复力量

如果幽默是最好的药物，那么抚触就可以排第二位。手能治愈，尤其是关爱的手。科学研究表明，抚触通过提升天然的杀手细胞——身体对付外来入侵者（例如细菌）的最有力武器的数量来促进康复。抚触还会降低应激激素的水平，而应激激素会延缓康复，增加疼痛。多与宝宝一起享受肌肤相亲，多跟丈夫拥抱吧！

8. 听康复音乐

音乐是经过时间检验的康复良药，可以降低延缓康复的生化物质水平，提升那些促进康复的物质的水平。把你最喜欢的曲子放在一起，经常听吧！（听音乐的建议参见第 83 页。）

9. 活动康复中的身体

活动能够提升身体天然的生化康复物质，减少那些阻碍康复的物质。活动不仅有助于身体康复，还通过释放天然的抗抑郁剂来疗愈心灵。活动还能引发天然镇痛剂以恰当的剂量释放。请回顾第 65 页"运动如何让妈妈宝宝都受益——最新研究成果"。

10. 睡眠治愈

褪黑素是一种在睡眠当中会升高的天然激素，作为抗氧化剂具有强大的治愈属性。睡眠还能疗愈你的心灵，如果睡眠被剥夺，就会增加焦虑和抑郁，延缓康复。（参见第 90 页的睡眠建议。）

11. 不要担心，要快乐

快乐的心情会加快康复。未解决的压力会延缓康复。（参见第 81 页的减压方法。）

过渡到母亲阶段

很多年前，我们开始有宝宝，并在医疗实践中照顾宝宝，然后写关于宝宝的事。我们一开始也知道得不多，作为新手父母，我们的好奇和担心与你一样。

我记得第一个孩子出生后，一个朋友对玛莎说："你跟儿科医生结婚真幸运！"玛莎回答道："他只是知道如何照顾生病的孩子。"她的话没错。当我1972年开始儿科医生生涯时，虽然已是两个孩子的父亲，但是仍处于学习阶段。我决定把我的诊所当成实验室，更多地了解健康的孩子。我会观察智慧的父母，他们似乎与孩子有连接，能本能地读懂孩子的需要，知道如何恰当地回应。他们似乎更享受养育，和孩子之间互相信任，我观察到更少的管教。这些父母做了什么，我留有详细的笔记，在接下来的10年里，我开始理解这些父母的大部分做法，我们把这称为"亲密育儿法的7个方面：

- 让分娩成为情感纽带；
- 宝宝哭声中的学问；
- 用母乳喂养宝宝；
- 把宝宝"贴"在身上；
- 和宝宝一起睡；
- 把握平衡与界限；
- 学会分辨育儿建议。

当我从病人身上学习时，我也从玛莎身上学习，她是一个具有敏锐直觉的妈妈，信任自己对正确养育方式的直觉。一天，当我们最小的孩子大发脾气时，我看着玛莎平静轻松地处理，就问玛莎怎么能这么好地处理孩子发脾气，她说："我站在劳拉的角度问我自己：'如果我是孩子，我想让妈妈怎么回应我？'想明白后，我就照着做了。"那成了我听过的最有用的一条建议。后来，我也把这当作生活中普遍适用的原则。

亲密育儿法

怎样才能养育一个快乐健康的孩子？我们审视自己的养育经验、在诊所的观察以及科学研究，构想出了我们的亲密育儿法。

父母常常问我亲密育儿法的问题，我告诉他们：假设你在遥远的小岛上生下并养大你的孩子，不受任何育儿书、祖母、医生和心理学家的影响，你能用来作为向导的就只是自己作为父母的直觉而已，亲密育儿法就是你的本能。

亲密养育的长期效果

当新父母来我诊所做新生儿体检时，我会写下他们的养育风格。当然，由于医疗和生活条件，并非所有父母都会在所有时间实践"亲密育儿法的7个方面"，但是那些一开始就在生活中做到"亲密育儿法的7个方面"的父母和宝宝，表格顶端会荣获一个蓝点。

多年以后，我注意到这些"蓝点宝宝"不经常生病，一旦生病，他们的父母本能地知道是不是病得很重，并能够尽快寻求恰当的医疗服务。他们的管教问题更少，因为亲密育儿法是一项读懂宝宝的练习，由于这些父母很了解自己的孩子，他们自然而然地发展出一种适合自己孩子气质的管教风格，父母和子女之间的互相信任程度很高，只要一个不赞成的表情就会让孩子转而做出更适当的行为。

当这些孩子上学时，我注意到他们很少出现学校中盛行的我称为"儿童期D"的行为问题：ADHD（注意力缺陷多动障碍），OCD（强迫性障碍），BPD（边缘性人格障碍），ASD（自闭症谱系障碍）。哇！第一年的养育差异，会带来多么迥异的结果！

更有情感联系的孩子

我们真正变成亲密育儿法的信徒，是在我们看到有些孩子与亲密养育的孩子迥然不同之后，那些孩子的父母奉行疏远的养育风格。这种养育风格包括：严格的时间安排，让他们哭个够，不回应宝宝的哭声。这样的宝宝，对周围的一切保持距离，不会在体检时研究我，是"好宝宝"，他们不太哭。他们当然不哭，他们已经被训练得可以方便地嵌入父母的生活

方式中，即使哭父母也听而不闻。这些情感联系不够的宝宝，不像亲密育儿法养育出来的宝宝那样适应良好，他们在智力、情感和身体上都没有发挥出最佳潜力。

在四十多年的观察研究中，我们注意到亲密育儿法养育的孩子最主要的品质是有同情心。这难道不是所有父母都希望孩子具有的主要品质吗？我们从未看到亲密育儿法养育的孩子成为学校的小霸王，这些在乎别人的孩子善良，富有同情心。

我们帮助你过渡到父母阶段的建议如下：

1. 看《西尔斯亲密育儿百科》，那是《西尔斯怀孕百科》的姊妹篇。它从宝宝出生甚至更早一些写起，围绕出生的种种情况一直写到你跟新宝宝前3年的生活。如果想深入了解亲密育儿法的7个方面，也可以读这本书。

2. 让有智慧的父母围绕在你们身边，他们都很享受养育。加入宝贵的支持团体：国际亲密养育协会（网站attachmentparenting.org）。

3. 相信你们的直觉。这是你们的宝宝，你们是他的父母。如果你们信任的朋友或育儿专家给你们提供了一条养育建议，但是你们觉得不对劲，不适合宝宝的个性，就别用。总之，养育意味着给你们的孩子提供将来成

功生活的基础。亲密育儿法给你一个方法，帮助你们对自己的直觉建立起更多信心，帮助你们的孩子奠定将来成功生活的基础。

4.基于通过阅读和从信任的朋友及支持团体收集的信息，你们最好分娩前就确定自己的养育方式，然后运用智慧和灵活性，将你们选择的风格根据宝宝的具体需要和产后生活的实际情况加以调整。

在学习、实践、教授亲密育儿法数十年后，我们得到的最珍贵的反馈是："谢谢，西尔斯医生，谢谢你验证了我的直觉！"

第三部分
如果你的怀孕具有挑战性

我们倾向于低调处理"高危"这一术语。尽管这个术语在病历卡上常常出现，以提醒医护人员注意病人可能出现的并发症，但是准妈妈永远都不应该恐惧地感到"高危"。

本书要传达的一个重要信息就是"消除分娩中的恐惧"。我们会用激励自主性的词汇来代替"高危"，例如"具有挑战性"，或是其他分娩语言，只要能向准妈妈传达：由于特殊的孕产状况，要产下健康的宝宝，她需要得到额外的照顾。在这一部分，我们将讨论最常见的孕期挑战和并发症，为准妈妈提供降低并发症风险的必要手段。

如果你已经被贴上"高危"的标签，就要比普通妈妈了解更多信息、更负责、更自主、更多参与到决策中。在被归到"高危"后，你应该问自己的第一个问题是："我能做哪些健康的改变来降低风险？"即使是特殊的怀孕，现代产科医疗也能让绝大多数宝宝转危为安。

第 21 章

特殊的怀孕

35 岁之后怀孕

如果你怀孕了，而且年龄超过35 岁，恭喜你！你位列美国女性中快速增长的怀孕年龄段。在过去的几十年里，越来越多的女人推迟了要孩子的年龄，35 岁以上的孕妇数量翻了一番。根据我们的经验，这种趋势的积极影响多于消极影响。

你听到、看到的担忧确实有一定的科学基础。从统计数字看，35 岁以上的女性孕期出现并发症的概率确实稍高一些，例如：

- 高血压
- 妊娠糖尿病
- 流产
- 染色体异常
- 多胞胎（因为试管授精的流行）
- 胎盘前置
- 先兆子痫

- 宝宝臀位
- 早产

但是也有好消息。尽管你可能读到听到过 35 岁以上的孕妇"分娩更困难"，但是在我们的医疗实践中并非如此。我们注意到 35 岁及以上的女性生孩子有某些好处：更成熟的女性可能会更好地照顾自己的营养需要；在组建分娩团队和选择分娩地点方面会做出更明智的选择；在选择产科医生、助产士和儿科医生的时候，问的问题更富有洞察力；她还可能更细心、用心地选择教养方式。

我们的结论是，尽管这些更成熟的妈妈可能需要额外的孕产护理，但是健康的 35 岁以上的妈妈完全有希望像年轻的妈妈一样孕育出健康的宝宝。除了染色体异常的风险增加之外，通常情况下，年长妈妈所做的更明智的分娩选择足以抵消统计意义上的并发症发生率的增长。

怀上有唐氏综合征的宝宝

伴随年龄增加而来的是生下有染色体问题宝宝的风险增加，最常见的是三体综合征，意思就是宝宝的大多数细胞有三个而不是两个染色体。尽管还有其他的染色体异常，例如 13 三体症和 18 三体症，但是最常见的是 21 三体症——唐氏综合征。有 13 三体症和 18 三体症的宝宝很少能够活下来，而有 21 三体症的宝宝不仅能够活下来，而且通过早期干预和引导，会更多地成为祝福，而不是负担。如今，唐氏综合征儿童的父母有更多可用的资源：早期干预项目、专家医疗服务、政府资助的项目、更多有知识的支持团体。

如果你在 35 ～ 40 岁怀孕，应该担心会不会产下唐氏综合征宝宝吗？我们不这么认为。如果你看看统计数据的话，就知道并不可怕：

你会注意到在 35 ～ 40 岁这个年龄段，你生下有完全正常染色体宝宝的概率至少是 99.5%，生活中很少有胜算这么高的风险事件。但是从下面的统计数据中看出，40 岁以后的风险增加了很多。

跟医生讨论产前筛查的好处和风险。如果医生推荐你做筛查，不要觉得就是因为年龄而受到了歧视。医生在法律上有义务告知 35 岁以上的孕妇产前有这样的出生缺陷筛查。选择权在你手中，请考虑以下因素：

准妈妈的年龄	宝宝患唐氏综合征的风险	宝宝患任何染色体疾病的风险
20	1:1667	1:526
30	1:952	1:385
35	1:378	1:192
40	1:106	1:66
45	1:30	1:21

• 筛查结果会让你改变怀孕进程吗?

• 提前知道染色体缺陷会有助于你为养育有特殊需要的宝宝做出调整和准备吗?

• 不知道这样重要的信息会不会导致你的孕期充满忧虑或不够快乐?

• 如果你 35 岁,应该做羊水穿刺吗? 现提供以下信息供你参考:对于 35 岁以下的妈妈,做羊水穿刺导致的流产风险可能相当于生一个有染色体缺陷宝宝的风险;根据你独特的孕产情况,跟医生讨论筛查的利弊,询问做手术的医生做羊水穿刺出现并发症(尤其是流产)的概率。通常情况下,羊水穿刺之后出现流产的概率是 1:200,你的医生的风险概率可能比这个高一点或低一点,你需要根据她提供的数据来做出是否进行羊水穿刺的决定;随着新的筛查,如四联筛查(the Quad test)的出现,一些妈妈可能自主选择不做羊水穿刺,四联筛查是在 15 ~ 20 周做的检查测量妈妈血液中 4 种生化物质水平的一种筛查。根据这 4 种生化物质水平的高低,可以判断生育一个基因异常或大脑和脊椎的结构异常宝宝的概率,在识别唐氏综合征宝宝上大约有 80% 的准确率("假阳性"的概率大约是 5%),识别失败的概率大约是 15%。

我们的第 7 个孩子斯蒂芬有唐氏综合征,我们提前并不知道(我们自主选择不做产前筛查,尽管玛莎怀孕的时候已经 44 岁)。斯蒂芬对我们家来说一直是个祝福,他提供的"挑战"丰富了我们的生命。在某些方面,唐氏综合征儿童不如一般孩子,但是在某些方面他们胜过正常的孩子。斯蒂芬的感受性很好,足智多谋,讨人喜欢又有爱心。他教会我们,在生活中什么才是最重要的,如果没有他,我们永远都不会了解。

如今,有特殊需要的儿童可以得到医疗支持、社会服务和公共教育,他们不再是过去曾被认为的负担。相反,他们是一种祝福,正如每一个孩子都是祝福一样。

遗传检测

很少有哪个领域像出生缺陷和遗传疾病筛查这样饱受争议、异常复杂。你可能想,也可能不想,让自己从现有的技术中获益,但是医生会跟你讨论你的选择。下面是对目前可用的遗传检测的概述,同时提供一些指导原则,帮助你选择哪些适合自己和家庭。

一个完全合理的做法是干脆不做任何检测。很多怀孕的夫妇对检测感觉不自在,因为检测隐含的假设是,如果宝宝有严重的状况,有一些夫妇就得考虑终止怀孕。一些夫妇想要做检测是为了能够让自己和家庭为有出生缺陷宝宝的降生做好准备。很多夫妇检测时并不确定他们拿到结果后打算怎么做。幸运的是，绝大多数夫妇会得到好的结果，这样在孕期就少了许多需要担忧的问题。

怀孕前或怀孕早期：筛查"携带者"状态。 宝宝的妈妈和爸爸可以选择就一系列的疾病对自己进行检测。医生通常会询问家族病史以及夫妇两人的健康史，可能会就这些历史以及你的"基因库"背景推荐一系列的检测。例如：黑皮肤的非洲裔人会检测镰状细胞性状；有东欧阿什肯纳兹犹太人背景的个体，会检测泰伊–萨克斯病等疾病，因为此类疾病的携带者状态发生率很高；白种人夫妇会检测囊性纤维化，这种疾病会导致儿童出现严重的肺部问题。

这些疾病都是由退化的基因所致，一个健康人可能有这种基因，但是自己并不知道，因为单独一个基因带来的症状很少，甚至没有症状。然而，当宝宝从父母双方那里得到两个基因时，可能就会造成严重的疾病。如果父母双方都是同一种基因的携带者，宝宝就有 1/4 的概率遗传相关疾病。

遗传变异检测。 宝宝还可能在染色体的数量或结构上出现问题。最常见的与染色体数量异常相关的情况

是唐氏综合征，也叫 21 三体症，宝宝复制了 3 条而不是两条 21 染色体。不太常见的情况包括 13 和 18 三体症、特纳综合征（女孩只有一条 X 染色）、克氏综合征（男孩有一条 Y 染色体和两条 X 染色体）。所有这些都对宝宝的健康有重大影响。异常的风险有时是随机的，但是常常随母亲年龄增加而增加。

这种血液检测查出的胎儿染色体异常，与羊水穿刺的结果有 99% 是相似的，所以常常没必要进行羊水穿刺。现在有一种技术，可以在第 10 周时从母亲的血液中培养出胚胎细胞，这样对胚胎进行基因检测，只需从母亲那里抽一次血。

提前知道是否有问题有切实的好处，分娩的时机、分娩的地点和在专业的围产中心迅速展开治疗，可以给宝宝更好的生存机会。一些缺陷需要手术纠正，如果父母事先知道有问题，他们就可以找到治疗宝宝的特殊健康问题最有经验的地点和医生。

养育多胞胎

"挑战越多，乐趣越多。"这句老生常谈确实适用于怀上和分娩多胞胎。你不仅会感觉那里有一个活跃的自由搏击手，你还会感觉到兄弟姐妹抢位置。

多胞胎的怀疑和探测。 产科医生或助产士可能从子宫大小上怀疑你怀的是多胞胎，更多宝宝自然需要更多空间，你的子宫在早期的产检中可能感觉要比只容纳一个住客更大些。超声波检查有可能确认多胞胎，不过就算是有经验的高手和高科技超声波也会失误，确认双胞胎需要等到大约第12周。孕育更多宝宝需要制造更多生长激素，但是发现激素比通常水平高并不是多胞胎的可靠指标。遗传检测中的四联筛查可能会给出妈妈怀多胞胎的提示。

你可能有的感觉。 如果你怀着不止一个宝宝，典型的怀孕感觉，愉快的和不愉快的都有可能被放大。尽管多胞胎妈妈如何表现和感觉各不相同，就像单胎怀孕一样，但是很多多胞胎妈妈晨吐得更厉害，肚子更不舒服。当你的身体必须付出两倍的辛劳工作，它可能就会感到两倍的疲乏。如果你怀的宝宝不止一个，就需要更多休息，更多营养，更多医疗服务，在家得到更多支持和帮助。多胞胎的爸爸请注意：如果你妻子的身体正在做双倍工作来孕育不止一个宝宝，她就需要你的更多帮助。想想吧，"我们将要有一对双胞胎！甚至多胞胎！"

为了孕育更健康的宝宝，你能做什么？ 医生会向你预告怀多胞胎可能会有的困难，那是她的工作。你怀的宝宝越多，早产、先兆子痫、手术分娩的可能性就越高，甚至可能会有一

为什么多胞胎这么多？

在过去10年中双胞胎分娩的数量翻了一番还多，三胞胎及以上翻了两番。每100个孕妇里大约有3个会生下双胞胎或三胞胎（95%的多胞胎是双胞胎），越来越多的女性怀上了越来越多的宝宝，原因可能有几个：更多的女性在比较年长的时候才要孩子，而年长的妈妈可能每次不止排一个卵，这很可能是由于刺激排卵的激素水平比较高；多胞胎的迅速增加的另一个促进因素是生育技术使用的增加，用以帮助那些想要宝宝但是用传统方式无法受孕的父母。当你在长久期待受孕的子宫里植入一组受精卵，希望至少可以怀上一个时，你怀上不止一个的机会就很大；多胞胎增加的另一个原因可能是肥胖的人越来越多，伴随肥胖的激素波动稍稍提高了生育多胞胎的概率。

个宝宝在怀孕或分娩的过程中无法存活。下面是对拥有健康的多胞胎怀孕有帮助的一些方法：

*更明智地选择医生。*事实上，"更"这个词概括了为拥有更健康的怀孕你需要做的一切。产科医生可能会邀请一位专家或一位围产期医生共同为你服务，这取决于你的怀孕进展情况。如果你主要是由助产士负责，她很可能把你转到产科医生那里。医生会跟你讨论早产的可能性，帮助你选择一家新生儿护理设施最好的医院，因为需要新生儿重症监护的可能性随着你怀的宝宝数量增加而相应增加。由于子宫里只有那么大的空间，分娩的宝宝越多，他们越得早出来，也就越不成熟。

*更勤奋地实施健康怀孕计划。*正如第 31 ～ 78 页概括的，你需要更在意食物品质、体重增长和运动。怀的宝宝越多，你就会变得越臃肿。宝宝越大，你就越得每餐饭少吃，多吃几餐，因为需要给子宫留出更多空间，所以肠胃留给食物的空间就越少。不，你不需要吃两倍的食物，但是你可能每天需要多摄入 300 卡热量、25 克蛋白质、20 毫克铁，并额外补充叶酸。（这些营养是在怀一个宝宝额外补充的基础上再补充的量。）是的，你的体重会增长得更多，因为你正在孕育更多的宝宝并长出更多的子宫组织。对于开始怀孕时体重理想的女人来说，双胞胎妈妈健康的体重增长为 15 ～ 20 千克，三胞胎妈妈约为 23 千克。

至于运动，你怀的宝宝越多，运动的时候就越得更慎重、更温和。这些宝宝急于出来，早产的风险就会上升，与医生讨论你应该避免哪些运动，通常是慢跑、跳跃以及任何可能引起这些急切的宝宝向下推压你已经受压的宫颈的活动。你的关节会承受更多重量，所以运动的时候要格外保护它们。游泳再次胜出，成为多胞胎妈妈的最佳运动。

*建立多胞胎网络。*你会需要多种帮助，而这就是社交网络真正闪光的地方。试试美国双胞胎妈妈俱乐部组

多胞胎是怎么产生的

通常，当一个精子遇到一个卵子，生成一个胎儿。当两个不同的卵子被两个不同的精子授精，你就得到两个不同的宝宝，也就是异卵双胞胎。异卵双胞胎看起来有点儿像，像其他兄弟姐妹一样，他们可能是男孩和女孩，也可能是两个男孩或两个女孩。不太常见的情况是，一个卵子被一个精子受精后分裂成两个，导致一模一样的双胞胎——长相一样，性别也一样。

织（NOMOTC.org）和多胞胎妈妈社团（motherofmultiples.com）。

你的性享受会加倍？对？错？ 除非医生另有建议，否则不要因为你怀上双胞胎就对享受性生活有所担心。怀着多胞胎的妈妈早产的可能性提高，而高潮会刺激子宫收缩，传统理念一直认为，这些女性应该在孕晚期放弃高潮。然而，近期的研究表明，性交与双胞胎早产之间没有必然联系。

是的，孕育多胞胎包含更多辛苦，但是也有更多喜悦。等你熬过了疲惫恍惚地照顾两个甚至更多宝宝的第一年后，你就可以放松休息，享受双重的乐趣，看着这些宝宝一个追着一个爬，然后是互相追赶奔跑，这让一切付出都值得。先不要为上大学的双份学费担心！

第22章

如果你有并发症

我们没有东一句西一句地讨论孕期什么地方可能会出错，而是把孕期所有可能出现的并发症都放进本书最后这一章，这是为了避免让你已经过劳的头脑思路混乱。

绝大多数准妈妈的孕期都会很顺利，个别准妈妈暂时会出现或大或小的并发症。如果你有并发症，就请把这个章节当作参考书来查阅，只读那些你知道自己有的问题；如果你没有，就别担心也别看。

当你的全神贯注于孕育宝宝，你最不需要做的事就是为那些你不太可能出现的问题担心。如果你确实出现了并发症，我们希望能够让你有能力尽可能多地与医生合作应对。

记住我们一再强调的话：你首先是自我保健的参与者，其次才是个病人。

贫血

贫血就是红细胞的数量少。孕期的大多数贫血是饮食中缺铁所致。对于准妈妈所需的额外血液以及造出宝宝所需的数十亿红细胞，铁都是必需的。缺铁或"贫血"会让妈妈很疲劳。大约 20% 的孕妇会缺铁，最常发生在怀孕的后半段，那时额外多补充的铁质跟不上你需要为自己和宝宝制造的额外的血细胞。你可能很难确定自己是否贫血，因为缺铁的症状，疲乏、肌肉倦怠、易怒和注意力不集中，在怀孕的情况下都会出现。

在孕期，医生会常规检查你的血细胞计数（血红蛋白和红细胞比容），不过，即使"血细胞计数"正常，你仍然可能缺铁。血红蛋白和红细胞比容不能准确反映你是否缺铁的另一个原因是，它们可能在你并不贫血的时候反映你贫血。血液稀释的过程中，你的血红蛋白和红细胞比容可能比孕前的数值低，但是你可能并没有贫血的症状，这被称为"妊娠生理性贫血"。如果你怀疑自己贫血，请医生检查你血液中的铁蛋白水平，这是一种测量组织中铁存量的更准确的方法。铁蛋白水平低（小于 20）是组织中的铁存量正在损耗的标志。缺铁不仅让妈妈疲劳，对宝宝也不健康，贫血的妈妈更有可能产下出生体重轻或早产的宝宝。

如何得到足够的铁。大多数妈妈需要在怀孕期间加倍摄入铁，每天至少需要 30 毫克铁，如果贫血或怀着多胞胎，还要摄入更多，这意味着大多数女性需要在孕期服用铁补充剂。尽管大自然在怀孕时通过提高准妈妈从食物中吸收铁的能力来提高你的铁摄入量，但是要想从食物中吃到足够的铁而不增加额外的热量摄入非常困难。最好是在孕早期，甚至更早些，在怀孕之前就开始服用铁补充剂，以便储存更多的铁。试试下面这些建议，确保你和宝宝都得到了充足的铁：

• 铁的最佳来源清单参见第 51 页；

• 吃富含维生素 C 的食物（柑橘类水果、猕猴桃、草莓和青椒），这些食物与含铁的食物一起吃时，会增加肠道对铁的吸收。不要喝牛奶、茶、咖啡和抗酸剂，它们会抑制铁的吸收；要喝橙汁或葡萄汁、柚子汁，并且最好在两餐之间喝这些饮料，可以从食物中吸收最多的铁。

• 如果铁让你已经不安的肠胃更不安宁，问问医生你是否可以把服用铁补充剂的时间推迟到晨吐消退之后，因为对铁的需求量最大的是怀孕的后半段。更好的做法是，尽量全天少量服用铁补充剂，吃富含铁的食物。

• 做标签达人。补充剂瓶子上的标签列出的铁含量可能会误导你。寻找"元素铁"这个词，它表示的是可供吸收的铁量。例如，一片"300 毫克的硫酸亚铁片"含有 60 毫克元素铁。如果你正在服用的铁补充剂没有标明元素铁的含量，问问药剂师含量是多少。

医嘱卧床休息

大约 20% 的准妈妈需要在孕期的某个时段卧床休息。在孕期的任何时段，并发症都可能会把你囚禁在床上几天、几周甚至几个月。虽然偶尔有些孕妇会欢迎这个医生强制休息的时间，但是对大多数人来说，只休息不工作或不娱乐，并非假期。

在孕期前半段，把准妈妈赶到床上的并发症，是不明原因的出血和先兆流产的威胁。在孕期后半段，最常见的卧床休息原因是早产的威胁。怀孕后期医嘱卧床休息的其他原因包括高血压、先兆子痫、宫颈机能不全、胎膜早破和慢性心脏病。

产科医生会在起床活动对胎儿或母亲的健康有害时，开出卧床休息的医嘱（医学术语是"治疗性卧床休息"）。活动较少的妈妈，子宫可能不太容易被刺激，这有几个原因：

• 卧床休息降低了宝宝对宫颈的压力，因而降低了宫颈过早拉伸和宫缩过早开始的可能性。

• 休息增加了流向子宫的血液量，改善了营养和氧气的输送，有助于宝宝生长。

• 休息还能降低妈妈的高血压。

科学说："治疗性卧床休息"通常没有必要

一篇 2013 年发表在《妇产科杂志》（*Obstetrics and Gynecology*）上的文章认为，针对像先兆流产、高血压或先兆子痫这样的并发症建议严格的卧床休息，缺乏科学依据。研究人员还指出这样做的潜在风险，如静脉血栓、骨骼肌肉无力和心理创伤。这项研究使得很多生育保健医生在给孕妇开具严格卧床休息的医嘱时，比较谨慎。

充分利用休息最重要的 11 条建议

虽然有些孕妇很高兴服从医生的卧床休息安排，但是对大多数人来说，这很不方便。除了孕育宝宝，你总有很多别的事情要做。不过，你还有很多机会去做别的事情，可是你完成这次怀孕的机会只有一次，那么一天在床上待 24 小时也就没什么了。下面是应对卧床休息的一些办法：

1. **了解情况让你安心**。确切地知道你能做什么，不能做什么。一定要明白医生所说的"卧床休息"意味着什么。虽然你很清楚卧床休息意味着避免在床上进行那些"活动量大"的事，比如性生活和高潮，但是你还要确认医生是建议你完全卧床休息（你只能在床上用海绵擦身，用尿盆小便），还是可以用洗手间，可以偶尔去厨房转一转；还得问清楚你是能够慢慢地上下楼梯，还是必须一直待在一层楼上。

记住，大多数医生会开具过度严格的卧床休息医嘱，因为他们清楚大多数人不能轻易适应这么巨大的生活方式变化，偶尔会违规。另外，搞清楚医生是否认为心理压力是个问题，一些孕妇除了需要让身体得到休息，还需要让心理得到休息。你能通过电话处理工作吗？当你不想让大点的孩子把你的床当蹦床时，他们能在一天的大部分时间里跟你待在一个房间里吗?

2. 筑一个温馨的巢。如果你不得不待在床上,最好是创造一个你喜欢的床上环境。把床放在窗边或面对窗户,这样你就可以呼吸新鲜空气,观赏景色;把你需要的所有东西放在触手可及的床边桌上,把杂志和各种书放在临近的桌子上;把音响、电视挪到房间里,还可以为你的床边零食买一个或租一个小冰箱。要对你斜倚的身体好点:在床垫顶端放个海绵垫。

3. 不要担心,要快乐。你错过了工作,错过了幼儿园的戏剧表演,错过了漫步公园的乐趣……如果你一向习惯忙碌的生活,眼下的无所事事确实够你受的。毕竟,能读的小说、能看的电视、能让思绪沉浸在宝宝身上的时间是有限的。可是,不要总是想你失去了什么,要想想你正在享受什么。即使你发现自己感觉无聊、无精打采、抑郁,这些情绪也终将消退,你会重新过上快乐的日子。把关注点放在你正在为宝宝做的事情上,放在休息放松给你带来的好处上吧!关于孕期情感的一个好消息是,低谷期通常紧接着就是高潮期。要积极乐观地考虑问题。

我躺在那里想象,如果不用躺在床上,我的生活会是什么样?毫无疑问,我必须停止这些想象,因为这些想象毫无意义,只会让我更抑郁。

当你有这么多时间只是坐在那里思考,你的情绪很可能会撒野,你可能担心宝宝的健康;可能不满丈夫和孩子们的表现;也可能为自己能做的事太少感到无助,为那些本应该做而不能做的事情感到焦虑;你可能讨厌依赖别人的感觉,对怀孕的过程感到失望……随着每一天变得似乎越来越长,你可能越来越没耐心,很可能感觉想要违规,起一会儿床。在床上待的每一天都会带来新的情绪,继续聚焦于生下健康宝宝的目标能够帮助你克服这些情绪,让你在床上待到你需要待的那么久。

4. 任命"妈妈先生"。寻求伴侣的帮助。在你们的生活中,这可能是你的伴侣第一次彻底照顾你,而且他似乎很少得到回报。当然,除了你正在孕育他的宝宝这件事。孕期长时间卧床休息,可能会让夫妻更亲近,也可能会更疏远。禁止性生活以及减少你们通常会一起做的事,可能会让已经紧张的婚姻雪上加霜。此外,丈夫现在要做两份工作——照顾你和挣钱养家,这也会增加他的压力。不过,如果你们富有创意,很多床边浪漫可以发生:烛光晚餐之后看个电影,床上早餐,促进循环和感觉良好的每日按摩……被一位敏感细致的伴侣照料，会给你们的关系带来新的深度。由配偶变身厨师、侍者、按摩师和表演者，这可能是他人生第一次不得不把另一个人的需要放在自己的需要前面，这是为成为父亲所做的极好准备。

现在我丈夫既是妈妈，又是买东西和做家务的人，他意识到我之前的负担有多重，不再嘲笑我比他轻松了。当我只能待在床上的时候，他就必须承担所有的角色。

如果你有大点的孩子，那就养成在床上或沙发上发号施令的习惯吧！在你开始卧床休息的那天，召开一次家庭会议，跟你的伴侣一起定下家规，告诉孩子们你卧床休息的重要性，需要被人照顾，被人宠爱。你的丈夫应该率先示范，教孩子们在你面前如何表现，告诉他们应该避免打扰你。一定要保证他们明白你欢迎他们陪伴，但是不意味着他们随时想在你的床上跑或跳都可以。

如果有不到四五岁的孩子，你就很可能需要找人帮忙照看，这样才能得到休息。在没有其他大人在场的情况下，欢迎孩子们在床的周围玩，但是要保持安静。你甚至可以和3岁的孩子愉快地聊天，把你的床或沙发摆好，这样 DVD 播放机、零食和绘本都触手可及，还要确保周围有很多玩具。但不要忘记，即使是18个月大的学步儿也能够遵守简单的指示，给自己拿张纸巾或是挑选一本书。期待合作，你就会得到合作。

5. 享受你的新"办公室"。在床上工作。当你的身体无法活动时，通常你还可以躺在床上做些脑力劳动：平衡收支、预约、写购物清单、辅导孩子的作业，或在笔记本电脑上工作（使床上电脑桌）。如果医生允许，你还可以通过电话会议继续保持与工作伙伴的联系；你也可以做些书面工作。如果你需要继续请病假，一定要申请。

6. 维持血液循环。卧床休息时保持健康。在得到医生许可后，在床上做些简单的运动，例如抬腿、屈伸脚腕、伸展小腿，或做些较轻的上臂练习。运动有助于促进循环，让你的肌肉（包括心脏）保持原样。

7. 按摩是你应得的。宠爱自己。待在床上不意味着拒绝生活的所有乐趣，可以每周请按摩治疗师（或请朋友）为你从头到脚按摩一次。看看你的美发师是否可以来你的床边服务。

8. 与宝宝建立情感联系。很多长期卧床休息的孕妇面临两难的境地：尽管这似乎是思考怀孕的奇迹、与宝宝建立情感联系的理想时间，但是长期卧床休息的常见原因是真切存在的失去宝宝的可能性。因此，有些孕妇发现尽管有很多时间去想宝宝，却很害怕投注太多的情感。没有日常生活和工作分心，很容易担心每一滴血都是宝宝的末日，或每一次宫缩都可能会启动早产。记住，绝大多数被限制在床上的孕妇生下了健康的宝宝。

9. 把停工期变成补课时间。 这可能是你成年生活中第一次有这么多时间可以做自己想做的事，但要待在床上。卧床休息的人有很多活动可做：读读那些因为太忙而没时间阅读的书；补上没看到的体育赛事；把一堆照片放入相册；写你一直想写的那篇文章或上网；写信；创作艺术作品；学习一种语言；了解房地产、教育或其他领域，你一直忙于自己的工作而没时间探索的那些领域；手工缝制一床被子；给孩子们读书……另外，笑声会让无聊的卧床休息变得可以忍受，多看看笑话，看看喜剧，不要看新闻。

我真的必须努力适应，但是过了一周左右，我开始有点享受被人照顾了。有好多年了，我很少接受这么多爱与关注。

10. 和有趣的朋友共度时光。 认真挑选你的访客。在床上躺很长一段时间会让你渴望与人交谈，那就邀请那些善于倾听的朋友聚一聚。可能很多朋友都不理解你躺在床上的感受，你要做好准备听到这样的话："你可真幸运。要是我能在床上躺两个月，那就太好了！"其他朋友可能会跟你有同感，明白持续的卧床休息并不那么轻松自然，不那么令人愉快。挑选一个能让你欢笑的朋友，常常邀请她来吧！一定要确保这个人自己可以招待好自己，不指望你来扮演女主人。

有些人觉得我真是太幸运了，整天躺在那里休息，看看电视，但是这真的没那么简单。我每次起床都会感到内疚，不知道这次去洗手间是不是就会置我于流产或早产的境地。朋友过来看我，帮我梳头发，然后坐下来倾听，真的对我特别有帮助。

11. 慢慢融入起床后的生活。 当你结束卧床休息时，不要急于做家务。当你最终从床上下来时，你的伴侣、孩子以及其他人，会觉得你突然又随时可以为他们所用了。要正式通知他们，你要慢慢融入日常家务中，你仍然需要很多休息和帮助。在床上躺了很长时间之后，当你真的站起来时，可能会感觉身体内部有些部分跟你不太合拍，无须担心，卧床导致的疼痛在接下来的几天里会逐渐缓解，你的身体会使自己重新习惯活跃的状态。

当我确实等到绿灯，偶尔可以下下床，我并没有急于这么做，我可不想让 3 个月卧床的成果毁于一旦。我

卧床休息妈妈的在线支持

请医生给你同样卧床休息的其他妈妈的电话号码，有时候你们可以互相交流，度过格外沉闷的一天。你还可以联系 Sidelines（sidelines.org），这是一个支持团体，他们有一条热线，由志愿者为你提供支持，帮你找到其他卧床休息的准妈妈。这个团体是加利福尼亚一位妈妈的创意，她曾因高危怀孕卧床休息，后来她找到一个方法，利用空闲的时间来帮助与自己情况类似的妈妈。问问这些有经验的卧床休息者，请她们给出实用的建议。那些在床上待了 6 周甚至更长时间的妈妈，会就如何度过卧床时间给你一些建议。

一个 Sidelines 的志愿者，建议我利用手头充足的时间建立与宝宝的连接，我采纳了她的建议。之前，我不想知道宝宝的性别，想要个惊喜，采纳建议后，我问清楚了宝宝的性别，以便更好地与宝宝连接。利用卧床休息的时间，我明确地与我的儿子建立起连接，我不再是坐在那里不耐烦地消磨时间，而是用我们已经为宝宝选好的名字与宝宝交谈，感觉很特别。这个建议给了我很大的帮助。

一直聚焦于我的目标——让宝宝足月出生。

链球菌感染

B 型链球菌（GBS）是一种常见的阴道细菌，很多女性在不知情的情况下携带 B 型链球菌，没有任何症状，但有通过分娩将细菌传给宝宝的风险。B 型链球菌会导致宝宝出生后很快出现严重的感染，医生可能会在第 37 周前后或你开始分娩时通过宫颈拭子检查有没有这种细菌。如果尿检中 B 型链球菌呈阳性，医生可能会给你静脉注射抗生素治疗。如果是在进入分娩的时候检测出 B 型链球菌呈阳性，医生会让你静脉注射抗生素以降低把这种细菌传给宝宝的可能性。

第五病（传染性红斑）

给这种病毒性传染病取这个名字，是因为它是已经发现的第五种导致发烧和皮疹的病毒，传染性很强，但是很少对儿童或成人产生危害。典型特征是发烧，脸上出红色皮疹（看上去像是"被巴掌打肿了脸颊"），腿上和躯干上有花边样红色皮疹。

得这种病的成人可能还会有关节疼痛，有些溶血性贫血病人可能病情会突然加重。第五病在面部红疹出现前的一周具有传染性，人们常常接触病毒却不自知。

这种病毒通常对儿童和没有怀孕的成人无害，但是对孕妇来说，存在一些特殊的担忧。如果你还未对病毒免疫（大多数成人有免疫），又在怀孕的头 3 个月接触到这种病毒，流产的风险会稍高一些（比正常的高 1% ~ 2%）。在怀孕后期，胎儿感染病毒会损害血细胞，导致贫血。如果你曾经接触过第五病，医生可能会做一个血液检查，看看你是否已经免疫，如果已经免疫，就无须担心；如果没有，或者另一个血液检查显示你最近感染了这种病毒，医生可能会更密切监护你。

生殖器疱疹

如果你之前得过生殖器疱疹，怀孕的压力可能导致过去的感染突然发作，新生儿在通过受到感染的产道时会染上疱疹。如果在分娩之前妈妈得了新的疱疹，或是之前的疱疹复发，目前标准的产科操作规程是通过手术分娩来避免宝宝被活跃期的疱疹病毒感染。如果你过去得过生殖器疱疹，但是疼痛在分娩前没有爆发，可能意味着你已经发展出足够多的疱疹感染抗体，并且已经把这些抗体传递给了

446

宝宝。如果是这种情况，或是病毒培养呈阴性，宝宝就不可能被传染，医生可能推荐你继续进行阴道分娩。

妊娠期糖尿病

如果妈妈怀孕之前的血糖正常，但是怀孕之后血糖高于正常水平，那么她就会被诊断为妊娠期糖尿病。有5%的妈妈在怀孕时出现妊娠期糖尿病，好消息是，在孕期并发症清单上，这是最容易预防的一种。医生会在大约28周时检测你是否有妊娠期糖尿病，尤其要是你有以下风险因素：

• 糖尿病的家族病史；

• 体重增长过多；

• 前一次怀孕出现过妊娠期糖尿病。

如果医生给出这个诊断，首先要确认它是建立在适当的血液检测之上的，而不只是口服葡萄糖耐量试验的结果（参见第228页，关于做哪种检查的信息）。

如何预防和控制妊娠期糖尿病。下面是我们预防和控制妊娠期糖尿病的5步计划：

• 吃真正的食物，尤其是12种怀孕超级食物。

• 少食多餐，遵守为两个人吃的守则：吃饭次数增加一倍，每餐数量减少一半，咀嚼两倍的时间，花两倍的时间进餐。（参见第23页，少食多餐对血糖的益处。）

• 身体增加的重量对你和宝宝来说比较适当（参见见第55页）。

• 活动！（重读第5章，获取关于运动如何保持血糖和血液中胰岛素水平稳定的信息。）

• 减少压力。未解决的压力会增加应激激素，使血糖升高。（参见第81页的减压方式。）

虽然大多数妈妈可以用这5个方法来预防或控制妊娠糖尿病，但如果你的血糖仍旧很高，医生可能会开些药让你的血糖维持在正常范围内。医生仔细检测血糖是否过高的原因是，血糖高的时间越长，你出现并发症的风险就越高，例如：

• 超大宝宝，拖延过久的分娩，更复杂的分娩；

• 剖宫产的可能性增加；

• 宝宝在出生后数小时内出现低血糖的可能性增加；

• 宝宝在儿童期出现肥胖和血糖问题的可能性增加；

• 下次怀孕出现妊娠期糖尿病的可能性增加；

• 成年期出现 II 型糖尿病的可能性增加。

记住我们在第一部分中强调的一个重要健康建议：稳定胰岛素水平，可以让妈妈和宝宝更健康，让分娩少出现并发症。妊娠糖尿病很像II型糖尿病，二者都可以通过健康的饮食和生活方式选择来加以预防和控制。血糖水平通常会在产后马上恢复正常。

I 型糖尿病

怀孕可能正是妈妈需要的动力，让她控制住自己的I型糖尿病。怀孕时不受控制的糖尿病可能导致：

- 早产；
- 流产；
- 胎儿过大，难产；
- 新生儿低血糖；
- 需要剖宫产的可能性增加；
- 出生缺陷。

好消息是，很多有I型糖尿病的孕妇都生下了健康的宝宝。不过，因为怀孕，正常的激素波动常常需要患糖尿病的妈妈在孕期多服用一些胰岛素。稳定胰岛素水平变得比孕前更为困难，又更为必要。为了帮助你全力控制糖尿病，试试下面这些建议：

选择合适的医生。就孕期如何控制病情咨询糖尿病专家，因为糖尿病的并发症，例如肾脏问题和高血压，在怀孕时会有所增加。选择一位经验丰富的产科医生，医生会仔细研究一个血糖调节和使用胰岛素的计划。为了帮你控制糖尿病，提高健康分娩和生育健康宝宝的可能性，产科医生可能会与围产期专家合作。围产期专家在照顾有并发症的孕妇或预计分娩有问题的孕妇方面受过特别训练，他可能与常规产科医生一起共同参与分娩。如果你的糖尿病在孕期难以控制，明智的做法是在有新生儿重症监护室的医院分娩。

阅读本书的第一部分。对你来说，遵循本书第2～6章给出的饮食和生活方式建议尤为重要，这些建议本可以被命名为"控制妊娠期糖尿病的建议"。尽管这些建议对所有孕妇都是必要的，但是它们对有糖尿病的妈妈更为必要。

虽然胰岛素不会穿过胎盘，但是血糖会。如果你的血糖太高，宝宝就会得到过量的糖，需要生产更多胰岛素来处理额外多出来的糖。额外的胰岛素将过量的糖储存为脂肪，这就导致有糖尿病的妈妈生下较大的宝宝。

因为糖尿病妈妈的新生儿出生时常常血糖较高，出生后血糖可能快速降低（新生儿低血糖），所以产后头一两天，他们需要在护理室接受血糖监护。

在怀孕的头一个月和最后一个月

控制血糖尤为重要，因为头一个月宝宝的器官正在形成，而最后一个月早产和新生儿低血糖的风险最高；在分娩前的一个星期里尤其要注意，这会提高宝宝出生时血糖稳定的可能性。

妈妈有糖尿病的宝宝早产的可能性更高，医生可能会选择提前引产，因为未被控制的糖尿病会影响子宫的血管，使它们不能很好地为胎儿提供营养。

血小板减少综合征（Hellp 综合征）

这种综合征是先兆子痫的严重形式。做出这个诊断需要下列血液检查指标：溶血现象（血细胞溶解）、肝酶（转氨酶）升高和血小板（与凝血有关的血细胞）减少。这种异常的先兆子痫并发症需要住院监测血压和血液，差不多都会导致自主选择的提前引产。血小板、血细胞、肝酶和血压的异常在产后很快就会恢复正常。

乙型肝炎

妈妈在怀孕时检测有无乙型肝炎非常重要，孕妇可能携带这种病毒却没有任何症状，因而不知道自己被感染了。乙型肝炎可以由被感染的妈妈在分娩时传给宝宝，因为宝宝会接触妈妈的血液和体液。（怀孕期间，胎盘保护了胎儿。）

早发现，早治疗，完全可以预防新生儿感染乙肝病毒，但如果没有发现，自然也就没有治疗，宝宝就可能会被感染，成为乙肝病毒携带者，留下发展成慢性肝病的潜在危险。如果你的检查呈阳性，就会在分娩后几个小时之内给你的宝宝注射乙型肝炎免疫球蛋白，在出院之前再注射乙型肝炎疫苗。

高危妊娠

我们喜欢"高度负责的怀孕"这个术语，不仅仅限于选择使用专门的医疗服务和高科技医院，还隐含着你必须为自己的孕期保健和分娩决定负起更大的责任。不是顺从地贴上高危的标签，成为一个被动的病人，把所有的分娩决定都留给医生，而是成为一个高度负责的妈妈。在分娩的合作伙伴关系中扮演更为积极主动的角色，重视你和医生之间的合作；你需要比普通妈妈更了解情况，更多参与决策过程，并且更好地照顾自己。在你被归到高危妊娠后，应该问医生的第一个问题就是，你具体能做什么来降低风险。

"高危"的标签带来不必要的恐惧，听到这个术语你自然就会想："有

宝宝应该常规接种乙型肝炎疫苗吗？

这个问题饱受争议，一些医生认为，所有的新生儿都应该在出生一两天之内常规接种乙肝疫苗，在接下来的6个月里再由主管医生追踪接种两次加强针。

我们认为，如果妈妈的检测呈阴性，宝宝就不应该常规注射乙肝疫苗，给每个新生儿注射乙肝疫苗缺乏医学依据。

另外，医生喜欢在宝宝尚在医院期间接种疫苗，以防妈妈不再带宝宝回来进行常规接种。显然，这种做法不符合大多数父母的情况。而且，我们和其他医生看到很多新生儿在接种乙肝疫苗之后很快开始发烧，这种发烧会引发严重的担忧，需要进行血液检查，延长住院时间。因为不清楚发烧是注射引发的反应，还是婴儿感染了与此无关的疾病。新生儿没有强大的免疫系统来对抗细菌感染，所以一旦发烧，那么在等待细菌培养结果的48小时里，就常常要使用抗生素。

为了让宝宝和医生避免面临这个治疗和诊断的两难境地，很多医生不再推荐那些妈妈的检测呈阴性的新生儿出院前常规接种乙肝疫苗，而把3次乙肝疫苗接种分别安排在新生儿2个月、4个月和6个月体检时进行，或是按照目前美国儿科学会推荐的疫苗接种安排来进行。

一些医院在宝宝尚在医院时就给他接种第一针乙肝疫苗，而且不跟父母商量，下面是我们的建议：如果你的乙肝检测呈阴性，让护士知道而且确保这一点，你不希望宝宝出院前进行常规的乙肝疫苗接种，写进分娩计划。

让医护人员知道，你将在你的医生的诊所进行乙肝疫苗接种，按照医生判断的适合宝宝的时间安排接种。如果你不表明自己的要求，那么就可能不经你的同意，给宝宝按照常规接种乙肝疫苗。

什么危险？"其实，"高危"只是一个医疗术语，产科医生用它来描述那些在怀孕或分娩时出现健康问题或者产下有问题宝宝的风险高于平均水平的妈妈。常见的风险因素是I型糖尿病、高血压或早产征兆。记住，这个术语反映的只是一个问题在孕期出现或发生在宝宝身上的统计学可能性，而不是绝对的预测。事实上，你可能根本就没有问题。

妊娠剧吐

这个可怕的术语只是在说怀孕早期你的恶心呕吐持续不断，非常严重，以至于你头晕眼花，虚弱脱水，常常需要暂时住院进行静脉输液。如果你发现尝试了所有自然的方法，呕吐却越来越厉害，或是感到越来越口干、虚弱、头晕，一定要联系你的医生，在医院的门诊部静脉输液几个小时，让肠道得到彻底休息，可能就是你那可怜的肠道所需要的。

如果你出现下列脱水的迹象，马上去看医生！

• 尿量少了，尿液颜色较暗；
• 嘴、皮肤和眼睛感觉干燥；
• 感觉越来越累；
• 头晕，意识模糊；
• 感觉越来越虚弱、眩晕；。
• 在 24 小时里，一直存不下任何食物或饮料。

宫颈机能不全

这也是一个不太好的医学术语，是说你的宫颈肌肉无法将胎儿留在子宫里足够久的时间。当宫颈过早开始扩张变薄，你就有流产或早产的风险。这可能是由于先天的宫颈无力导致的，也可能是因为之前分娩或宫颈手术带来的过度拉伸。在所有孕妇中，有 1% ～ 2% 会出现不同程度的宫颈机能不全。但通过正确诊断和控制，大多数妈妈会继续产下健康的宝宝。宫颈机能不全的诊断可能出现在流产时、对出血或流血的常规检查时或黏液栓过早脱落时。

如果怀疑有宫颈机能不全，医生可能选择做宫颈环扎术，就是要缝合宫颈让它保持封闭。是否需要做宫颈缝合，取决于超声波检测或阴道视诊是否显示宫颈正在过早打开。缝合通常在怀孕的第 18 周或 20 周进行，到临近预产期时拆除。如果过早出现宫缩，那么除了进行环扎术，医生可能还会建议你卧床休息并服用药物。大约 25% 有宫颈机能不全的妈妈会早产，这些宝宝大多数是健康的。

胎儿生长受限（IUGR）

在常规产前检查时，医生测量子宫的生长情况，可能会怀疑宝宝的生长发育不佳。这个怀疑可以通过超声波检查得到确认。如果你没有胎儿生长受限的任何风险因素，如吸烟、酒精或药物滥用、营养不良等，那么胎儿生长受限可能是由胎盘营养不足导致的，而这会在没有明显原因的情况下发生；虽然很罕见，但是胎儿生长受限也可能预示有遗传问题。如果医生怀疑胎儿生长受限，他很可能会仔细检查你的饮食习惯、整体健康、生活方式、压力水平以及其他任何可以影响宝宝生长的习惯。

医生会仔细评估这些因素，找到你可以做什么事来促进宝宝的生长。产前知道胎儿生长受限非常重要的另一个原因是，这可以提醒医疗团队在宝宝出生后进行适当的防范：由于缺少体脂，胎儿生长受限的宝宝在维持体温稳定方面有困难，血糖也容易不稳定，这些宝宝可能需要在婴儿特殊护理室观察几天；此外，妈妈产后需要额外的哺乳帮助，确保宝宝获得充足的营养，追上正常的生长曲线。

流产：恐惧和悲伤

你可能发现自己每次去洗手间都会查看有没有流血或出血，对之前有过流产经历的孕妇来说，这是一种正常反应。

为什么会流产？

至少有半数的早期流产（发生在12周之前），是因为胎儿的染色体异常太严重，使得胎儿的生长无法继续，身体的免疫系统识别出这一遗传问题，引发了流产。其他不太常见的早期流产原因包括：感染、激素不足（尤其是孕酮）、罕见的免疫系统异常（例如，妈妈产生了针对胎盘组织的抗体）以及接触环境毒素、药品或香烟烟雾。

晚期流产（12周之后发生的）更有可能是由于子宫结构异常（例如，子宫被纵膈组织分为两半），而不是宝宝的遗传异常。幸运的是，这些异常只影响到1%的孕妇。其他导致晚期流产的原因是胎盘附着异常、子宫肌瘤（良性肿瘤）、宫颈机能不全或感染等。在全部流产中，大约有1/3原因不明。性生活、安全的运动、提重物、挂照片、常规的工作和游戏、小跌小撞、压力以及情绪烦躁不会导致流产。

流产最有可能发生在什么时候？

大多数流产发生在第8个孕周之前。随着怀孕的推进，流产的可能性就降低了。

流产有多普遍？

大多数怀孕始于健康的胚胎在正常的子宫里长大，最终产下健康的宝宝。研究表明，大约有10%确认的怀孕以流产告终。一次迟来的经量异常多的月经，可能显示有一次怀孕以及非常早期的流产。人们认为流产的总体数字接近20%。

妈妈能做什么来降低流产的可能性？

在大多数情况下，对于流产你什么都做不了，因为流产是你不能控制的因素导致的。不过，有几件事情可能有帮助：遵照第 11 ～ 116 页我们的健康怀孕计划的指导原则，为你的宝宝提供一个健康的子宫环境；不吸烟（接触二手烟也会增加流产的风险），不吃有害的药物，不过度饮酒；避免接触环境毒素。

如果你有过数次流产，医生很可能想要做某些特殊的检查来看看是否能找到原因，并在很多情况下帮你足月分娩。结构异常可以通过手术进行矫正；激素不足通常可以通过激素疗法加以弥补；医疗对很多常见或不常见的导致重复流产的原因都有解决办法。

我怎么知道自己已经流产了或将要流产？

下面这些是流产已经发生或将要发生的迹象：

•出血，鲜红色或深褐色，这取决于流产开始了多久。20% 健康怀孕的女人，在怀孕早期可能会有一两次出血或轻微的阴道流血，因此带血的阴道分泌物不一定意味着流产已经发生或将要发生。量大如月经的流血，或持续几天的出血，才更有可能与流产有关。

•腹部绞痛，类似于月经痛；和/或下背部疼。

晚期流产比早期流产更明显，流血更多，常常包含凝块的排出，子宫收缩会变得很强烈。有时候这些迹象和症状预示着先兆流产而不是已经流产。总之，流血发生的时间越长，伴随的疼痛症状越强，怀孕越有可能以流产终结。如果怀疑有先兆流产，医生当然会做阴道检查（这个检查不会增加流产的可能性），通过反复进行超声波检查以及监测血液中的 HCG 水平，医生就能确定这次怀孕是会继续还是会以流产终结。如果超声波检查显示胎儿在生长，激素水平也一直保持在高位，那么这次怀孕继续的可能性很大。

如果我怀疑自己要流产，应该做什么？

马上联系医生，尤其是你还在排出凝块或灰褐色的组织时。如果你的出血很多，持续不断或骨盆的疼痛加剧，马上去离你最近的急诊室。（尽量把排出来的东西收集起来，可以对它进行检查来确定胎儿的基因组成是否正常以及胎儿的性别。）

如果你怀疑自己流产了，医生会进行阴道检查或超声波检查来确定流产是彻底（已经排出了所有胚胎和支持组织）还是不彻底（有些部分还留在你的子宫里）。8 周之前发生的流产通常是彻底的，流产发生得越晚，就越可能不彻底。如果医生确定你的流产不彻底，很可能会让你做子宫扩刮术（D&C）。

由于阴道流血还有很多其他原因，在做子宫扩刮术之前，医生应该做超声波检查来确认流产的诊断。在子宫扩刮术中，你会做全身麻醉或局部麻醉，宫颈会被扩大，任何残留的胎盘都会从子宫里刮除。在这个手术中，医生可能会通过检查子宫有没有结构异常来尝试找出流产可能的原因。

我很高兴在做子宫扩刮术之前做了超声波检查，因为超声波显示，问题是胎盘前置而不是流产。我现在正抱着我的宝宝——要是他们照误诊来操作会发生什么？

如果你没有流产，医生或助产士可能会用超声波和血液检查继续对你进行监护。

如果我已经有过一次流产，是否意味着我更有可能会再次流产？

不一定。如果这是你第一次已知的流产，你出现第二次流产的风险只比你从未流产的情况高出一点点，尤其是你的第一次流产显示出染色体异常或发生在怀孕的早期，或者你之前已经生了一个健康的宝宝。即使经历了两次流产，出现第 3 次流产的可能性也不比从未流产的高多少。

如果你已经有过两次流产，仍有65% 的可能性怀着下一个宝宝直到足月分娩；一个从未流产或只有一次流产的女性足月分娩的可能性大概有80% ；然而，3 次流产之后，怀着下一个宝宝直到足月的可能性就下降到50%。在连续 3 次流产之后，明智的做法是做一个全面的孕产评估，看看是否存在会招致未来流产的潜在的医学原因。如果没有发现任何原因，你就可以合理地假设你足月怀孕的可能性仍然非常大。

重要的是尽你所能调整自己的情绪，不要让之前流产的情景影响当前怀孕的喜悦。但一些有过多次流产经历的女性，一直要等到把健康的宝宝抱在怀里时，才能完全克服恐惧。对一个经历了多次流产的女性来说，想要尽可能长时间地保守怀孕的秘密很正常（至少要等到超过了她们之前流产发生的时长），因为她们害怕不得不经历"告诉别人孩子没了"的创伤。她甚至可能无意识地压抑兴奋，延迟取名，一直等到最后一刻才去布置宝宝的房间。

重要的是，即便面临失去宝宝的风险，你也还是要跟子宫里的宝宝建立连接。虽然害怕这次怀孕可能还会以流产终结很正常，但是你继续怀孕产下健康宝宝的可能性更大。我们相信，子宫里小小的胎儿和母亲都需要归属感，需要尊重共享的生命。我们相信，在怀孕时建立情感连接对妈妈和宝宝都有好处，不管结果有多么短暂。

我害怕燃起希望，唯恐在你出生之前就失去你。我害怕了解你，唯恐我将失去你，因为我已经失去了一个宝宝。但是我知道，我只是在误导我们俩，使我们失去了连接的喜悦。

流产后的悲伤。 从未流产的人可能不会理解流产者的悲伤，她们的态度可能是"没关系，你可以再要一个宝宝"，但是对你来说，这就是一件大事，可能需要很长时间才能放得下。

每个人都会庆祝怀孕的消息，但是很少有人知道如何承认怀孕的终止并走出悲伤。如果你还没有给失去的宝宝起名字，那就起个名字，找个私密的时间说"我们将永远记着你"，这可能会有帮助。在你成功地走出悲伤、真正放这个宝宝走之前，不要立刻用另一个宝宝来"取代"这个宝宝。与医生讨论什么时候你可以安全地尝试再次受孕。

胎盘问题：胎盘前置、植入性胎盘、胎盘早剥

胎盘前置。 有时候正常的胎盘长在异常的位置，部分或完全遮住了宫颈，这被称为胎盘前置，200 个孕妇里大约有 1 个这样的情况。在边缘性胎盘前置的情况下，胎盘的边缘挨着宫颈的边缘；随着子宫长大，本来位置较低的胎盘可能会离开宫颈口，这样就没有问题了。如果胎盘部分或完全盖住了宫颈开口，使阴道分娩成为不可能的事，宝宝很可能需要手术分娩。

胎盘前置，通常在怀孕早期就可以从常规的超声波检查中发现，如果只是胎盘位置低或边缘性胎盘前置，很重要的是妈妈要以"没问题，别担心"的态度对待这个发现。因为随着子宫长大，胎盘会向上迁移离开宫颈。有时候怀疑胎盘前置，是因为在怀孕的后半段总是存在无痛的流血，尤其在最后一个月。如果有出血的危险，医生可能嘱咐你卧床休息或限制活动，因为治疗胎盘前置的目标就是防止出血，降低早产的风险。胎盘前置带来危及健康的出血并不常见，尤其是你遵守了医生推荐的预防措施后。有过胎盘前置的妈妈再次出现前置的可能性稍有增加，你的医生会注意这种并发症。

植入性胎盘。这种罕见的情况（发生率大约为 1:2500），指胎盘在子宫壁上附着得太深，分娩时不会自动脱落，需要在产后手术摘除。如果你之前因为胎盘问题进行过手术分娩，那么发生植入性胎盘的风险就会提高。

胎盘早剥。这种胎盘问题的发生率不到怀孕人数的 1%，通常在孕期的最后 3 个月被发现。这种情况是指，分娩前或分娩中胎盘部分或全部从子宫壁上剥离。下面是这个问题出现的线索：

• 突然出现大量流血；

• 突然出现不同寻常的背痛或腹痛；

• 当医生检查时，子宫异乎寻常地敏感。

超声波检查有可能会发现胎盘出现了剥离的情况，但是发现的可能性通常很小。过早的胎盘剥离是一种医疗紧急情况，如果宝宝的血液供应受到损害或持续出血，就需要紧急分娩。如果怀疑有这个问题，医生很可能会让你住院，监护宝宝的健康情况以及你出血的情况，如果出血止住了，你没有分娩，胎儿也没有宫内窘迫的情况，医生可能会推荐你在家卧床休息；如果只发生了一点胎盘剥离，胎儿没有宫内窘迫，阴道分娩可能仍是可行的。然而，出血继续或胎儿的健康受到威胁，可能就需要做紧急剖宫产。

如果发生过胎盘早剥，在以后的怀孕中再次发生的可能性就会增加，需要医生密切监护。

先兆子痫

也被称为妊娠高血压，在全部怀孕中，大约 7% 会出现先兆子痫，最有可能发生在怀孕后期，而且在第一次怀孕中最常见。出现先兆子痫的风险因素包括怀着多胞胎、之前有高血压史以及糖尿病。医生可能会基于以下情况做出诊断：

• 在尿检中发现蛋白质；

• 手、脸和脚踝极度肿胀；

• 高血压；

• 头疼，视力模糊；

• 体重突然增加（一周超过 1 千克，或一个月超过 3 千克），原因是液体过度滞留。

你和医生最重要的目标是控制血压，因为未治疗的持久高血压会损害子宫的血液流动，导致早产。事实上，由于流向宝宝的血液受损的风险增加，医生常常选择提前引产或手术分娩。如果妈妈的高血压不能通过放松和休息得到控制，医生可能会通过静脉给药来降低血压，提高子宫的血流量。

先兆子痫的高血压几乎都会在产后几周之内恢复正常。记住，一旦你得过先兆子痫，在接下来的怀孕中再得的可能性就很低。控制血压和预防先兆子痫的最好家庭疗法是，遵循本书第一部分的健康怀孕计划对饮食和生活方式的建议。

早产：生下早产儿

大约90%的妈妈怀着宝宝直到成熟，也就是37周以上分娩。随着专业新生儿护理病房越来越普及，大多数早产儿也都发展得不错。尽管有些早产的原因要归结到你不能控制的问题上，例如胎盘异常、子宫的结构问题、子宫肌瘤、胎膜早破、宫颈机能不全或多胞胎，但你还是可以在饮食和生活方式等方面做出选择，降低过早分娩宝宝的可能性。这些方面包括：

- 不吸烟；
- 不服用非法药物；
- 得到很好的产前照顾；
- 增加对你来说最佳的体重；
- 减少长期的、未解决的压力。

降低早产可能性的最好办法就是认真地遵照本书第一部分的健康怀孕计划。

尽管37周是目前的"成熟"标准，但是最近的研究显示，再多两周会让宝宝的大脑发展更成熟，这些发现促使很多医生认为39周才是对成熟更

健康的定义。

为了更好地照顾你的早产儿，请阅读《养育早产宝宝：关于早产宝宝从出生到一岁你需要了解的一切》（*The Premature Baby Book: Everything You Need to Know about Your Premature Baby from Birth to Age One*）。还可以参考《抱着早产儿》（参见第460页）。

RH 血型不合

在怀孕早期，医生会检测你的血液看看你是Rh阳性还是Rh阴性。85%的妈妈是Rh阳性，这个比例在非洲裔美国人中稍高一些，而几乎所有的亚洲人都是Rh阳性。如果你是Rh阳性，就不需要担心；如果你是Rh阴性，需要特别留意。

Rh因子是血红细胞表面的一种蛋白质，每个人都遗传了让这些细胞有Rh因子蛋白（Rh阳性）或没有Rh因子蛋白（Rh阴性）的基因。如果你的血型是Rh阴性，而宝宝的爸爸是Rh阳性，那么宝宝可能是Rh阳性，宝宝的一些Rh阳性血液可能会在怀孕期间、分娩时或流产时渗漏到你的循环当中，结果你的免疫系统会将这些Rh阳性细胞理解为"外来者"，产生对抗宝宝血液中的这些Rh因子的抗体，而这会导致这些血细胞

溶解，引发宝宝贫血。

尽管 Rh 血型不合有时候在头胎怀孕中不成问题，但如果父亲的血型是 Rh 阳性或未知，那么通常仍会在第 28 周给即便是头胎怀孕者注射 Rh 免疫球蛋白。

如果你检测出 Rh 阴性，宝宝的父亲也是 Rh 阴性，就不必担心。如果宝宝的父亲是 Rh 阳性，医生会监护你的 Rh 状态。如果你在以后的怀孕早期检测出 Rh 阴性，医生会在孕期第 7 个月左右检测你的 Rh 抗体。

在 28 周左右，如果怀疑有血型不合，医生会给你肌肉注射一种疫苗，叫作 Rh 免疫球蛋白（RhoGAM），防止你形成 Rh 阳性细胞以及它们的抗体，同时还会防止抗体穿越到胎儿血液中。如果在产后几天内宝宝检测出 Rh 阳性，可能也会给宝宝注射一针 Rh 免疫球蛋白。如果怀疑有血型不合，而且你是 Rh 阴性，那么流产后也会注射 RhoGAM，降低你的身体及下一个宝宝对 Rh 因子过敏的可能性。

威廉医生笔记：

在有这样的密切监护和 Rh 免疫球蛋白的使用之前，受到 Rh 抗体影响的宝宝常常需要进行输血。幸运的是，这种操作现在很少有必要了。

除了 Rh 血型不合，还有几种非常罕见的血型不合。这就是为什么在常规产前检查中，你要筛查血型和抗体的原因。

附录

对准妈妈有用的资源

书籍[①]

《西尔斯亲密育儿百科》是《西尔斯怀孕百科》的姊妹篇，从产后阶段开始谈起，帮助新手父母踏上照顾新宝宝的正轨。

《便携的儿科医生：你需要知道的有关宝宝健康的一切》(*The Portable Pediatrician: Everything You Need to Know about Your Child's Health*) 就儿童的各种疾病和紧急情况提供了及时实用的信息，包括什么时候联系医生、什么迹象可以帮助你确认孩子的状态、在家里怎样照顾孩子。

《分娩百科：你需要知道的让分娩安全又满意的一切》(*The Birth Book: Everything You Need to Know to Have a Safe and Satisfying Birth*) 包

含很多分娩故事，展示了非常多样的分娩。

《宝宝在路上》(*Baby on the Way*) 是一本绘本，在怀孕期间可以用来向宝宝的哥哥姐姐介绍宝宝。

《成为父亲：如何养育孩子共享天伦》(*Becoming a Father*) 西尔斯医生就如何成为最好的爸爸的建议。

《西尔斯母乳喂养全书》从出生到断奶，关于母乳喂养，你需要知道的一切。

《父亲的第一步：每个新爸爸都应该知道的 25 件事》(*Father's Fist Step*)

《新手妈妈应该知道的 25 件事》(*25 Thing Every New Mother Should Know*)。

《温柔分娩，温柔育儿：关于自然分娩和温柔的早期教养的医生指南》(*Gentle Birth, Gentle Mothering:*

---

① 未注明作者的书籍，作者为西尔斯医生。

459

A Doctor's Guide to Natural Childbirth and Gentle Early Parenting Choices）萨拉·J·巴克莱（Sarah J. Buckley）著：在怀孕和养育方面最具科学性和知识性的一本书，向那些想在怀孕和分娩上更有能力做出选择的准父母推荐这本书。

《分娩的激素生理学》（The Hormonal Physiology of Childbearing）萨拉·J·巴克莱（Sarah J. Buckley）著：本书是学术书籍，详细介绍了分娩的激素生理学。

《抱着早产儿》（Hold Your Premie）吉尔和尼尔斯·伯格曼（Jill and Nils Bergman）著：是一本关于父母如何帮助早产儿健康成长的必读书，其中针对宝宝大脑的发育提供了宝贵的建议。

《一个孩子出生了》（A Child is born）赖娜特·尼尔森（Lennart Nilsson）著：该书是由世界上首屈一指的医学科学摄影师拍摄的胎儿影像杰作，带领准父母踏上从受孕到分娩的影像之路，欣赏发生在妈妈体内的奇迹。

《自然分娩的喜悦》（The Joy of Natural Childbirth）海伦·维塞尔著：这本经典的分娩书从圣经的视角描绘了分娩。

《无畏分娩》格兰特利·迪克－李德著：这本经典之作帮助分娩妈妈打破恐惧—紧张—疼痛的循环。

《源自内在的分娩：分娩准备的不寻常指南》（Brithing from Within:An Extra-Ordinary Guide to Childbirth Preparation）帕姆·英格兰（Pam England）著：助产士撰写的分娩系列书，帮助妈妈们获得做出明智分娩选择的能力。

《怀孕、分娩和新生儿：全程指南》（Pregnancy, Childbirth, and the Newborn: The Complete Guide）潘妮·辛金（Penny Sinkin）著：作者是一位经验丰富的产妇护导员，帮助准妈妈了解多样的分娩选择。

DVD：

《宝宝大脑的发育》（Grow Your Baby's Brain）吉尔和尼尔斯·伯格曼制作，www.geddesproduction.com 有售。告诉父母和分娩服务提供者，在分娩过程中和新生儿阶段，可以做什么来帮助宝宝发育得更聪明。

放松音乐：

《心弦》（Heartstrings）詹森和诺兰·利夫赛（Jason and Nolan Livesay）演奏，iTunes 上有售。艺术家谱写这些音乐作品来帮助妻子在怀孕和分娩第一个孩子时放松。

教育资料：

在线的互动工作坊L.E.A.N. Expectations，讲授最好的健康和营养习惯。你可以在DrSearsWellnessInstitute.org上查看这个产前课程。

浏览www.geddespro-duction.com，你会发现一系列关于出生时和之后立即与宝宝建立最好的关系的书、DVD。我们与很多作者相识，极力推荐他们的指导资源。

国际亲密养育协会，Attachment Parenting.org，加入这个理念相似和有经验的父母组成的网络，你会找到帮助自己与宝宝建立良好开端的方法和资源，找到一个亲密养育的支持团体。

专业分娩助手：

北美产妇护导员，DONA.org。帮助你找到所在地区的分娩支持者。

母乳喂养：

国际母乳会（LLLI）Lalecheleague.org，母乳喂养妈妈的最有经验、最值得信任的支持团体和信息来源。

婴儿背巾：

巴尔博亚婴儿用品，BalboaBaby.com，销售婴儿背巾、哺乳枕头以及其他实用的物品，宝宝喜欢，也让父母的生活更轻松。

床边卧具：

一臂之遥共眠卧具，ArmsReach.com，必备的床边婴儿摇篮，可以让妈妈和宝宝在睡觉时彼此亲近，便于夜间安抚和喂奶，又让他们有各自的就寝空间。

双胞胎和多胞胎的资源：

双胞胎妈妈俱乐部国际组织：nomotc.org，为多胞胎父母提高宝贵的资源和支持。

唐氏综合征：

美国唐氏综合征社团，ndss.org。美国唐氏综合征社团是一个全国性的团体，提倡对患有唐氏综合征的人要尊重、接纳和包容。

美国唐氏综合征会议，ndsccenter.org，提供唐氏综合征相关的信息、资源、支持和教育，同时教学倡导，提供建立网络的机会。

其他线上资源：

改善母婴服务联盟（CIMS）：www.motherfriendly.org

《我们的真实一刻》（*Our Moment of Truth*）这篇文章来自美国护士助产士学院，讨论了助产士服务，并为消费者提供了信息。免费下载：ourmomentoftruth.midwife.org。

《正在分娩》（*Birth in Action*），BJ·斯内尔医生的这个 DVD 包括分娩准备和她的分娩中心的介绍：www.midwife.org/Birth-in-Action-An-Autobiographicaldocumentary-of-One-Family-s-Journey.

《怀孕的围产期消息》（*Perineal Massage in Pregnancy*），《助产士和女性健康杂志》（*Journal of Midwifery& Women's Health*），第 50 卷，第一期，2005 年 1-2 月。网上有免费版本：onlinelibrary.wiley.com/doi/10.1016/j.jmwh.2004.09.13/pdf.

安全的海产品资源：

www.vitalchoice.com，我们对野生海产品的最佳选择。

www.montereybayaquarium.org，这是一个值得信任的教育资源，可以获得安全可持续的海产品的最新信息。

关于作者

威廉·西尔斯

医学博士，美国儿科学会会员，全美最知名的儿科医生之一。儿科从医经历 40 余年，曾撰写过《西尔斯亲密育儿百科》等 40 余部怀孕育儿类畅销书，是《宝贝说话》(Baby Talk) 和《养育》(Parenting) 杂志的育儿医学顾问。他在心理学理论的基础上，总结了"亲密育儿法"(Attachment Parenting)，提倡通过母乳喂养、和宝宝一起睡，用背巾背着宝宝等方式让父母和宝宝及早建立亲密关系。

玛莎·西尔斯

威廉医生的妻子，注册护士，也是育儿顾问和母乳喂养咨询师，育有 8 个孩子，目前居住在加利福尼亚州南部。

琳达·霍尔特

医学博士，美国著名妇产科专家，芝加哥大学产科教授，从事产科工作 30 多年，亲手接生了超过 3000 个宝宝。

BJ·斯内尔

持有助产士资格证的经验丰富的助产士，曾经从事专业助产士工作 25 年，助产并照料过 3000 多个新生儿，是美国资历最深、经验最多的助产士之一。

图书在版编目(CIP)数据

　西尔斯怀孕百科 /（美）威廉·西尔斯等著 ；荀寿
温译. —— 3版. —— 海口 ：南海出版公司，2019.3
　ISBN 978-7-5442-9520-8

　Ⅰ. ①西… Ⅱ. ①威… ②荀… Ⅲ. ①妊娠期－妇幼
保健－基本知识 Ⅳ. ①R715.3

　中国版本图书馆CIP数据核字 (2019) 第019626号

著作权合同登记号　图字：30-2009-022

THE HEALTHY PREGNANCY BOOK, Second edition
by Williams Sears, M. D. and Martha Sears, R. N. with Linda Holt, M. D. and BJ Snell, Ph. D., CNW
Copyright © 2013 Williams Sears and Martha Sears
Published by arrangement with Denise Marcil Literary Agency LLC through Bardon-Chinese Media Agency
Simplified Chinese translation copyright © (2019) by Thinkingdom Media Group Ltd.
ALL RIGHTS RESERVED

西尔斯怀孕百科

〔美〕威廉·西尔斯　玛莎·西尔斯　琳达·霍尔特　BJ·斯内尔 著
　荀寿温 译

出　　版　南海出版公司　（0898)66568511
　　　　　海口市海秀中路51号星华大厦五楼　邮编 570206
发　　行　新经典发行有限公司
　　　　　电话(010)68423599　邮箱 editor@readinglife.com
经　　销　新华书店

责任编辑　崔莲花
装帧设计　段　然
内文制作　博远文化

印　　刷　北京中科印刷有限公司
开　　本　700毫米×990毫米　1/16
印　　张　30
字　　数　460千
版　　次　2009年3月第1版　2019年3月第3版
印　　次　2019年9月第49次印刷
书　　号　ISBN 978-7-5442-9520-8
定　　价　88.00元